In der Zahnarztpraxis
Prüfungsvorbereitung
Teil 2

Autorinnen und Autoren
Dr. Bernhard Alfter, Claudia Amend,
Waltraud Hollstein, Dr. Dr. Brigitte Nestle-Oechslin,
Monique Thieser

In Zusammenarbeit mit der Verlagsredaktion

Cornelsen

In der Zahnarztpraxis
Prüfungsvorbereitung Teil 2

Redaktion:
Dr. Franz Schaller

Außenredaktion:
Carla Junghans
Dr. Angelika Fallert-Müller

Rechte und Lizenzen:
Gertha Maly

Umschlaggestaltung:
Ungermeyer, Berlin

Titelfoto:
mauritius images/Westend61

Layoutkonzept:
Ungermeyer, Berlin / Rosendahl, Berlin

Layout / Technische Umsetzung:
PER MEDIEN & MARKETING GmbH, Braunschweig

Begleitmaterialien für Lernende:
Die programmierten Aufgaben aus diesem Buch gibt es als interaktive Übungen unter www.cornelsen.de (Produktnummer 1100041242). Zusätzliche Materialien gibt es auf der Seite www.cornelsen.de unter dem Webcode **sexahu**.

www.cornelsen.de

1. Auflage, 2. Druck 2026

Druck: Livonia Print, Riga

ISBN 978-3-06-452397-5

PEFC
PEFC/12-31-006

PEFC zertifiziert
Dieses Produkt stammt aus nachhaltig bewirtschafteten Wäldern und kontrollierten Quellen.

www.pefc.de

Vorwort

Liebe/-r Auszubildende/-r,

seit der neuen Verordnung über die Berufsausbildung zum/zur Zahnmedizinischen Fachangestellten im Jahr 2022 besteht die Abschlussprüfung aus zwei Teilen. Da beide Prüfungsteile zum Gesamtergebnis beitragen, spricht man auch von einer gestreckten Abschlussprüfung.

Teil 1 der gestreckten Abschlussprüfung erfolgt frühestens 18 Monate nach Beginn der Ausbildung. Diese Prüfung haben Sie bereits abgelegt. Teil 2 der gestreckten Abschlussprüfung findet am Ende der Berufsausbildung statt und umfasst alle Inhalte, die nach der ersten Prüfung in der Praxis und in der Berufsschule vermittelt wurden. Dies entspricht ungefähr den Lernfeldern 8 bis 13. Kenntnisse aus den ersten 18 Monaten der Ausbildung können erforderlich sein.

Die **Abschlussprüfung Teil 2** besteht laut Ausbildungsverordnung aus den folgenden drei Prüfungsbereichen:

- **Prüfungsbereich 3:** „Assistieren bei und Dokumentieren von zahnärztlichen Maßnahmen" mit einer Dauer von 30 Minuten für die Durchführung der Arbeitsaufgabe sowie einem daran anschließenden auftragsbezogenen Fachgespräch von höchstens 30 Minuten. Zusätzlich stehen 15 Minuten Vorbereitungszeit zur Verfügung. Der Anteil an der Abschlussnote beträgt 30 %.
- **Prüfungsbereich 4:** „Organisieren der Verwaltungsprozesse und Abrechnen von Leistungen". Dieser Bereich wird schriftlich geprüft mit einer Dauer von 120 Minuten. Der Anteil an der Abschlussnote beträgt 25 %.
- **Prüfungsbereich 5:** „Wirtschafts- und Sozialkunde" wird schriftlich geprüft mit einer Dauer von 60 Minuten. Der Anteil an der Abschlussnote beträgt 10 %.

Dieses Buch soll Sie während der Vorbereitung auf den zweiten Teil Ihrer Abschlussprüfung unterstützen. Die prüfungsrelevanten Inhalte der zweiten Ausbildungshälfte sind hier in konzentrierter Form zusammengestellt und sollen Ihnen das Wiederholen und Lernen erleichtern. Hierzu dienen Theorieteile mit handlichen Wissenspaketen, 22 Behandlungsfälle zur Vorbereitung auf die mündlich-praktische Prüfung und in den Prüfungsbereichen 4 und 5 zahlreiche programmierte Aufgaben, die einen Teil der Prüfungsfragen ausmachen werden. Beachten Sie bitte, dass in der Abschlussprüfung Teil 2 auch Inhalte der ersten Ausbildungshälfte vorkommen können.

Wir wünschen Ihnen viel Erfolg und Freude beim Lernen und eine erfolgreiche berufliche Zukunft als Zahnmedizinische Fachangestellte, als Zahnmedizinischer Fachangestellter!

Verbesserungsvorschläge und Anregungen senden Sie bitte an: service@cornelsen.de

W. Hollstein und Dr. B. Alfter für die Autorinnen und Autoren — September 2024

Hinweis der Redaktion: Im Sinne der Geschlechtergerechtigkeit werden in diesem Buch die weibliche und die männliche Form abwechselnd verwendet. In der Regel sind damit immer alle Geschlechter gemeint.

Inhalt

Einführung: Tipps zur Prüfungsvorbereitung

Das vorliegende Buch dient der Vorbereitung auf die Abschlussprüfung Teil 2 mit den drei Prüfungsbereichen 3, 4 und 5. Der Prüfungsbereich 3 erfolgt in Form einer mündlich-praktischen Prüfung, während die beiden Prüfungsbereiche 4 und 5 in schriftlicher Form erfolgen.

Beachten Sie bitte bei Ihrer Vorbereitung auf die Prüfungen, dass in allen drei Prüfungsbereichen die jeweiligen **Lerninhalte aus der gesamten Ausbildungszeit** vorkommen können. Sie werden also auch in Bezug auf die Lernfelder 1–7 auf Ihre Unterlagen der Berufsschule, die entsprechend verwendeten Lehrbücher und Lehrmaterialien sowie ggf. das Prüfungsvorbereitungsbuch Band 1 zurückgreifen müssen. Über einen Webcode können Sie sich ein gemeinsames Stichwortverzeichnis zu den beiden Prüfungsvorbereitungsbänden herunterladen. So können Sie ersehen, in welchem Buch welche Themen behandelt sind.

Wenn Sie im Unterricht in der Berufsschule in **zahnärztlicher Abrechnung** ein Abrechnungsprogramm am PC verwendet haben, dann erfolgt in der Regel die Bearbeitung der Prüfungsaufgaben mit der Ihnen bekannten Praxisverwaltungssoftware. Ihr Fachlehrer/Ihre Fachlehrerin gibt Ihnen dazu Auskunft.

Auch bezüglich der **Röntgenprüfung** existieren zwischen den verschiedenen Landeszahnärztekammern Unterschiede. Manche Kammern prüfen dieses Themengebiet in einer separaten Prüfung in schriftlicher und mündlicher Form, andere integrieren dieses Themengebiet in die Arbeitsaufgabe des Prüfungsbereichs 3. Informieren Sie sich bitte auch hierzu bei Ihren zuständigen Lehrkräften. Zur Vorbereitung Ihres Behandlungsassistenz-Fachwissens in Röntgen stehen Ihnen in diesem Buch im Lernfeld 12 wichtige Inhalte zum Wiederholen und Lernen in kompakter Form zur Verfügung. Weiteres Lernmaterial in Form von Multiple-Choice- sowie Zuordnungsaufgaben zum Üben und Überprüfen des Behandlungsassistenz-Fachwissens in Röntgen können Sie sich mithilfe eines Webcodes herunterladen. Das Fachwissen zur Abrechnung von Röntgenpositionen finden Sie im Prüfungsbuch Band 1.

Prüfungsbereich 3 „Assistieren bei und Dokumentieren von zahnärztlichen Maßnahmen“

In diesem Prüfungsbereich ist eine Arbeitsaufgabe durchzuführen und zu dokumentieren. Anschließend erfolgt dann ein Fachgespräch über die Arbeitsaufgabe.

Geprüft wird hier die während der Ausbildung erlangte berufliche Handlungsfähigkeit. Diese besteht aus der Planung, Vorbereitung, Durchführung und Nachbereitung einer Patientenbehandlung. Der Ablauf, von der Begrüßung der Patientin über die Behandlung bis zur Verabschiedung der Patientin, ist mitsamt dem fachlichen Hintergrund darzustellen.

Die Arbeitsaufgabe umfasst also Ihr berufliches Handeln bei der Behandlungsassistenz, wie Sie es in Ihrer Ausbildung in der Praxis gelernt haben. Mögliche Themen sind die Lerninhalte der Berufsschule aus dem ersten und zweiten Ausbildungsjahr, z. B. Füllungstherapie, endodontische Behandlungen, chirurgische Behandlungen und die Parodontaltherapie. Weitere Themen sind die Maßnahmen in der Prophylaxe und die prothetischen Behandlungen, die in der Berufsschule im dritten Ausbildungsjahr unterrichtet werden.

Zum Lernen und Üben finden Sie in diesem Buch 22 Behandlungsfälle aus diesen Gebieten der Zahnheilkunde. Jede dieser Arbeitsaufgaben ist mit einer Lösungsskizze versehen, die Ihnen eine mögliche Struktur bei der Planung und Darstellung Ihrer Arbeitsaufgabe geben soll.

Die Handlungsschritte der Vor- und Nachbereitung der eigentlichen Behandlung sind bei vielen verschiedenen Behandlungen grundsätzlich gleich. Daher sollten Sie sich diese wiederkehrenden Handlungsschritte oft vor Augen führen, damit Sie sie in der Prüfungssituation zuverlässig abrufen können. Aufgrund der in der Regel kurzen Vorbereitungszeit ist die Zeit für umfangreichere Notizen ohnehin zu knapp.

Beachten Sie bei der Arbeitsaufgabe die Art der Krankenversicherung sowie bei gesetzlich versicherten Patienten, ob es sich um einen ersten oder wiederholten Praxistermin im selben Quartal handelt. Achten Sie auch darauf, ob es sich um einen neuen oder einen der Praxis bekannten Patienten handelt.

Grundsätzliche Handlungsschritte **vor** der Behandlung sind:

- Begrüßung der Patientin
- Verwaltungstätigkeit (Anmeldung)
- Begleitung der Patientin ins Behandlungszimmer
- hygienische Händedesinfektion/Anlegen der PSA
- Vorbereitung der Behandlung

Nun folgt die Darstellung des Ablaufs der in Ihrer Arbeitsaufgabe genannten Behandlung. In den Lösungsskizzen zu den Behandlungsfällen in diesem Buch sind die Behandlungsschritte dargestellt. Für die Abrechnung der erbrachten Leistungen müssen Sie entsprechend der Krankenversicherung der Patientin die berechnungsfähigen Positionen nennen können.

Der von Ihnen darzustellende Behandlungsablauf Ihrer Arbeitsaufgabe ist also die „Unbekannte“ bei Ihrer Prüfung. Die konkreten Arbeitsschritte sowie die benötigten Instrumente bzw. Materialien notieren Sie während der Vorbereitungszeit in Stichpunkten.

Es ist ratsam, die wichtigsten Behandlungen aus den Lernfeldern 4, 5, 6, 8, 10, 11 und 12 tabellarisch und in Stichpunkten zu wiederholen und zu lernen.

Grundsätzliche Handlungsschritte **nach** der Behandlung sind:

- Verabschiedung der Patientin
- hygienische Aufbereitung des Behandlungszimmers
- hygienische Aufbereitung der kontaminierten Instrumente
- Dokumentation
- Abrechnung

Prüfungsbereich 4 „Organisieren der Verwaltungsprozesse und Abrechnen von Leistungen“

Dieser Prüfungsbereich ist Teil der schriftlichen Prüfung und umfasst die Inhalte zahnärztliche Abrechnung sowie Praxisorganisation und Verwaltung. Die Gewichtung der beiden Prüfungsteile wird von den jeweiligen Landeszahnärztekammern bestimmt. Auch hierzu sollten Sie sich bei den zuständigen Lehrkräften informieren. Zudem sollten Sie wissen, in welcher Art und Weise die Abrechnung geprüft wird (schriftlich oder mit einem Praxisverwaltungssystem) und welche Hilfsmittel (z. B. Kurz-BEMA/GOZ-GOÄ) Sie während der Prüfung verwenden dürfen.

Die **Abrechnung** der erbrachten Leistungen von gesetzlich versicherten und von privat versicherten Patienten wird in der Regel in Behandlungszusammenhängen durchgeführt. Für das Wiederholen und Lernen der wichtigsten Vorschriften und Bestimmungen des **BEMA** und der **GOZ/GOÄ** helfen Ihnen die Kapitel zur Leistungsabrechnung in diesem Buch. Die Inhalte werden in „Wissenspaketen“, bestehend aus offenen Aufgaben mit prägnanten Antworten, sowie in Multiple-Choice- bzw. Zuordnungsaufgaben abgehandelt. Zur Überprüfung und Anwendung Ihres Wissens eignen sich die komplexen Abrechnungsfälle.

Für die **Abrechnung von prothetischen Leistungen** müssen Sie in der Lage sein, die auszufüllenden Felder des eHKP vor der Versendung an die gesetzliche Krankenkasse auszufüllen bzw. die Informationen der eHKP-Abschnitte I bis III in die entsprechenden Felder der Aufgabenstellung einzutragen. Zur Übung und Überprüfung Ihres Wissens stehen Ihnen auch hier Übungsfälle zur Verfügung, deren Lösungen Sie über einen Webcode herunterladen können.

Die Lerninhalte der **Praxisorganisation und Verwaltung** werden ebenfalls schriftlich geprüft. In diesem Buch finden Sie zum Lernen und Wiederholen sowohl freie Fragen mit jeweils kurzgefassten Antworten als auch Multiple-Choice- bzw. Zuordnungsaufgaben. Die Inhalte sind entsprechend den Lernfeldern dargestellt, die Sie durch den Unterricht der Berufsschule kennengelernt und bearbeitet haben.

Prüfungsbereich 5 „Wirtschafts- und Sozialkunde“

Die Lerninhalte der Themenbereiche **Wirtschafts- und Sozialkunde** werden zunächst fachsystematisch strukturiert in Form von Fragen und Antworten dargestellt. Wie bereits bei den „Wissensteilen“ zur zahnärztlichen Abrechnung und zur Praxisorganisation und Verwaltung erleichtern Ihnen Verweise auf die Schulbücher zudem die Orientierung, falls Sie ein bestimmtes Themengebiet noch einmal ausführlicher nachlesen möchten.

Dieser Abschnitt dient dem Lernen der Prüfungsinhalte und soll Ihnen das notwendige Prüfungswissen vermitteln. Die Antworten auf mögliche Fragestellungen erfolgen übersichtlich in Stichpunkten und werden durch geeignete Abbildungen ergänzt.

Im zweiten Abschnitt wird dann in jedem Lernfeld das Prüfungswissen in programmierter Fragestellung, z. B. in Form von Multiple-Choice- oder Zuordnungsaufgaben, behandelt. In diesem Abschnitt sollen das Prüfungswissen in einer anderen Form wiederholt und die Bearbeitung von Multiple-Choice-Aufgaben geübt werden.

Auf jeder Seite befinden sich unten die Lösungen der jeweiligen Aufgaben. Zur Kontrolle Ihres Lernfortschritts können Sie diese Lösungen beim wiederholten Bearbeiten der Aufgaben zunächst abdecken.

Tipps zur Bearbeitung verschiedener Aufgabentypen

Für ein erfolgreiches Bearbeiten der **„Wissenspakete“** hier noch einige Tipps:

- Bearbeiten Sie die Lerninhalte in kürzeren inhaltlichen Abschnitten, die Sie auch bewältigen können.
- Versuchen Sie zunächst, die jeweiligen Fragen und die entsprechenden Antworten zu verstehen.
  Sollte Ihnen noch etwas unklar sein, informieren Sie sich mithilfe der Lehrbücher oder Ihrer Unterlagen aus der Berufsschule.
- Wiederholen Sie die bereits durchgearbeiteten Themenbereiche regelmäßig. Durch das Abdecken der rechten Spalten können Sie Ihren Lernfortschritt selbst überprüfen.
- Kennzeichnen Sie die Inhalte, mit denen Sie noch Schwierigkeiten haben, und wiederholen Sie diese zusätzlich.

Für die Bearbeitung der **Multiple-Choice-Aufgaben** sind folgende Tipps hilfreich:

- Decken Sie die Lösungen unten auf der Seite zunächst ab.
- Lesen Sie die Aufgabenstellung und die Antworten sorgfältig durch. Klären Sie, falls erforderlich, auch sprachliche Unklarheiten.
- Beachten Sie genau die Fragestellung. Manchmal wird auch nach nicht zutreffenden Aussagen gefragt.
- Markieren Sie (z. B. mit Bleistift) jede Aussage, ob sie im Sinne der Fragestellung richtig oder falsch ist.
- Bestimmen Sie abschließend die richtige Lösung, die in ein Lösungsfeld der Prüfungen einzutragen wäre.

Prüfungsbereich 3: Assistieren bei und Dokumentieren von zahnärztlichen Maßnahmen

Lernfeld 8: Patienten bei parodontologischen Behandlungen begleiten

Aufbau des Parodontiums

Was versteht man unter dem Parodontium? Nennen Sie auch die Bestandteile des Parodontiums.
→ BA S. 306 f. /
→ JB 2 S. 246 f.

Parodontium
- der Zahnhalteapparat

Bestandteile des Parodontiums
- Zahnfleisch (Gingiva)
- Wurzelzement (Cementum)
- Wurzelhaut (Desmodontium, Periodontium)
- Alveolarknochen

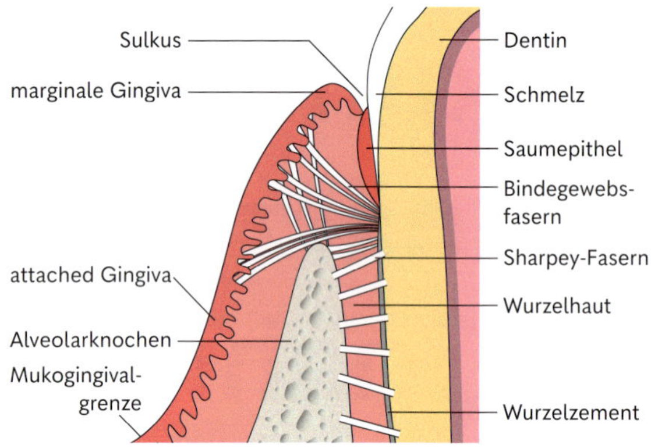

Erklären Sie die Begriffe freie und befestigte Gingiva.
→ BA S. 306 f. /
→ JB 2 S. 246 f.

Freie Gingiva
- umgibt den Zahnhals
- liegt den Zähnen girlandenförmig an
- Breite ca. 1–2 mm

Befestigte Gingiva
- ist mit dem Alveolarknochen fest verwachsen

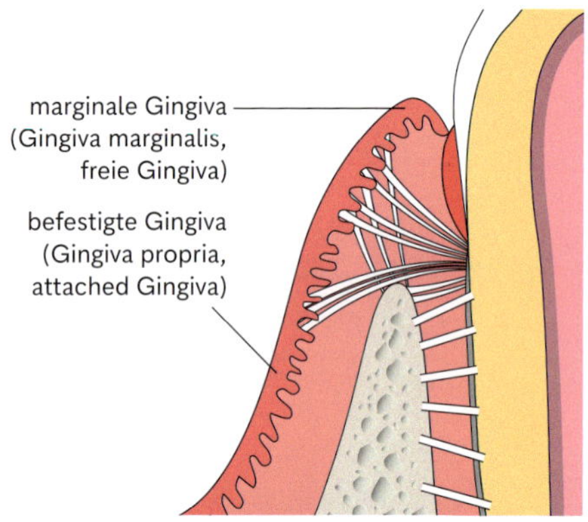

Was versteht man unter der Mukogingivalgrenze?
→ BA S. 306 /
→ JB 2 S. 246

Mukogingivalgrenze
- Grenze zwischen Schleimhaut (Mukosa) und Zahnfleisch (Gingiva)

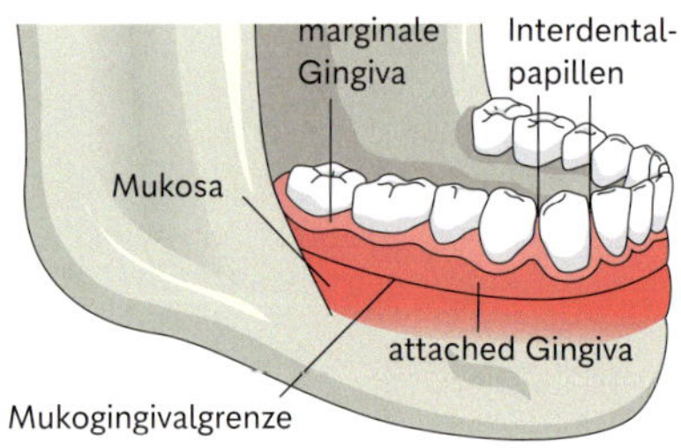

Welche Aufgabe haben die Sharpey-Fasern?
→ BA S. 307 /
→ JB 2 S. 247

Sharpey-Fasern
- befestigen den Zahn beweglich-elastisch in seiner Alveole
- stützen den Zahn federnd ab

Hinweis: Die Verbindung der Gingiva mit der Zahnoberfläche durch das Saumepithel und die Verbindung der Sharpey-Fasern mit dem Wurzelzement werden als Attachment bezeichnet.

Wie fit bin ich für die Prüfung? ☺ ☐ 😐 ☐ ☹ ☐

Parodontalerkrankungen

Welche Formen der Parodontopathien werden unterschieden?
→ **BA S. 309 /**
→ **JB 2 S. 249**

Formen der Parodontopathien
- entzündliche Parodontalerkrankungen
- nicht entzündliche Parodontalerkrankungen

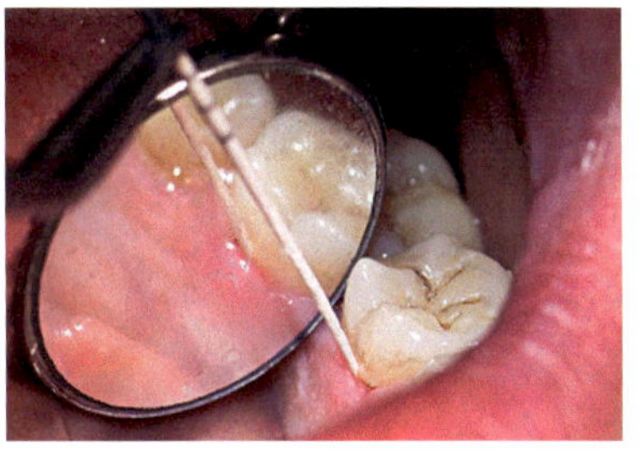

Entnahme subgingivaler Plaque

Geben Sie die Hauptursache entzündlicher Parodontalerkrankungen an.
→ **BA S. 309 /**
→ **JB 2 S. 249**

Hauptursache entzündlicher Parodontalerkrankungen
- bakterielle Plaque

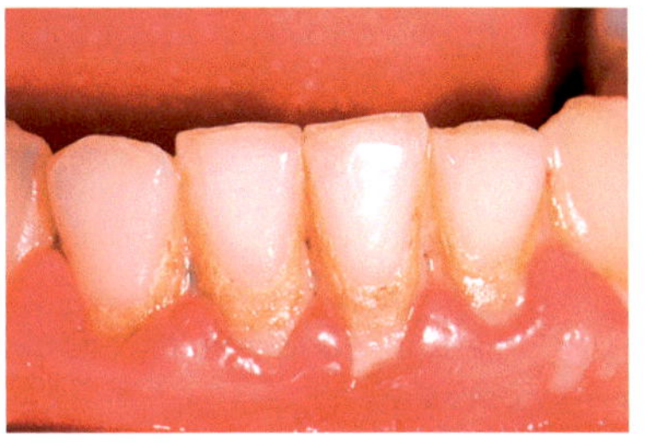

Welches sind die typischen Symptome einer Gingivitis?
→ **BA S. 310 /**
→ **JB 2 S. 250**

Symptome der Gingivitis
- Rötung
- Schwellung
- Interdentalpapillen nicht mehr voll erhalten
- vermehrte Sulkusflüssigkeit
- Blutung nach Sondieren (BOP = Bleeding on Probing)

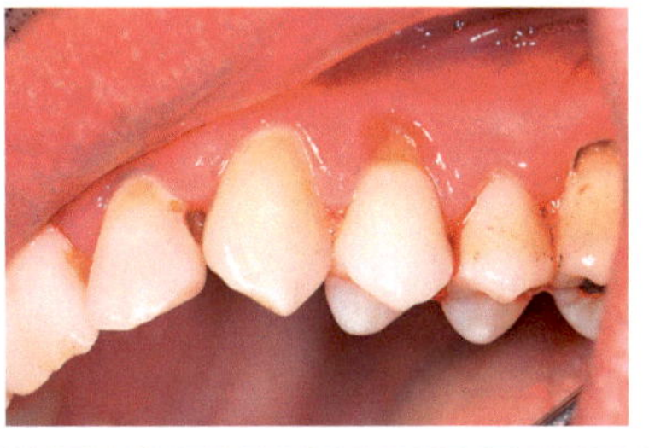

Nennen Sie die Symptome einer Parodontitis.
→ **BA S. 311 f. /**
→ **JB 2 S. 251 f.**

Symptome der Parodontitis
- Rötung
- Schwellung
- Interdentalpapillen nicht mehr voll erhalten
- vermehrte Sulkusflüssigkeit
- Blutung nach Sondieren (BOP = Bleeding on Probing)
- Zahnfleischtaschen
- Knochentaschen
- Lockerung von Zähnen
- Wanderung von Zähnen
- Rezessionen
- Zahnverlust

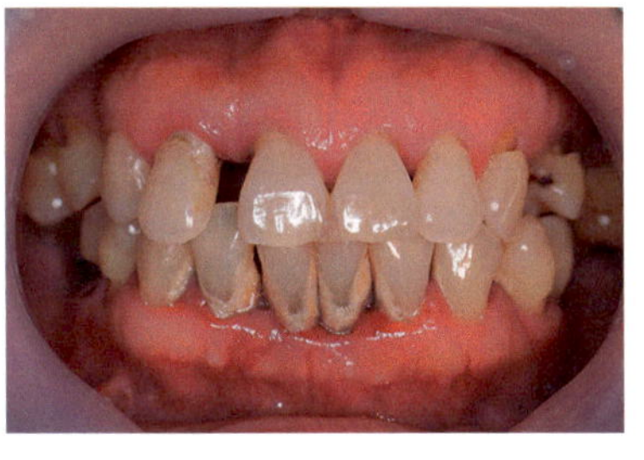

Worin unterscheiden sich Gingivitis und Parodontitis bzgl. ihrer Prognose?
→ **BA S. 310, 312 /**
→ **JB 2 S. 250, 252**

Prognose bei Gingivitis
- reversibel bei guter Mundhygiene
- ohne Folgen abheilend

Prognose bei Parodontitis
- irreversibel
- bleibender Rückgang von Gingiva und Alveolarknochen

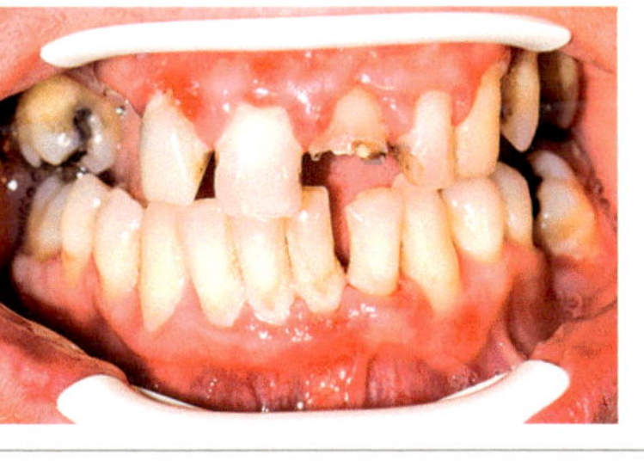

Nennen Sie den wesentlichen Unterschied zwischen Zahnstein und Konkrementen.
→ BA S. 312 /
→ JB 2 S. 252

Zahnstein
- verkalkte supragingivale Plaque

Konkremente
- verkalkte subgingivale Plaque

Hinweis: Zahnstein und Konkremente stellen eine Retentionsstelle für weitere bakterielle Beläge dar und können eine Ursache für Entzündungen sein. Deshalb ist es sinnvoll, sie zu entfernen.

Geben Sie die Faktoren an, die die Entstehung von entzündlichen Parodontalerkrankungen begünstigen.
→ BA S. 313 ff. /
→ JB 2 S. 253 ff.

Begünstigende Faktoren für die Entstehung entzündlicher Parodontopathien

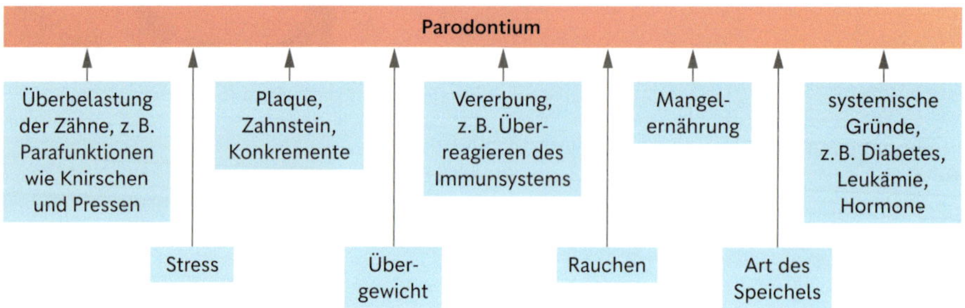

Welche nicht entzündlichen Parodontopathien unterscheidet man?
→ BA S. 315 f. /
→ JB 2 S. 255

Nicht entzündliche Parodontopathien
- Gingivahyperplasien
- Rezession
- Alveolaratrophie

Nennen Sie die Symptome der Gingivahyperplasie.
→ BA S. 315 /
→ JB 2 S. 255

Symptome der Gingivahyperplasie
- Wucherung des gingivalen Gewebes
- größere Sondierungstiefe
- kein Attachmentverlust
- Pseudotaschen

Was versteht man unter einer Rezession?
→ BA S. 316 /
→ JB 2 S. 256

Rezession
- Rückgang der Gingiva
- Gingivarand liegt unter der Schmelz-Zement-Grenze

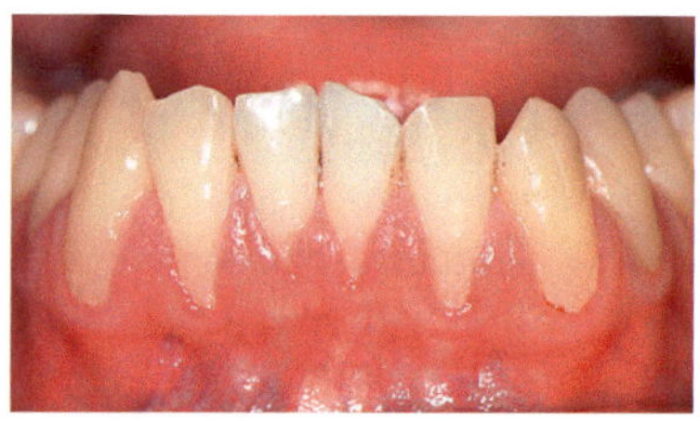
McCall-Girlanden

Nennen Sie die Symptome einer Alveolaratrophie.
→ BA S. 316 /
→ JB 2 S. 256

Alveolaratrophie
- Schwund des Alveolarknochens
- freiliegende Wurzeloberflächen

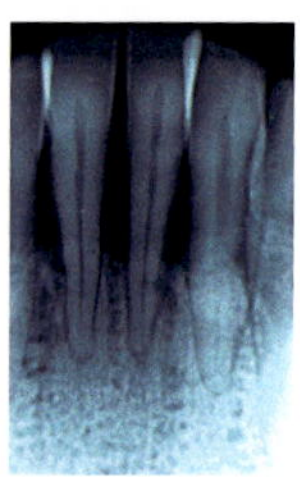
Atrophierter Alveolarknochen; die Wurzeln liegen frei.

Wie fit bin ich für die Prüfung? ☺ ☐ 😐 ☐ ☹ ☐

Behandlung von Parodontalerkrankungen

Nennen Sie die Behandlungsziele bei der Behandlung entzündlicher Parodontopathien.
→ BA S. 319 /
→ JB 2 S. 259

Behandlungsziele bei Parodontalerkrankungen
- gesundes Parodontium
- keine Blutung beim Sondieren
- Entzündungsfreiheit
- Rückgang der Zahnfleisch- und Knochentaschen
- geringe Sondierungstiefe
- Verhinderung eines weiteren Attachmentverlustes
- Rückgang der Zahnbeweglichkeit

Hinweis: Eine vollständige Wiederherstellung von Form und Funktion des Parodontiums ist selten möglich. Ziel ist es, eine gute Mundhygiene zu erreichen und damit den erreichten Zustand zu erhalten.

Was versteht man unter dem PSI?
→ BA S. 319 f. /
→ JB 2 S. 259 f.

PSI (Parodontaler Screening-Index)
- lässt die parodontale Behandlungsbedürftigkeit eines Patienten erkennen

Einteilung des Oberkiefers in je drei Sextanten (S1–S3)	**Höchster im Sextanten festgestellter Code**	**Einteilung des Unterkiefers in je drei Sextanten (S4–S6)**	**Höchster im Sextanten festgestellter Code**
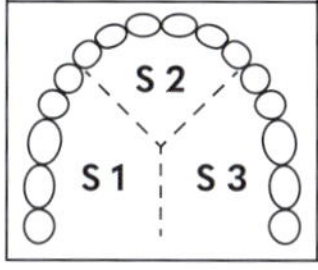	S 1 S 2 S 3	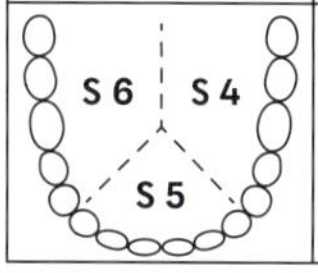	S 4 S 5 S 6

Erklären Sie, wie der PSI bestimmt wird.
→ BA S. 319 ff. /
→ JB 2 S. 259 ff.

Bestimmung des PSI
- Einteilung des Gebisses in Sextanten
- Sondierung jedes Zahnes innerhalb des Sextanten an sechs Stellen mit einer WHO-Sonde
- Einteilung der Befunde in Code 0 bis 4
- Notieren nur des höchsten Werts (Code) eines Sextanten
- zusätzlich Bewertung von BOP, Belägen und überstehenden Restaurationsrändern

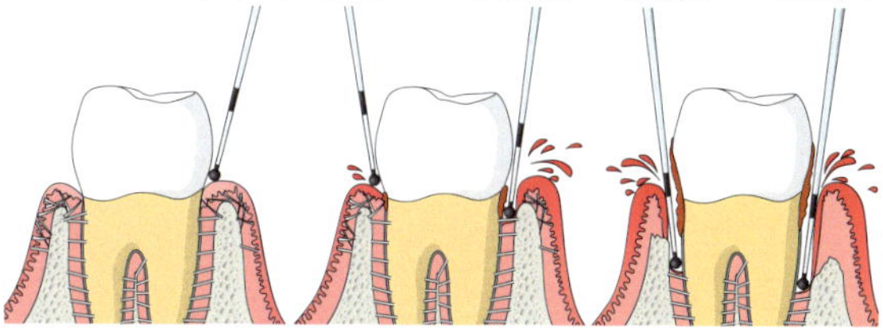

Welche Merkmale weist eine WHO-Sonde auf?
→ BA S. 320 /
→ JB 2 S. 260

WHO-Sonde
- an der Spitze kugeliges Ende mit einem Durchmesser von 0,5 mm
- schwarze Markierung bei 3,5–5,5 mm
- Skalierung bei 8,5 und 11,5 mm

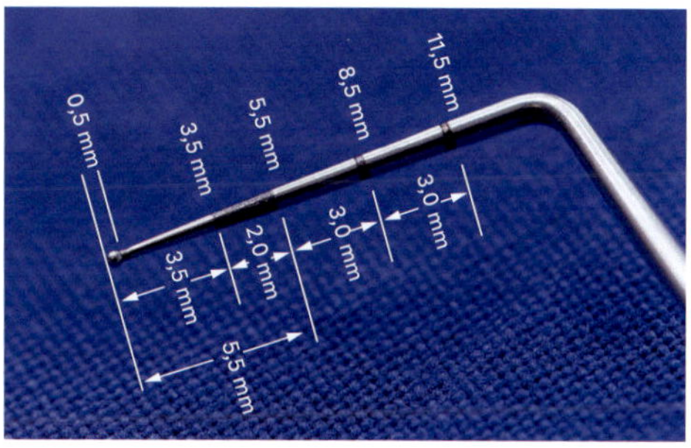

Was versteht man unter der systematischen PA-Therapie?
→ BA S. 322 /
→ JB 2 S. 262

Systematische PA-Therapie
- schrittweises Vorgehen bei der PA-Behandlung

Beschreiben Sie die Behandlungsstrecke zur systematischen PA-Behandlung.
→ BA S. 322 /
→ JB 2 S. 262

Ablauf der systematischen Behandlung von Parodontalerkrankungen

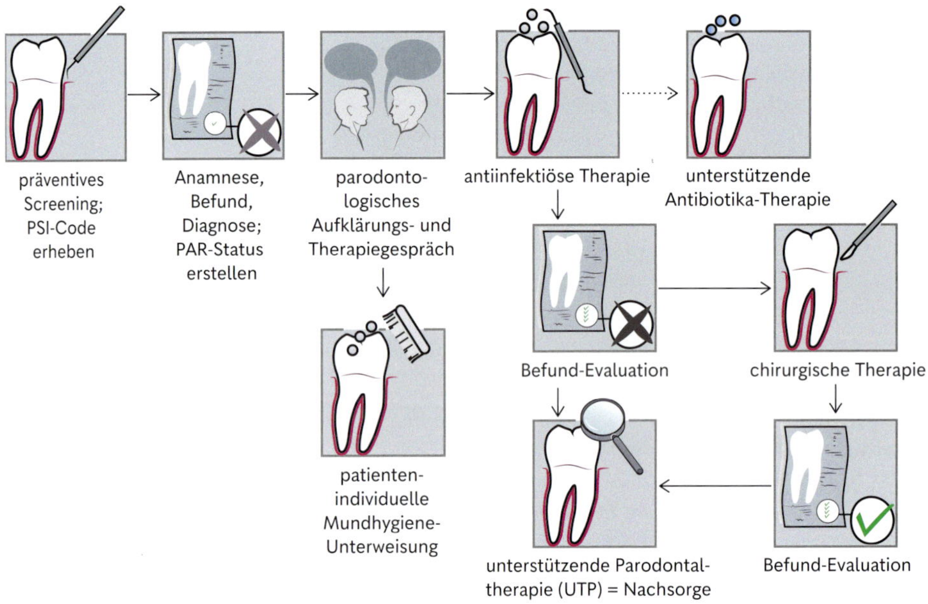

Anamnese, Befund, Diagnose, PA-Status, Aufklärungs- und Therapiegespräch, Mundhygieneunterweisung, antiinfektiöse Therapie, Evaluation, chirurgische Therapie, unterstützende Parodontitistherapie

---

Nennen Sie die Inhalte des Parodontalstatus-Blattes 1.
→ BA S. 323 ff. /
→ JB 2 S. 263 ff.

Parodontalstatus, Blatt 1
- Patientendaten
- Anamnese
- Diagnose
- Staging (Schweregrad der Erkrankung, Stadium I bis IV)
- Grading (Geschwindigkeit des Fortschreitens der Erkrankung)

Welche Faktoren spielen beim Grading eine Rolle?
→ BA S. 324 f. /
→ JB 2 S. 264 f.

Faktoren für die Einteilung in einen Grad
- Knochenabbauindex
- Risikofaktoren Diabetes, Rauchen

Welche Befunde werden auf Blatt 2 des PA-Status eingetragen?
→ BA S. 325 f. /
→ JB 2 S. 265 f.

Parodontalstatus, Blatt 2
- Sondierungstiefe
- Sondierungsblutung
- Grad der Zahnlockerung
- Furkationsbefall
- fehlende Zähne
- nicht erhaltungswürdige Zähne
- AIT (antiinfektiöse Therapie)
- Häufigkeit der UPT (unterstützende Parodontitistherapie)

Beschreiben Sie die Vorgehensweise bei der AIT / geschlossenen Therapie.
→ BA S. 327 /
→ JB 2 S. 267

Vorgehensweise bei AIT
- ohne Sicht, kein Aufklappen
- Entfernen der Beläge von der Zahnoberfläche (subgingivales Debridment)

Hinweis: Die Gingiva wird nicht aufgeschnitten; es wird nicht unter Sicht behandelt.

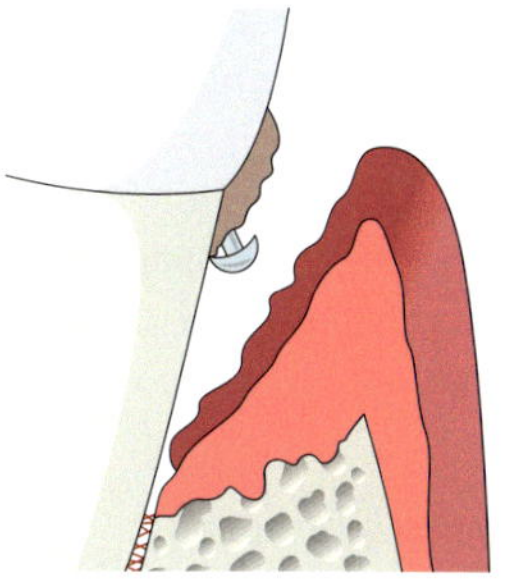

Entfernen der Beläge von der Zahnoberfläche (subgingivales Debridment) bei der AIT

Wie läuft die chirurgische PA-Therapie / CPT ab?
→ BA S. 328 /
→ JB 2 S. 268

Vorgehensweise bei CPT
- offenes Vorgehen, unter Sicht
- Inzision
- Bildung eines Mukoperiostlappens
- Entfernen harter und weicher Beläge von der Zahnoberfläche
- ggf. Glätten
- evtl. Begradigen des Alveolarknochens
- Naht
- Zahnfleischverband

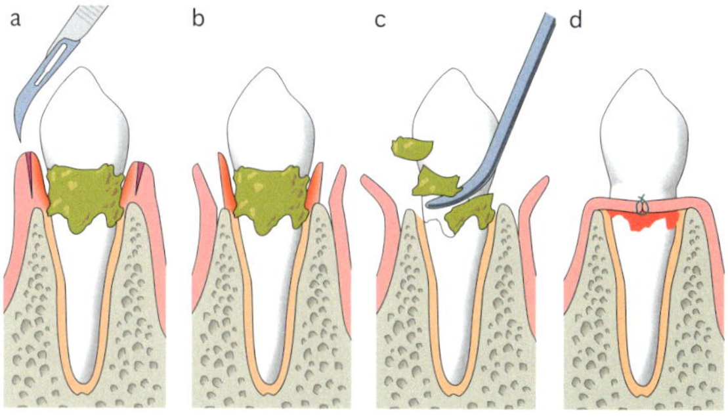

Wie läuft die UPT ab?
→ BA S. 329 /
→ JB 2 S. 269

Unterstützende Parodontitistherapie
- Befundevaluation 3–6 Monate nach AIT oder CPT
- Mundhygienekontrolle
- Mundhygieneunterweisung
- supragingivale und gingivale Reinigung der Zähne

Welche Maßnahmen gehören zur regenerativen Parodontitistherapie?
→ BA S. 330 /
→ JB 2 S. 270

Regenerative Parodontitistherapie
- Einbringen von Knochenersatzmaterial in tiefe Knochentaschen
- gesteuerte Geweberegeneration (GTR)
- Aufbringen von Schmelz-Matrix-Proteinen (SMP) auf die Wurzeloberfläche

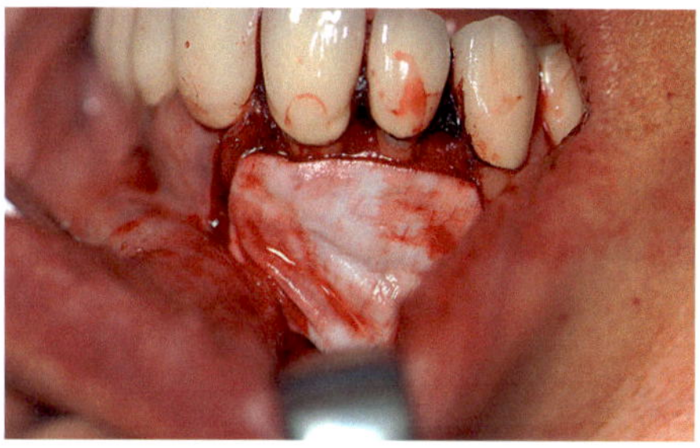

Resorbierbare Membran

Nennen Sie Eingriffe, die zur Mukogingivalchirurgie gehören.
→ BA S. 332 /
→ JB 2 S. 272

Mukogingivalchirurgische Eingriffe
- Deckung von Rezessionen
- Verbreiterung der attached Gingiva
- Lösen von Bändern und Muskelfasern

Was ist der Unterschied zwischen einem Scaler und einer Kürette?
→ BA S. 336 /
→ JB 2 S. 276

Scaler
- spitzes Arbeitsende
- sichelförmig
- beidseits geschliffen
- Querschnitt dreieckig
- zur supragingivalen Zahnreinigung

Kürette
- abgerundetes Ende
- im Querschnitt halbrund
- beidseits oder nur einseitig geschliffen
- zur subgingivalen Zahnreinigung

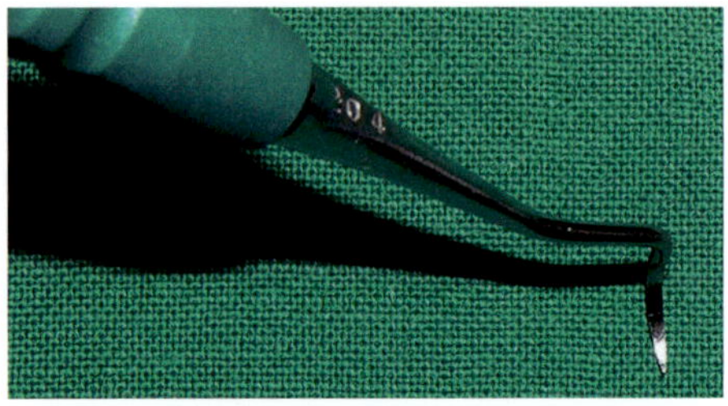

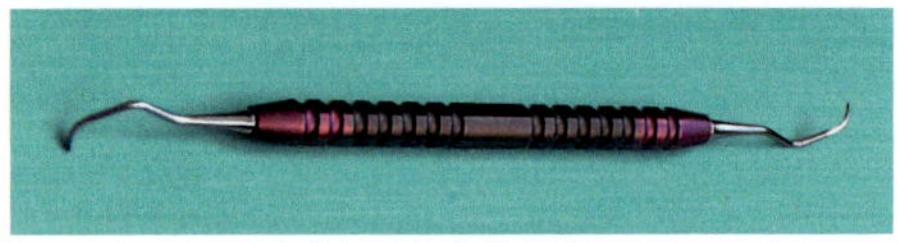

Wie fit bin ich für die Prüfung? ☺ ☐ 😐 ☐ ☹ ☐

Erkrankungen der Mundhöhle

Welche Erkrankungen der Mundhöhle werden ihrer Ursache nach unterschieden?
→ BA S. 341 /
→ JB 2 S. 281

Erkrankungen der Mundhöhle
- infektiöse Erkrankungen
- nicht infektiöse Erkrankungen

Nennen Sie Beispiele für infektiöse Erkrankungen der Mundhöhle.
→ BA S. 341 f. /
→ JB 2 S. 281 f.

Infektiöse Erkrankungen der Mundhöhle
- Stomatitis
- Herpes simplex
- Soor

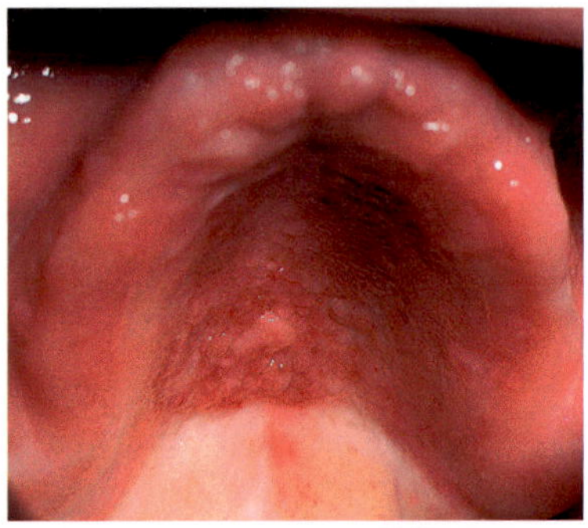

Stomatitis prothetica

Geben Sie Symptome, Ursachen und begünstigende Faktoren der Infektion mit Herpes simplex labialis an.
→ BA S. 342 /
→ JB 2 S. 282

Herpes simplex labialis
Symptome
- Juckreiz
- Spannungsgefühl
- Bläschen

Ursache
- Virusinfektion

Begünstigende Faktoren
- Sonnenbestrahlung
- Stress
- fieberhafte Erkrankungen

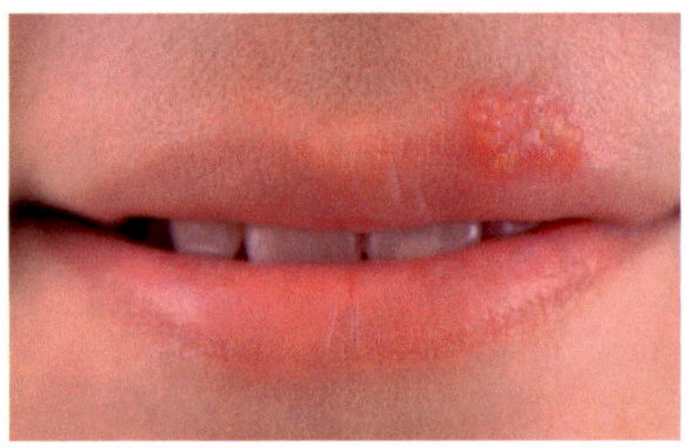

Welches sind Symptome und Ursachen des Soors? → **BA S. 342 /** → **JB 2 S. 282**	**Soor (Pilzinfektion)** **Symptome** • abwischbare, weiße Beläge auf geröteter Schleimhaut **Ursache** • Pilzinfektion mit dem Hefepilz Candida albicans • geschwächtes Immunsystem	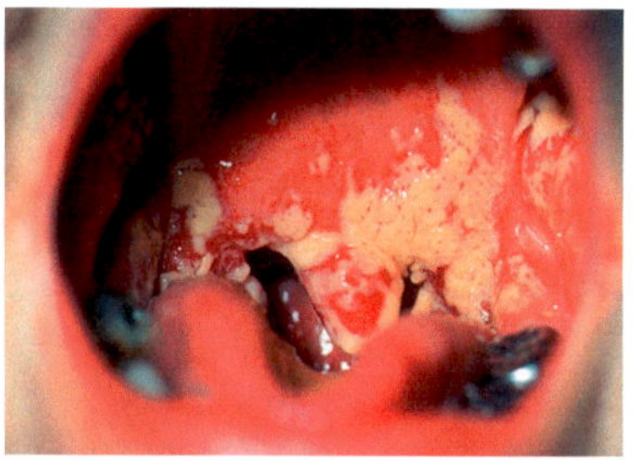
Nennen Sie Beispiele für nichtinfektiöse Erkrankungen der Mundhöhle. → **BA S. 342 f. /** → **JB 2 S. 282 f.**	**Nichtinfektiöse Erkrankungen der Mundhöhle** • Aphthen • Rhagaden • Dekubitus	
Was sind Aphthen? Nennen Sie Symptome und Merkmale. → **BA S. 342 /** → **JB 2 S. 282**	**Aphthen** • gelbliche, linsengroße Schleimhautveränderungen mit gerötetem Hof • schmerzhaft • heilen nach ca. einer Woche ab	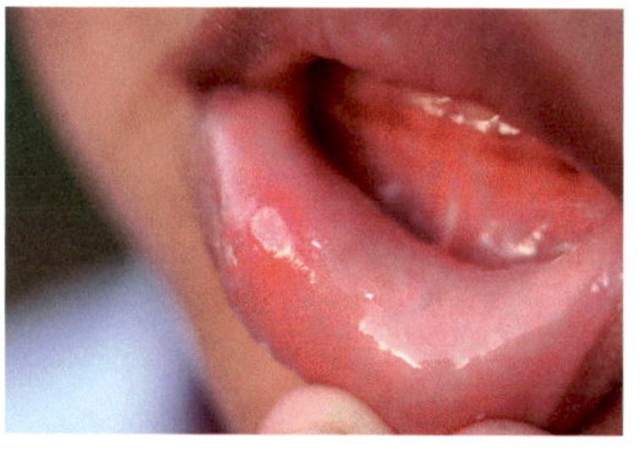
Beschreiben Sie Rhagaden und deren Eigenschaften. → **BA S. 343 /** → **JB 2 S. 283**	**Rhagaden** • Einrisse im Mundwinkel • schmerzhaft • schlecht heilend • häufige Ursache: abgesunkener Biss	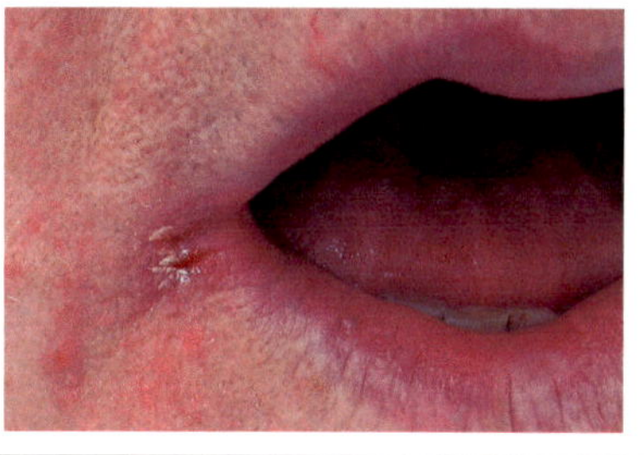
Was versteht man unter einem Dekubitus? → **BA S. 342 /** → **JB 2 S. 282**	**Dekubitus** • Druckstelle • in der Zahnmedizin: durch Zahnersatz bedingt	
Was ist eine Leukoplakie? → **BA S. 344 /** → **JB 2 S. 284**	**Leukoplakie** • weißliche Veränderung der Schleimhaut • oft durch mechanische Reize entstanden • zur Diagnosesicherung Probeexzision notwendig	

Wie fit bin ich für die Prüfung? ☺ ☐ 😐 ☐ ☹ ☐

Lernfeld 10: Patienten bei prophylaktischen und kieferorthopädischen Behandlungen begleiten

Prophylaxe außerhalb und innerhalb der Zahnarztpraxis

Welche Ebenen der Prophylaxe werden bezogen auf die Personengruppe unterschieden?
→ BA S. 349 /
→ JB 3 S. 15

Ebenen der Prophylaxe (bez. auf die Personengruppe)
- Kollektivprophylaxe: für große Bevölkerungsteile, z. B. Trinkwasserfluoridierung
- Gruppenprophylaxe: für bestimmte Personengruppen, z. B. Prophylaxe im Kindergarten
- Individualprophylaxe: auf den einzelnen Patienten bezogen

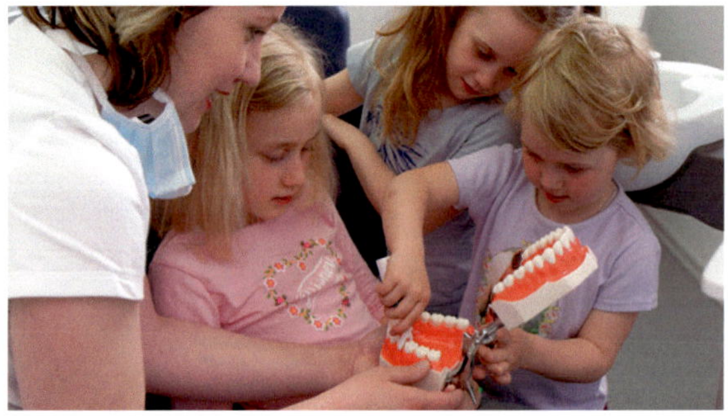

Welche Stufen der Prophylaxe werden, bezogen auf den Zeitpunkt der Durchführung, unterschieden?
→ BA S. 349 /
→ JB 3 S. 15

Stufen der Prophylaxe
- primäre Prophylaxe: vor einer Erkrankung
- sekundäre Prophylaxe: zu Beginn einer Erkrankung
- tertiäre Prophylaxe: bei bestehender Erkrankung

Wie fit bin ich für die Prüfung? ☺ ☐ 😐 ☐ ☹ ☐

Vier Bausteine gegen Karies- und Parodontalerkrankungen

Nennen Sie die Maßnahmen, die zu einer Karies- und Parodontalprophylaxe gehören.
→ BA S. 351 /
→ JB 3 S. 17

Bausteine der Karies- und Parodontalprophylaxe
- gute Mundhygiene
- zahngesunde Ernährung
- regelmäßige Fluoridierung
- regelmäßige Zahnarztbesuche

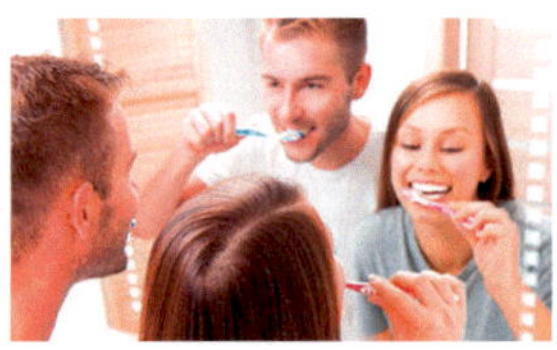

Eine gute Mundhygiene betreiben

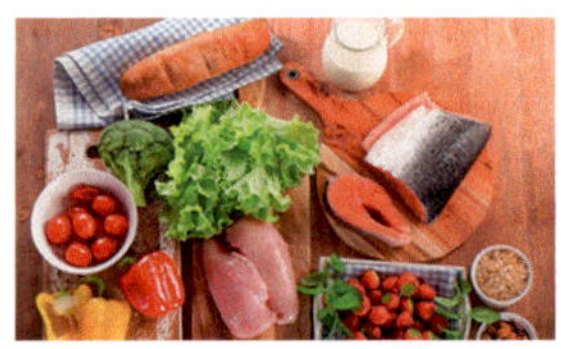

Sich zahngesund ernähren

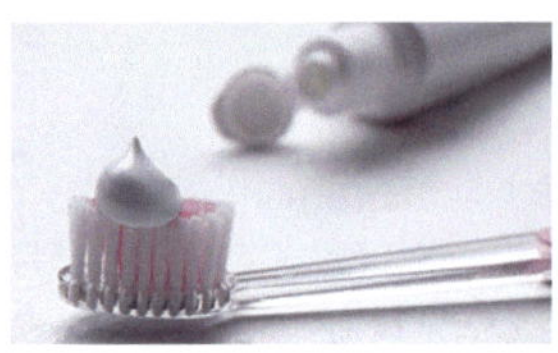

Die Zähne regelmäßig fluoridieren

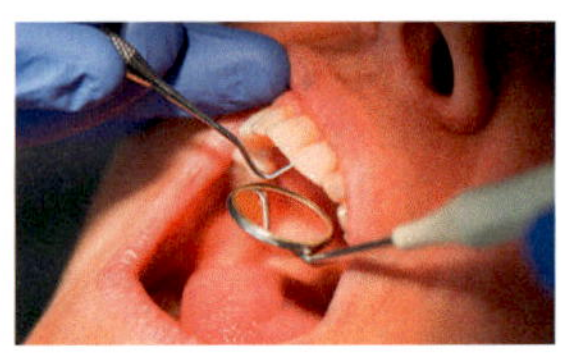

Regelmäßig zum Zahnarzt gehen (Untersuchungen, Individualprophylaxe, Fissurenversiegelung)

Grenzen Sie die Begriffe Plaque, food debris, Materia alba ab. → **BA S. 351 f. /** → **JB 3 S. 17 f.**	**Plaque** • zäher, nicht abspülbarer Zahnbelag • besteht aus Bakterien, deren Stoffwechselprodukten und aus Nahrungsresten • entsteht bei fehlendem Zähneputzen nach 2–3 Tagen aus der Materia alba • kann nur mechanisch entfernt werden **Food debris** • Essensreste **Materia alba** • weiße Masse • besteht aus pathogenen Keimen und abgestorbenen Zellen • kann mit kräftigem Wasserstrahl entfernt werden	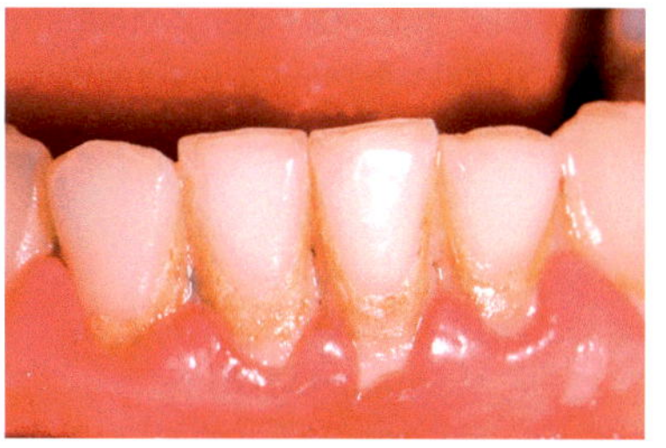
Welche Hilfsmittel zur Mundhygiene gibt es? → **BA S. 353 f. /** → **JB 3 S. 19 f.**	**Hilfsmittel zur Mundhygiene** • Zahnbürste • Zahnpasta • Zahnseide • Superfloss • Interdentalbürstchen • medizinische Zahnhölzer • Mundspüllösungen • Munddusche	
Nennen Sie Kriterien einer guten Handzahnbürste. → **BA S. 353 /** → **JB 3 S. 19**	**Kriterien einer guten Zahnbürste** • kurzer Bürstenkopf • viele kleine Borsten pro Büschel (multitufted) • Kunststoffborsten mit abgerundeten Enden • ebenes Borstenfeld • gut in der Hand liegender Bürstengriff	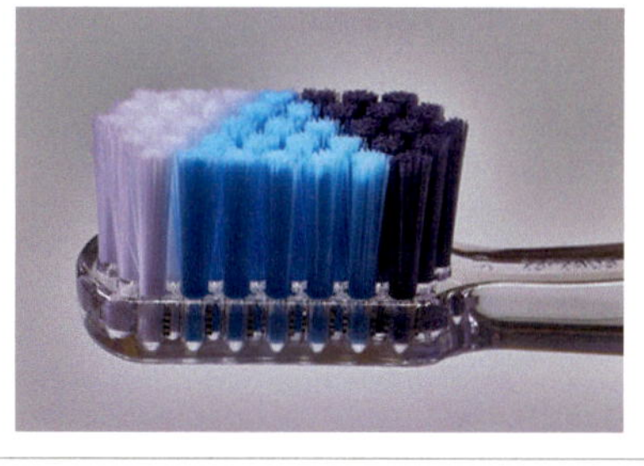
Welche Eigenschaften besitzen elektrische Zahnbürsten und schallaktive Zahnbürsten? → **BA S. 353 /** → **JB 3 S. 19**	**Elektrische Zahnbürsten** • führen kreisförmige Hin-und-Her-Bewegungen durch • gut geeignet für ältere Menschen, Kinder und Personen mit manuellen Schwierigkeiten **Schallaktive Zahnbürsten** • vibrieren zum Lösen von Plaque • ca. 10-mal schneller als elektrische Zahnbürsten	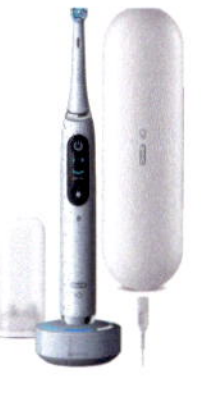

Woraus besteht eine Zahnpasta?
→ BA S. 354 /
→ JB 3 S. 20

Bestandteile einer Zahnpasta
- Putzkörper zur mechanischen Reinigung
- Wasser
- Tenside zur Schaumbildung
- Bindemittel
- Farbstoffe
- Geschmacksstoffe
- Konservierungsstoffe
- Zuckerersatzstoffe
- medikamentöse Zusätze wie Fluoride

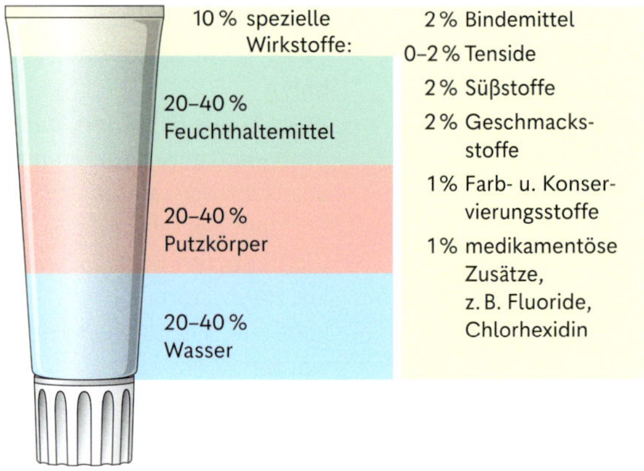

Was versteht man unter dem RDA-Wert einer Zahnpasta?
→ BA S. 354 /
→ JB 3 S. 20

RDA-Wert einer Zahnpasta
- Abkürzung für Relative Dentin Abrasion
- Maß für die abtragende Wirkung (Abrasivität) der Putzkörper

Hinweis: Ein RDA-Wert von 60 bis 100 entspricht einer durchschnittlichen Abrasivität.

Nennen Sie die unterschiedlichen Zahnputztechniken.
→ BA S. 355 /
→ JB 3 S. 21

Zahnputztechniken
- Rotationsmethode nach Fones
- Methode „Von Rot nach Weiß“
- Bass-Technik

Erklären Sie die Rotationsmethode nach Fones. Für welche Patientengruppe ist sie indiziert?
→ BA S. 356 /
→ JB 3 S. 22

Rotationsmethode nach Fones
- große kreisende Bewegungen über die Außenflächen der Zähne
- kreisende Bewegungen über die Innenflächen der Zähne
- Schrubben der Kauflächen

Indikation der Rotationsmethode
- Kinder bis zum 7. Lebensjahr

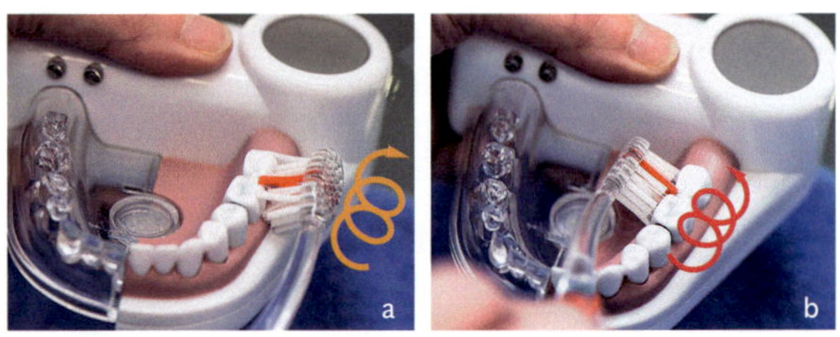

Putztechnik nach Fones: a) Außenflächen, b) Innenflächen

Hinweis: Diese Technik ist leicht zu erlernen und stellt keine hohen Anforderungen an die Feinmotorik. Allerdings wird der Sulkusrand nicht optimal gereinigt.

Wie erfolgt die Methode „Von Rot nach Weiß“? Für wen ist sie geeignet?
→ BA S. 356 /
→ JB 3 S. 22

Methode „Von Rot nach Weiß“
- Zahnbürste am Sulkusrand ansetzen
- Zahnbürste zu den Kronen hin bewegen
- Kauflächen werden geschrubbt.

Indikation der Methode „Von Rot nach Weiß“
- Kinder ab dem 7. Lebensjahr

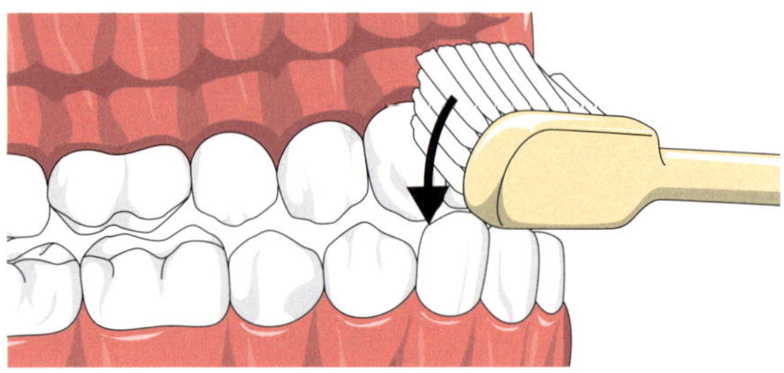

Erklären Sie die Zahnputztechnik nach Bass. Für wen ist sie geeignet?
→ BA S. 356 f. /
→ JB 3 S. 22 f.

Bass-Technik
- Zahnbürste im 45°-Winkel Richtung Sulkus ansetzen
- kleine rüttelnde Bewegungen
- Auswischbewegung zur Zahnkrone hin

Indikation der Bass-Technik
- Jugendliche und Erwachsene

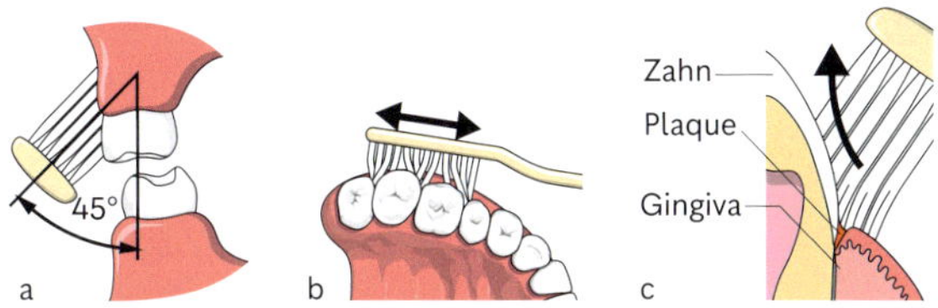

Die Bass-Technik: a) Grundhaltung, b) rüttelnde Bewegungen, c) Entfernung der gelösten Plaque aus dem Zahnfleischrand

Hinweis: Bei der Bass-Technik ist darauf zu achten, dass kein zu starker Druck ausgeübt wird, um keine Irritationen der Gingiva hervorzurufen. Bei PA-Problemen ist Vorsicht geboten.

Warum sollte die Schrubb-Putztechnik keine Anwendung finden?
→ BA S. 357 /
→ JB 3 S. 23

Nachteile der Schrubb-Putztechnik
- Gefahr von keilförmigen Defekten
- Beläge werden nicht gründlich entfernt.

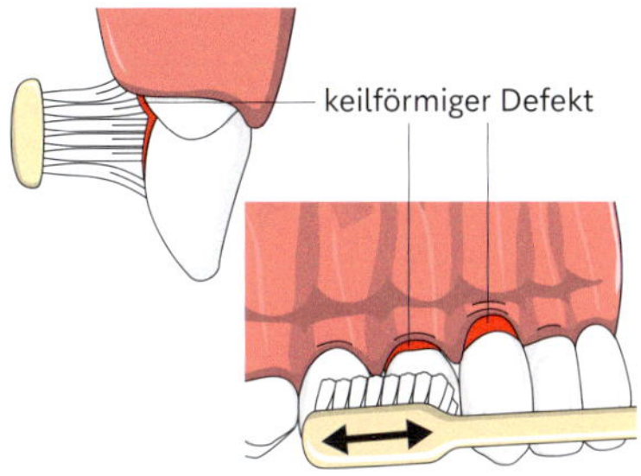

Mit welchen Hilfsmitteln können die Interdentalräume gereinigt werden?
→ BA S. 358 f. /
→ JB 3 S. 24 f.

Reinigungshilfsmittel der Interdentalräume
- Zahnseide
- Superfloss
- Interdentalbürstchen
- medizinische Zahnhölzer

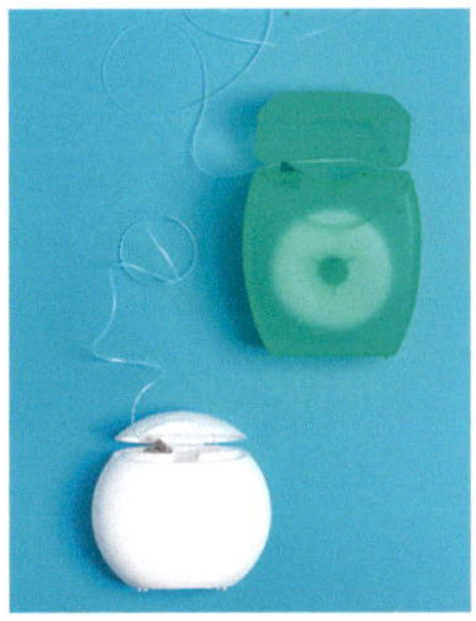

Nennen Sie die Indikation der einzelnen Interdentalreinigungshilfsmittel.
→ BA S. 358 f. /
→ JB 3 S. 24 f.

Indikation von Zahnseide
- enge Approximalräume
- Implantatpflege

Indikation von Superfloss
- Reinigung größerer Approximalflächen
- bei Brücken
- bei Brackets

Indikation der Interdentalbürstchen
- große Zahnzwischenräume
- bei Verlust der Interdentalpapille
- bei durchgängigen Furkationen
- bei festsitzenden KFO-Apparaturen

Indikation von medizinischen Zahnhölzern
- keine Indikation
- Ersatz von Zahnstochern

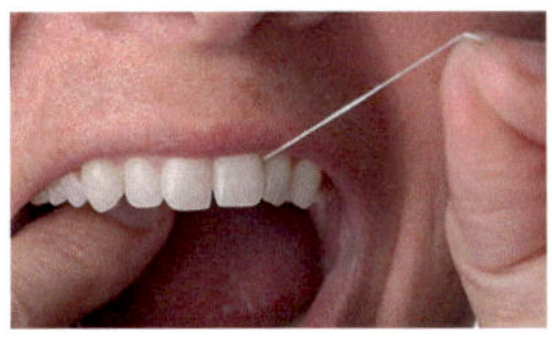
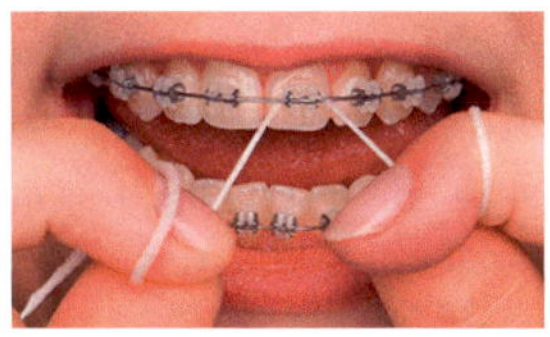
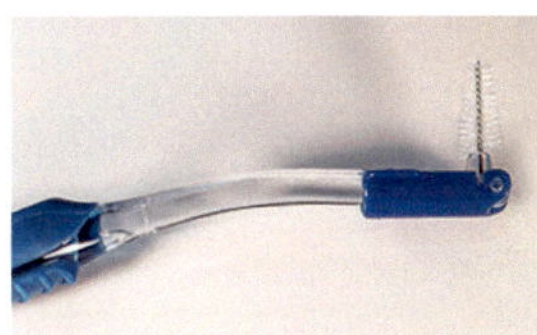
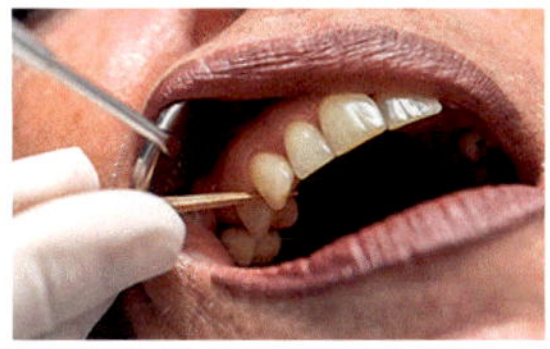

Zu welchem Zweck werden Mundspüllösungen eingesetzt? → **BA S. 360 /** → **JB 3 S. 26**	**Einsatz von Mundspüllösungen** · zur Fluoridierung der Zähne · zur Gingivitis-Prophylaxe

Wie fit bin ich für die Prüfung? ☺ ☐ 😐 ☐ ☹ ☐

Zahngesunde Ernährung

Aus welchen Organen besteht der Verdauungstrakt? → **BA S. 361 ff. /** → **JB 3 S. 27 ff.**	**Verdauungstrakt** · Mundhöhle · Speiseröhre · Magen · Dünndarm · Dickdarm · Bauchspeicheldrüse · Leber · Mastdarm

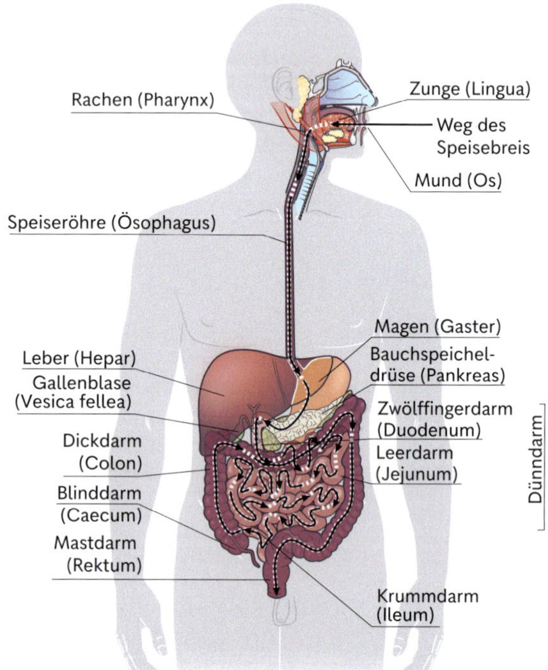

Was versteht man unter ausgewogener Ernährung? → **BA S. 363 /** → **JB 3 S. 29**	**Ausgewogene Ernährung** · ausreichend Flüssigkeit · Vollkornprodukte · Gemüse · Obst · fettarme Milchprodukte · Fleisch und Wurst in Maßen · wenig Fett · wenig Zucker

Hinweis: Ausführliche Hinweise unter www.dge.de/gesunde-ernaehrung/gut-essen-und-trinken/dge-ernaehrungskreis/ und unter: www.dge.de/gesunde-ernaehrung/gut-essen-und-trinken/dge-empfehlungen/

Nennen Sie Nährstoffe der Nahrung. → **BA S. 364 /** → **JB 3 S. 30**	**Nährstoffe** · Kohlenhydrate · Fette · Eiweiße

Wie werden Kohlenhydrate unterteilt?
→ BA S. 365 /
→ JB 3 S. 31

Einteilung der Kohlenhydrate
- Einfachzucker (Monosaccharide)
- Doppelzucker (Disaccharide)
- Mehrfachzucker (Polysaccharide)

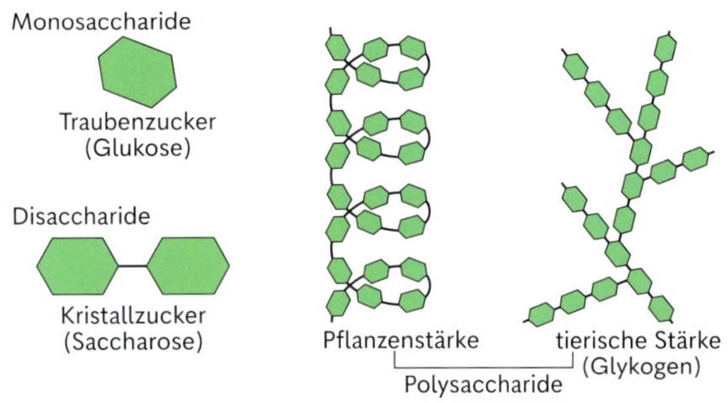

Wie unterscheiden sich die einzelnen Kohlenhydrate bzgl. ihrer Kariogenität?
→ BA S. 365 /
→ JB 3 S. 31

Kariogenität der einzelnen Kohlenhydrate
- Disaccharide sind am stärksten kariogen.
- Polysaccharide sind am wenigsten kariogen, da sie sehr langsam abgebaut werden.

Hinweis: Disaccharide sind z. B. in Haushaltszucker enthalten. Polysaccharide bestehen aus vielen Zuckermolekülen. Sie sind z. B. in Brot, Reis und Kartoffeln enthalten. Monosaccharide wie Glukose kommen als Einzelbestandteil der Nahrung selten vor, entstehen aber bei der enzymatischen Spaltung von Di- und Polysacchariden schon innerhalb der Mundhöhle.

Welche Mineralstoffe sind wichtig für die Zahngesundheit?
→ BA S. 364 /
→ JB 3 S. 30

Mineralstoffe
- Kalzium
- Phosphat
- Fluorid

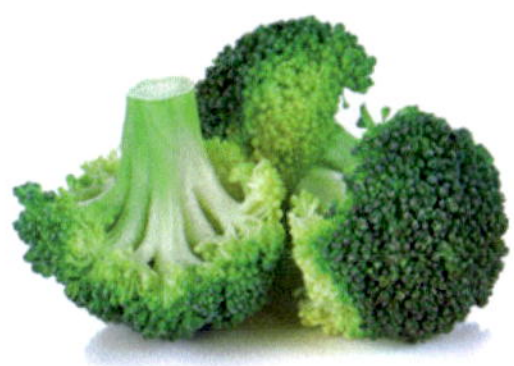
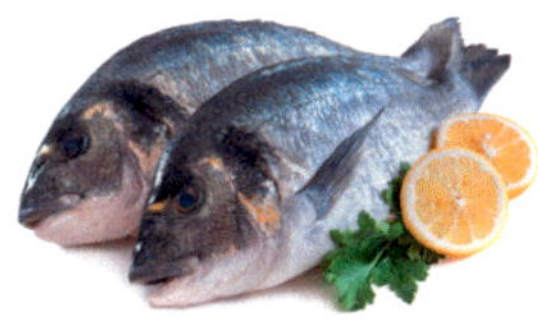

Nennen Sie Lebensmittel, in denen Kalzium und Phosphat enthalten sind.
→ BA S. 364 /
→ JB 3 S. 30

Kalzium
- Milchprodukte
- Brokkoli
- Mineralwasser

Phosphat
- Milch
- Haferflocken

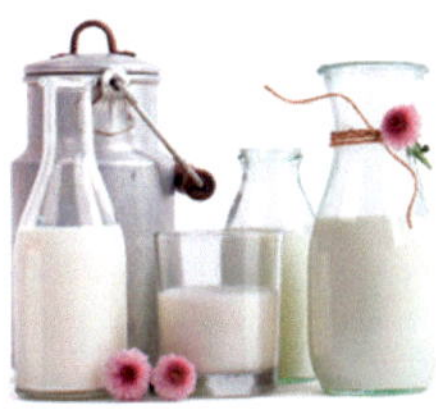

Geben Sie Zuckerersatzstoffe an.
→ BA S. 366 /
→ JB 3 S. 32

Süßstoffe
- Saccharin
- Cyclamat
- Aspartam

Zuckeraustauschstoffe
- Xylit
- Sorbit
- Isomalt

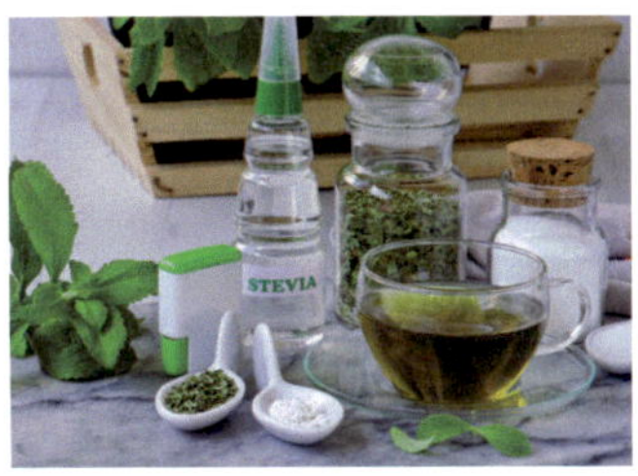

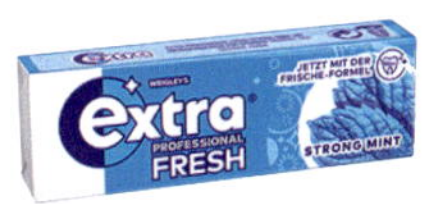

Woran erkennt man zahnfreundliche Lebensmittel?
→ BA S. 366 /
→ JB 3 S. 32

Kennzeichnung zahnfreundlicher Lebensmittel
- Zahnmännchen mit Schirm

ZAHNFREUNDLICH ® getestet

Das Zahnmannchen mit Schirm wird von der gemeinnutzigen „Aktion Zahnfreundlich e. V.“ vergeben.

Was versteht man unter dem Nursing-Bottle-Syndrom? → BA S. 367 / → JB 3 S. 33	**Nursing-Bottle-Syndrom** · Flaschenkaries · hervorgerufen durch Nuckeln an einer Flasche mit gesüßten Getränken · Folge: Zerstörung der Zähne	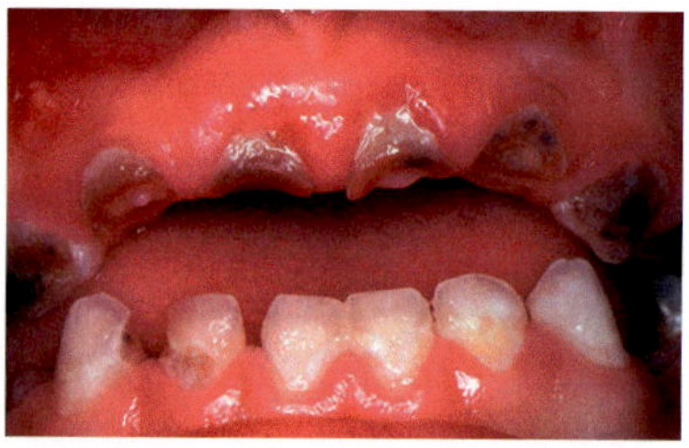
Erklären Sie den Begriff Erosion und geben Sie an, wie man den Vorgang abmildern kann. → BA S. 367 / → JB 3 S. 33	**Erosion** · Verlust der Zahnhartsubstanz (Demineralisation des Zahnschmelzes) durch Einwirkung von säurehaltigen Speisen und Getränken · nach Verzehr säurehaltiger Nahrung mit dem Zähneputzen ca. 1/2 Stunde warten	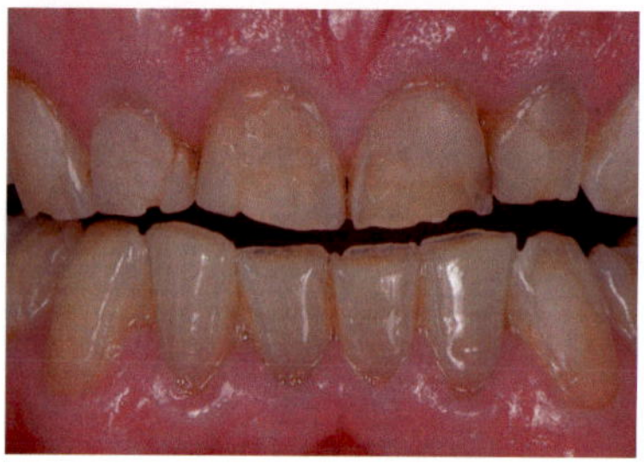
Welche Bedeutung hat zuckerfreier Kaugummi für die Zahngesundheit? → BA S. 368 / → JB 3 S. 34	**Zuckerfreier Kaugummi** · regt die Speichelbildung an · verbessert die mechanische Selbstreinigung der Zähne · Xylit hat eine hemmende Wirkung auf den Bakterienstoffwechsel. · Xylit erschwert die Anhaftung von Bakterien an den Zahnflächen.	**Hinweis:** Zuckerfreier Kaugummi ersetzt nicht das Zähneputzen, ist jedoch als Zahnprophylaxe für zwischendurch zu verstehen.

Wie fit bin ich für die Prüfung? ☺ ☐ 😐 ☐ ☹ ☐

Fluoridierung

Begründen Sie die karieshemmende Wirkung von Fluoriden. → BA S. 369 / → JB 3 S. 35	**Karieshemmende Wirkung der Fluoride** · Erhöhung der Widerstandsfähigkeit des Schmelzes · Beschleunigung der Remineralisation · Hemmung des Bakterienstoffwechsels	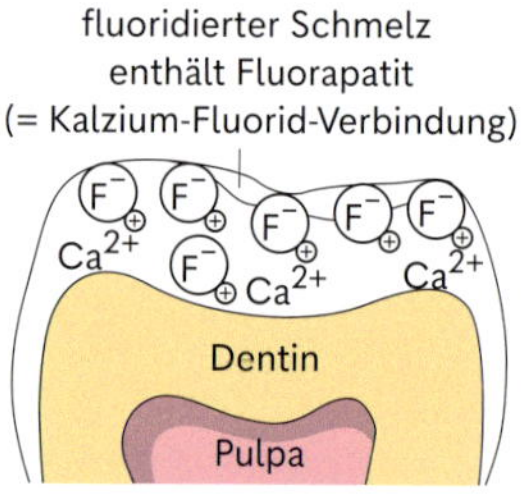 Fluorapatit entsteht beim Fluoridieren.
Nennen Sie die Formen der Fluoridierung. → BA S. 369 / → JB 3 S. 35	**Formen der Fluoridierung** · lokal · systemisch	

Was versteht man unter systemischer Fluoridierung?
→ BA S. 369 /
→ JB 3 S. 35

Systemische Fluoridierung
- Zufuhr des Fluorids über den Magen-Darm-Trakt
- Aufnahme in die Blutbahn
- Fluorid steht dem gesamten Organismus zur Verfügung.

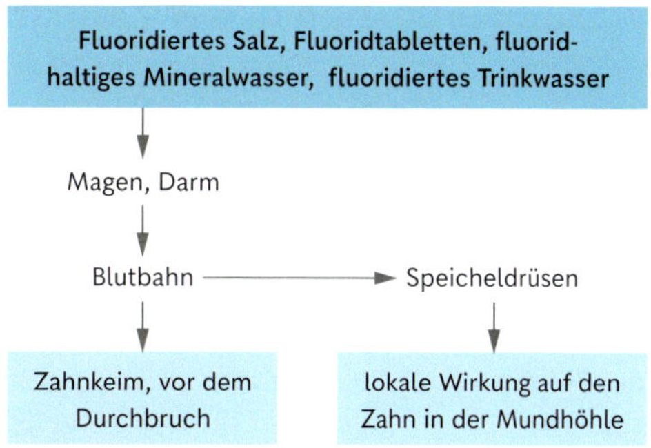

Prinzip der systemischen Fluoridierung

Wie können Fluoride systemisch verabreicht werden?
→ BA S. 369 f. /
→ JB 3 S. 35 f.

Beispiele für eine systemische Fluoridierung
- Fluoridtabletten
- fluoridiertes Speisesalz

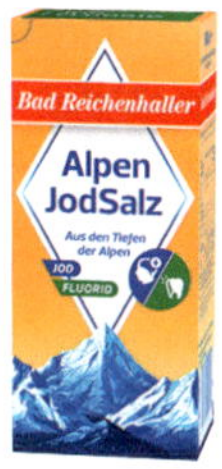

Was ist eine lokale Fluoridierung?
→ BA S. 370 /
→ JB 3 S. 36

Lokale Fluoridierung
- Auftragen des Fluorids direkt auf den Zahn

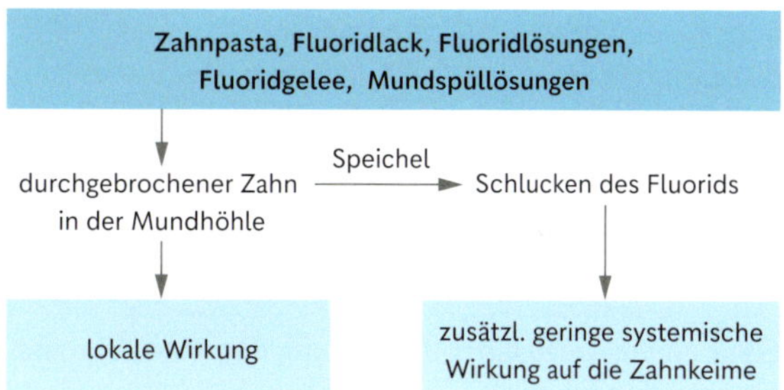

Prinzip der lokalen Fluoridierung

Nennen Sie Möglichkeiten der lokalen Fluoridierung.
→ BA S. 370 f. /
→ JB 3 S. 36 f.

Möglichkeiten der lokalen Fluoridierung
- Zahnpasta
- fluoridhaltige Mundspüllösungen
- Fluoridlösungen (Fluids)
- Fluoridgelees
- Fluoridlacke

Wie wird der Fluoridgehalt in einer Zahnpasta angegeben?
→ BA S. 370 ff. /
→ JB 3 S. 36

Fluoridgehalt in Zahnpasta
- angegeben in ppm (parts per million)

Hinweis: Kinderzahnpasta enthält höchstens 500 ppm Fluoride, Erwachsenenzahnpasta enthält 1000 bis 1500 ppm Fluoride.

Was versteht man unter einer Fluorose?
→ BA S. 372 /
→ JB 3 S. 38

Fluorose
- Fluoridüberdosierung
- Flecken im Zahnschmelz

Wie fit bin ich für die Prüfung? ☺ ☐ 😐 ☐ ☹ ☐

Prophylaxemaßnahmen in der Zahnarztpraxis

Welche Prophylaxemaßnahmen gibt es in der Zahnarztpraxis?
→ **BA S. 373 ff. /**
→ **JB 3 S. 39 ff.**

Prophylaxemaßnahmen in der Zahnarztpraxis
- Untersuchungen
- Individualprophylaxe
- Fissurenversiegelung

Benennen Sie die im Rahmen der Prophylaxe vorgesehenen Untersuchungen und geben Sie deren Zeitpunkt an.
→ **BA S. 373 f. /**
→ **JB 3 S. 39 f.**

Untersuchungen zur Prophylaxe
- Vorsorgeuntersuchungen beim Kinderarzt für Babys und Kleinkinder
- Früherkennungsuntersuchungen beim Zahnarzt für Kinder
  - 6.–9. Lebensmonat
  - 10.–20. Lebensmonat
  - 21.–33. Lebensmonat
  - 34.–72. Lebensmonat
- Kontrolluntersuchungen beim Zahnarzt ab 6 Jahren

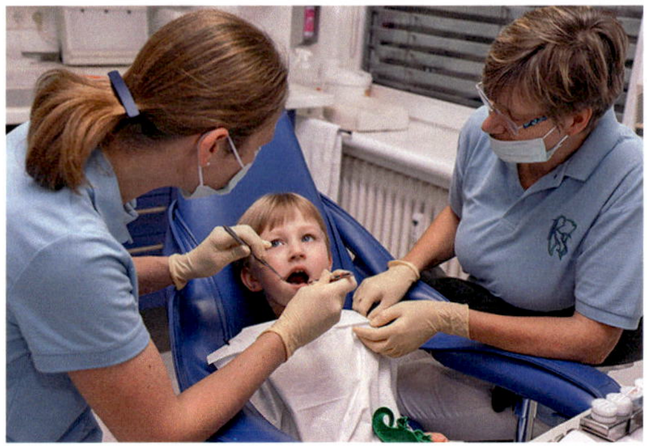

Nennen Sie die Schritte der Individualprophylaxe.
→ **BA S. 374 f. /**
→ **JB 3 S. 40 f.**

Schritte der Individualprophylaxe
- Aufklärung über Karies- und Parodontalerkrankungen
- Erstellen von Indizes
- Mundhygiene-Motivation
- Anleitung des Patienten
- professionelle Zahnreinigung

Erklären Sie, wozu ein Mundhygiene-Index dient.
→ **BA S. 375 /**
→ **JB 3 S. 41**

Bedeutung des Mundhygiene-Indexes
- dient der Bewertung des Mundhygienezustandes
- kann als Vergleich im Verlauf der einzelnen Sitzungen herangezogen werden

Hinweis: Der Erfolg einer Prophylaxemaßnahme kann mithilfe eines Mundhygiene-Indexes verfolgt werden, sofern immer derselbe Index Anwendung findet.

Nennen Sie die gebräuchlichen Indizes zur Beurteilung der Mundhygiene und geben Sie an, worüber diese jeweils Auskunft geben.
→ **BA S. 375 f. /**
→ **JB 3 S. 41 f.**

Plaque-Index
- z. B. API
- gibt Auskunft über den momentanen Zustand der Mundhygiene

Entzündungsindex
- z. B. SBI, PBI
- gibt Auskunft über den Entzündungsgrad und damit die Blutungsneigung der Gingiva
- kann darauf hinweisen, ob der Patient dauerhaft gut putzt

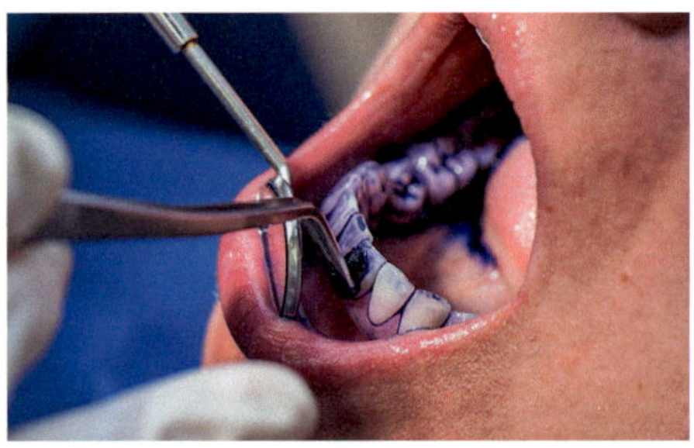

Angefärbte Zähne für den API

Hinweis: Beim Zahnarzt ist ein Entzündungsindex, z. B. der SBI, wegen der Auskunft über dauerhaft gutes Putzen oft aussagekräftiger als der API.

Was bedeutet die Abkürzung API und wie wird dieser Index ermittelt? → **BA S. 375 /** → **JB 3 S. 41**	**API: Approximalraum-Plaque-Index** · Anfärben der Zähne · Ermitteln der Summe der approximalen Plaquestellen · Berechnen des prozentualen Plaquebefalls	$\text{API in Prozent} = \frac{\text{Summe aller Plaquestellen} \cdot 100}{\text{Gesamtzahl der gemessenen Approximalräume}}$
Welche Mundhygienebewertungen stecken hinter den unterschiedlichen API-Werten? → **BA S. 375 /** → **JB 3 S. 41**	**Bedeutung des API-Wertes** · unter 25 %: optimale Mundhygiene · zwischen 25 und 39 %: gute Mundhygiene · zwischen 40 und 69 %: verbesserungsbedürftige Mundhygiene · zwischen 70 und 100 %: unzureichende Mundhygiene	**Hinweis:** Ein API von 0 % ist kaum erreichbar.
Was bedeutet die Abkürzung SBI und wie wird dieser Index berechnet? → **BA S. 375 f. /** → **JB 3 S. 41 f.**	**SBI: Sulkus-Blutungs-Index** · Führen einer stumpfen PA-Sonde durch den Sulkus · Addition der Blutungsstellen · Umrechnen auf Prozent	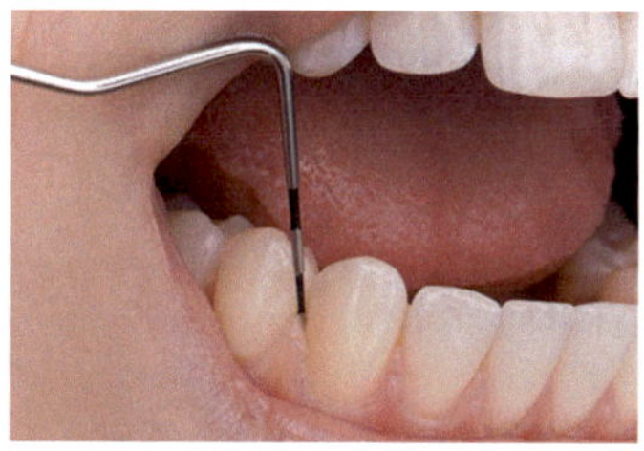
Welche Bedeutung hat ein bestimmter SBI-Wert? → **BA S. 376 /** → **JB 3 S. 42**	**Bedeutung des SBI-Wertes** · SBI unter 10 %: sehr gute Mundhygiene · SBI über 10 %: verbesserungsbedürftige Mundhygiene	
Was bedeutet die Abkürzung PBI und wie wird dieser Index berechnet? → **BA S. 376 f. /** → **JB 3 S. 42 f.**	**PBI: Papillen-Blutungsindex** · Sondieren des Sulkus nur im Papillenbereich · Einteilung der Papillenblutung in fünf Grade · Summe der Grade durch die Zahl der untersuchten Papillen ergibt PBI in Prozent.	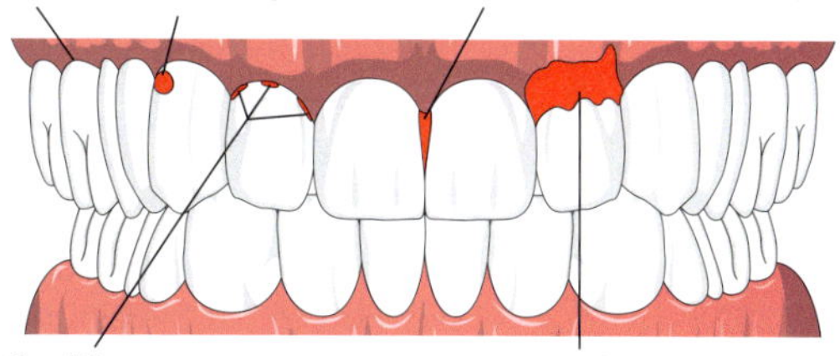
Was umfasst die professionelle Zahnreinigung? → **BA S. 378 /** → **JB 3 S. 44**	**Professionelle Zahnreinigung (PZR)** · Entfernen aller weichen und harten supragingivalen Beläge · Entfernen aller Verfärbungen	

In welchen Schritten läuft eine professionelle Zahnreinigung ab?
→ BA S. 378 /
→ JB 3 S. 44

Ablauf einer PZR
- Grobreinigung: Entfernen von Zahnstein und Belägen mit Scaler, Küretten oder Ultraschall
- evtl. Pulverstrahlreinigung: Entfernen von hartnäckigen Verfärbungen
- Feinreinigung: Entfernen von Zahnsteinresten und leichten Verfärbungen
- Politur: Polieren aller Zahnoberflächen mit Polierpaste und Bürstchen oder Kelchen
- Interdentalreinigung: Reinigung der Interdentalräume mit Zahnseide oder Interdentalbürstchen

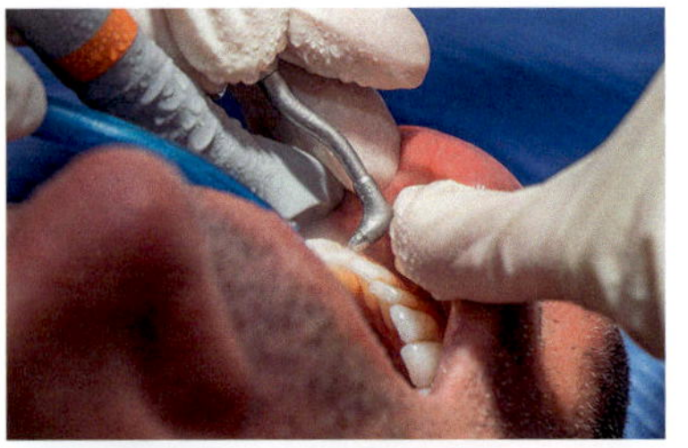

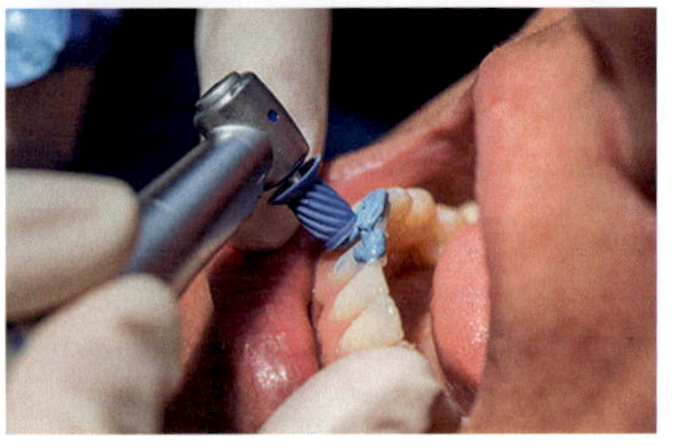

Was ist eine Fissurenversiegelung?
→ BA S. 381 /
→ JB 3 S. 47

Fissurenversiegelung
- Füllen von tiefen Fissuren mit dünnfließendem Komposit

Wann ist eine Fissurenversiegelung sinnvoll?
→ BA S. 381 /
→ JB 3 S. 47

Indikation einer Fissurenversiegelung
- stark zerklüftete Fissuren und Grübchen an bleibenden Molaren und Prämolaren
- bei kariesanfälligen Kindern
- bei noch kariesfreien Fissuren

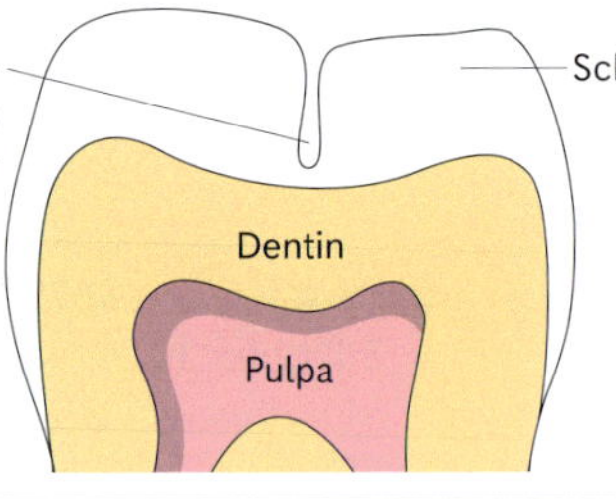

Erklären Sie den Begriff „erweiterte Fissurenversiegelung“.
→ BA S. 381 /
→ JB 3 S. 47

Erweiterte Fissurenversiegelung
- Entfernung ggf. vorhandener kleiner Fissurenkaries und Versorgung mittels einflächiger Füllung
- Versiegelung übriger Fissuren

Wann ist der beste Zeitpunkt für eine Fissurenversiegelung?
→ BA S. 382 /
→ JB 3 S. 48

Zeitpunkt für die Fissurenversiegelung
- im ersten halben Jahr nach Durchbruch der bleibenden Zähne

Erklären Sie den Ablauf einer Fissurenversiegelung.
→ BA S. 382 /
→ JB 3 S. 48

Ablauf einer Fissurenversiegelung
- Reinigen der Fissuren mit Polierpaste und/oder Pulverstrahlgerät
- Trockenlegung
- Anätzen
- Abspülen
- Trocknen des Fissurenreliefs
- Einbringen des dünnfließenden Komposits
- Aushärten mit Polymerisationslampe
- Politur
- Überprüfen der Okklusion
- Fluoridierung

Worin besteht die Gefahr bei einer Fissurenversiegelung? → BA S. 382 / → JB 3 S. 48	**Gefahren bei einer Fissurenversiegelung** · Defektbildung · Spaltbildung · Kariesentstehung unter der Versiegelung	**Hinweis:** Um zu verhindern, dass unter einer Fissurenversiegelung Karies entsteht, müssen die versiegelten Fissuren regelmäßig alle 3–6 Monate kontrolliert werden.

Wie fit bin ich für die Prüfung? ☺ ☐ 😐 ☐ ☹ ☐

Bestimmung des individuellen Kariesrisikos

Wie kann das individuelle Kariesrisiko bestimmt werden? → BA S. 387 / → JB 3 S. 53	**Bestimmung des individuellen Kariesrisikos** · mikrobiologische Tests · Speicheluntersuchungen · dmf-t-Index	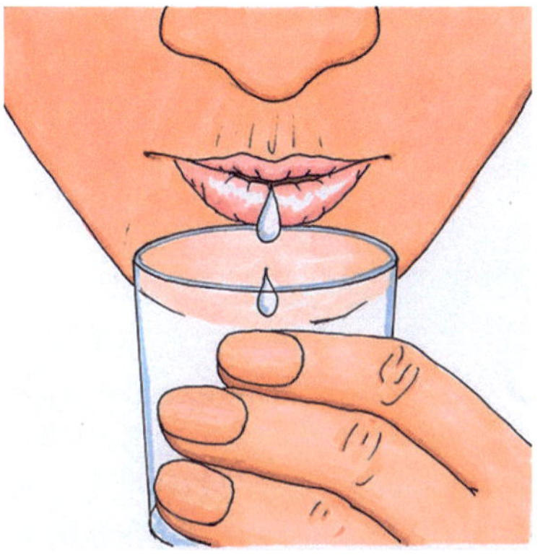
Wie laufen mikrobiologische Tests zur Einschätzung des Kariesrisikos ab? → BA S. 387 / → JB 3 S. 53	**Kariesrisiko: Ablauf mikrobiologischer Tests** · Gewinnung von Speichel · Auftragen von Speichel auf einen Nährboden · Bebrüten · Nachweis von Streptococcus mutans und Laktobazillen	**Hinweis:** Die Übertragung von kariogenen Keimen sollte schon früh verhindert werden. Daher sollten Eltern nicht den Löffel des Kindes ablecken.
Was kann mit Speicheltests nachgewiesen werden? → BA S. 387 f. / → JB 3 S. 53 f.	**Speicheltest** · Fließrate der Speichels · Pufferkapazität des Speichels	
Worüber gibt die Fließrate des Speichels Auskunft? → BA S. 388 / → JB 3 S. 54	**Fließrate des Speichels** · Eine niedrige Fließrate bzw. wenig Speichel kann höhere Kariesaktivität bedeuten.	
Was sagt die Pufferkapazität des Speichels aus? → BA S. 388 / → JB 3 S. 54	**Pufferkapazität des Speichels** · Je niedriger der pH-Wert des Speichels, desto schlechter ist die Pufferkapazität und desto höher das Kariesrisiko.	

Wie fit bin ich für die Prüfung? ☺ ☐ 😐 ☐ ☹ ☐

Zahn- und Kieferanomalien

Was versteht man unter Eugnathie und Dysgnathie?
→ BA S. 394 f. /
→ JB 3 S. 60 f.

Eugnathie
- Regelbiss

Dysgnathie
- Bissanomalie

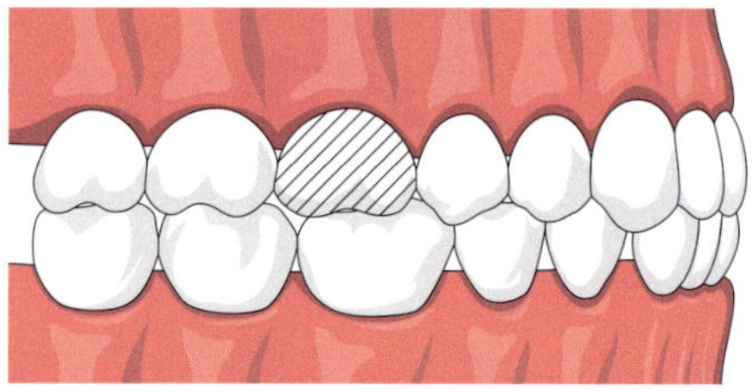

Eugnathe Verzahnung

Nennen Sie Ursachen für Zahn- und Kieferanomalien.
→ BA S. 393 f. /
→ JB 3 S. 59 f.

Ursachen für Zahn- und Kieferanomalien
- Vererbung
- Habits (schlechte Angewohnheiten)
- Entwicklungsstörungen

Nennen Sie Arten von Zahnfehlstellungen.
→ BA S. 393 ff. /
→ JB 3 S. 61 ff.

Zahnfehlstellungen
- Zahnengstand
- Zahnstellungsabweichungen
- Zahnzahlabweichungen
- Zahnmissbildungen
- Störungen beim Zahndurchbruch

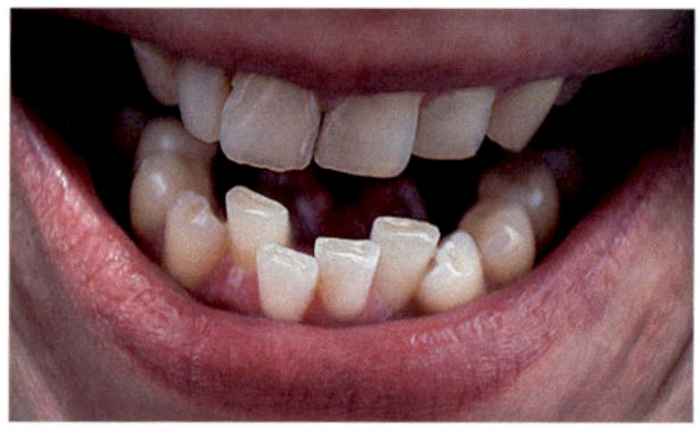

Welche Zahnstellungsabweichungen gibt es?
→ BA S. 395 f. /
→ JB 3 S. 61 f.

Zahnstellungsabweichungen
- Diastema mediale
- Mesial-, Distalstand
- Bukkal-, Lingualstand
- Protrusion, Retrusion
- Rotation
- Elongation
- Wanderung, Kippung

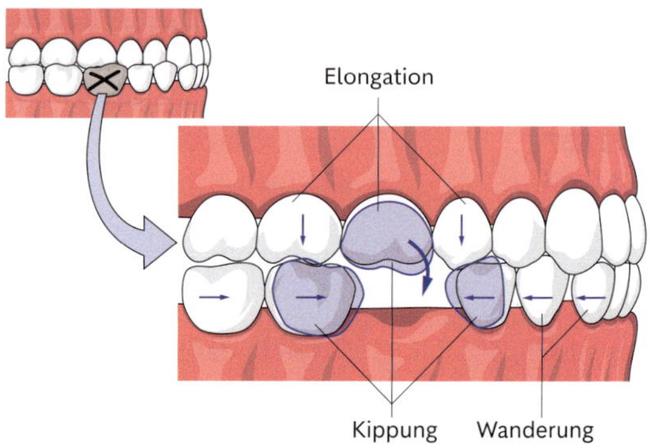

Geben Sie an, welche Zahnzahlabweichungen es gibt.
→ BA S. 396 /
→ JB 3 S. 62

Zahnzahlabweichungen
- Hypodontie (Zahnunterzahl)
- Anodontie (angeborenes Fehlen aller Zähne)
- Hyperdontie (Zahnüberzahl)

Welche Okklusionsanomalien werden unterschieden?
→ BA S. 397 f. /
→ JB 3 S. 63 f.

Okklusionsanomalien (Okklusionsfehlstellungen)
- tiefer Biss
- Deckbiss
- Kopfbiss
- offener Biss
- Kreuzbiss
- Distalbiss
- Mesialbiss

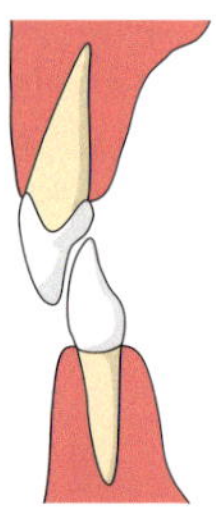

Tiefer Biss

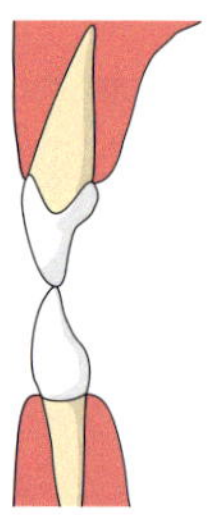

Kopfbiss

Wie werden nach Angle die Okklusionsanomalien klassifiziert?
→ BA S. 398 /
→ JB 3 S. 64

Angle-Klasse I
- Neutralbiss
- regelrechte Okklusion

Angle-Klasse II
- Distalbiss
- UK zu weit hinten oder OK zu weit vorn
  - II/1: Front protrudiert
  - II/2: Front retrudiert

Angle-Klasse III
- Mesialbiss
- UK zu weit vorn oder OK zu weit zurück

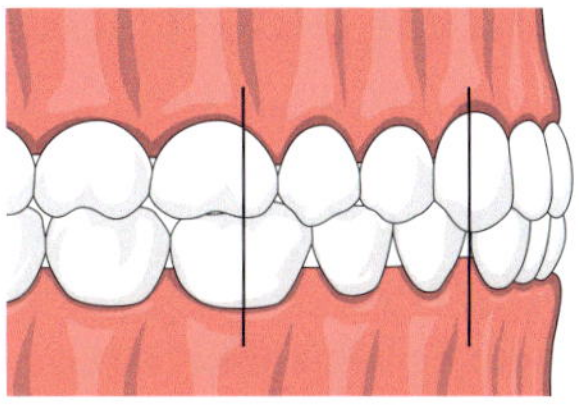
Neutralbiss

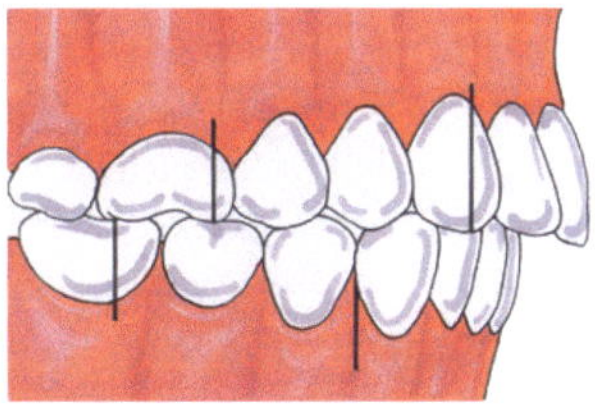
Distalbiss

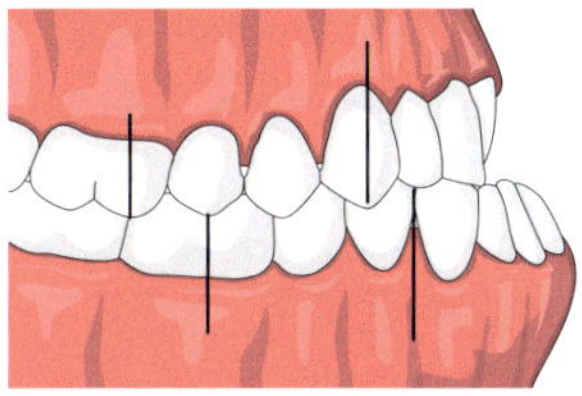
Mesialbiss

Nennen Sie Kieferanomalien.
→ BA S. 398 f. /
→ JB 3 S. 64 f.

Kieferanomalien
- Prognathie
- Retrognathie
- Mikrognathie
- Progenie
- Mikrogenie
- Kieferkompression

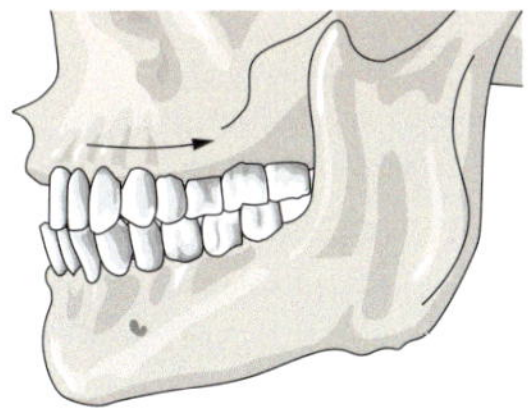
Maxilläre Retrognathie oder Mikrognathie

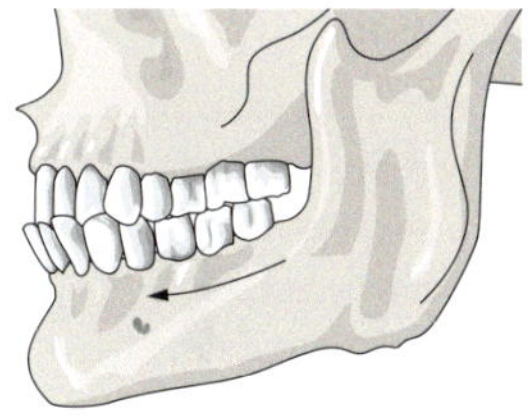
Mandibuläre Prognathie oder Progenie

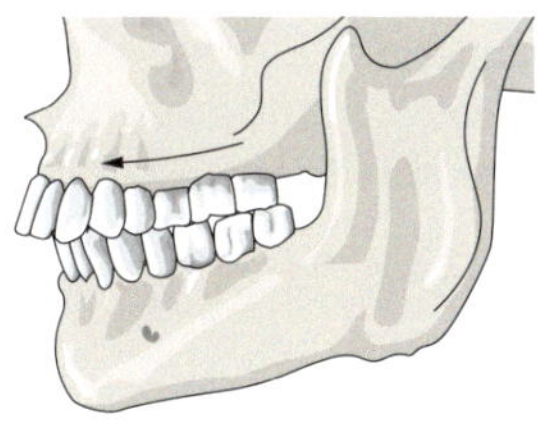
Maxilläre Prognathie

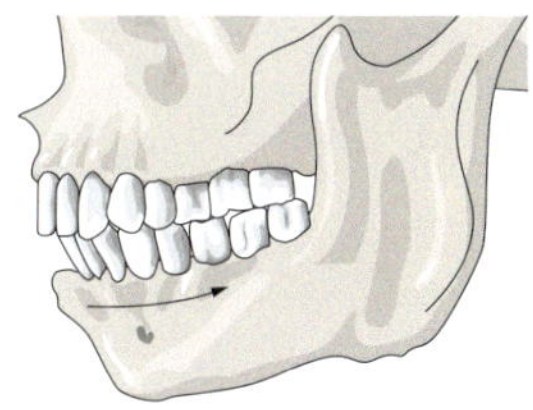
Mandibuläre Retrognathie oder Mikrogenie

Wie fit bin ich für die Prüfung? ☺ ☐ 😐 ☐ ☹ ☐

Kieferorthopädie

Definieren Sie den Begriff „Kieferorthopädie“.
→ BA S. 401–416 /
→ JB 3 S. 67–83

Kieferorthopädie
- Die KFO ist ein Teilgebiet der Zahnmedizin, das sich mit der Vorbeugung, Diagnose und Therapie von Zahn- und Kieferfehlstellungen befasst.

Wie fit bin ich für die Prüfung? ☺ ☐ 😐 ☐ ☹ ☐

Lernfeld 11: Patienten bei prothetischen Behandlungen begleiten

Einteilung und Grundbegriffe

Nennen Sie die verschiedenen Arten von Zahnersatz mit jeweils zwei Beispielen.
→ BA S. 418 /
→ JB 3 S. 108

Einteilung von Zahnersatz
- festsitzender Zahnersatz, z. B. Krone, Brücke
- herausnehmbarer Zahnersatz, z. B. Modellgussprothese, Totalprothese
- kombiniert festsitzender und herausnehmbarer Zahnersatz, z. B. Teleskopprothese, Cover-Denture-Prothese

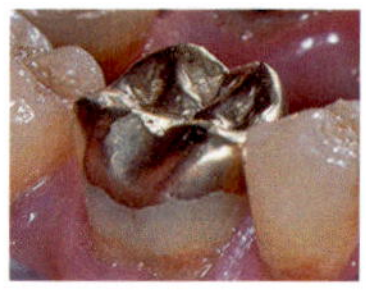
Festsitzender Zahnersatz

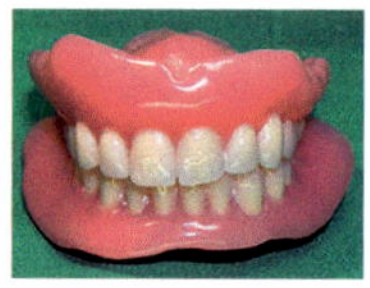
Herausnehmbarer Zahnersatz

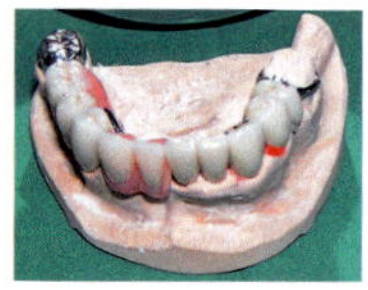
Kombiniert festsitzender und herausnehmbarer Zahnersatz (auf Modell aufgesetzt)

Erläutern Sie die Fachbegriffe Okklusion und Artikulation.
→ BA S. 47 /
→ JB 1 S. 119

Okklusion
- Zahnkontakte der Ober- und Unterkieferzähne bei Kieferschluss

Artikulation
- Bewegung des Unterkiefers unter Zahnkontakt

Hinweis: Die Okklusions- und Artikulationskontakte werden häufig mit farbigen Folien markiert.

Geben Sie an, was man unter einem Artikulator versteht und welchem Zweck dieser dient.
→ BA S. 435 /
→ JB 3 S. 125

Artikulator
- zahntechnisches Gerät zur Nachahmung von Kaubewegungen des Patienten

Verwendungszweck eines Artikulators
- Herstellung von individuellem Zahnersatz
- okklusions- und artikulationsgerechte Höckergestaltung

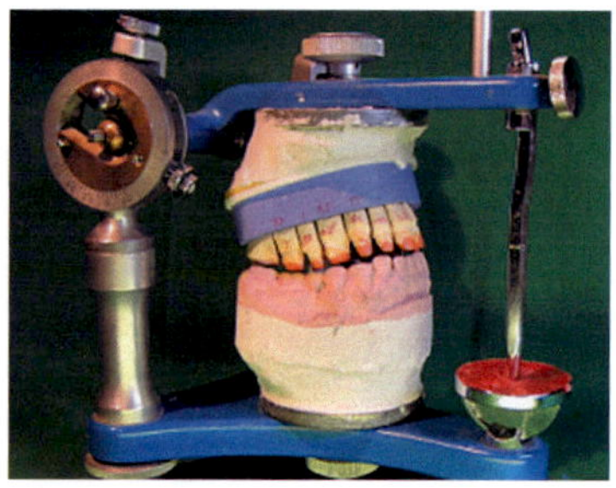
Artikulator mit montierten Modellen

Wie fit bin ich für die Prüfung? ☺ ☐ 😐 ☐ ☹ ☐

Abformung und Abformmaterialien

Welche grundsätzlich verschiedenen Arten von Abformlöffeln gibt es?
→ BA S. 439 /
→ JB 3 S. 129

Arten von Abformlöffeln
- konfektionierte Abformlöffel
- individuelle Abformlöffel

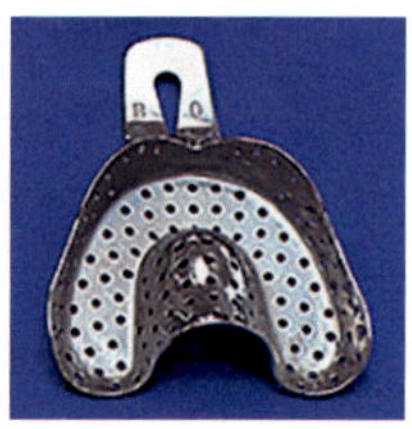
Konfektionierter Abformlöffel

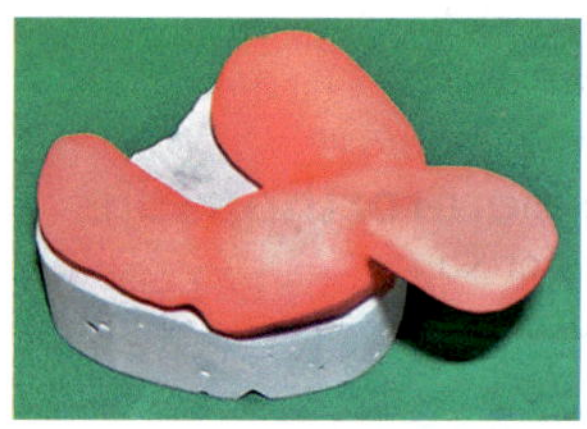
Individueller Abformlöffel

Wie können konfektionierte Abformlöffel beschaffen sein?
→ BA S. 439 /
→ JB 3 S. 129

Gestaltung konfektionierter Abformlöffel

- perforiert und unperforiert
- mit und ohne Retentionsrand
- Kunststoff und Metall

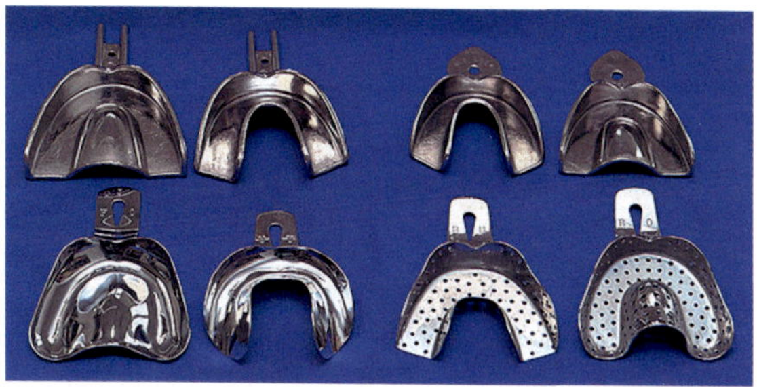

Unterschiedliche konfektionierte Abformlöffel

Nennen Sie Beispiele für den Zahnersatz, bei dessen Herstellung üblicherweise ein individueller Löffel verwendet wird.
→ BA S. 439 /
→ JB 3 S. 129

Zahnersatz-Herstellung unter Verwendung eines individuellen Abformlöffels

- Totalprothese (Funktionsabformung)
- Cover-Denture-Prothese
- Modellgussprothese

Hinweis: Bei einer Funktionsabformung wird zur Darstellung des individuellen Funktionsrandes immer ein individueller Löffel verwendet.

Nennen Sie die Bestandteile von Alginat.
→ BA S. 440 /
→ JB 3 S. 130

Bestandteile von Alginat

- Salze der Alginsäure
- Abbindereaktoren
- Abbindeverzögerer
- Füllstoffe
- Farbstoffe
- Geschmacksstoffe

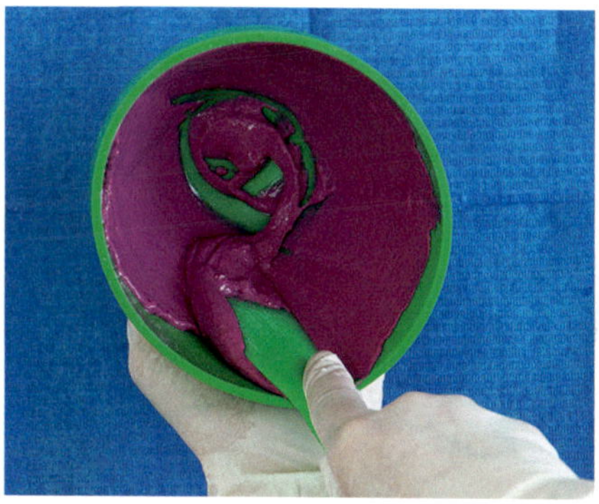

Ausstreichen des Alginates in einem Gummibecher

Welche Abformmaterialien bezeichnet man als Elastomere (gummielastische Kunststoffe)?
→ BA S. 445 /
→ JB 3 S. 135

Elastomere (gummielastische Kunststoffe zur Abformung)

- Silikone
- Polyether
- Polysulfide

Hinweis: Polysulfide werden heutzutage kaum mehr verwendet.

In welche Gruppen können die elastomeren Abformmaterialien hinsichtlich ihrer Konsistenz unterteilt werden?
→ BA S. 446 /
→ JB 3 S. 136

Unterteilung elastomerer Abformmaterialien

- light body (dünnfließend)
- regular body (mittelfließend)
- heavy body (zähfließend)
- putty (knetbar)

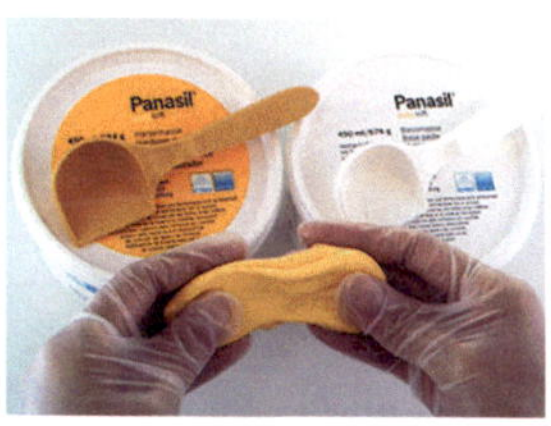

Durchmischen von knetbarem Abformmaterial

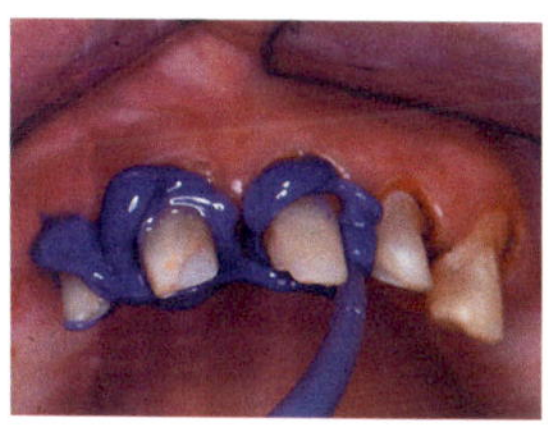

Umspritzung der präparierten Zähne mit dünnfließendem Abformmaterial

Erklären Sie den Unterschied zwischen einer Situations- und einer Funktionsabformung.
→ BA S. 440, 444 /
→ JB 3 S. 130, 134

Situationsabformung
- anatomische Abformung der Zähne und der umgebenden Schleimhäute in Ruhe
- zur Herstellung von Situationsmodellen
- meist Verwendung von Alginat

Funktionsabformung
- Abformung mit funktionellen Bewegungen der Schleimhäute, Muskeln und Bänder während der Abbindezeit
- zur Herstellung von Funktionsmodellen für Teil- oder Totalprothesen

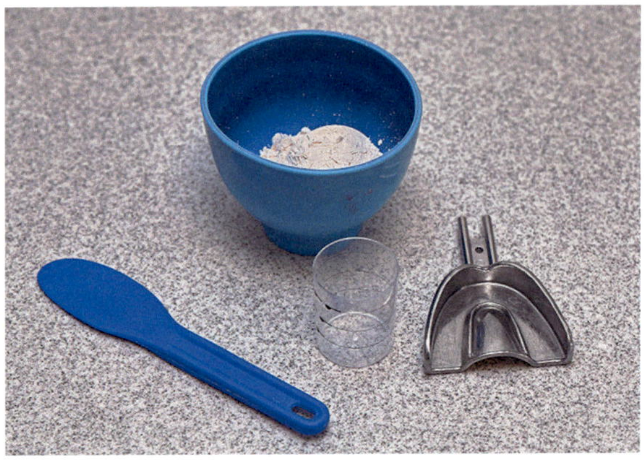
Instrumente und Materialien für eine Situationsabformung mit Alginat

Welche Funktion haben die vor einer Abformung gelegten Retraktionsfäden?
→ BA S. 442 /
→ JB 3 S. 132

Aufgabe der Retraktionsfäden
- Verdrängung der Gingiva zur Erweiterung des Sulkus
- bessere Darstellung der Präparationsgrenze während der Abformung
- getränkte Retraktionsfäden: Blutstillung

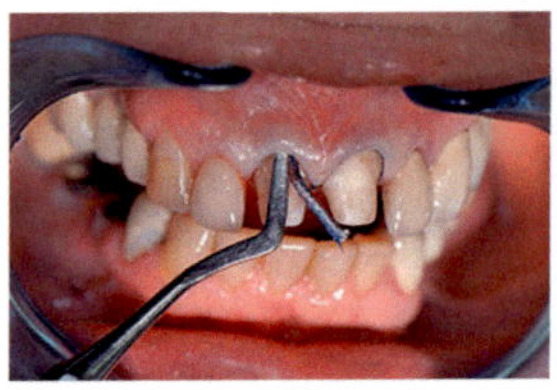
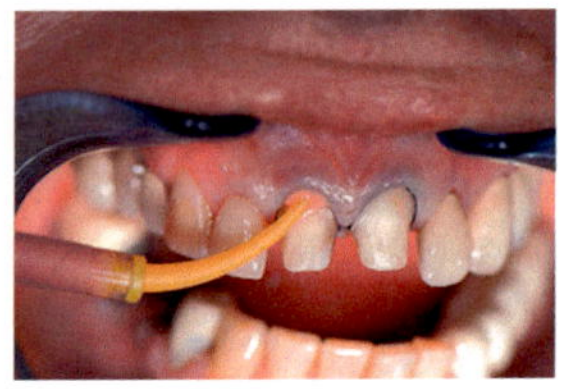
Legen von Retraktionsfäden

Nennen Sie verschiedene Methoden zur Abformung von präparierten Zähnen.
→ BA S. 442 /
→ JB 3 S. 132

Abformmethoden von präparierten Zähnen
- Korrekturabformung
- Doppelmischabformung
- Sandwichabformung

Hinweis: Bei einer zweiphasigen Abformung werden Abformmassen mit zwei verschiedenen Konsistenzen (z. B. dünnfließend und knetbar) zusammen verwendet.

Beschreiben Sie das Vorgehen bei der Korrekturabformung.
→ BA S. 442 f. /
→ JB 3 S. 132 f.

Vorgehen bei der Korrekturabformung: zweizeitig-zweiphasige Abformung
- Vorabformung mit einem knetbaren Silikon
- Herausschneiden der unter sich gehenden und interdentalen Bereiche der Abformung
- Einschneiden von Abflussrillen in die Abformung
- Entfernung der Retraktionsfäden
- Umspritzen der präparierten Zähne mit einem dünnfließenden Silikon
- ggf. Befüllung der Vorabformung mit dünnfließendem Silikon
- Korrekturabformung der Zähne durch Einsetzen der Vorabformung in den Mund

Korrekturabformung

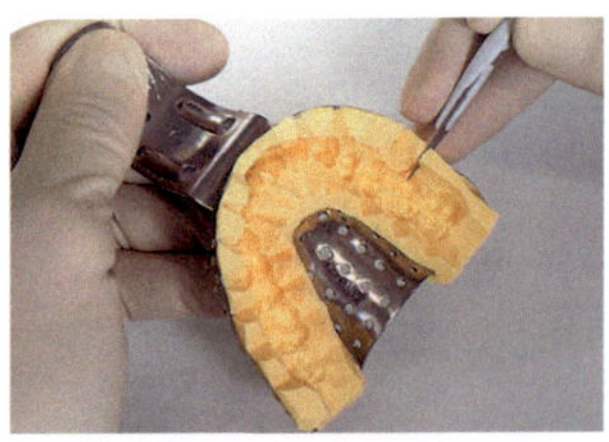
Ausschneiden der Vorabformung

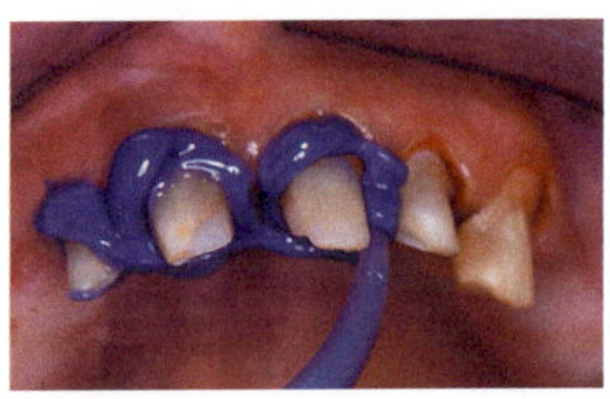
Umspritzen der präparierten Zähne

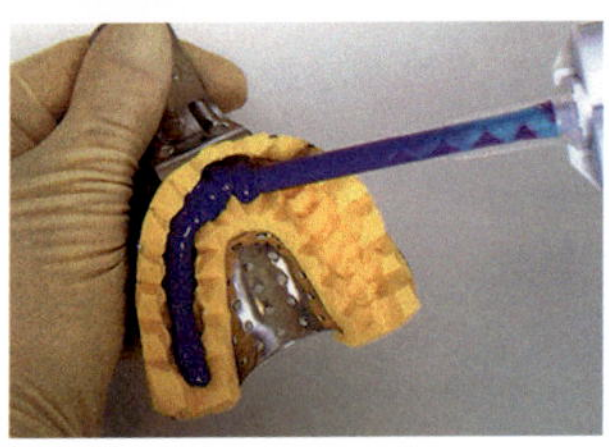
Befüllen der Vorabformung

Beschreiben Sie das Vorgehen bei der Sandwichabformung.
→ BA S. 443 /
→ JB 3 S. 133

Vorgehen bei der Sandwichabformung: einzeitig-zweiphasige Abformung
- Entfernung der Retraktionsfäden
- Umspritzen der präparierten Zähne mit einem dünnfließenden Material
- gleichzeitiges Befüllen des Abformlöffels mit einem zähfließenden Abformmaterial
- zusätzliches Befüllen des Abformlöffels mit dünnfließendem Abformmaterial
- Einsetzen des Abformlöffels in den Mund

Sandwichabformung

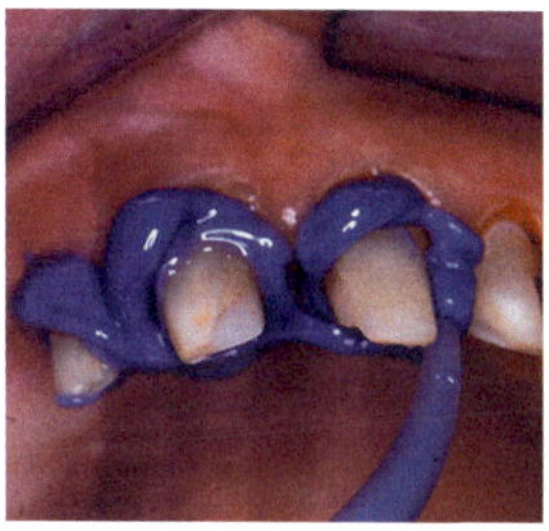

Umspritzen der präparierten Zähne

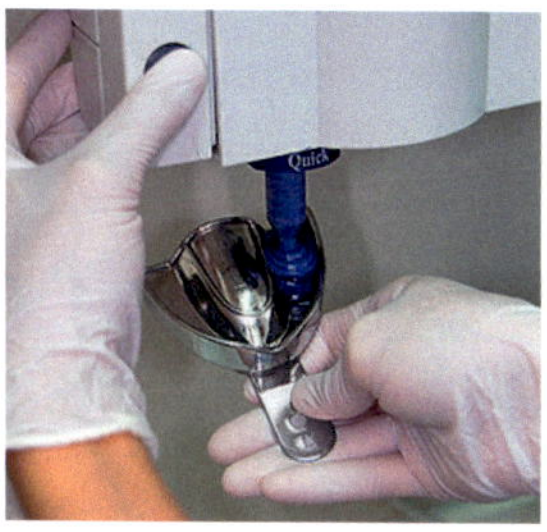

Befüllen des Abformlöffels mit Abformmaterial

Beschreiben Sie das Vorgehen bei der Doppelmischabformung.
→ BA S. 443 /
→ JB 3 S. 133

Vorgehen bei der Doppelmischabformung: einzeitig-zweiphasige Abformung
- Entfernung der Retraktionsfäden
- Umspritzen der präparierten Zähne mit einem dünnfließenden Material
- gleichzeitiges Befüllen des Abformlöffels mit einem zähfließenden Abformmaterial
- Einsetzen des Abformlöffels in den Mund

Hinweis: Die Doppelmischabformung unterscheidet sich von der Sandwichabformung nur durch das Fehlen von zusätzlichem Befüllen des Abformlöffels mit dünnfließendem Material.

Wie fit bin ich für die Prüfung? ☺ ☐ 😐 ☐ ☹ ☐

Kronen und Brücken

Nennen Sie Gründe, warum ein Zahn mit einer Krone versorgt werden könnte.
→ BA S. 419 /
→ JB 3 S. 109

Gründe für die Versorgung eines Zahnes mit einer Krone
- weitgehend zerstörter Zahn (z. B. durch Karies, Erosion, Abrasion)
- Aufbau eines Zahnes nach Trauma
- Ästhetik

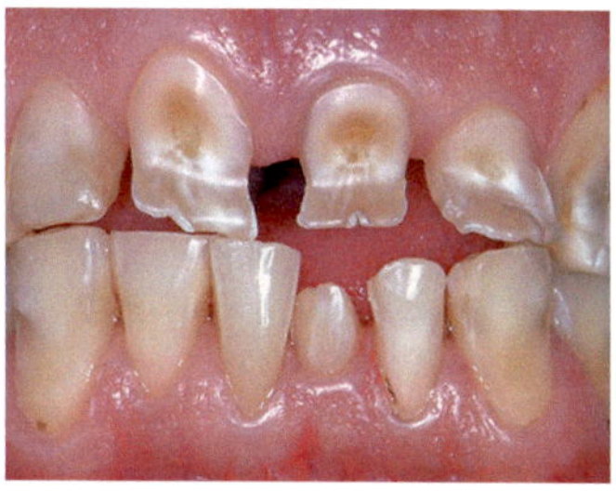

Erosionen an den Frontzähnen

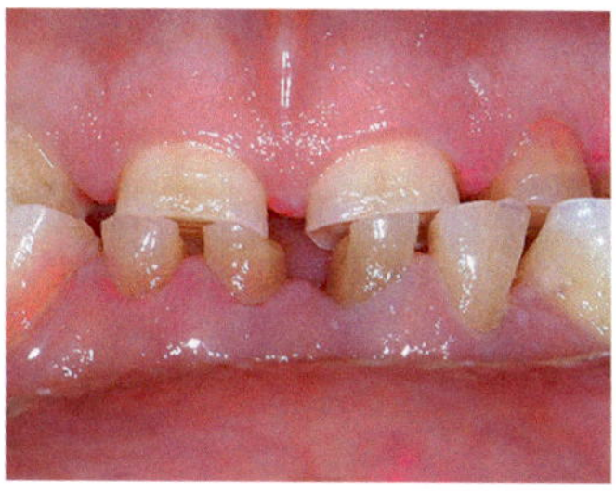

Starke Abrasionen

Nennen Sie verschiedene Arten von Einzelkronen.
→ BA S. 419 ff. /
→ JB 3 S. 109 ff.

Kronenarten
- Vollgusskrone
- Verblendkrone
- Mantelkrone (Jacketkrone)
- Teilkrone

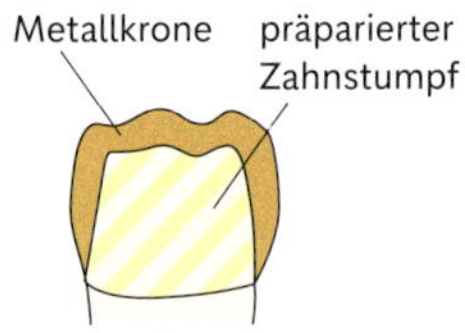

Vollgusskrone

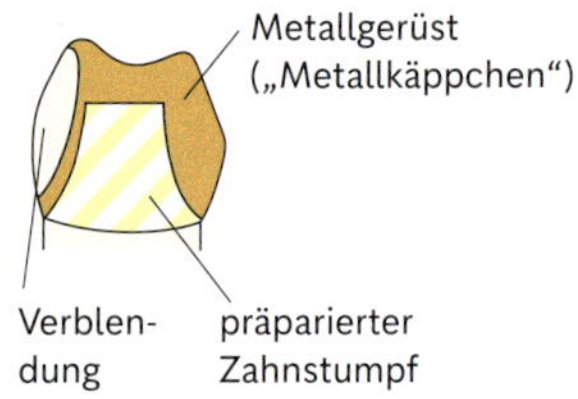

Verblendkrone

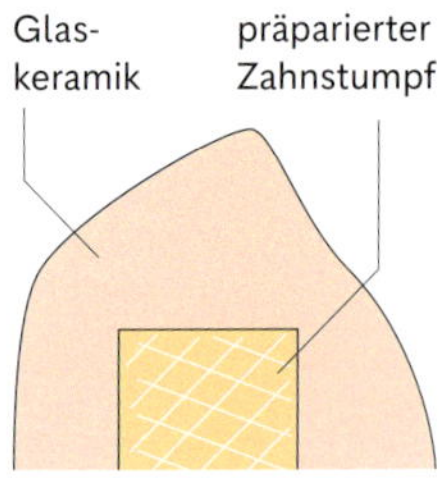

Glaskeramikkrone

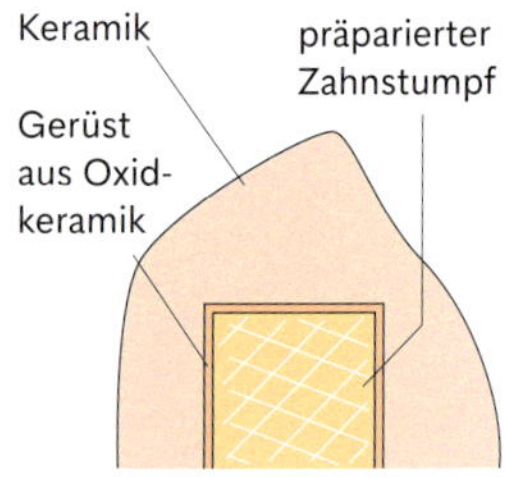

Oxidkeramikkrone

Nennen Sie drei verschiedene Präparationsformen von Zähnen.
→ BA S. 423 /
→ JB 3 S. 113

Präparationsformen von Zähnen
- Tangentialpräparation
- Hohlkehlpräparation
- Stufenpräparation

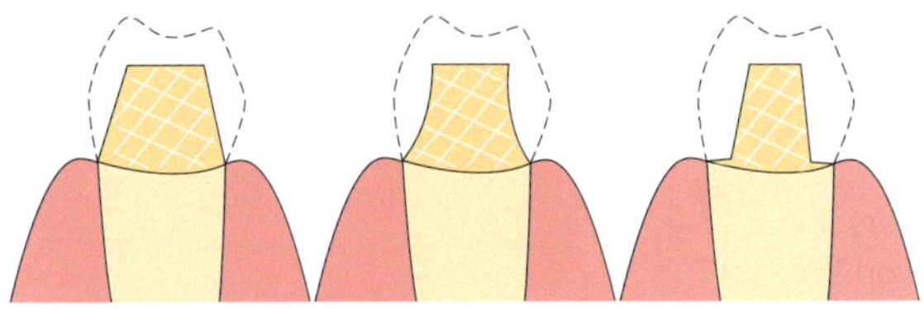
Tangentialpräparation Hohlkehlpräparation Stufenpräparation

Warum muss die Präparation von Zähnen immer mit Wasserkühlung erfolgen?

Kühlung während der Präparation von Zähnen
- zum Schutz der Pulpa vor Überhitzung (Gefahr: Pulpitis)
- zum Schutz des Dentins während des Beschleifens

Hinweis: Nur bei geringer Umdrehungszahl, z. B. beim Exkavieren von Karies, kann auf die Wasserkühlung verzichtet werden.

Auf welche Weise kann eine unterbrochene Zahnreihe prothetisch versorgt werden?

Versorgung einer Einzelzahnlücke
- Adhäsivbrücke
- implantatgetragene Krone
- Brücke

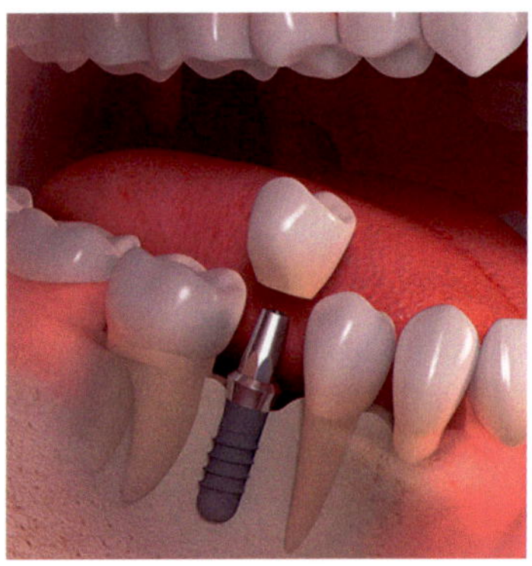
Implantatgetragene Krone

Aus welchen Gründen sollten Zahnlücken prothetisch versorgt werden?

Gründe für die Versorgung von Zahnlücken
- Verhinderung von Zahnkippungen in die Zahnlücke
- Verhinderung von Elongationen der Antagonisten
- Wiederherstellung der Kaufunktion
- ästhetische und phonetische Gründe

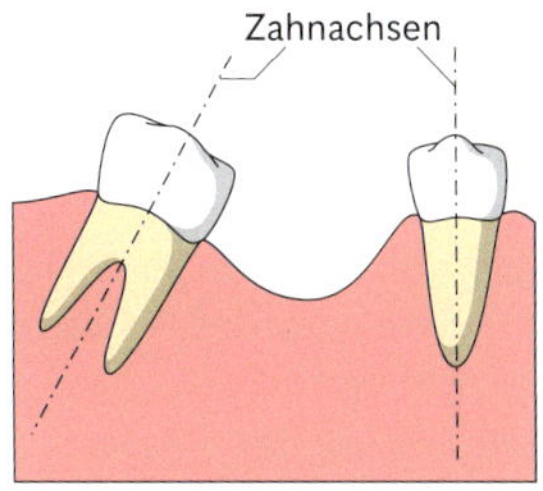

Zahnkippung bei unversorgter Zahnlücke

Aus welchen Anteilen besteht eine Brücke?
→ BA S. 424 /
→ JB 3 S. 114

Anteile einer Brücke
- Brückenanker zur Verankerung am Pfeilerzahn
- Brückenspanne aus einem oder mehreren Zwischengliedern

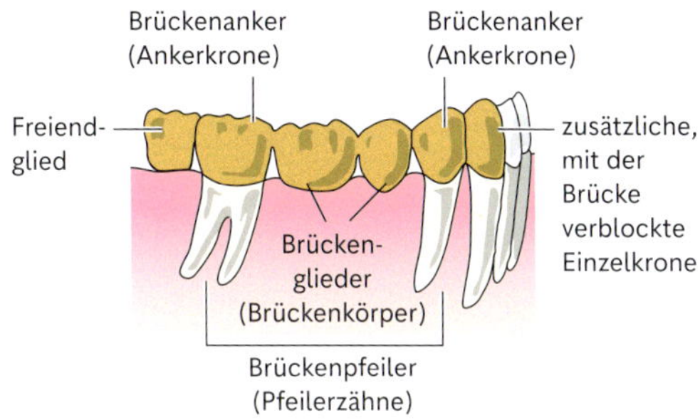

Nennen Sie verschiedene Arten von Brücken.
→ BA S. 424 f. /
→ JB 3 S. 114 f.

Arten von Brücken
- unverblendete Brücke
- verblendete Brücke
- einspannige Brücke
- mehrspannige Brücke
- Freiendbrücke
- Schwebebrücke
- Inlaybrücke
- geteilte Brücke

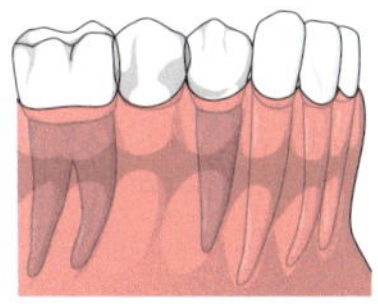
Vollverblendete Brücke

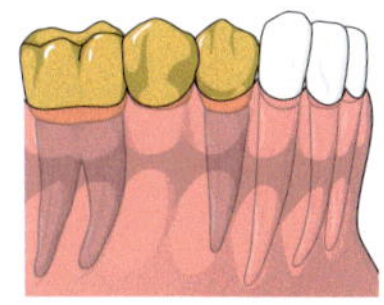
Unverblendete Brücke

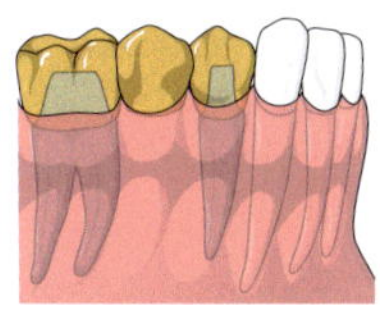
Einspannige Brücke

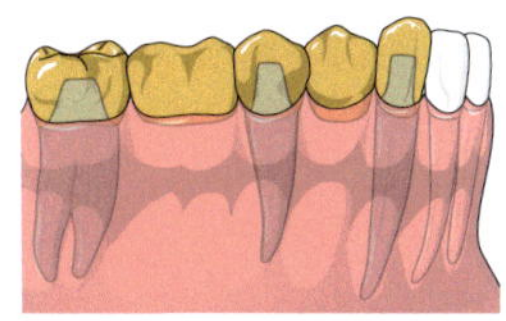
Mehrspannige Brücke

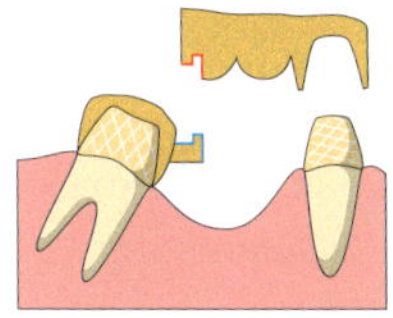
Geteilte Brücke

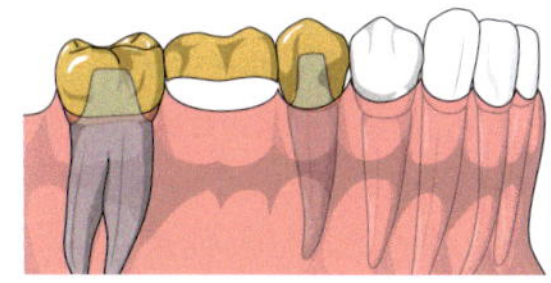
Schwebebrücke

Erläutern Sie die Besonderheiten einer Adhäsivbrücke und nennen Sie die Vor- und Nachteile einer solchen Versorgung.
→ BA S. 425 /
→ JB 3 S. 115

Besonderheiten einer Adhäsivbrücke
- minimalinvasive orale Präparation des Zahnschmelzes der Pfeilerzähne
- adhäsive Befestigung

Vorteile
- Schonung der Zahnhartsubstanz der Pfeilerzähne
- Versorgungsmöglichkeit bei Lücken im jugendlichen Gebiss

Nachteile
- geringe Stabilität

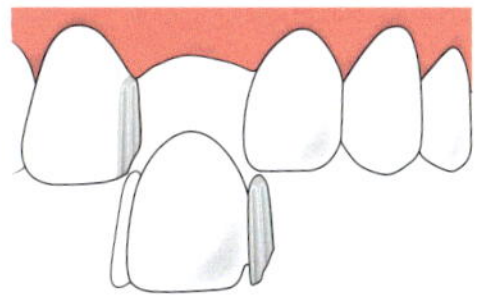

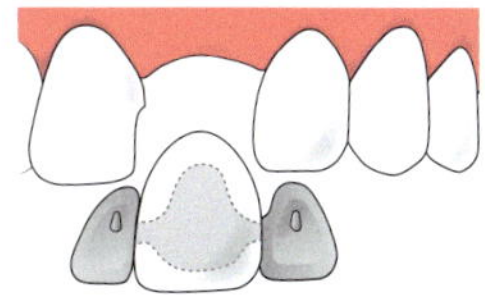

Beschreiben Sie den Behandlungsablauf bei der Versorgung eines Patienten mit einer Brücke.
→ BA S. 433 f. /
→ JB 3 S. 123 f.

Behandlungsschritte bei Versorgung mit einer Brücke

1. Sitzung
- Anästhesie
- Abformung des Gegenkiefers
- Abformung für das Provisorium
- Präparation
- Verdrängung der Gingiva durch Retraktionsfäden
- Präzisionsabformung
- Bissnahme
- Farbauswahl
- Provisorium anfertigen und einsetzen

2. Sitzung
- ggf. Gerüstanprobe

3. Sitzung
- Entfernung des Provisoriums
- Säuberung der Zahnstümpfe
- Anprobe der Brücke
- Kontrolle der Okklusion und der Artikulation
- Einsetzen der Brücke
- Entfernung von Resten des Befestigungsmaterials

4. Sitzung
- Nachkontrolle

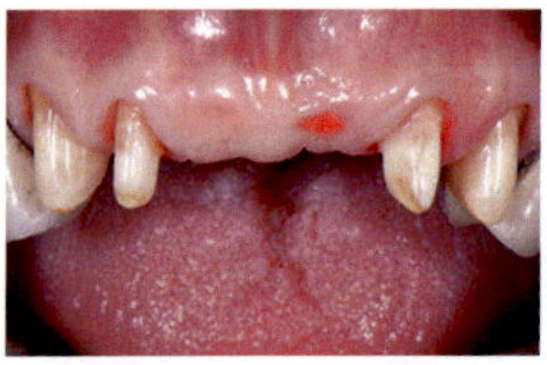
Präparation

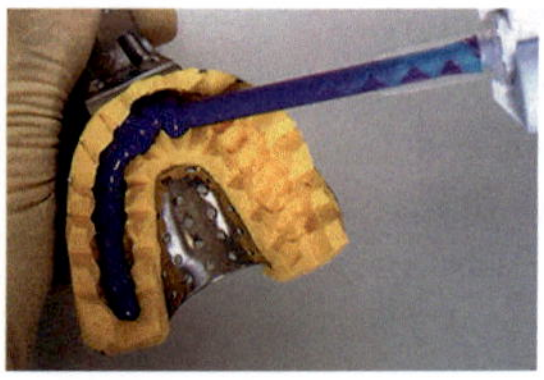
Präzisionsabformung

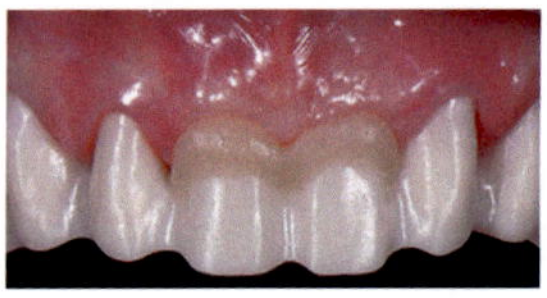
Gerüstanprobe (Zinkoxidgerüst)

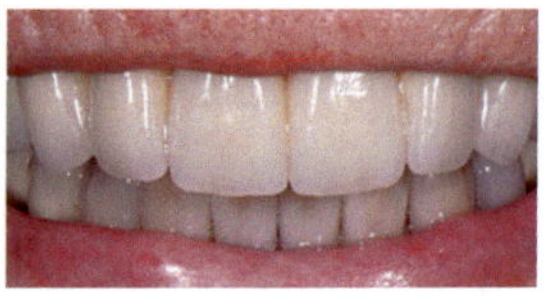
Eingegliederte Brücke

Wie fit bin ich für die Prüfung? ☺ ☐ 😐 ☐ ☹ ☐

Teilprothesen

Benennen Sie die verschiedenen Konstruktionselemente einer Modellgussprothese.
→ BA S. 448 /
→ JB 3 S. 138

Konstruktionselemente einer Modellgussprothese
- Gussgerüst
- Verankerungselemente
- Prothesensättel
- Transversalbügel (OK)
- Sublingualbügel (UK)

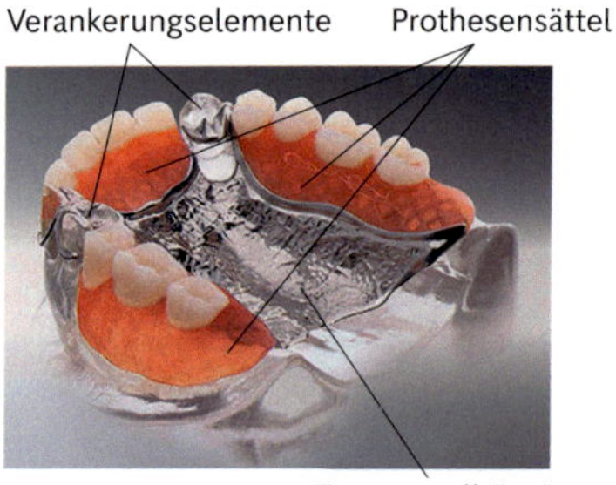

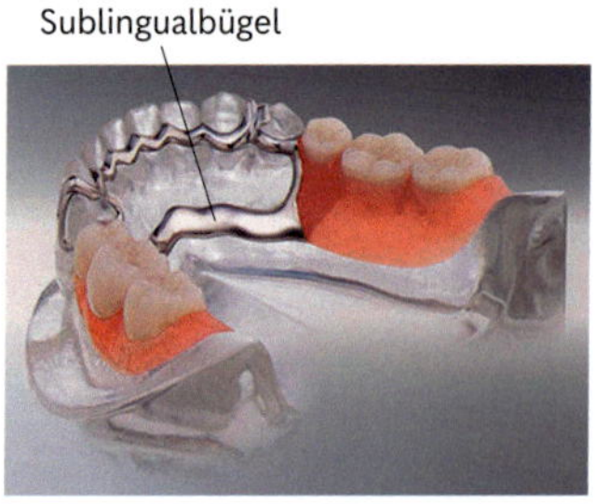

Erläutern Sie den Unterschied zwischen einer Schaltlücke und Freiendlücke.
→ BA S. 448 /
→ JB 3 S. 138

Schaltlücke
- Zahnlücke innerhalb einer Zahnreihe

Freiendlücke
- Zahnlücke, die nur von einer Seite durch bleibende Zähne begrenzt ist
- bei verkürzter Zahnreihe

Hinweis: Schaltlücken und Freiendlücken werden mit Teilprothesen versorgt, wenn eine festsitzende Brückenversorgung oder eine implantatgetragene Versorgung nicht möglich ist.

Auf welche verschiedenen Weisen kann die Abstützung bzw. Lagerung von Prothesen erfolgen?
→ BA S. 452 f. /
→ JB 3 S. 142 f.

Abstützung/Lagerung von Prothesen
- parodontale Lagerung
- parodontal-gingivale Lagerung
- gingivale Lagerung

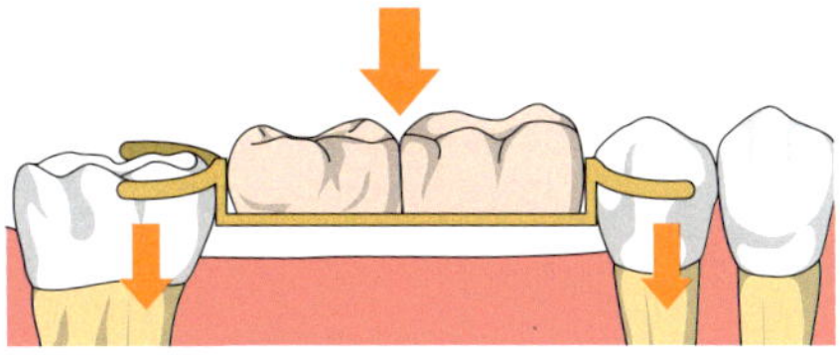
Parodontale Lagerung

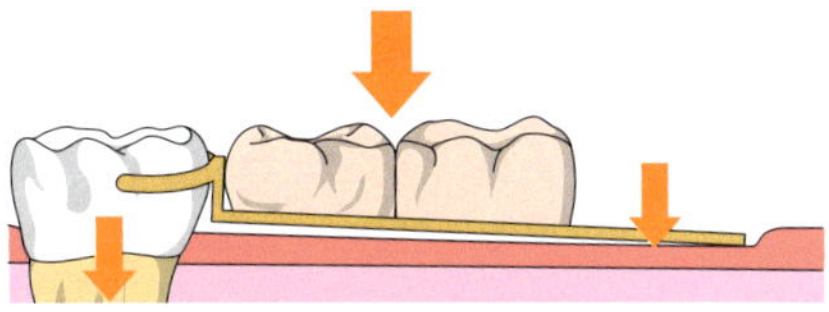
Parodontal-gingivale Lagerung

Mit welchen Verankerungselementen kann herausnehmbarer Zahnersatz am Restgebiss befestigt werden?
→ BA S. 450 ff. /
→ JB 3 S. 140 ff.

Befestigung von herausnehmbarem Zahnersatz
- gegossene Klammern
- Teleskopkronen
- Konuskronen
- Geschiebe
- Riegel
- Steg
- Druckknopfanker

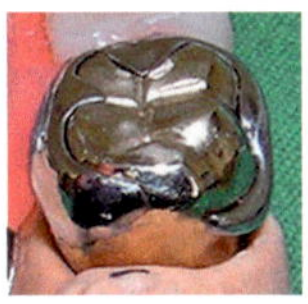
Gegossene Klammer

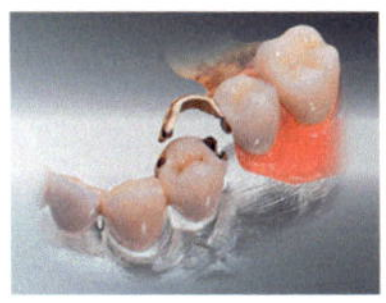
Geschiebe

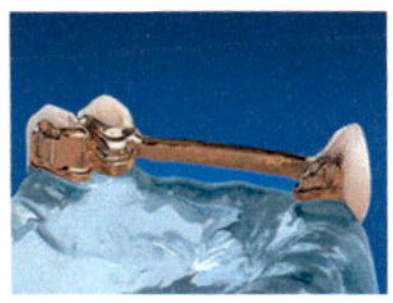
Steg

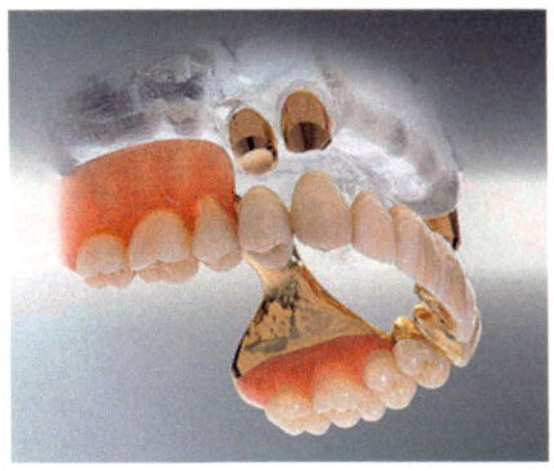
Teleskopkronen

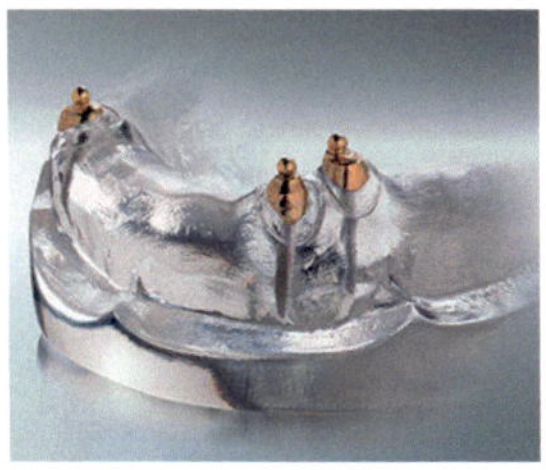
Druckknopfanker

Welche Kronenarten zählt man zu den Doppelkronen und wie sind diese grundsätzlich aufgebaut?
→ BA S. 450 /
→ JB 3 S. 140

Arten von Doppelkronen
- Teleskopkrone
- Konuskrone

Aufbau von Doppelkronen
- Innenkrone, die fest auf dem Pfeilerzahn zementiert ist
- Außenkrone, die herausnehmbar ist und auf die Innenkrone aufgeschoben werden kann

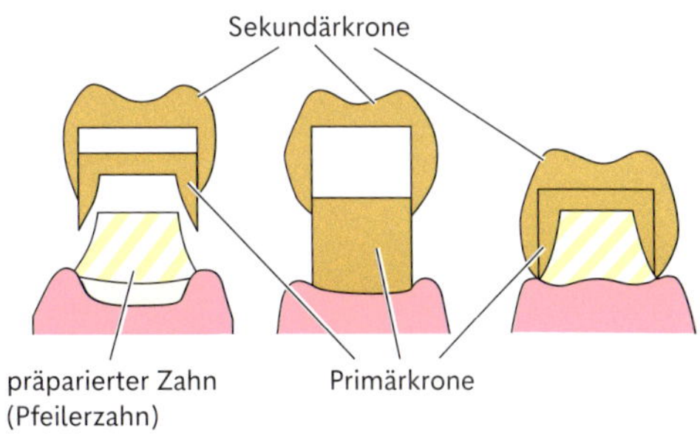

Beschreiben Sie den Behandlungsablauf bei der Versorgung eines Patienten mit einer Modellgussprothese.
→ **BA S. 453 f. /**
→ **JB 3 S. 143 f.**

Behandlungsschritte bei Versorgung mit einer Modellgussprothese

1. Sitzung
- Situationsabformung von Kiefer und Gegenkiefer

2. Sitzung
- Einschleifen der Klammerauflagen
- Abformung mit individuellem Löffel
- Bissnahme

3. Sitzung
- Gerüsteinprobe
- Bestimmung der Zahnfarbe und Zahnform

4. Sitzung
- Wachsanprobe mit aufgestellten Zähnen
- Überprüfung der Okklusion und Artikulation sowie der Ästhetik und Sprache

5. Sitzung
- Eingliederung
- Überprüfung der Okklusion und Artikulation

6. Sitzung
- Nachkontrolle

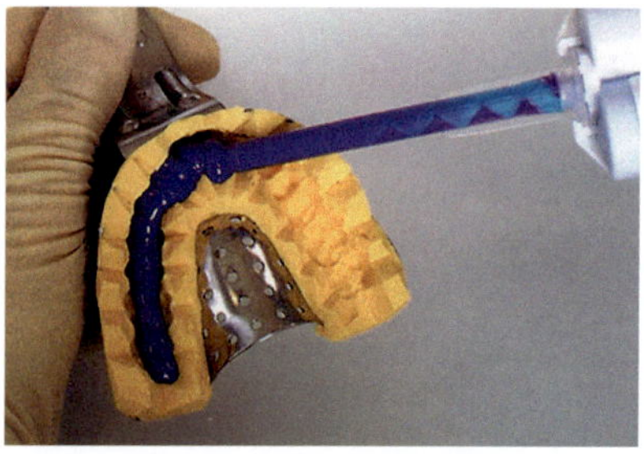
Präzisionsabformung des Restgebisses

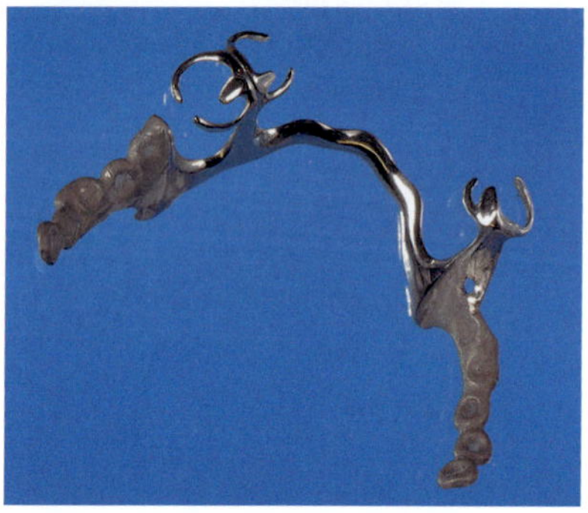
Herstellung des Modellgerüstes

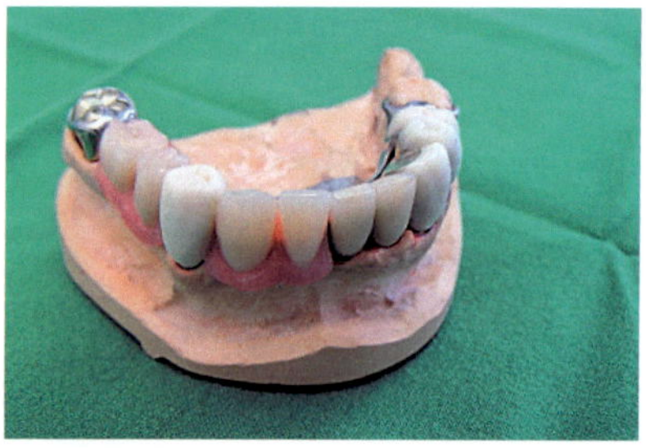
Wachsaufstellung

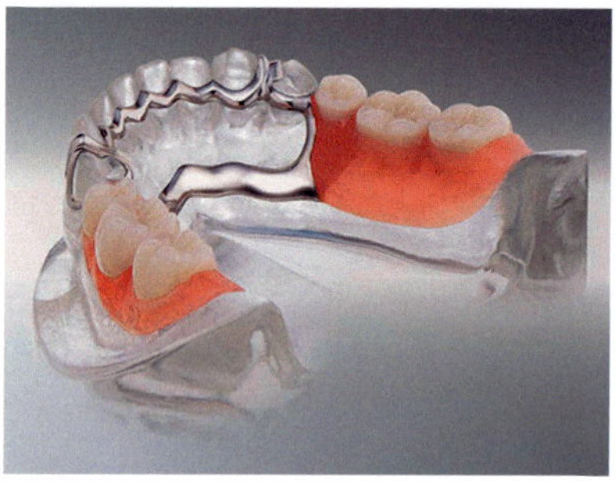
Fertiggestellte Prothese

Beschreiben Sie den Behandlungsablauf bei der Versorgung eines Patienten mit einer Teleskopprothese.
→ BA S. 453 f. /
→ JB 3 S. 143 f.

Behandlungsschritte bei Versorgung mit einer Teleskopprothese

1. Sitzung
- Situationsabformung des zu versorgenden Kiefers und des Gegenkiefers

2. Sitzung
- Abformung für Provisorien
- Präparation der mit Teleskopkronen zu versorgenden Zähne
- Präzisionsabformung der präparierten Zähne
- Herstellung und Eingliederung der Provisorien

3. Sitzung
- Abnahme der Provisorien
- Einprobe der Primärkronen
- Funktionsabformung mit den zuvor aufgesetzten Primärkronen
- Bestimmung der Zahnfarbe und Zahnform
- Wiederbefestigen der Provisorien

4. Sitzung
- Abnahme der Provisorien
- Einprobe des Modellgerüstes mit den fest verbundenen Sekundärkronen
- Wiederbefestigen der Provisorien

5. Sitzung
- Abnahme der Provisorien
- Wachsanprobe mit aufgestellten Zähnen
- Überprüfung der Okklusion und Artikulation sowie der Ästhetik und Sprache
- Wiederbefestigen der Provisorien

6. Sitzung
- Abnahme der Provisorien
- Zementieren der Primärkronen
- Eingliederung der Teleskopprothese
- Überprüfung der Okklusion und Artikulation

7. Sitzung
- Nachkontrolle

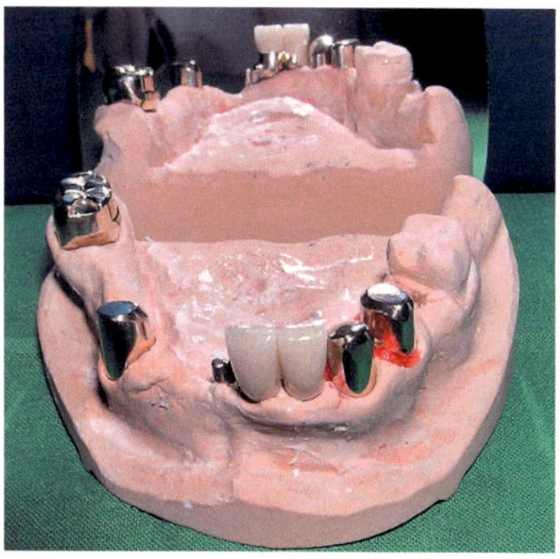
Primärteleskope und Kronen

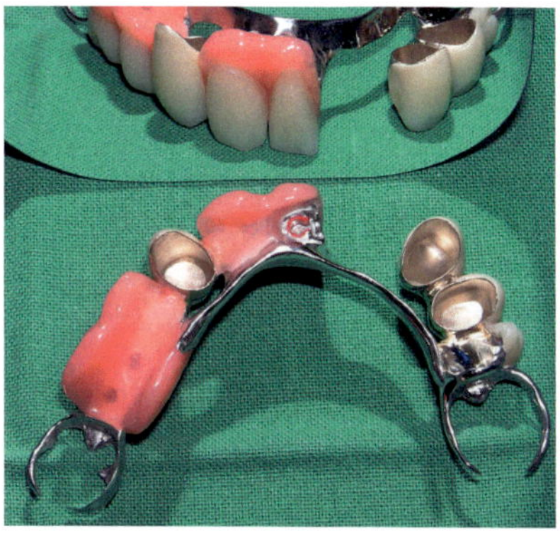
Teleskopprothese mit Sekundärkronen und Klammern

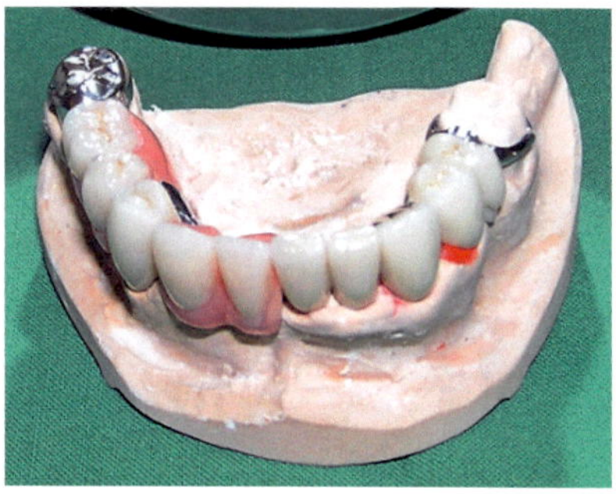
Teleskopprothese auf dem Modell

Wie fit bin ich für die Prüfung? ☺ ☐ 😐 ☐ ☹ ☐

Totalprothesen und Cover-Denture-Prothesen

Erklären Sie den Unterschied zwischen einer Interimsprothese und einer Immediatprothese.
→ BA S. 450 /
→ JB 3 S. 140

Interimsprothese (Übergangsprothese)
- einfach gestaltete Übergangsprothese bis zur Eingliederung eines endgültigen Zahnersatzes
- Prothese mit zeitlich begrenzter Tragedauer

Immediatprothese (Sofortprothese)
- Prothese, die vor der Zahnentfernung angefertigt wird
- Eingliederung unmittelbar nach der Zahnentfernung

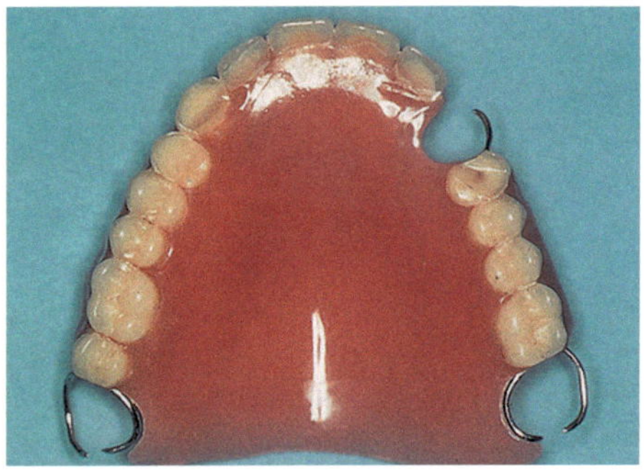
Interimsprothese mit gebogenen Klammern

Welche Voraussetzungen sind für den Halt einer Totalprothese wichtig?
→ BA S. 456 /
→ JB 3 S. 146

Voraussetzungen für den Halt einer Totalprothese
- Kongruenz von Prothesenbasis und Prothesenlager
- dünner Speichelfilm zwischen Kieferschleimhaut und Prothesenbasis
- Ventilrand (Saugeffekt der Prothese)
- Funktionsrandgestaltung
- korrekte Okklusion und Artikulation

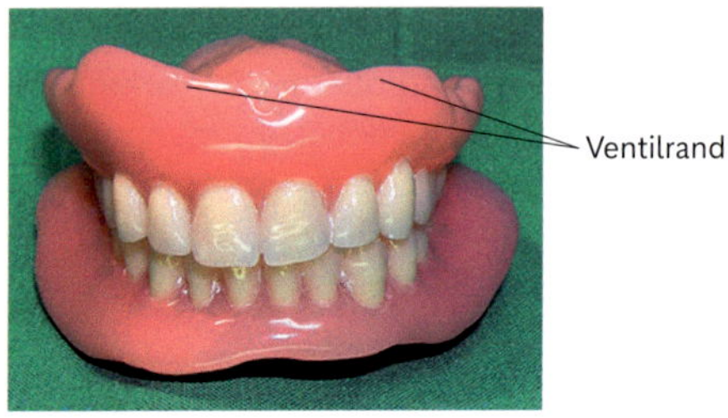

Vollprothese

Auf welche Weise kann bei einer Vollprothese die Kieferrelation bestimmt werden?
→ BA S. 458 /
→ JB 3 S. 148

Kieferrelationsbestimmung bei Vollprothesen
- Bissschablonen mit Wachswällen
- Stützstiftregistrat

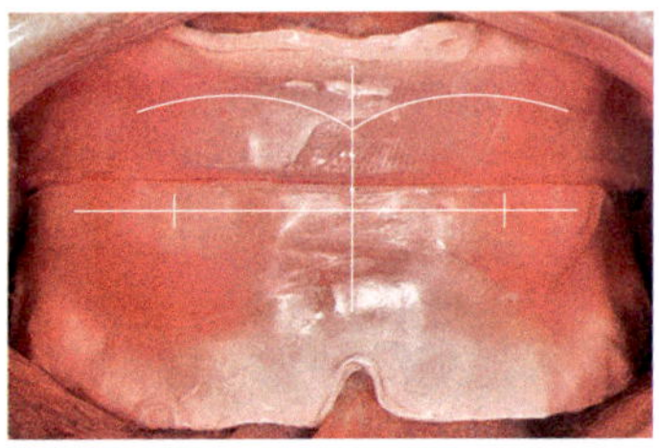
Bissnahme mit Bissschablone und Wachswall

Erklären Sie den Fachbegriff Ventilrand und erläutern Sie, inwiefern dieser zum Halt einer Totalprothese beiträgt.
→ BA S. 456 /
→ JB 3 S. 146

Ventilrand
- abdichtender Prothesenrand einer Totalprothese
- verhindert das Eindringen von Luft und Speichel zwischen Prothesenbasis und Kieferschleimhaut

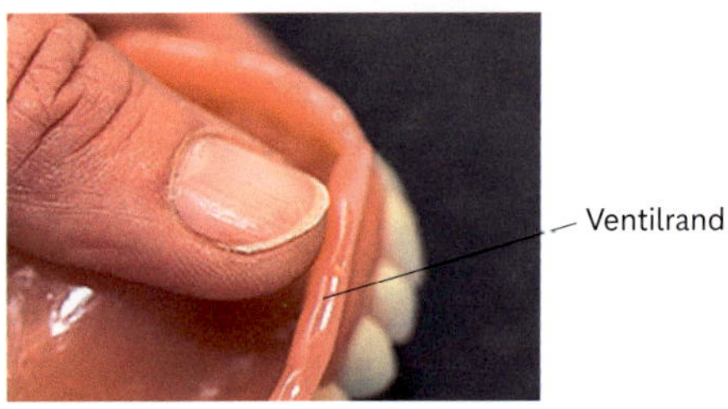

Beschreiben Sie den Behandlungsablauf bei der Versorgung eines Patienten mit einer Vollprothese.
→ BA S. 457 f. /
→ JB 3 S. 147 f.

Behandlungsschritte bei Versorgung mit einer Vollprothese

1. Sitzung
- Situationsabformung von Ober- und Unterkiefer

2. Sitzung
- Funktionsabformungen beider Kiefer mit individuellen Löffeln

3. Sitzung
- Kieferrelationsbestimmung und Ermittlung der Bisshöhe
- Bestimmung der Zahnfarbe und Zahnform

4. Sitzung
- Wachseinprobe

5. Sitzung
- Eingliederung der fertigen Prothese
- Überprüfung der Okklusion und Artikulation
- Überprüfung der Ästhetik und Sprache

6. Sitzung
- Nachkontrolle
- ggf. Beseitigung von Druckstellen

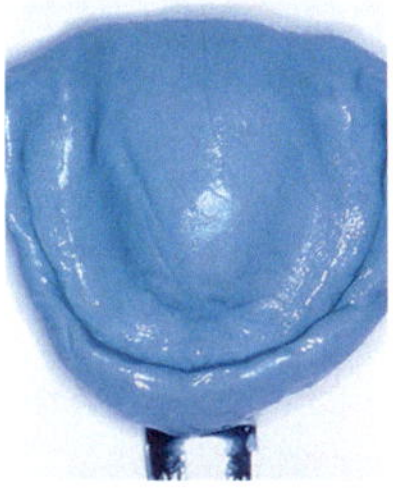
Situationsabformungen von OK und UK

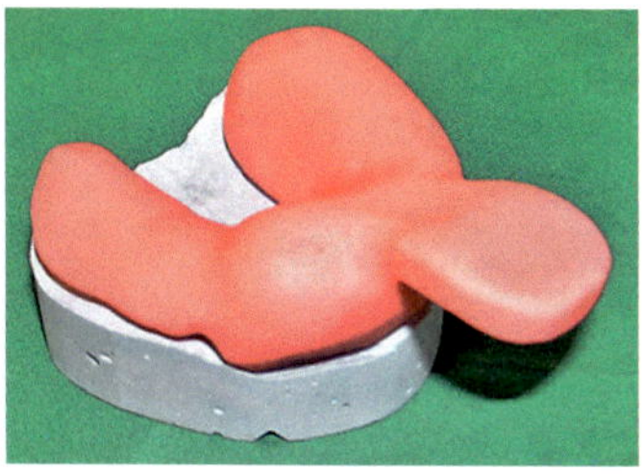
Funktionsabformung von OK und UK mit individuellen Löffeln

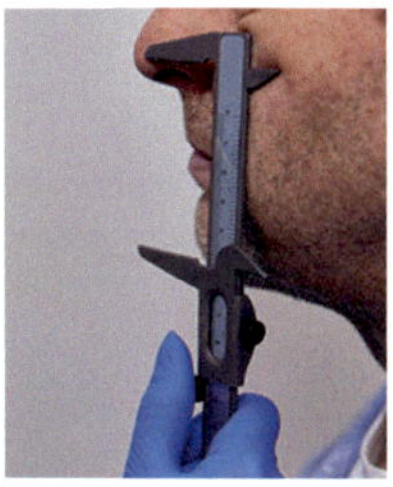
Bestimmung der Ruheschwebelage

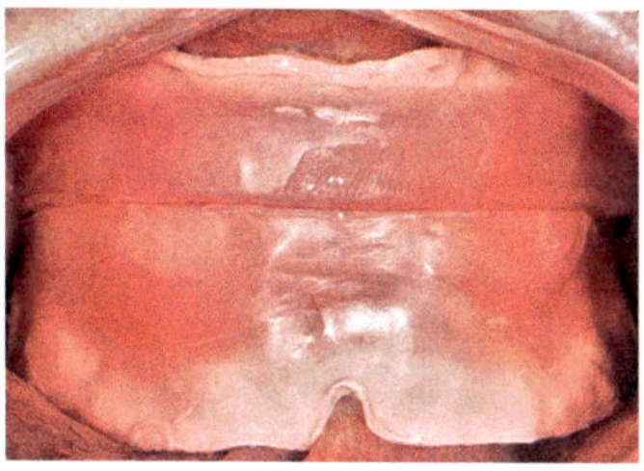
Wachswälle in situ

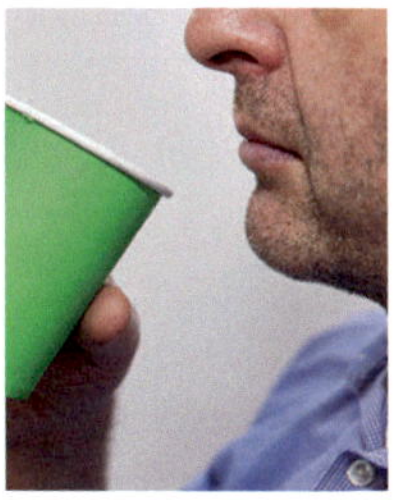
Wachsanprobe mit Kontrolle des Lippenprofils

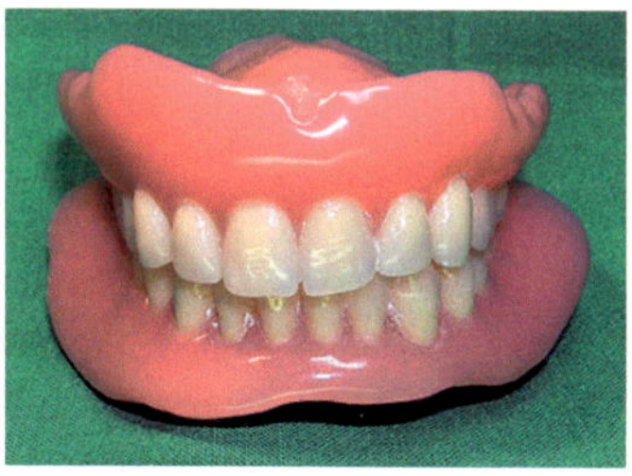
Eingliederung der fertiggestellten Prothese

Was versteht man unter einer Cover-Denture-Prothese?
→ BA S. 451 /
→ JB 3 S. 141

Cover-Denture-Prothese
- teleskopierende Deckprothese
- Sekundärkronen der Teleskope sind in die Totalprothese eingearbeitet

Was versteht man unter der Unterfütterung einer Totalprothese?

Unterfütterung einer Totalprothese
- Auffüllung des Hohlraumes zwischen Prothesenbasis und Prothesenlager durch z. B. Kunststoff
- Ziel: Verbesserung des Prothesenhalts
- Indikation entsteht wegen des fortschreitenden Knochenabbaus bei zahnlosen Patienten.

Wie fit bin ich für die Prüfung? ☺ ☐ 😐 ☐ ☹ ☐

Lernfeld 12: Bildgebende Verfahren und Strahlenschutzmaßnahmen anwenden

Zu einer Vertiefung der Inhalte von Lernfeld 12 mittels **programmierter Aufgaben** gelangen Sie, indem Sie unter www.cornelsen.de den **Webcode sexahu** eingeben.

Grundlagen

Zu welcher Art von Wellen zählt man die Röntgenstrahlung?
→ **BA S. 466 /**
→ **JB 3 S. 274**

Wellenart der Röntgenstrahlen
- elektromagnetische Wellen
- kurze Wellenlänge (1–0,001 nm)
- hohe Frequenz (10^{18}–10^{21} Hz)

Hinweis: Je höher die Frequenz oder je kürzer die Wellenlänge, desto energiereicher und schädlicher ist die Strahlung.

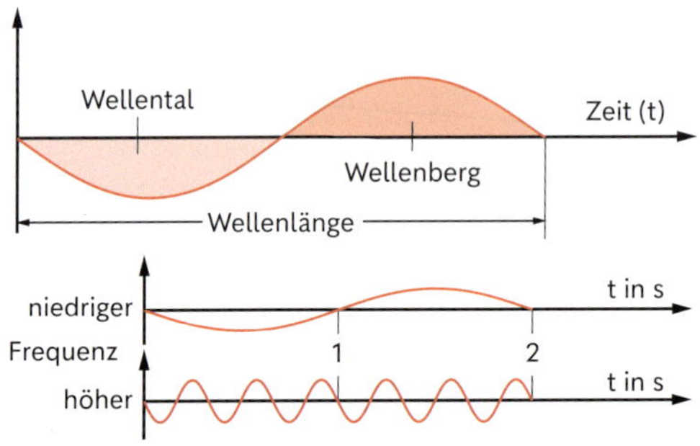

Der Zusammenhang zwischen Wellenlänge und Frequenz

Nennen Sie Eigenschaften von Röntgenstrahlen.
→ **BA S. 467 /**
→ **JB 3 S. 275**

Röntgenstrahlen
- sind unsichtbar
- durchdringen feste Körper
- belichten fotografische Filme
- bringen fluoreszierende Stoffe zum Leuchten
- sind elektromagnetische Wellen
- breiten sich gradlinig mit Lichtgeschwindigkeit aus
- können reflektiert, gebeugt und gebrochen werden
- werden durch mehr Abstand geschwächt
- haben eine ionisierende Wirkung
- besitzen eine biologisch schädigende Wirkung

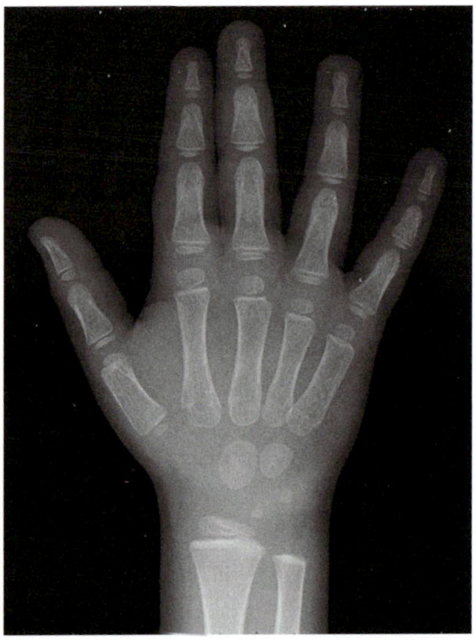

Welche verschiedenen Arten von Schädigungen können Röntgenstrahlen am menschlichen Organismus auslösen?
→ **BA S. 489 /**
→ **JB 3 S. 297**

Schädigende Wirkung von Röntgenstrahlen
- somatische Schäden (Schäden am Gewebe)
- genetische Schäden (Schäden am Erbgut)
- teratogene Schäden (Schädigungen des Embryos während der Schwangerschaft)

Hinweis: Bei schwangeren Patientinnen muss der Behandler die Dringlichkeit der Röntgenuntersuchung besonders prüfen.

Was besagt das Abstandsquadratgesetz?
→ BA S. 467 /
→ JB 3 S. 275

Abstandsquadratgesetz
- Die Strahlenintensität nimmt mit dem Quadrat des Abstandes ab.

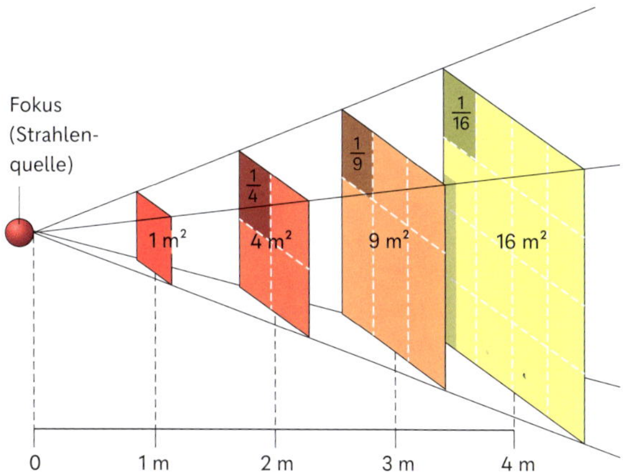

Erklären Sie den Begriff „Aufhellung".
→ BA S. 466 /
→ JB 3 S. 274

Aufhellung
- dunkel erscheinende Veränderung im Röntgennegativ (Röntgenfilm)

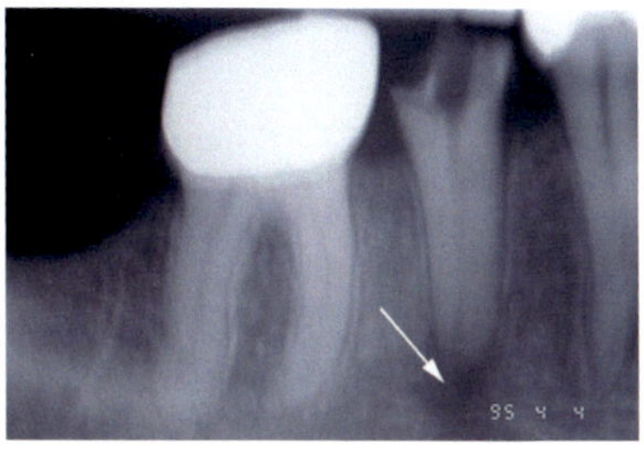
Apikale Aufhellung

Erklären Sie den Begriff „Verschattung".
→ BA S. 466 /
→ JB 3 S. 274

Verschattung
- hell erscheinende Veränderung im Röntgennegativ (Röntgenfilm)

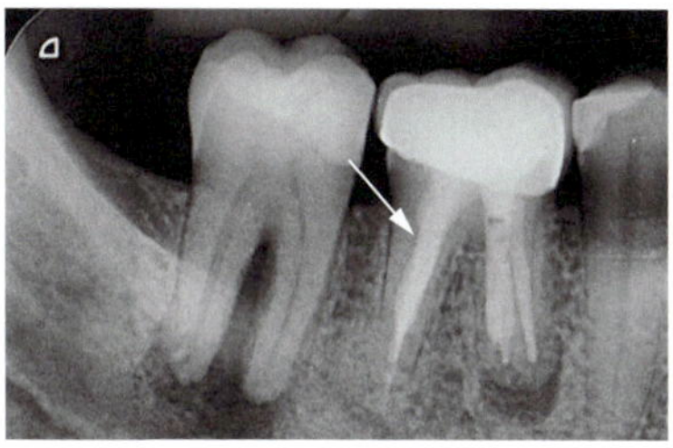
Verschattung

Beschreiben Sie den Aufbau einer Röntgenröhre.
→ BA S. 468 /
→ JB 3 S. 276

Aufbau einer Röntgenröhre
- Glaskolben mit Vakuum
- Glühwendel (Kathode/negativer Pol)
- Wolframscheibe (Anode/positiver Pol)
- Röhrenspannung (60–80 kV) zwischen Kathode und Anode
- Heizstrom (7–10 mA) bringt Kathode zum Glühen
- Schutzmantel aus Blei
- Strahlenaustrittsfenster

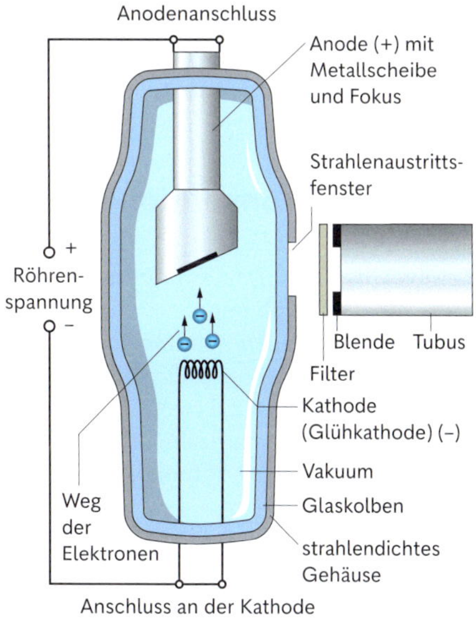

Beschreiben Sie die Entstehung von Röntgenstrahlen.
→ **BA S. 468 f. /**
→ **JB 3 S. 276 f.**

Entstehung von Röntgenstrahlen
- Freisetzung von Elektronen an der Glühkathode
- Beschleunigung der Elektronen (e⁻) zur Wolframscheibe (Anode)
- plötzliches Abbremsen der Elektronen: 99 % der Bewegungsenergie wird zu Wärme, 1 % zu Röntgenstrahlen

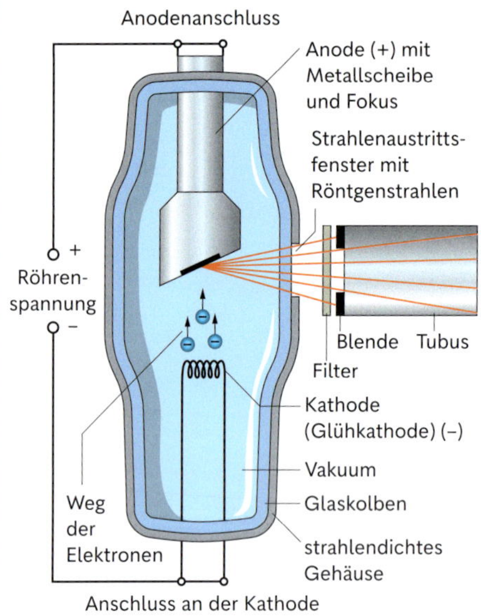

Was versteht man unter dem Zentralstrahl?
→ **BA S. 468 f. /**
→ **JB 3 S. 276 f.**

Zentralstrahl
- gedachter Röntgenstrahl im Zentrum (= in der Mitte) des Nutzstrahlenbündels

Welche Faktoren beeinflussen die Wirkung der Röntgenstrahlen?
→ **BA S. 469 f. /**
→ **JB 3 S. 277 f.**

Einflussfaktoren auf die Wirkung der Röntgenstrahlen
- Röhrenspannung (in kV)
- Stromstärke (in mA)
- Belichtungszeit (in s)

Hinweis: Je höher die Röhrenspannung, desto härter ist die Röntgenstrahlung (= höheres Durchdringungsvermögen).
Je höher die Stromstärke, desto intensiver ist die Röntgenstrahlung.
Je länger die Belichtungszeit, desto schwärzer wird die Aufnahme.

Wie hoch ist die Röhrenspannung bei Dentaltubusgeräten?
→ **BA S. 470 /**
→ **JB 3 S. 278**

Röhrenspannung bei Dentaltubusgeräten
- 60–70 kV

Wie fit bin ich für die Prüfung? ☺ ☐ 😐 ☐ ☹ ☐

Bildentstehung bei konventionellem Röntgen

Nennen Sie die üblichen Filmformate für intraorale Aufnahmen.
→ **BA S. 473 /**
→ **JB 3 S. 281**

Filmformate für intraorale Aufnahmen
- großer Zahnfilm (5,5 × 7,5 cm)
- Bissflügelzahnfilm (2,5 × 5,5 cm)
- Standardzahnfilm (3 × 4 cm)
- kleiner Zahnfilm (2 × 3 cm)

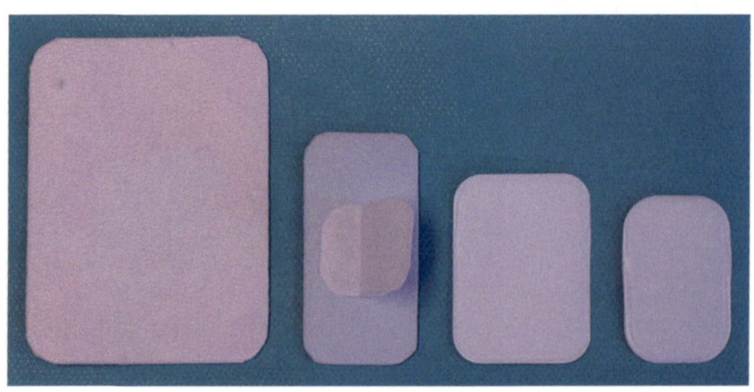

Beschreiben Sie die Verpackung eines Zahnfilms.
→ BA S. 474 /
→ JB 3 S. 282

Bestandteile der Filmverpackung
- Kunststoffhülle
- schwarzes Papier
- Zahnfilm
- Metallfolie (Rückseite)

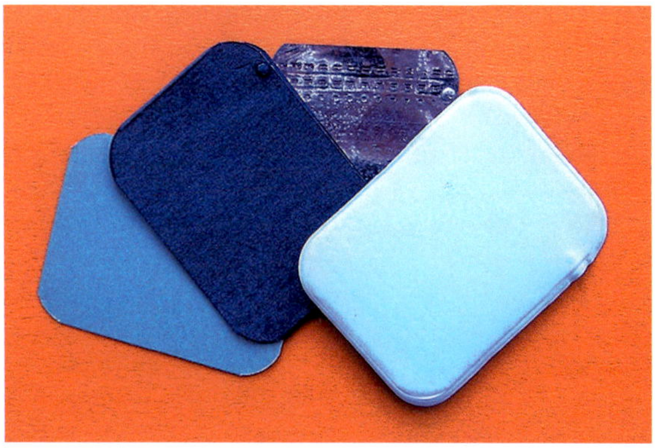

Welche Aufgabe hat die Metallfolie an der Rückseite der Filmverpackung?
→ BA S. 474 /
→ JB 3 S. 282

Aufgaben der Metallfolie
- Schutz des hinter dem Film liegenden Gewebes
- Schutz vor rückwärtiger Belichtung durch Streustrahlen; Ziel: bessere Bildqualität

Hinweis: Die bleihaltige Metallfolie muss als Sondermüll entsorgt werden!

Warum befindet sich auf dem Zahnfilm eine geprägte Erhebung?
→ BA S. 474 /
→ JB 3 S. 282

Prägung auf dem Zahnfilm
- zur Unterscheidung der Vorder- und Rückseite des Films

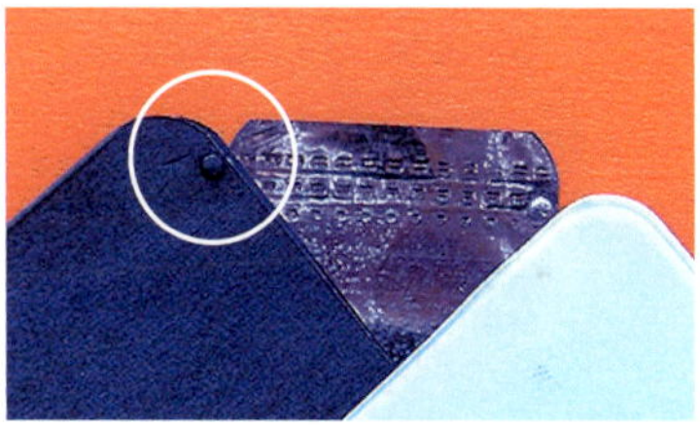

Beschreiben Sie den Aufbau einer Filmkassette für extraorale Aufnahmen.
→ BA S. 475 /
→ JB 3 S. 283

Aufbau Filmkassette
- Kassettenvorderseite/ -rückseite
- Verstärkerfolie
- Röntgenfilm
- Schaumstoff

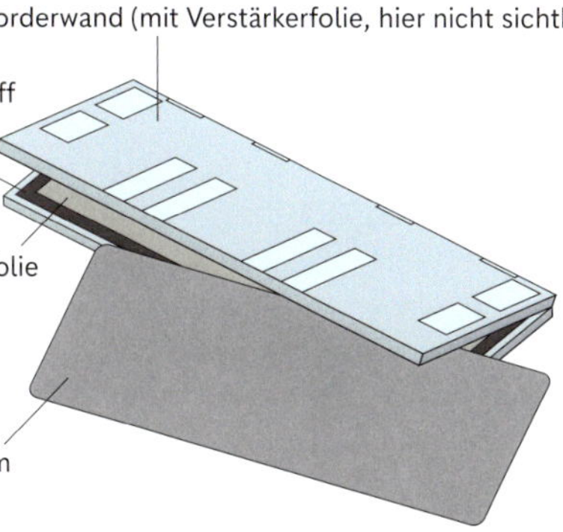

Beschreiben Sie die Wirkung der Verstärkerfolien bei extraoralen Röntgenaufnahmen.
→ BA S. 475 /
→ JB 3 S. 283

Wirkung der Verstärkerfolien
- leuchten durch Röntgenstrahlen auf
- Licht der Verstärkerfolien trägt zum größten Teil (95 %) zur Filmschwärzung bei.
- Die Wirkung der Röntgenstrahlen wird verstärkt.
- Verminderung der Strahlenbelastung des Patienten

Hinweis: Die Verstärkerfolien sind Bestandteile der Filmkassette und werden wiederverwendet.

Warum erfolgt die Entwicklung mit einem Entwicklungsautomaten schneller als von Hand? → **BA S. 474 /** → **JB 3 S. 282**	**Automatenentwicklung** • Zwischenwässerung entfällt (Walzen pressen Entwickler vom Film) • Entwickler und Fixierer sind wärmer (24 °C) und wirken deshalb schneller	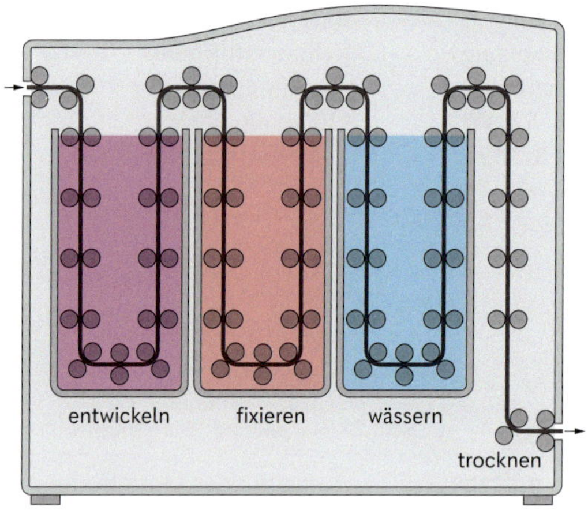
Was passiert bei der Filmentwicklung, was passiert bei der Fixierung? → **BA S. 474 /** → **JB 3 S. 282**	**Filmentwicklung** • Die belichteten Silberbromidteilchen werden in metallisches Silber (= schwarz) umgewandelt. • Das Bild wird sichtbar. **Fixierung** • Die unbelichteten Silberbromidteilchen werden herausgelöst. • Das Bild wird haltbar, d. h., eine Nachbelichtung ist nicht mehr möglich.	

Wie fit bin ich für die Prüfung? ☺ ☐ 😐 ☐ ☹ ☐

Digitales Röntgen

Erläutern Sie die Vorteile und Nachteile des digitalen Röntgens. → **BA S. 473 /** → **JB 3 S. 281**	**Vorteile des digitalen Röntgens** • geringere Strahlendosis • Bild schnell verfügbar • keine Chemikalien notwendig • platzsparende Archivierung • Bildbearbeitung möglich • Datenübertragung möglich **Nachteile des digitalen Röntgens** • schwierige Handhabung der Sensoren • hohe Anschaffungskosten • Betrachtung nur mit Computer möglich • Qualität der Ausdrucke unzureichend • Archivierung muss gesichert sein • Datenschutz bei Versendung von Bildern	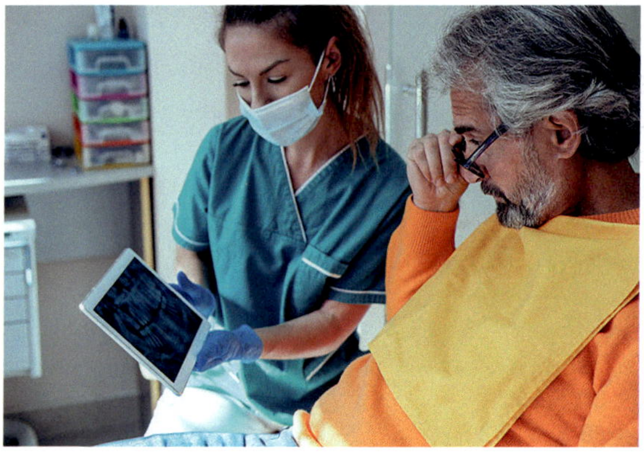 **Hinweis:** Mit fortschreitender technischer Entwicklung werden die Nachteile des digitalen Röntgens geringer.

Nennen und beschreiben Sie die verschiedenen digitalen Röntgenverfahren.
→ BA S. 471 f. /
→ JB 3 S. 279 f.

Direkte digitale Röntgentechnik mit Sensor

- Sensor ist direkt mit dem Rechner verbunden.
- Bild erscheint direkt auf dem Monitor.

Indirekte digitale Röntgentechnik mit Speicherfolie

- Speicherfolie wird nach der Belichtung durch einen Laser-Scanner eingelesen.
- Bild erscheint erst nach dem Einlesen auf dem Monitor.

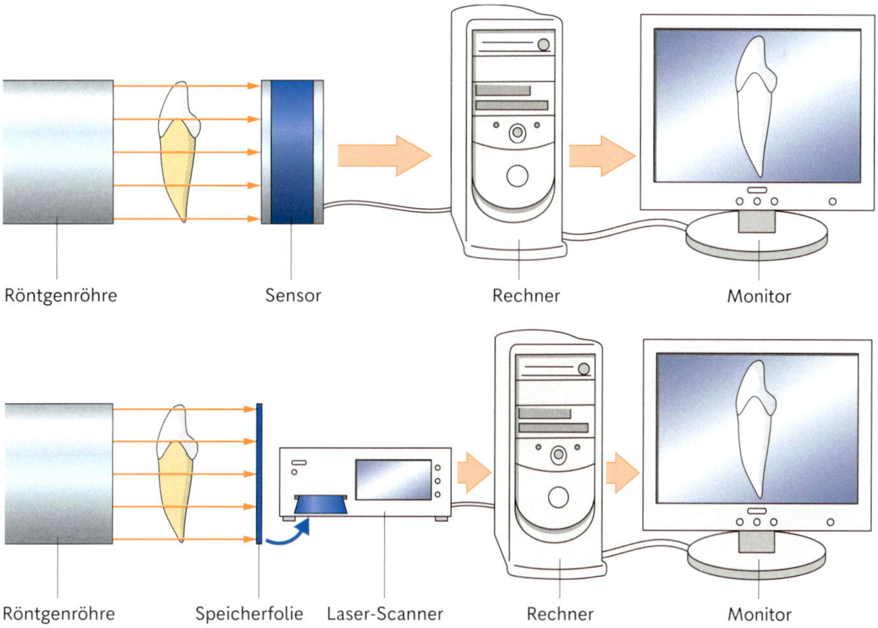

Digitales Röntgen mit einem Sensor (oben) und mit Speicherfolie (unten)

Erläutern Sie die Unterschiede zwischen Sensor und Speicherfolie.
→ BA S. 471 /
→ JB 3 S. 279

Sensor

- teuer
- dick und starr
- Bild steht sofort zur Verfügung
- kein Scanner erforderlich
- lange verwendbar

Speicherfolie

- preiswert
- Handhabung wie Zahnfilm
- Bild entsteht erst nach dem Einlesen
- Scanner erforderlich
- verwendbar für ca. 1000 Aufnahmen

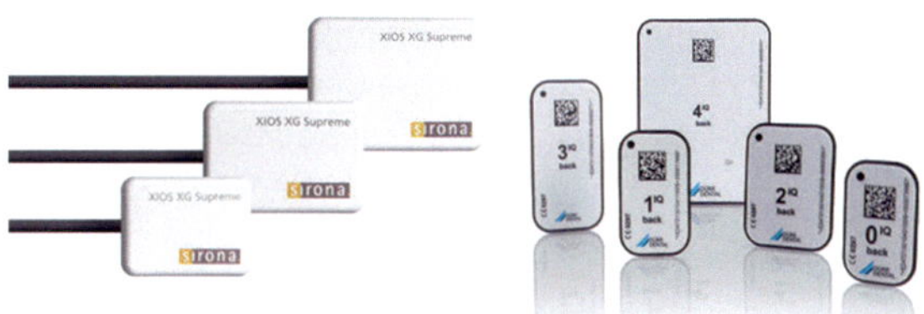

Sensoren für digitales Röntgen (links), Speicherfolien (rechts)

Wie fit bin ich für die Prüfung? ☺ ☐ 😐 ☐ ☹ ☐

Intraorale Röntgentechniken

Welche Auswirkung hat der Abstand zwischen Zahn und Bildträger auf die Abbildung?
→ **BA S. 476 /**
→ **JB 3 S. 284**

Geringer Abstand zwischen Bildträger und Zähnen
- maßstabsgerechte Darstellung
- Bild ist gleich groß wie Objekt

Großer Abstand zwischen Bildträger und Zähnen
- vergrößerte Darstellung
- Bild ist größer als Objekt

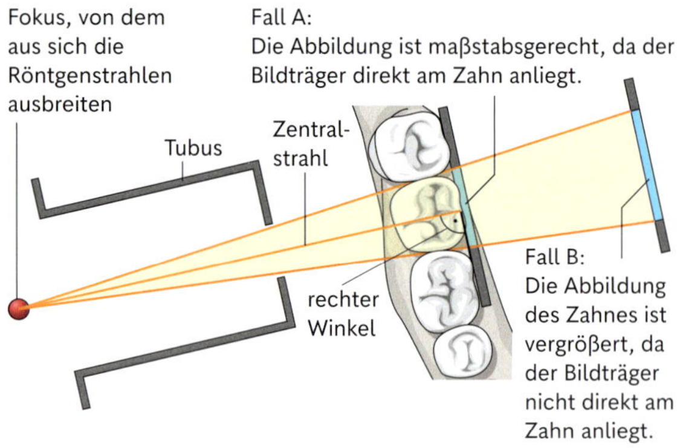

Was versteht man unter einer orthoradialen Einstellung?
→ **BA S. 476 /**
→ **JB 3 S. 284**

Orthoradiale Einstellung
- Zentralstrahl trifft senkrecht auf die Zahnbogentangente des geröntgten Zahnes
- exakte Darstellung der Approximalflächen ohne Überlappung

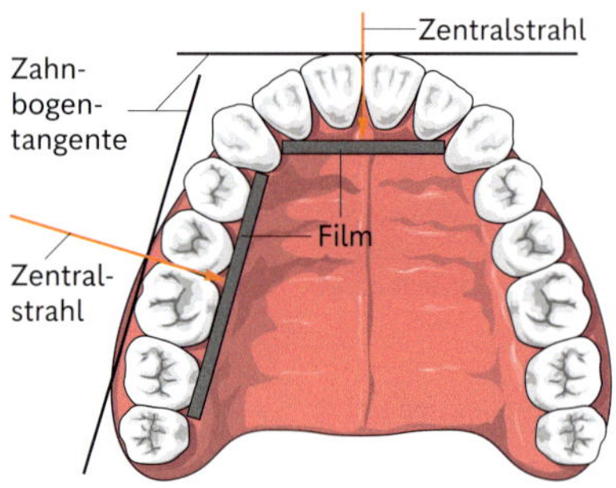

Nennen Sie intraorale Röntgentechniken.
→ **BA S. 477 ff. /**
→ **JB 3 S. 285 ff.**

Intraorale Röntgentechniken
- Halbwinkeltechnik
- Paralleltechnik
- Rechtwinkeltechnik
- Le-Master-Technik
- Bissflügelaufnahme
- Aufbissaufnahme

Beschreiben Sie die Einstellung und Besonderheiten der Halbwinkeltechnik.
→ **BA S. 477 f. /**
→ **JB 3 S. 285 f.**

Halbwinkeltechnik
- ohne Filmhalter
- Die Winkelhalbierende teilt den Winkel zwischen Zahnachse und Bildträgerebene.
- Der Zentralstrahl verläuft senkrecht zur Winkelhalbierenden.
- Zahn und Bild sind gleich groß.

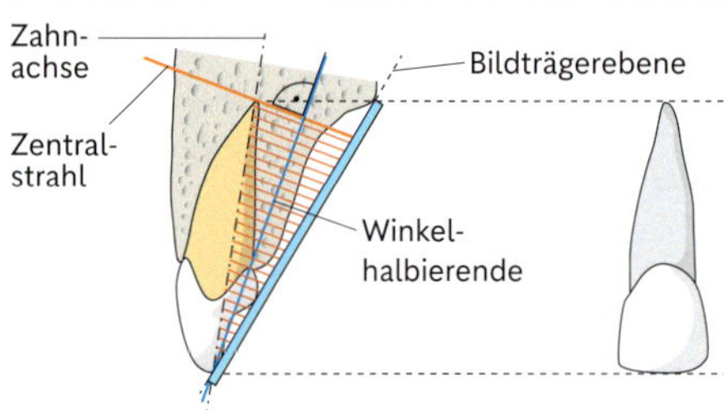

Stellen Sie die Le-Master-Technik dar und erklären Sie, aus welchen Gründen diese Technik verwendet wird.
→ **BA S. 478 f. /**
→ **JB 3 S. 286 f.**

Le-Master-Technik
- Zwischen Bildträger und Zahnreihe wird eine Watterolle gelegt.
- Der Winkel zwischen Zahnachse und Bildträgerebene wird kleiner.
- Der Tubus kann flacher auf die Winkelhalbierende eingestellt werden.
- Die Wurzelspitzen werden ohne Jochbeinschatten dargestellt.

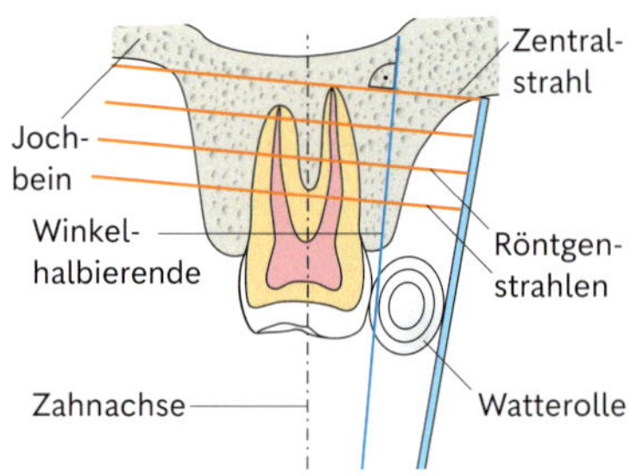

Geben Sie die Einstellung und Besonderheit der Paralleltechnik an.
→ BA S. 479 f. /
→ JB 3 S. 287 f.

Paralleltechnik

- Filmhalter mit Visierring wird vom Patienten durch Aufbiss gehalten.
- Zahnachse und Bildträgerebene sind parallel zueinander.
- Der Zentralstrahl verläuft senkrecht zur Zahnachse und Bildträgerebene.

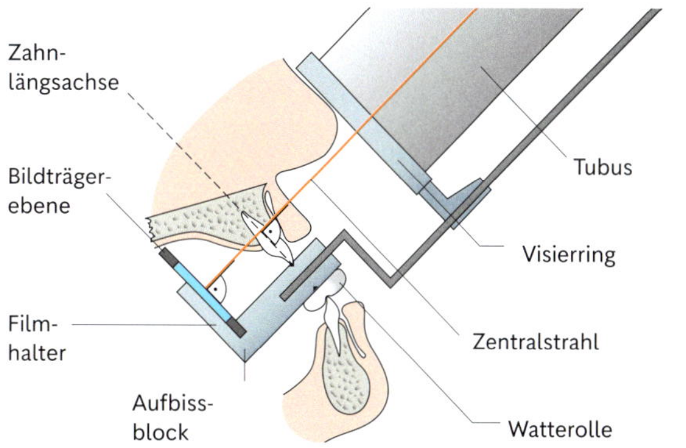

Erklären Sie die Einstellung und Besonderheit der Rechtwinkeltechnik.
→ BA S. 480 /
→ JB 3 S. 288

Rechtwinkeltechnik

- Halter für den Bildträger und Tubus sind fest miteinander verbunden.
- Der Zentralstrahl verläuft senkrecht (im rechten Winkel) zur Bildträgerebene und zur Zahnachse.

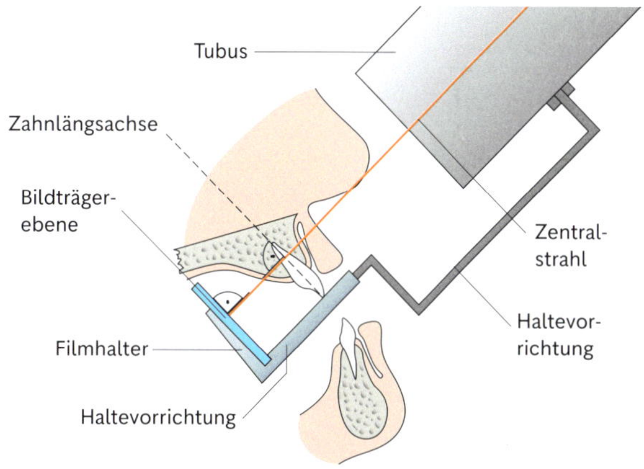

Beschreiben Sie die Einstellung der Bissflügelaufnahme und nennen Sie deren Indikation.
→ BA S. 479 /
→ JB 3 S. 287

Bissflügelaufnahme

- Bildträger wird mit dem Aufbissflügel durch die Okklusion gehalten.
- Der Zentralstrahl verläuft senkrecht zur Bildträgerebene.
- Darstellung der Kronen und Zahnhalsregion von Ober- und Unterkieferzähnen
- Indikation: Kariesdiagnostik approximal

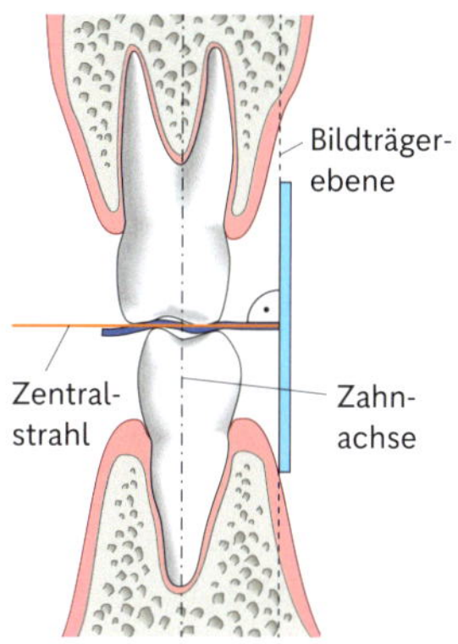

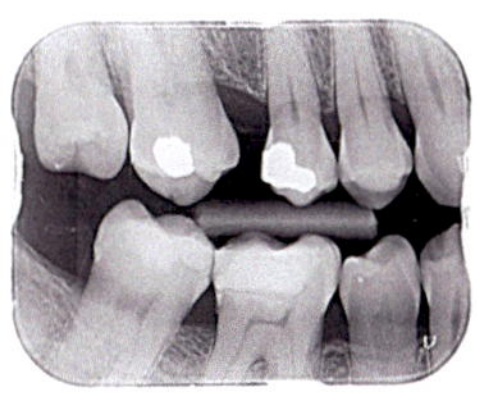

Nennen Sie mögliche Gründe (rechtfertigende Indikation) für die Erstellung von Bissflügelaufnahmen.
→ BA S. 479 /
→ JB 3 S. 287

Rechtfertigende Indikationen von Bissflügelaufnahmen

- Diagnostik von Approximalkaries
- Diagnostik des Parodontiums (Knochenabbau/Knochentaschen)

Beschreiben Sie die Einstellung der Aufbissaufnahme des Oberkiefers und des Unterkiefers. Nennen Sie für jede dieser beiden Aufnahmen eine mögliche Indikation.
→ BA S. 480 f. /
→ JB 3 S. 288 f.

Aufbissaufnahme Oberkiefer
- Ein großer Bildträger (5,5 × 7,5 cm) wird durch die Okklusion gehalten.
- Der Zentralstrahl verläuft annähernd senkrecht durch die Nasenwurzel auf den Bildträger.
- Indikation: z. B. Darstellung verlagerter Eckzähne

Aufbissaufnahme Unterkiefer
- Ein großer Bildträger (5,5 × 7,5 cm) wird durch die Okklusion gehalten.
- Der Zentralstrahl verläuft durch den Mundboden senkrecht auf den Bildträger.
- Indikation: z. B. Darstellung von Speichelsteinen

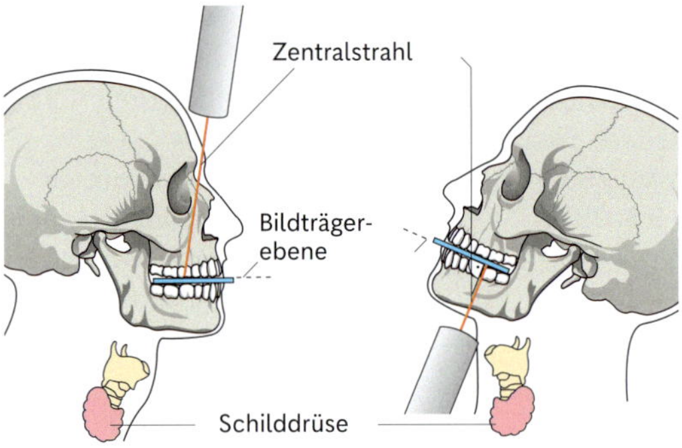

Aufbissaufnahme im OK (links) und im UK (rechts)

Was versteht man unter einer exzentrischen Aufnahme und warum wird eine solche Aufnahme angefertigt?
→ BA S. 477 /
→ JB 3 S. 285

Distal-exzentrische Einstellung
- Der Tubus wird von der orthoradialen Einstellung in der Horizontalebene nach distal geschwenkt.

Mesial-exzentrische Einstellung
- Der Tubus wird von der orthoradialen Einstellung in der Horizontalebene nach mesial geschwenkt.

Indikation
- zur Darstellung von Wurzelkanälen, die in orthoradialer Einstellung überlagert wären

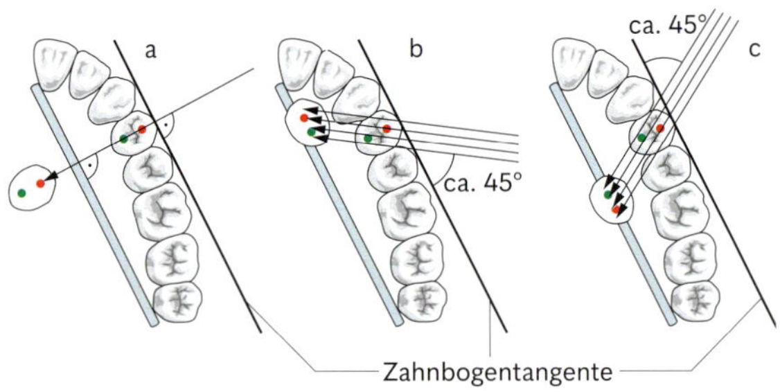

a orthoradiale Einstellung
b distal-exzentrische Einstellung
c mesial-exzentrische Einstellung

Wie fit bin ich für die Prüfung? ☺ ☐ 😐 ☐ ☹ ☐

Extraorale Röntgentechniken

Nennen Sie verschiedene extraorale Röntgentechniken.
→ BA S. 482 /
→ JB 3 S. 290

Extraorale Röntgentechniken
- Orthopantomogramm (OPG)
- Fernröntgenseitenaufnahme (FRS)
- Handaufnahme
- Nasennebenhöhlenaufnahme
- Kiefergelenkaufnahme
- digitale Volumentomografie (DVT)

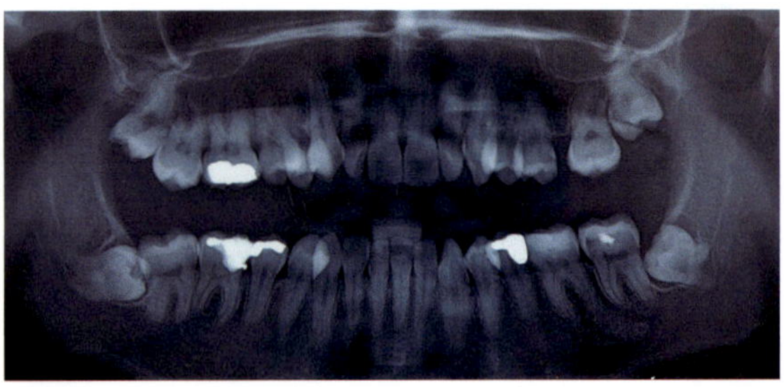
Orthopantomogramm

Warum werden in der Kieferorthopädie Fernröntgenseitenaufnahmen und Handaufnahmen angefertigt?
→ BA S. 483 f. /
→ JB 3 S. 291 f.

Grund für Fernröntgenseitenaufnahmen
- zur Diagnose von Kieferfehlstellungen (Ermittlung bestimmter Winkelmaße)
- zur Dokumentation einer kieferorthopädischen Behandlung

Grund für Handaufnahmen
- Beurteilung des zu erwartenden Wachstums des Patienten

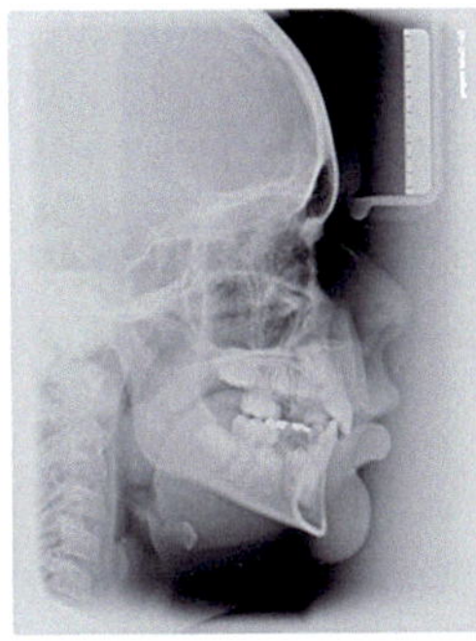

Fernröntgenseitenaufnahme

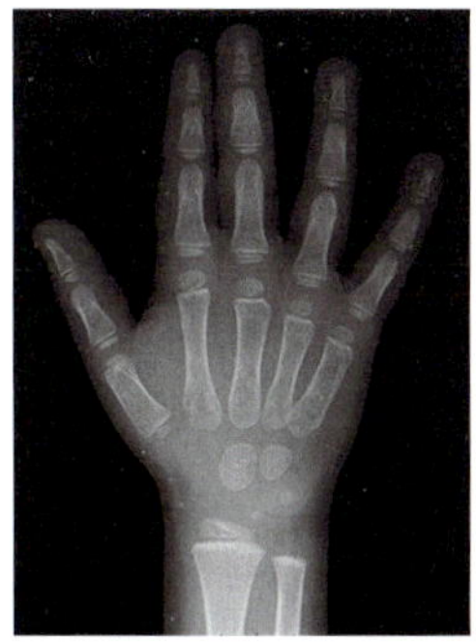

Handaufnahme

Hinweis: Nur bei noch zu erwartendem Kieferwachstum können funktionskieferorthopädische Geräte (FKO-Geräte) therapeutisch eingesetzt werden.

Beschreiben Sie die Arbeitsschritte zur Erstellung eines OPGs in der richtigen Reihenfolge.

Arbeitsschritte bei Erstellung eines OPGs
- Anamnese (Schwangerschaft, Zeitpunkt des letzten OPG)
- Schmuck/Prothesen ablegen
- Filmkassette einlegen
- kV-Zahl einstellen
- Röntgenschürze anlegen
- Patient ins Gerät stellen
- Patient auf Beißhilfe aufbeißen lassen
- Kopf einstellen (Frankfurter Horizontale, Eckzahnlinie)
- Stirnhalterung fixieren
- Aufnahme auslösen
- Röntgenschürze abnehmen
- Wischdesinfektion durchführen
- Dokumentation

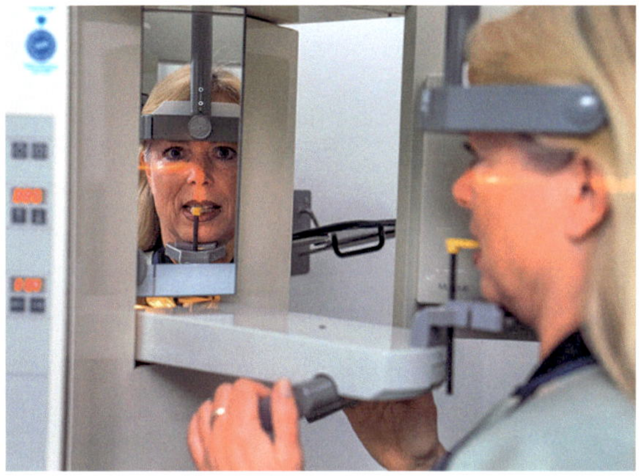

Welche Vorteile hat ein OPG im Vergleich zu Einzelzahnaufnahmen?
→ BA S. 483 /
→ JB 3 S. 291

Vorteile Orthopantomogramm (OPG)
- geringere Strahlenbelastung
- Darstellung beider Kiefer
- Darstellung der Kieferhöhlen
- Darstellung der Kiefergelenke

Wie fit bin ich für die Prüfung? ☺ ☐ 😐 ☐ ☹ ☐

Fehlerquellen

Aus welchen Gründen kann ein Röntgenbild zu dunkel sein?

→ **BA S. 485 /**
→ **JB 3 S. 293**

Gründe für zu dunkles Röntgenbild (konventionelles Röntgen)

- Entwickler zu konzentriert
- Entwickler zu warm
- Entwicklung zu lange
- Film zu lichtempfindlich
- Film vorbelichtet
- Film zu lang oder falsch gelagert
- Belichtungszeit zu lang
- Röhrenspannung/Stromstärke zu hoch

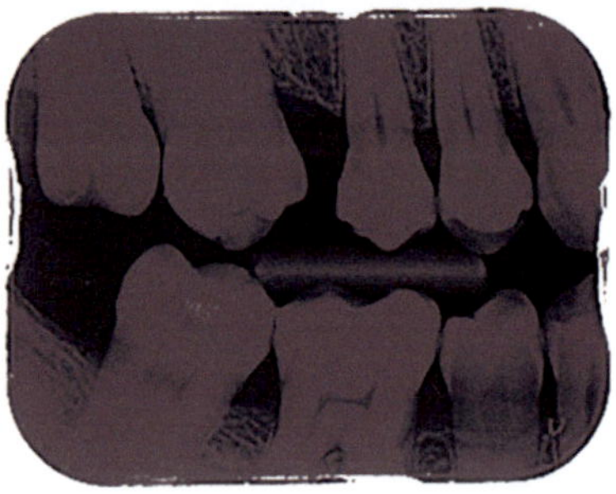

Aus welchen Gründen kann ein Röntgenbild zu hell sein?

→ **BA S. 485 /**
→ **JB 3 S. 293**

Gründe für zu helles Röntgenbild (konventionelles Röntgen)

- Entwickler zu schwach/verbraucht
- Entwickler zu kalt
- Entwicklung zu kurz
- Film mit geringer Lichtempfindlichkeit
- Film von falscher Seite belichtet
- Belichtungszeit zu kurz
- Röhrenspannung/Stromstärke zu niedrig

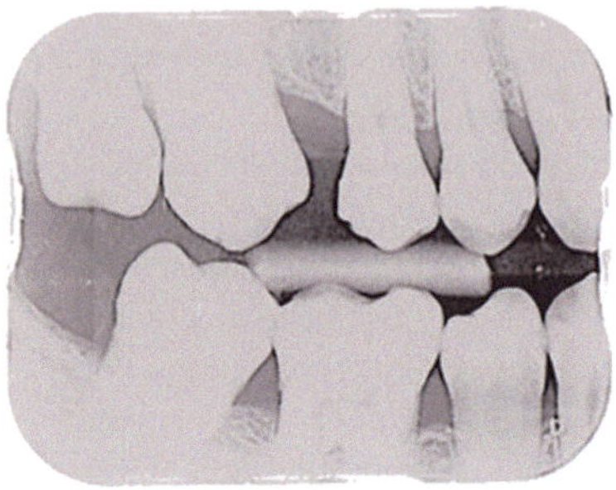

Erläutern Sie Fehler, die bei intraoralen Aufnahmen auftreten können.

→ **BA S. 484 /**
→ **JB 3 S. 292**

Fehler bei intraoralen Röntgenaufnahmen

- durchgebogener Bildträger: Der Zahn wird verlängert dargestellt (a).
- Zentralstrahl zu steil: Der Zahn wird verkürzt dargestellt (b).
- Zentralstrahl zu flach: Der Zahn wird verlängert dargestellt (c).

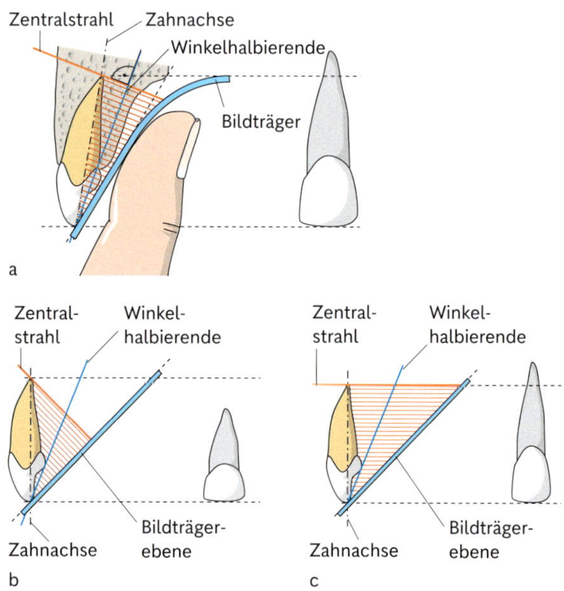

Wie fit bin ich für die Prüfung? ☺ ☐ 😐 ☐ ☹ ☐

Vorbereitung und Dokumentation von Röntgenaufnahmen

Was versteht man unter der rechtfertigenden Indikation und wer stellt diese? → **BA S. 488 /** → **JB 3 S. 296**	**Rechtfertigende Indikation (RI)** · Der gesundheitliche Nutzen muss größer sein als das Strahlenrisiko. · erfolgt durch Zahnärztin vor der Anfertigung der Aufnahme	**Hinweis:** Mögliche rechtfertigende Indikationen sind z. B. Kariesdiagnostik, Verdacht auf apikale Aufhellung, Verdacht auf Fraktur, Messaufnahme und Kontrollaufnahme während einer Wurzelkanalbehandlung, genaue Lage von verlagerten Weisheitszähnen.
Welche Fragen müssen dem Patienten vor der Anfertigung von Röntgenbildern gestellt werden? → **BA S. 492 /** → **JB 3 S. 300**	**Fragen vor dem Röntgen** · Sind bereits Bilder bei einem Vorbehandler vorhanden? · Besteht eine Schwangerschaft? · Ist herausnehmbarer Zahnersatz (z. B. Modellgussprothese) vorhanden? · Ist intraoraler Schmuck aus Metall vorhanden?	**Hinweis:** Die Fragen, die während der Anamnese vor der Anfertigung der Röntgenaufnahme gestellt werden, sollen mehrfache Aufnahmen derselben Region verhindern und dienen dem Schutz des Patienten.
Erläutern Sie, wie vor der Anfertigung von intraoralen Röntgenbildern der Kopf des Patienten ausgerichtet wird. → **BA S. 476 /** → **JB 3 S. 284**	**Kopfhaltung (intraorale Röntgenbilder)** · Kauebene des OK oder UK horizontal parallel zum Fußboden	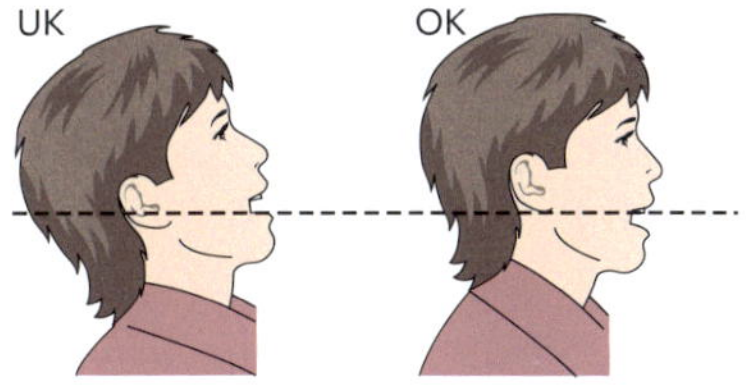
Wie erfolgt die Grobeinstellung des Tubus bei der Halbwinkeltechnik? → **BA S. 477 /** → **JB 3 S. 285**	**Grobeinstellung Halbwinkeltechnik** **Oberkiefer** · +55° – OK-Frontzähne · +45° – OK-Prämolaren · +35° – OK-Molaren **Unterkiefer** · –20° – UK-Frontzähne · –10° – UK-Prämolaren · –5° – UK-Molaren	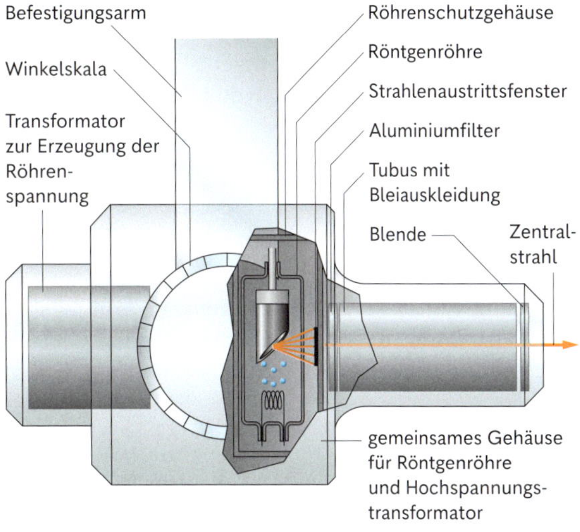 Winkelskala am Tubus der Röntgenröhre

Nennen Sie Hygienemaßnahmen beim Anfertigen einer intraoralen Röntgenaufnahme.
→ BA S. 481 /
→ JB 3 S. 289

Hygienemaßnahmen für intraorales Röntgen

- Handschuhe tragen
- Fingerling/Handschuhe für Patient (bei Halbwinkeltechnik)
- speicheldichte Hülle für Sensor oder Speicherfolie anlegen
- Voreinstellungen am PC oder Tubus vor Kontakt mit dem Patienten
- Wischdesinfektion (Film, Tubus, Auslöser)
- Desinfektion des Filmhalters

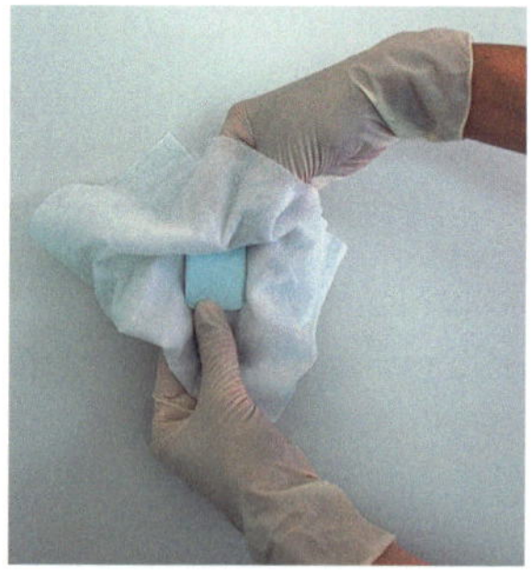

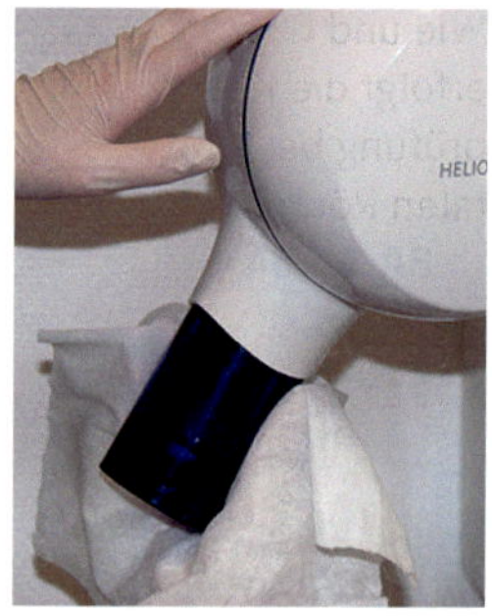

Welche Aufzeichnungen müssen über jede Röntgenuntersuchung erfolgen?
→ BA S. 492 /
→ JB 3 S. 300

Aufzeichnungen nach Röntgenaufnahme

- Name/Geburtsdatum des Patienten
- Zeitpunkt früherer Röntgenaufnahmen
- evtl. bestehende Schwangerschaft
- Datum der Aufnahme
- Art der Aufnahme
- untersuchte Körperregion
- rechtfertigende Indikation
- Röntgenbefund
- Angaben zur Ermittlung der Strahlenexposition des Patienten

Wie lange müssen Röntgenbilder und die Aufzeichnungen aufbewahrt werden?
→ BA S. 492 /
→ JB 3 S. 300

Aufbewahrungszeit bei Patienten > 18 Jahre

- Röntgenbilder und Aufzeichnungen 10 Jahre nach der letzten Untersuchung

Aufbewahrungszeit bei Patienten < 18 Jahre

- Röntgenbilder und Aufzeichnungen bis zum 28. Lebensjahr

Hinweis: Die Aufbewahrungsfristen der Röntgenbilder und der Aufzeichnungen von Röntgenuntersuchungen sind im Strahlenschutzgesetz (StrlSchG) § 85 (2) beschrieben.

Wie fit bin ich für die Prüfung? ☺ ☐ 😐 ☐ ☹ ☐

Konstanzprüfungen

Warum müssen Konstanzprüfungen durchgeführt werden?

Ziel der Konstanzprüfungen

- Qualitätssicherung
- Schutz des Patienten (vor unnötiger Strahlenbelastung)

Welche Konstanzprüfungen werden beim konventionellen Röntgen unterschieden und wie oft werden diese durchgeführt?
→ BA S. 494 /
→ JB 3 S. 302

Konstanzprüfungen

- der Filmverarbeitung (wöchentlich)
- der Röntgenröhre (monatlich)
- der Dunkelkammer (jährlich)

Wie und wie oft erfolgt die Konstanzprüfung beim digitalen Röntgen?
→ BA S. 494 f. /
→ JB 3 S. 302 f.

Konstanzprüfung digitales Röntgen
- täglich: Überprüfung des Befundmonitors mit einem genormten Testbild (Überprüfung der optischen Dichte bzw. Grauwertwiedergabe, Lesbarkeit des Schriftzugs „QUALITY CONTOL")
- halbjährlich: Überprüfung des Befundmonitors mit einem genormten Testbild (Überprüfung der optischen Dichte, Auflösung, Kontrast, Verzerrungen, Kontrolle der Schwarzweiß-Übergänge, Überprüfung der Gleichmäßigkeit der Leuchtdichte)

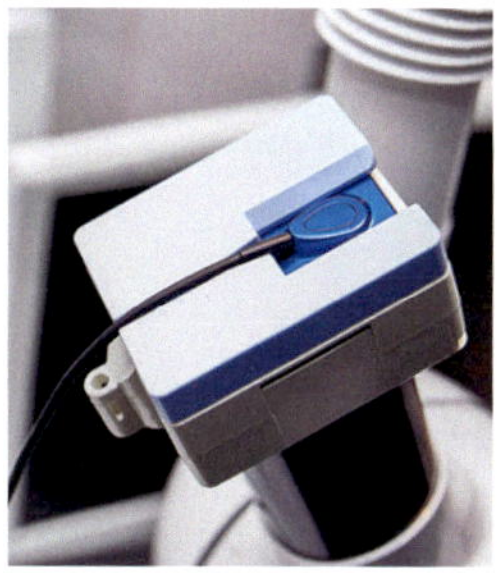
Prüfkörper mit eingelegtem Sensor

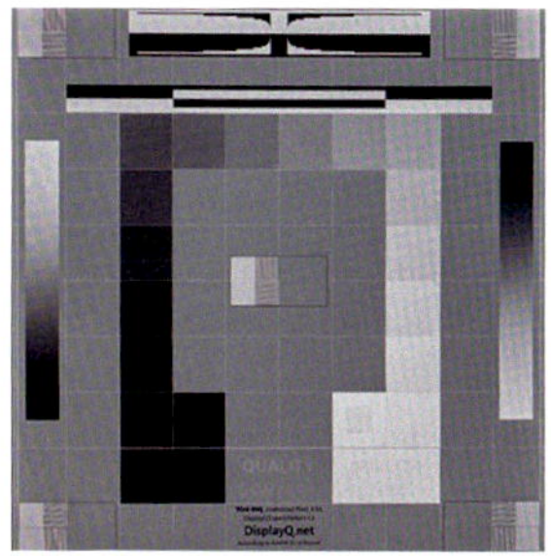
Testbild TG18-QIQ für die tägliche und halbjährliche Konstanzprüfung des Befundmonitors

Was versteht man unter der Referenzaufnahme?
→ BA S. 493 /
→ JB 3 S. 301

Referenzaufnahme
- Prüfkörperaufnahme der Abnahmeprüfung
- erstellt vom Hersteller oder Lieferanten
- ist die Vergleichsaufnahme bei der Konstanzprüfung

Referenzaufnahme
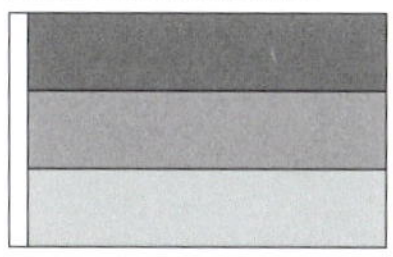
Überprüfung der optischen Dichte

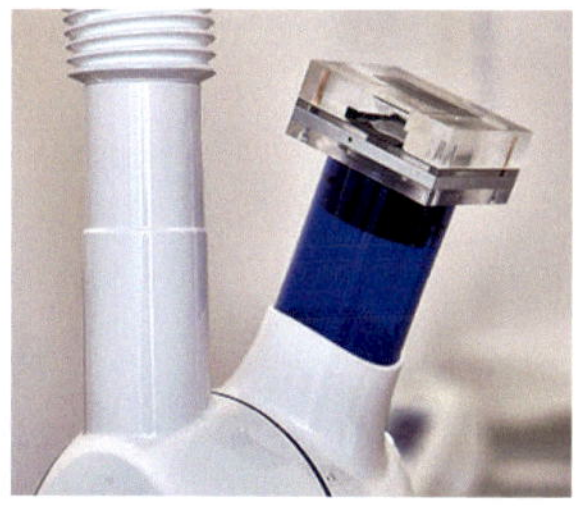
Prüfkörper am Dentalröntgengerät

Welche Angaben der Konstanzprüfung müssen dokumentiert werden?
→ BA S. 494 /
→ JB 3 S. 302

Dokumentation der Konstanzprüfungen
- Datum
- Temperatur des Entwicklers
- Dichte der Graustufen (Abweichung max. eine Graustufe)

Hinweis: Die Aufbewahrungsfrist für Aufzeichnungen und Bilder der Konstanzprüfung beträgt 5 Jahre.

Referenzaufnahme der Abnahmeprüfung
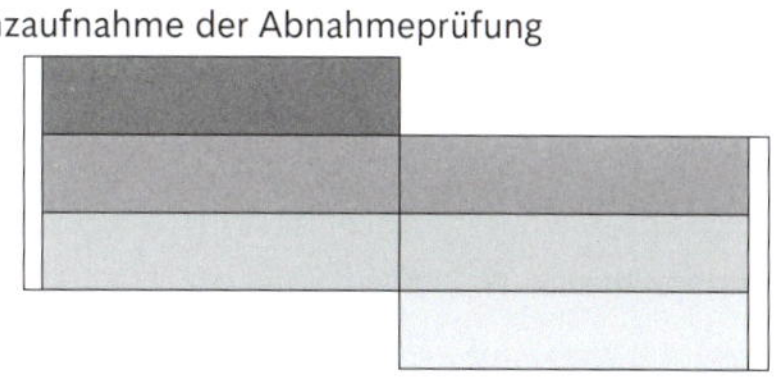
Konstanzprüffilm
max. zulässige Abweichung 1 Stufe des Graukeils

Wie fit bin ich für die Prüfung? ☺ ☐ 😐 ☐ ☹ ☐

Strahlenschutz

Wie ist der Kontrollbereich definiert?
→ BA S. 491 /
→ JB 3 S. 299

Kontrollbereich
- Umkreis von 1,5 m um das Röntgengerät
- Bereich, in dem die effektive Dosis mehr als 6 mSv pro Jahr beträgt

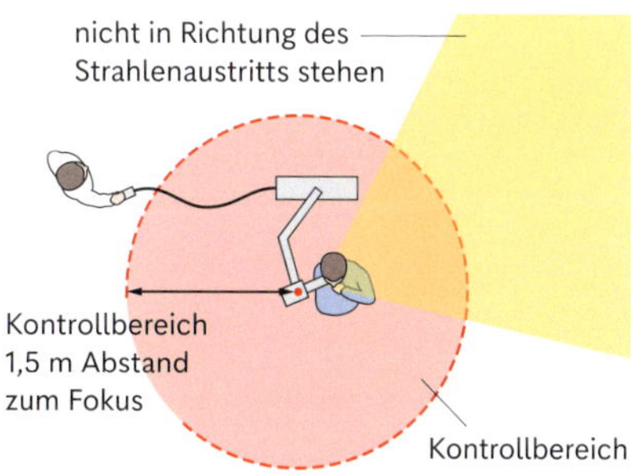

Welche Personen befinden sich während des Röntgens im Kontrollbereich? → **BA S. 491 /** → **JB 3 S. 299**	**Personen im Kontrollbereich** · Patient · helfende Person, z. B. Begleitperson bei Patienten mit Behinderung · Auszubildende, wenn dies zum Zwecke der Ausbildung erforderlich ist	
Wie kann der Patient vor Röntgenstrahlung geschützt werden? → **BA S. 492 /** → **JB 3 S. 300**	**Strahlenschutzmaßnahmen für den Patienten** · Bleischürze oder Schutzschild (Bleigleichwert: mind. 0,4 mm) · Einblendung des Nutzstrahlenfeldes · Verwendung hochempfindlicher Filme	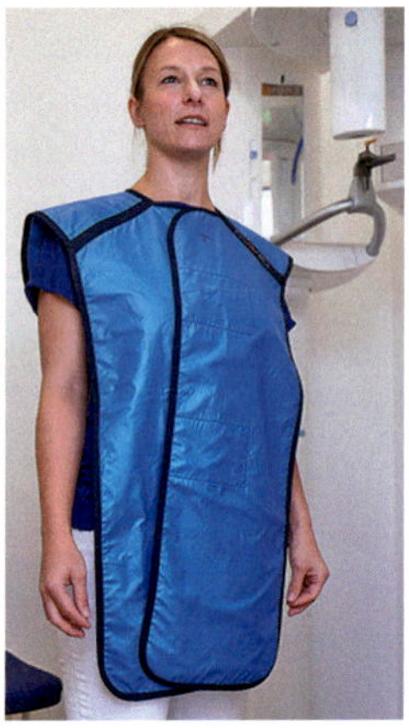 Bleischürze 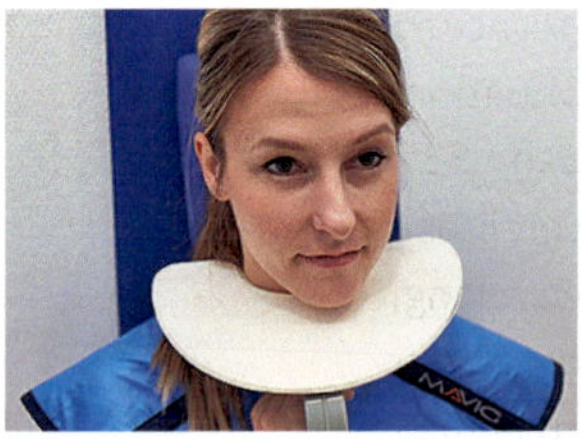 Schilddrüsenschutz
Erläutern Sie den Begriff effektive Dosis. → **BA S. 489 /** → **JB 3 S. 297**	**Effektive Dosis** · berücksichtigt die Strahlenempfindlichkeit der verschiedenen Gewebe · wird für die Definition der Strahlenschutzbereiche verwendet	**Hinweis:** Der Gewebe-Wichtungsfaktor drückt die Strahlenempfindlichkeit der verschiedenen Gewebe oder Organe aus.
Nennen Sie strahlensensible Körperzellen.	**Strahlensensible Körperzellen** · Keimzellen · embryonale Zellen · Drüsenzellen (z. B. Schilddrüse) · Knochenmarkszellen · Augenlinse	**Hinweis:** Zellen, die sich schnell teilen oder viel Wasser enthalten, sind besonders strahlensensibel.
Unter welchen Bedingungen darf eine Zahnmedizinische Fachangestellte auf zahnärztliche Anweisung röntgen?	**Berechtigung der ZFA zum Röntgen** · Röntgenschein · jährliche Unterweisung in der zahnärztlichen Praxis, deren Dokumentation 5 Jahre · Aktualisierung der Kenntnisse im Strahlenschutz alle 5 Jahre	**Hinweis:** Die rechtfertigende Indikation und die Anweisung zum Röntgen erfolgen durch die Zahnärztin oder den Zahnarzt.

Wie fit bin ich für die Prüfung? ☺ ☐ 😐 ☐ ☹ ☐

Zu einer Vertiefung der Inhalte von Lernfeld 12 mittels programmierter Aufgaben gelangen Sie, indem Sie unter www.cornelsen.de den Webcode sexahu eingeben.

Behandlungsfälle

Behandlungsfall 1: Patientin mit Schmerzen an Zahn 36, Ersatz alter Amalgamfüllung durch Goldinlay

Patientendaten: Leonie Wagner, 45 Jahre alt, privat versichert
Situationsbeschreibung: Frau Wagner hat Schmerzen an Zahn 36 und hat telefonisch einen dringlichen Termin vereinbart. Sie war schon länger nicht mehr da, ist aber eine langjährige Patientin Ihrer Praxis. Sie bitten sie, den Anamnesebogen durchzugehen und ihre Angaben zu aktualisieren. Der intraorale Befund zeigt, dass die alte Amalgamfüllung defekt ist. Die Vitalitätsprobe ist positiv, der Röntgenbefund zeigt eine tiefe Karies, apikal ohne pathologischen Befund. Die Karies wird unter Anästhesie entfernt, die Kavität wird präpariert, es wird eine Abformung gemacht und der Zahn wird provisorisch verschlossen. In der zweiten Sitzung wird ein zweiflächiges Goldinlay eingesetzt.

Arbeitsaufgabe
Beschreiben Sie, wie Sie die Behandlung vorbereiten, begleiten und dokumentieren, vom Empfang des Patienten bis zur Verabschiedung.
Stellen Sie den Behandlungsablauf dar und richten Sie hierzu die notwendigen Instrumente und Materialien.
Rechnen Sie die erbrachten Leistungen ab und bereiten Sie den Arbeitsplatz wieder hygienisch auf.

Lösungsskizze

1. Patientenempfang bei vereinbartem Termin
- freundliche Begrüßung mit Blickkontakt
- mit Namen ansprechen
- sich schildern lassen, welche Beschwerden sie hat

2. Patientenaufnahme: bekannte Patientin
- Frau Wagner bitten, den Anamnesebogen zu aktualisieren und zu unterschreiben
- sie ins Wartezimmer bitten
- Zahnarzt informieren

3. Patientenbegleitung ins Behandlungszimmer
- Frau Wagner aufrufen und ins Behandlungszimmer begleiten
- sie bitten, auf dem Behandlungsstuhl Platz zu nehmen, Kopfstütze einstellen

4. Hygienische Händedesinfektion
- kontaktlose Entnahme von Desinfektionslösung (3–5 ml) aus einem Wandspender
- Desinfektionsmittel in die sauberen, trockenen Hände geben und die gesamten Handflächen gründlich benetzen, Daumen, Nägel, Nagelfalze, Fingerkuppen und Fingerzwischenräume einbeziehen
- Hände für die vom Hersteller vorgegebene Einwirkzeit feucht halten
- Lufttrocknung

5. Vorbereitung im Behandlungszimmer
- Anlegen der persönlichen Schutzausrüstung: Handschuhe, Mundschutz, Schutzbrille
- Umlegen der Patientenserviette
- Bereitstellen des Trays mit Grundbesteck: Spiegel, Sonde, zahnärztliche Pinzette, Sauger
- Füllen des Mundspülbechers mit CHX-Lösung

6. Symptombezogene Untersuchung
- Inspektion von Zahn 36 und Gingiva, Befund: die alte Amalgamfüllung ist insuffizient, Verdacht auf eine tiefe Karies
- Perkussionstest negativ
- Vitalitätstest mit Kältespray und Schaumstoffpellet positiv

7. Anfertigung eines Röntgenbildes von der Region 36

8. Aufklärung der Patientin über den Behandlungsablauf

9. Behandlungsablauf: Entfernen der alten Amalgamfüllung, der Karies, Präparation der Kavität und Abformung

Behandlungsschritt	Materialien/Instrumente
· Leitungsanästhesie im 3. Quadranten	· Spritze, Kanüle · Ampulle mit Anästhetikum · Grundbesteck
· Abformung für ein Provisorium · Gegenkieferabformung	· Abformlöffel, Alginat, Anmischbecher, -spatel

Behandlungsschritt	Materialien/Instrumente
· absolute Trockenlegung	· Kofferdam · Lochzange · Spannrahmen · Klammerzange · Kofferdamklammer für Molaren · Zahnseide, Wedjets
· Entfernen der alten Amalgamfüllung · Karies exkavieren · Präparieren der Kavität für ein Goldinlay · Säubern und Trocknen der Kavität	· Diamantschleifer · Winkelstück, Rosenbohrer · Exkavator · Alkohol, Wattepellet · Luft-Funktionsspritze
· Entfernen des Kofferdams	· Kofferdamklammerzange, Schere
· Präparationsabformung · Bissnahme	· Abformmaterial, Abformlöffel · Wachsplatte · alternativ: Abformung und Bissnahme mit einem Scanner
· Herstellung und Einsetzen des individuellen Provisoriums	· Kunststoffprovisorium im Vorabdruck erstellt · Einsetzen mit einem provisorischen Zement · Heidemann-Spatel · Laborauftrag schreiben · Herstellung des Keramikinlays

10. Zweite Sitzung: Einsetzen des zweiflächigen Goldinlays, Behandlungsablauf

Behandlungsschritt	Materialien/Instrumente
· Entfernen des Provisoriums	· Hakeninstrument, Scaler
· Reinigung der Kavität	· CHX oder Alkohol
· Einprobe des Goldinlays · Okklusions- und Artikulationskontrolle	· Okklusionsfolie, Halter
· Einsetzen des Inlays · Entfernen von überschüssigem Zement nach Aushärtung	· Befestigungszement, Glasplatte, Spatel · Scaler
· Finieren und Politur	· Arkansassteinchen, Gummipolierer · Politurbürstchen, -paste

11. Nach der Behandlung, Verabschiedung

- Verhalten nach Lokalanästhesie: erst essen und trinken, wenn die Anästhesiewirkung nachlässt
- freundliche Verabschiedung

12. Hygienische Aufbereitung des Behandlungszimmers

- Flächendesinfektion durch Wischdesinfektion mit einem benetzten Tuch: Lampengriffe, Behandlungsstuhl, Schwebetische, Speibecken, Außenflächen der Absauganlage, Schubladengriffe, patientennahe Oberflächen
- wasserführende Einheit 20 Sekunden lang mit Wasser und Desinfektionsmittel durchspülen
- Behandlungsraum lüften
- Abfälle: spitze, scharfe Gegenstände wie Klingen, Nadeln, Kanülen in durchstichsicheren Behälter entsorgen
- kontaminierte Abfälle in feuchtigkeitsdichten Müllbeuteln entsorgen
- benutzte Instrumente in einen Behälter mit Deckel legen und in den Sterilisationsraum zur Aufbereitung bringen

13. Im Sterilisationsraum

- Risikobewertung der Medizinprodukte nach RKI-Richtlinien
- Aufbereitung der Instrumente
- Lagerung

14. Dokumentation

- Patientin kommt mit Schmerzen an 36
- Anamnesebogen aktualisiert
- defekte alte Amalgamfüllung
- Vitalitätsprobe positiv, Perkussionsprobe negativ
- Zahnfilm-Röntgenaufnahme
  Indikation: Kariessuche, keine aktuellen Röntgenbilder vorhanden, nicht schwanger
  Befund: Karies distal-okklusal an 36, apikal ohne Befund
- Patientin über Füllungsmöglichkeiten aufgeklärt, sie wünscht ein zweiflächiges Goldinlay
- Leitungsanästhesie: 1 Ampulle Ultracain® DS
- 2 Abformungen mit Alginat
- 1 Abformung mit Impregum™
- Bissnahme mit Wachsplatte
- absolute Trockenlegung, Matrize, Keil
- provisorisches Inlay aus ProTemp™, eingesetzt mit TempBond® NE (ohne Eugenol)
- Aufklärung über Verhalten nach Anästhesie
- Einsetzen:
  - Reinigung der Kavität mit CHX
  - Inlay eingesetzt mit Zinkphosphatzement

15. Abrechnung der Behandlung

- Ä 1
- Ä 5
- 0070
- 0100 + Mat.
- 2040
- 2270
- 2160
- + Kosten Abformmaterial

Behandlungsfall 2: Patient mit Karies an Zahn 16, wünscht ein Keramikinlay

Patientendaten: David Stern, 30 Jahre alt, gesetzlich versichert
Situationsbeschreibung: Herr Stern wurde am vorangegangenen Termin (gleiches Quartal) vom Zahnarzt über Versorgungmöglichkeiten und Kosten an Zahn 16 aufgeklärt. Er hat sich für ein dreiflächiges Keramikinlay entschieden und bringt die unterschriebene Mehrkostenvereinbarung mit. Heute erfolgten eine lokale Untersuchung, eine Vitalitätsprobe, die Präparation und Abformung, der Zahn wird bis zum Einsetztermin provisorisch versorgt. Schildern Sie auch das Einsetzen des Inlays in der nachfolgenden Sitzung.

Arbeitsaufgabe
Beschreiben Sie, wie Sie die Behandlung vorbereiten, begleiten und dokumentieren, vom Empfang des Patienten bis zur Verabschiedung.
Stellen Sie den Behandlungsablauf dar und richten Sie hierzu die notwendigen Instrumente und Materialien.
Rechnen Sie die erbrachten Leistungen ab und bereiten Sie den Arbeitsplatz wieder hygienisch auf.

Lösungsskizze

1. Patientenempfang an vereinbartem Termin
- freundliche Begrüßung mit Blickkontakt
- mit Namen ansprechen

2. Patientenaufnahme bekannter Patient
- Karteikarte aufrufen bzw. bereitlegen
- unterschriebene MKV bereitlegen
- Herrn Stern ins Wartezimmer bitten
- Zahnarzt informieren

3. Patientenbegleitung ins Behandlungszimmer
- Herrn Stern aufrufen und ins Behandlungszimmer begleiten
- ihn bitten, auf dem Behandlungsstuhl Platz zu nehmen, Kopfstütze einstellen

4. Hygienische Händedesinfektion
- kontaktlose Entnahme von Desinfektionslösung (3–5 ml) aus einem Wandspender
- Desinfektionsmittel in die sauberen, trockenen Hände geben und die gesamten Handflächen gründlich benetzen, Daumen, Nägel, Nagelfalze, Fingerkuppen und Fingerzwischenräume einbeziehen
- Hände für die vom Hersteller vorgegebene Einwirkzeit feucht halten
- Lufttrocknung

5. Vorbereitung im Behandlungszimmer
- Anlegen der persönlichen Schutzausrüstung: Handschuhe, Mundschutz, Schutzbrille
- Umlegen der Patientenserviette
- Bereitstellen des Trays zur Präparation eines Keramikinlays
- Füllen des Mundspülbechers mit CHX-Lösung

6. Behandlungsablauf: Entfernen der Karies und Präparieren der Kavität an Zahn 16 für ein Inlay

Behandlungsschritt	Materialien/Instrumente
· lokale Untersuchung des Zahnes 16 · Vitalitätsprobe: positiv	· Spiegel, Sonde, zahnärztliche Pinzette · Kältespray, Schaumstoffpellets
· Infiltrationsanästhesie	· Spritze, Kanüle, Lokalanästhetikum (Ultracain® DS)
· Alginatabformung für Provisorium · Gegenkieferabformung	· Abformlöffel, Alginat, Anmischbecher, -spatel
· Entfernen der alten Füllung	· Turbine mit Diamanten
· Entfernen der Karies und Präparieren der Kavität für ein Inlay · Säubern, Trocknen der Kavität	· Winkelstück · Rosenbohrer · Exkavator · Alkohol, Wattepellet · Luft-Funktionsspritze
· Präparationsabformung	· Abformmaterial, -löffel
· Bissnahme	· Wachsplatte
· Auswahl der Farbe	· Farbring
· Herstellen und Einsetzen des individuellen Provisoriums	· Kunststoffprovisorium im Vorabdruck erstellt · provisorischer, eugenolfreier Befestigungszement · Heidemann-Spatel
· Laborauftrag schreiben	· Herstellung des Keramikinlays

7. Nachfolgende Sitzung: Einsetzen des Keramikinlays, Behandlungsablauf

Behandlungsschritt	Materialien/Instrumente
· Entfernen des Provisoriums	· Hakeninstrument, Scaler
· absolute Trockenlegung	· Kofferdam-Gummituch · Lochzange · Spannrahmen · Klammerzange · Kofferdamklammer für Molaren · Zahnseide

Behandlungsschritt	Materialien/Instrumente
• Reinigung der Kavität	• Alkohol
• Einprobe des Inlays • Befestigung eines Kugelstopfers am Inlay	• Fissurenversiegelungs-material
• Vorbereitung des Keramikinlays • Entfetten • Ätzen der Unterseite des Inlays • mit Wasser abspülen, trocknen • Auftrag von Silanflüssigkeit auf die Unterseite • trocknen	• hochprozentiger Alkohol • Flusssäuregel • Mehrfunktionsspritze, Luftbläser • Silanflüssigkeit
• Vorbereitung der Kavität • Schmelz- und Dentinkonditio-nierung • abspülen, trocknen • Dentinpriming • Auftragen von Schmelz- und Dentinadhäsiv	• Phosphorsäuregel • Mehrfunktionsspritze • Dentinprimer, Schmelz-, Dentinadhäsiv
• Einsetzen des Inlays • Einbringen des Komposits in die Kavität • Positionieren des Inlays in die Kavität unter leichtem Druck • Entfernen von Kompositüber-schüssen • Auftragen von Glyceringel • Lichthärtung	• Befestigungskomposit • Kugelstopfer • Schaumstoffpellets, Pinsel, Sonde, Zahnseide • Glyceringel • Polymerisationslampe
• Entfernen von Überschüssen des Komposits	• Scaler, feinkörniger Diamantfinierer
• Entfernen des Kofferdams	• Kofferdamklammerzange, Schere
• Okklusions- und Artikulations-kontrolle	• Okklusionsfolie, Halter
• Politur • Fluoridierung	• Politurbürstchen, -paste • Fluoridgel, Pinselchen

8. Nach der Behandlung, Verabschiedung
- Verhalten nach Lokalanästhesie: erst essen und trinken, wenn die Anästhesiewirkung nachlässt
- freundliche Verabschiedung

9. Hygienische Aufbereitung des Behandlungszimmers
- Flächendesinfektion durch Wischdesinfektion mit einem benetzten Tuch: Lampengriffe, Behandlungsstuhl, Schwebetische, Speibecken, Außenflächen der Absauganlage, Schubladengriffe, patientennahe Oberflächen
- wasserführende Einheit 20 Sekunden lang mit Wasser und Desinfektionsmittel durchspülen
- Behandlungsraum lüften
- Abfälle: spitze, scharfe Gegenstände wie Klingen, Nadeln, Kanülen in durchstichsicheren Behälter entsorgen
- kontaminierte Abfälle in feuchtigkeitsdichten Müllbeuteln entsorgen
- benutzte Instrumente in einen Behälter mit Deckel legen und in den Sterilisationsraum zur Aufbereitung bringen

10. Im Sterilisationsraum
- Risikobewertung der Instrumente nach RKI-Richtlinien
- Aufbereitung der Instrumente
- Lagerung der verpackten Instrumente

11. Dokumentation
- MKV liegt nach Beratung über Füllungsalternativen unterschrieben vor
- Vitalitätsprobe positiv
- Infiltrationsanästhesie, Ultracain® DS, 1 Ampulle
- 2 Abformungen mit Alginat
- 1 Abformung mit Impregum™
- Bissnahme mit Wachsplatte
- Farbe A3
- provisorisches Inlay aus ProTemp™, eingesetzt mit TempBond® NE (ohne Eugenol)
- Einsetzen:
  - Kofferdam
  - 70%iger Alkohol, 10%ige Flusssäure, 2,5%ige Silanlösung
  - Phosphorsäuregel, Primer, Adhäsiv
  - Befestigungskomposit, Glyceringel
  - Duraphat® Lack
- Aufklärung über Verhalten nach Anästhesie

12. Abrechnung der Behandlung
Mehrkostenvereinbarung
- schriftliche Mehrkostenvereinbarung ist notwendig, da ein Inlay keine Leistung der gesetzlichen Krankenkassen ist
- Der Patient hat nur die Mehrkosten zu tragen: Die Kosten der preisgünstigeren plastischen Füllung werden von den Kosten des Inlays abgezogen.
- Berechnung: Die fiktive Kassenfüllung wird von der GOZ-Position des Inlays abgezogen.
- Der Patient erhält eine Privatrechnung über den Restbetrag.
- Die Kassenfüllung, die dem Patienten zusteht, wird regulär nach BEMA über die KZV abgerechnet.

1. Sitzung
- 8 ViPr
- 40 I
- 2270

2. Sitzung
- 12 bMF
- 2170 – F3
- 2197
- 13c F3
- 1020

Behandlungsfall 3: Kompositfüllung an Zahn 46

Patientendaten: Max Ebert, gesetzlich versichert
Situationsbeschreibung: Herr Ebert kommt wie immer pünktlich zur halbjährlichen Vorsorgeuntersuchung. Dr. Sauer kann bei der eingehenden Untersuchung der Mundhöhle und der Zähne keine pathologischen Veränderungen erkennen.
Da die letzte Röntgenuntersuchung der Zähne bereits fünf Jahre zurückliegt, empfiehlt Dr. Sauer die Anfertigung von Bissflügelaufnahmen. Herr Ebert wird über die Durchführung und den Nutzen dieser Aufnahmeart informiert und willigt in die Röntgenuntersuchung ein. Die angefertigten Bissflügelaufnahmen zeigen an Zahn 46 im mesialen Approximalbereich eine Aufhellung. Dr. Sauer diagnostiziert eine behandlungsbedürftige kariöse Läsion. Herr Ebert wird über die verschiedenen Behandlungsmöglichkeiten, Füllungsmaterialien und die jeweilige Kostenübernahme seiner Krankenkasse beraten. Er entscheidet sich für eine Kompositfüllung.

Arbeitsaufgabe
Beschreiben Sie, wie Sie die Behandlung vorbereiten, begleiten und dokumentieren, vom Empfang des Patienten bis zur Verabschiedung.
Stellen Sie den Behandlungsablauf dar und richten Sie hierzu die notwendigen Instrumente und Materialien.
Rechnen Sie die erbrachten Leistungen ab und bereiten Sie den Arbeitsplatz wieder hygienisch auf.

Lösungsskizze

1. Patientenempfang bei vereinbartem Termin
- freundliche Begrüßung mit Blickkontakt
- namentliche, möglichst persönliche Begrüßung

2. Patientenaufnahme bekannter Patient
- Einlesen der elektronischen Gesundheitskarte
- Patientenkartei aufrufen bzw. bereitlegen
- Aktualisierung des Anamnesebogens
- den Patienten ins Wartezimmer bitten

3. Patientenbegleitung ins Wartezimmer
- Herrn Ebert aufrufen und ins Behandlungszimmer begleiten
- den Patienten bitten, Platz zu nehmen
- bequeme Einstellung der Kopfstütze

4. Hygienische Händedesinfektion
- kontaktlose Entnahme von 3–5 ml Desinfektionslösung aus einem Wandspender
- Desinfektionsmittel in die sauberen, trockenen Hände geben und die gesamten Handflächen gründlich benetzen, Daumen, Nägel, Nagelfalze, Fingerkuppen, Fingerzwischenräume einbeziehen
- Handflächen nach Herstellerangaben (Einwirkzeit) feucht halten
- Lufttrocknung

5. Vorbereitung am Behandlungsstuhl
- Anlegen der persönlichen Schutzausrüstung: Handschuhe, Mundschutz, Schutzbrille
- Umlegen der Patientenserviette
- Bereitlegen des Grundbestecks (Spiegel, Sonde, zahnärztliche Pinzette)
- eingepackte Instrumente erst unmittelbar vor der Behandlung aus der Verpackung nehmen
- Füllen des Einmalbechers mit Wasser
- Aufstecken des großen und kleinen Saugers

6. Untersuchung im Behandlungszimmer

Behandlungsschritt	Materialien/Instrumente
eingehende Untersuchung: Inspektion der Zähne, von Gingiva, Zunge, Wange · Perkussionstests	· Spiegel · Sonde · zahnärztliche Pinzette
· Zusatzuntersuchung: Vitalitätstest	· zahnärztliche Pinzette, Kältespray, Schaumstoffpellets

7. Röntgendiagnostik: Anfertigen von Bissflügelaufnahmen

8. Behandlungsablauf Kompositfüllung Zahn 46

Behandlungsschritt	Materialien/Instrumente
· Anästhesie	· Einmalspritze, Zylinderampullenspritze · Kanüle · Ampulle mit Anästhetikum · Grundbesteck: Spiegel, Sonde, zahnärztliche Pinzette
· Kavitätenpräparation	· Diamantschleifer, rotes Winkelstück · Sauger
· absolute Trockenlegung	· Kofferdam · Spannrahmen · Lochzange · Kofferdamklammer · Klammerzange · Zahnseide · Wedjets

Behandlungsschritt	Materialien/Instrumente
· Karies entfernen	· Rosenbohrer · blaues, grünes Winkelstück
· Formgebung und Separierung	· Matrize · Matrizenhalter · Keil
· Schmelz- und Dentinkonditionierung (Anätzen)	· Phosphorsäuregel
· adhäsive Befestigung	· Dentinprimer · Adhäsiv · Einmalpinsel · Pinselhalter · lichtgeschützte Anmischplatte
· Komposit in kleinen Portionen schichtweise einbringen · Zwischenpolymerisation	· Kugelstopfer · Heidemann-Spatel · spezielle Komposit-Modellierinstrumente · Polymerisationslampe · Komposite in unterschiedlichen Konsistenzen
· Endpolymerisation	· Polymerisationslampe
· Matrize, Keil, Kofferdam entfernen	
· Okklusionskontrolle · Kontrolle des Approximalkontaktes	· Okklusionsfolie mit Halter · Zahnseide
· Ausarbeitung, Politur	· Steinchen · Hartmetallfinierer · Schleifscheiben · elastische Polierer · Polierbürstchen
· Fluoridierung zur Remineralisierung der Präparationsränder	· Fluoridgel oder -lack · Pinsel

Besonderheiten:
- Polymerisationsschrumpfung beachten, darum Schichttechnik
- Lichtdurchlässigkeit des Komposits beachten, darum Schichttechnik

9. Hygienische Aufbereitung des Behandlungszimmers
- Durchspülen der Absauganlage mit Wasser (ca. 20 Sekunden)
- Wischdesinfektion aller kontaminierten Oberflächen: Lampengriffe, Behandlungsstuhl, Schwebetische, Speibecken, Außenflächen der Absauganlage, patientennahe Oberflächen
- Entsorgung der Abfälle mit dem Hausmüll (flüssigkeitsdichte, verschließbare Müllbeutel)
- Entsorgung der spitzen oder scharfen kontaminierten Abfälle (Abwurfbehälter)
- Behandlungsraum lüften

10. Im Aufbereitungsraum
- Risikobewertung der Medizinprodukte nach RKI-Richtlinien
- Aufbereitung der Instrumente
- Lagerung der verpackten Instrumente

11. Mehrkostenvereinbarung
Patient wählt eine Leistung, die über die vertragszahnärztliche Leistung hinausgeht
- Kompositfüllungen im nicht sichtbaren Seitenzahnbereich entsprechen nicht der Kassenleistung
- Mehrkostenvereinbarung notwendig = schriftliche Vereinbarung über den für den Patienten anfallenden Betrag
- Berechnung: Kosten der gewählten Füllungstherapie nach GOZ abzüglich der normalerweise anfallenden Vergütung durch die gesetzliche Krankenkasse ergeben den anfallenden Zuzahlungsbetrag

12. Dokumentation
- Patient zur halbjährlichen Vorsorgeuntersuchung
- eingehende Untersuchung
- ohne pathologischen Befund
- Bissflügelaufnahmen empfohlen
  - keine aktuellen Röntgenbilder vorhanden
  - Patienten über Durchführung und Nutzen aufgeklärt
- Bissflügelaufnahmen
  - Indikation: Kariessuche
  - Befund: Karies mesial Zahn 46
- Patienten über Füllungsmaterialien und Füllungsalternativen aufgeklärt
- Mehrkostenvereinbarung für m-o-Kompositfüllung
  - ausgestellt
  - unterschrieben
- Leitungsanästhesie, 1 Ampulle Ultracain® DS
- absolute Trockenlegung
- Matrize, Keil
- Säure-Ätz-Technik
- Dentinadhäsiv, z. B. AdheSE®, Futurabond® U, Syntac® oder Scotchbond™
- 46 m-o-Kompositfüllung, z. B. mit Tetric®, Filtek™, Spectrum® oder Venus®
- Politur
- Fluoridierung zur Remineralisierung

13. Abrechnung

- Abrechnung über die gesetzliche Krankenkasse
  - 01 U
  - 8 ViPr
  - Ä 925a Rö2
  - 41a L1
  - 12 bMF
  - fiktiv 13b F2/F20
- Abrechnung über die Mehrkostenvereinbarung
  - 2030
  - 2080 abzüglich 13b F2
  - 1020

Behandlungsfall 4: Kompositfüllung an Zahn 21, indirekte Überkappung

Patientendaten: Simon Fischer, 17 Jahre alt, gesetzlich versichert bei der AOK
Situationsbeschreibung: Simon fährt mit dem Fahrrad zur Schule. Heute liegt aber Rollsplit auf der Strecke und Simon stürzt. Am mittleren Schneidezahn oben links ist ein Stück der Schneidekante abgebrochen. Er geht sofort zu seinem Zahnarzt Dr. Schellenberger. Dieser nimmt ihn notfallmäßig dran. Er prüft die Vitalität aller Frontzähne. Alle Frontzähne reagieren sensibel auf das Kältespray. Daraufhin lässt er Röntgenaufnahmen der Frontzähne anfertigen. Frakturen oder andere pathologische Befunde sind nicht erkennbar. Eine Lockerung der Zähne liegt nicht vor. Jedoch ist die distale Schneidekante abgebrochen. Die Pulpa ist nicht eröffnet. Es liegt jedoch nur eine dünne Dentinschicht über der Pulpa. Es wird eine indirekte Überkappung und anschließend ein Eckenaufbau an 21 durchgeführt. Kontrolltermine werden vereinbart.

Arbeitsaufgabe

Beschreiben Sie, wie Sie die Behandlung vorbereiten, begleiten und dokumentieren, vom Empfang des Patienten bis zur Verabschiedung.
Stellen Sie den Behandlungsablauf dar und richten Sie hierzu die notwendigen Instrumente und Materialien.
Rechnen Sie die erbrachten Leistungen ab und bereiten Sie den Arbeitsplatz wieder hygienisch auf.

Lösungsskizze

1. Patientenempfang bei nicht vereinbartem Termin

- freundliche Begrüßung mit Blickkontakt
- Grund des Besuches erfragen

2. Patientenaufnahme bekannter Patient

- Einlesen der elektronischen Gesundheitskarte
- Patientenkartei aufrufen bzw. bereitlegen
- Erfragen des genauen Unfallhergangs (Arbeitsunfall?)
- Patient ins Wartezimmer bitten

3. Patientenbegleitung ins Behandlungszimmer

- Simon aufrufen und ins Behandlungszimmer begleiten
- ihn bitten, auf dem Behandlungsstuhl Platz zu nehmen, Kopfstütze einstellen
- bequeme Einstellung der Kopfstütze

4. Hygienische Händedesinfektion

- Entnahme von Desinfektionslösung (3–5 ml) aus einem Wandspender mit Ellenbogenbedienung
- Desinfektionsmittel in die sauberen, trockenen Hände geben und die gesamten Handflächen gründlich benetzen, Daumen, Nägel, Nagelfalze, Fingerkuppen und Fingerzwischenräume einbeziehen
- Hände für die vom Hersteller vorgegebene Einwirkzeit feucht halten
- Lufttrocknung

5. Vorbereitung im Behandlungszimmer

- Anlegen der persönlichen Schutzausrüstung: Handschuhe, Mundschutz, Schutzbrille
- Umlegen der Patientenserviette
- Bereitstellen des Trays mit Grundbesteck: Spiegel, Sonde, zahnärztliche Pinzette, Sauger
- Füllen des Mundspülbechers mit Wasser

6. Behandlung des Patienten

Behandlungsschritt	Materialien/Instrumente
· lokale Untersuchung der Frontzähne im OK	· Spiegel · Sonde · zahnärztliche Pinzette
· Vitalitätsprobe	· Kältespray · zahnärztliche Pinzette · Schaumstoffpellets

7. Röntgen aller Frontzähne

8. Behandlungsablauf

Behandlungsschritt	Materialien/Instrumente
· Beratung des Patienten durch Zahnarzt	
· Anästhesie im OK regio 21: Infiltrationsanaästhesie	· Grundbesteck, Spritze, Kanüle, Anästhetikum
· Zahnfarbe auswählen	· Farbring
· Kavitätenpräparation	· rotes Winkelstück · Diamantschleifer
· absolute Trockenlegung	· Kofferdam, Spannrahmen, Lochstanze, Kofferdam-klammer, Klammerzange, Zahnseide, Wedjets
· Formgebung, Separieren	· Matrize, Matrizenhalter, Keil
· indirekte Überkappung	· Calciumhydroxid · Kugelstopfer
· Säure-Ätz-Technik und adhäsive Technik	· Ätzgel, Primer, Adhäsiv · Pinsel
· Kompositfüllung Ecken-aufbau in Mehrschicht-technik	· Komposit · Kugelstopfer · Heidemann-Spatel · Polymerisationslampe
· Okklusions- und Artikula-tionskontrolle	· Okklusionsfolie · Okklusionsfolienhalter
· Politur	· Polierscheiben · elastische Polierer

9. Verabschiedung

- Verhalten nach Lokalanästhesie
- Verhaltensmaßnahmen: zunächst keine harten Nahrungsmittel abbeißen
- Wiedervorstellung in ca. 4 Wochen und weitere Termine zur Beurteilung der Sensibilität von Zahn 21

10. Hygienische Aufbereitung des Behandlungszimmers

- Durchspülen der Absauganlage mit Wasser (ca. 20 Sekunden)
- Wischdesinfektion aller kontaminierten Oberflächen: Lampengriffe, Behandlungsstuhl, Schwebetische, Speibecken, Außenflächen der Absauganlage, patientennahe Oberflächen
- Entsorgung der Abfälle mit dem Hausmüll (flüssigkeitsdichte, verschließbare Müllbeutel)
- Entsorgung der spitzen oder scharfen kontaminierten Abfälle (Abwurfbehälter)
- Behandlungsraum lüften

11. Im Aufbereitungsraum

- Risikobewertung der Medizinprodukte nach RKI-Richtlinien
- Aufbereitung der Instrumente
- Lagerung der verpackten Medizinprodukte

12. Dokumentation

- Frontzahntrauma an 21 beim Radfahren, mit Abbruch der distalen Schneidekante
- Patient mit dem Fahrrad gestürzt, Ecke von Schneidezahn frakturiert
- Sensibilitätsprüfung von 13–23, alle Zähne vital
- keine Lockerungsgrade
- Röntgendiagnostik: Einzelzahnaufnahme 13–23; keine Frakturen
- Patienten über Befunde informiert
- Kompositfüllung in aufwendiger Mehrschichttechnik mit Farbanpassung
- Infiltrationsanästhesie Zahn 21 mit 1 Ampulle Ultracain® DS
- absolute Trockenlegung
- Matrize, Keil
- indirekte Überkappung, z. B. mit Dycal®
- Säure-Ätz-Technik
- Adhäsiv
- 21 d-i-v-p-Kompositfüllung
- Patienten über regelmäßige Vitalitätskontrollen informiert
- Termin in 4 Wochen

13. Abrechnung

- Ä 1 Ber
- 8 ViPr
- Ä 925a Rö2
- 40 I
- 12 bMF
- 25 Cp
- 13d F4

Behandlungsfall 5: Gangränbehandlung, Zahn 26

Patientendaten: Christiane Schumann, gesetzlich versichert bei der Barmer GEK

Situationsbeschreibung: Frau Schumann, eine langjährige Patientin der Praxis, kommt zum ersten Mal in diesem Quartal mit starken Schmerzen im linken Oberkiefer in die Sprechstunde.

Nach der Begrüßung und den notwendigen Verwaltungstätigkeiten erfolgt im Behandlungszimmer eine symptombezogene Untersuchung des Schmerzgebiets.

Die Sensibilitätsprobe des überkronten Zahnes 26 ist negativ, die Perkussionsprobe positiv. Zur weiteren Diagnostik wird eine Röntgenaufnahme angefertigt, auf der keine apikale Ostitis erkennbar ist.

Nach der Beratung von Frau Schumann über die notwendige Behandlung wird der Zahn 26 durch die Krone trepaniert und das gangränöse Pulpagewebe entfernt. Die Länge der Wurzelkanäle wird elektrometrisch bestimmt. Danach werden die Wurzelkanäle bis ISO-Größe 45 aufbereitet, mit NaOCl gespült, getrocknet und mit einer medikamentösen Einlage versehen. Der Zahn wird temporär speicheldicht verschlossen.

Frau Schumann erhält einen Folgetermin für die weitere Behandlung in der nächsten Woche.

Arbeitsaufgabe

Beschreiben Sie, wie Sie die Behandlung vorbereiten, begleiten und dokumentieren, vom Empfang des Patienten bis zur Verabschiedung.

Stellen Sie den Behandlungsablauf dar und richten Sie hierzu die notwendigen Instrumente und Materialien.

Rechnen Sie die erbrachten Leistungen ab und bereiten Sie den Arbeitsplatz wieder hygienisch auf.

Lösungsskizze

1. Patientenempfang ohne vereinbarten Termin
- freundliche Begrüßung mit Blickkontakt
- Frau Schumann mit Namen ansprechen
- sich danach erkundigen, wie es ihr heute geht

2. Patientenaufnahme: bekannte Patientin
- Einlesen der elektronischen Gesundheitskarte
- Patientenkartei aufrufen bzw. bereitlegen
- Anamnesebogen zur Aktualisierung aushändigen
- die Patientin ins Wartezimmer bitten
- Zahnärztin informieren

3. Patientenbegleitung ins Behandlungszimmer
- Frau Schumann aufrufen und ins Behandlungszimmer begleiten
- Patientin bitten, Platz zu nehmen
- bequeme Einstellung der Kopfstütze
- Sitzhöhe auf Augenhöhe

4. Hygienische Händedesinfektion
- kontaktlose Entnahme von 3–5 ml Desinfektionslösung aus einem Wandspender
- Desinfektionsmittel in die sauberen, trockenen Hände geben und die gesamten Handflächen gründlich benetzen, Daumen, Nägel, Nagelfalze, Fingerkuppen, Fingerzwischenräume einbeziehen
- Hände für die vom Hersteller vorgegebene Einwirkzeit feucht halten
- Lufttrocknung

5. Vorbereitung am Behandlungsstuhl
- Anlegen der persönlichen Schutzausrüstung: Handschuhe, Mundschutz, Schutzbrille
- Umlegen der Patientenserviette
- Bereitlegen des Grundbestecks (Spiegel, Sonde, zahnärztliche Pinzette)
- Füllen des Einmalbechers mit Wasser
- Aufstecken des großen und kleinen Saugers

6. Behandlung der Patientin

Behandlungsschritt	Materialien/Instrumente
· symptombezogene Untersuchung	· Spiegel · Sonde · zahnärztliche Pinzette
· Sensibilitätsprüfung	· Kältespray · zahnärztliche Pinzette · Schaumstoffpellets

7. Anfertigen eines Röntgenbildes des Zahnes 26

8. Behandlung der Patientin

Behandlungsschritt	Materialien/Instrumente
• Beratung der Patientin durch die Zahnärztin	
• Trepanation der Pulpahöhle	• Übertragungsinstrument (Winkelstück) • diamantierter Schleifkörper
• Entfernung der gangränösen Pulpa	• Exstirpationsnadel
• Längenbestimmung der Wurzelkanäle (elektrometrisch)	• elektrometrisches Längenmessgerät • Wurzelkanalinstrument mit Stopper • Endo-Messblock
• Aufbereitung der Wurzelkanäle	• Wurzelkanalinstrumente: z. B. Reamer, Kerr-Feilen, Hedström-Feilen • ggf. spezieller Motor und Winkelstück für die maschinelle Aufbereitung • Endo-Messblock • bakterienabtötende Spüllösungen: Natriumhypochlorit (NaOCl), Chlorhexidindigluconat (CHX), Alkohol, Wasserstoffperoxid (H_2O_2) • Papierspitzen
• medikamentöse Einlage	• Lentulo® • Medikament • Glasplatte
• provisorischer Verschluss der Kavität	• Wattepellets • Verschlussmaterial • Heidemann-Spatel

9. Verabschiedung der Patientin

- Hat die Patientin alle Informationen?
  - Aufsuchen der Praxis bei wieder auftretenden Schmerzen
- Terminvereinbarung für die weitere Wurzelkanalbehandlung des Zahnes
- freundliche Verabschiedung mit Genesungswünschen

10. Hygienische Aufbereitung des Behandlungszimmers

- Durchspülen der Absauganlage mit Wasser (ca. 20 Sekunden)
- Wischdesinfektion aller kontaminierten Oberflächen: Lampengriffe, Behandlungsstuhl, Schwebetische, Speibecken, Außenflächen der Absauganlage, patientennahe Oberflächen
- Entsorgung der Abfälle mit dem Hausmüll (flüssigkeitsdichte, verschließbare Müllbeutel)
- ggf. Entsorgung der spitzen oder scharfen kontaminierten Abfälle (Abwurfbehälter)
- Behandlungsraum lüften

11. Im Aufbereitungsraum

- Risikobewertung der Medizinprodukte nach RKI-Richtlinien
- Aufbereitung der Instrumente
- Lagerung der verpackten Medizinprodukte

12. Dokumentation

- Beratung über Therapie
- Zahn 26
  - Vitalitätsprobe: negativ
  - Röntgenaufnahme: apikal keine pathologische Veränderung
  - Trepanation
  - elektrometrische Längenbestimmung der Wurzelkanäle
  - Aufbereitung der Wurzelkanäle (bis ISO 45)
  - medikamentöse Einlage
  - temporärer speicheldichter Verschluss
- Termin für die weitere Behandlung der Wurzelkanäle in der Folgewoche

13. Abrechnung

- 8 ViPr
- Ä 925a Rö2
- Ä 1 Ber
- 31 Trep1
- 3 x 32 WK
- 34 Med

Behandlungsfall 6: Pulpitis, Zahn 14

Patientendaten: Reinhard Schneider, gesetzlich versichert bei der AOK Frankfurt
Situationsbeschreibung: Herr Schneider kommt ohne Termin zum ersten Mal in die Praxis. Er klagt über anhaltend starke Schmerzen im rechten Oberkiefer, die gestern zum ersten Mal aufgetreten seien.
Bei der eingehenden Untersuchung werden eine insuffiziente Amalgamfüllung sowie Karies an Zahn 14 festgestellt. Die Vitalitätsprobe des Zahnes ist positiv. Auf dem angefertigten Röntgenbild ist apikal keine pathologische Veränderung zu erkennen. Nach der Aufklärung des Patienten über das weitere therapeutische Vorgehen wird der Zahn 14 durch eine Infiltrationsanästhesie betäubt und ein Spanngummi angelegt. Der Zahn wird trepaniert und die vitale Pulpa entfernt. Nach der Längenbestimmung der Wurzelkanäle durch eine Röntgenmessaufnahme werden die Wurzelkanäle mechanisch und chemisch aufbereitet.
Nach Spülung und Trocknung werden die Wurzelkanäle mit Guttaperchastiften und einem Sealer gefüllt. Die Röntgenkontrollaufnahme zeigt eine regelrechte randdichte Füllung der Wurzelkanäle. Anschließend wird der Zahn speicheldicht provisorisch verschlossen. Herr Schneider erhält einen Folgetermin zur definitiven Versorgung des Zahnes.

Arbeitsaufgabe
Beschreiben Sie, wie Sie die Behandlung vorbereiten, begleiten und dokumentieren, vom Empfang des Patienten bis zur Verabschiedung.
Stellen Sie den Behandlungsablauf dar und richten Sie hierzu die notwendigen Instrumente und Materialien.
Rechnen Sie die erbrachten Leistungen ab und bereiten Sie den Arbeitsplatz wieder hygienisch auf.

Lösungsskizze

1. Patientenempfang ohne vereinbarten Termin
- freundliche Begrüßung mit Blickkontakt
- eigene Vorstellung
- korrekte, dem Patientenalter entsprechende Ansprache
- Grund des Praxisbesuchs ansprechen
- ggf. auf längere Wartezeit hinweisen

2. Patientenaufnahme unbekannter Patient
- Einlesen der elektronischen Gesundheitskarte
- Patientenkartei anlegen
- Anamnesebogen zum Ausfüllen aushändigen
- den Patienten ins Wartezimmer bitten
- Zahnärztin informieren

3. Patientenbegleitung ins Behandlungszimmer
- Herrn Schneider aufrufen und ins Behandlungszimmer begleiten
- Patient bitten, Platz zu nehmen
- bequeme Einstellung der Kopfstütze
- Sitzhöhe auf Augenhöhe

4. Hygienische Händedesinfektion
- kontaktlose Entnahme von 3–5 ml Desinfektionslösung aus einem Wandspender
- Desinfektionsmittel in die sauberen, trockenen Hände geben und die gesamten Handflächen gründlich benetzen, Daumen, Nägel, Nagelfalze, Fingerkuppen, Fingerzwischenräume einbeziehen
- Hände für die vom Hersteller vorgegebene Einwirkzeit feucht halten
- Lufttrocknung

5. Vorbereitung am Behandlungsstuhl
- Anlegen der persönlichen Schutzausrüstung: Handschuhe, Mundschutz, Schutzbrille
- Umlegen der Patientenserviette
- Bereitlegen des Grundbestecks (Spiegel, Sonde, zahnärztliche Pinzette)
- Füllen des Einmalbechers mit Wasser
- Aufstecken des großen und kleinen Saugers

6. Behandlung des Patienten

Behandlungsschritt	Materialien/Instrumente
· eingehende Untersuchung	· Spiegel · Sonde · zahnärztliche Pinzette
· Vitalitätsprobe	· Kältespray · zahnärztliche Pinzette · Schaumstoffpellets

7. Anfertigen eines Röntgenbildes des Zahnes 14

8. Behandlung des Patienten

Behandlungsschritt	Materialien/Instrumente
• Beratung des Patienten durch Zahnärztin	
• Infiltrationsanästhesie	• Spritze • Kanüle • Lokalanästhetikum
• Anlegen von Kofferdam	• Spanngummi • Spannrahmen • Lochstanze • Kofferdamklammern • Klammerzange • Zahnseide, ggf. Wedjets
• Trepanation der Pulpahöhle	• Übertragungsinstrument (Winkelstück) • diamantierter Schleifkörper
• Exstirpation der vitalen Pulpa	• Exstirpationsnadel
• Längenbestimmung der Wurzelkanäle (Röntgenmessaufnahme)	

9. Anfertigen eines Röntgenbildes des Zahnes 14

10. Behandlung des Patienten

Behandlungsschritt	Materialien/Instrumente
• Aufbereitung der Wurzelkanäle	• Wurzelkanalinstrumente: z. B. Reamer, Kerr-Feilen, Hedström-Feilen • ggf. spezieller Motor und Winkelstück für die maschinelle Aufbereitung • Endo-Messblock • Spüllösungen: Natriumhypochlorit (NaOCl), Chlorhexidindigluconat (CHX), Alkohol, Wasserstoffperoxid (H_2O_2) • Papierspitzen
• Füllung der Wurzelkanäle	• Guttaperchastifte • Sealer (Wurzelkanalzement) • Anmischspatel • Glasplatte • Lentulo® • Spreader • Flamme • Heidemann-Spatel
• Röntgenkontrolle der Wurzelkanalfüllung	

11. Anfertigen eines Röntgenbildes des Zahnes 14

12. Behandlung des Patienten

Behandlungsschritt	Materialien/Instrumente
• provisorischer Verschluss der Kavität	• Wattepellets • Verschlussmaterial • Heidemann-Spatel

13. Verabschiedung des Patienten

- Hat der Patient alle Informationen?
  - Verhalten nach Lokalanästhesie
  - Aufsuchen der Praxis bei wieder auftretenden Schmerzen
- Terminvereinbarung für die definitive Versorgung des Zahnes
- freundliche Verabschiedung mit Genesungswünschen

14. Hygienische Aufbereitung des Behandlungszimmers

- Durchspülen der Absauganlage mit Wasser (ca. 20 Sekunden)
- Wischdesinfektion aller kontaminierten Oberflächen: Lampengriffe, Behandlungsstuhl, Schwebetische, Speibecken, Außenflächen der Absauganlage, patientennahe Oberflächen
- Entsorgung der Abfälle mit dem Hausmüll (flüssigkeitsdichte, verschließbare Müllbeutel)
- Entsorgung der spitzen oder scharfen kontaminierten Abfälle (Abwurfbehälter)
- Behandlungsraum lüften

15. Im Aufbereitungsraum

- Risikobewertung der Medizinprodukte nach RKI-Richtlinien
- Aufbereitung der Instrumente
- Lagerung der verpackten Medizinprodukte

16. Dokumentation

- eingehende Untersuchung
- Beratung über Therapie
- Zahn 14
  - Vitalitätsprobe: positiv
  - Röntgenaufnahme: apikal keine pathologische Veränderung
  - Infiltrationsanästhesie (Ultracain® DS, 1 Ampulle)
  - Kofferdam
  - Vitalexstirpation
  - Röntgenmessaufnahme
  - Aufbereitung der Wurzelkanäle
  - Füllung der Wurzelkanäle
  - Röntgenkontrollaufnahme
  - temporärer speicheldichter Verschluss
- Termin für definitive Füllung in 4 Wochen

17. Abrechnung

- 01 U
- 8 ViPr
- Ä 925a Rö2
- 40 I
- 12 bMF
- 2 x 28 VitE
- Ä 925a Rö2
- 2 x 32 WK
- 2 x 35 WF
- Ä 925a Rö2

Behandlungsfall 7: Pulpotomie, Zahn 21

Patientendaten: Marie Bauer, 14 Jahre, gesetzlich versichert bei der Techniker Krankenkasse
Situationsbeschreibung: Die 14-jährige Marie Bauer kommt ohne Termin mit ihrer Mutter zum ersten Mal in die Praxis. Bei einem Fahrradunfall ist ihr ein Teil der Zahnkrone von Zahn 21 abgebrochen.
Nach der Begrüßung und den notwendigen Verwaltungstätigkeiten erfolgt im Behandlungszimmer eine symptombezogene Untersuchung, bei der eine Fraktur der Krone mit einer breitflächigen Eröffnung der Pulpa festgestellt wird. Die Vitalitätsprobe des Zahnes ist positiv. Der Befund der angefertigten Röntgenaufnahme bestätigt die Kronenfraktur, ansonsten sind keine weiteren Schädigungen des Zahnes feststellbar.
Nach der Beratung der Patientin und ihrer Mutter erfolgt nach der Infiltrationsanästhesie die Trockenlegung mit Spanngummi und eine Pulpotomie des Zahnes 21. Anschließend wird der Zahn mit einem distalen Eckenaufbau definitiv versorgt. Im abschließenden Gespräch bestätigt die Mutter auf Nachfrage einen bestehenden Tetanusschutz.
Die Patientin erhält für den folgenden Tag einen Termin zur Überprüfung der Vitalität des Zahnes.

Arbeitsaufgabe
Beschreiben Sie, wie Sie die Behandlung vorbereiten, begleiten und dokumentieren, vom Empfang des Patienten bis zur Verabschiedung.
Stellen Sie den Behandlungsablauf dar und richten Sie hierzu die notwendigen Instrumente und Materialien.
Rechnen Sie die erbrachten Leistungen ab und bereiten Sie den Arbeitsplatz wieder hygienisch auf.

Lösungsskizze

1. Patientenempfang ohne vereinbarten Termin
- freundliche Begrüßung der Patientin und ihrer Mutter mit Blickkontakt
- eigene Vorstellung
- korrekte, dem Patientenalter entsprechende Ansprache
- Grund des Praxisbesuchs ansprechen
- ggf. auf längere Wartezeit hinweisen

2. Patientenaufnahme unbekannte Patientin
- Einlesen der elektronischen Gesundheitskarte
- Patientenkartei anlegen
- Anamnesebogen zum Ausfüllen aushändigen
- die Patientin und ihre Mutter ins Wartezimmer bitten
- Zahnärztin informieren

3. Patientenbegleitung ins Behandlungszimmer
- Marie Bauer und ihre Mutter aufrufen und ins Behandlungszimmer begleiten
- Patientin bitten, Platz zu nehmen, Sitzplatz für die begleitende Mutter anbieten
- bequeme Einstellung der Kopfstütze
- Sitzhöhe auf Augenhöhe

4. Hygienische Händedesinfektion
- kontaktlose Entnahme von 3–5 ml Desinfektionslösung aus einem Wandspender
- Desinfektionsmittel in die sauberen, trockenen Hände geben und die gesamten Handflächen gründlich benetzen, Daumen, Nägel, Nagelfalze, Fingerkuppen, Fingerzwischenräume einbeziehen
- Hände für die vom Hersteller vorgegebene Einwirkzeit feucht halten
- Lufttrocknung

5. Vorbereitung am Behandlungsstuhl
- Anlegen der persönlichen Schutzausrüstung: Handschuhe, Mundschutz, Schutzbrille
- Umlegen der Patientenserviette
- Bereitlegen des Grundbestecks (Spiegel, Sonde, zahnärztliche Pinzette)
- Füllen des Einmalbechers mit Wasser
- Aufstecken des großen und kleinen Saugers

6. Behandlung der Patientin

Behandlungsschritt	Materialien/Instrumente
· symptombezogene Untersuchung	· Spiegel · Sonde · zahnärztliche Pinzette
· Vitalitätsprobe	· Kältespray · zahnärztliche Pinzette · Schaumstoffpellets

7. Anfertigen eines Röntgenbildes des Zahnes 21

8. Behandlung der Patientin

Behandlungsschritt	Materialien/Instrumente
• Beratung der Patientin und der begleitenden Mutter durch die Zahnärztin	
• Infiltrationsanästhesie	• Spritze • Kanüle • Lokalanästhetikum
• Anlegen von Kofferdam	• Spanngummi • Spannrahmen • Lochstanze • Kofferdamklammern • Klammerzange • Zahnseide, ggf. Wedjets
• Trepanation der Pulpahöhle • Amputation der vitalen Kronenpulpa	• Übertragungsinstrument (Winkelstück) • diamantierter Schleifkörper
• Spülung der Pulpahöhle und Blutstillung	• Wasser oder Ringerlösung • steriles Wattepellet mit Kochsalzlösung getränkt • Eisensulfatlösung (Eisen[III]-sulfat)
• Überkappung der Wurzelpulpa im Bereich der Kanaleingänge	• hydraulischer Kalziumsilikatzement (Mineral-Trioxid-Aggregate/MTA) oder wässriges Kalziumhydroxid • Anmischspatel • Glasplatte • Heidemann-Spatel
• Anlegen einer Matrize für den Eckenaufbau	• Matrize • Matrizenhalter • Keil
• Schmelz- und Dentinkonditionierung (Anätzen)	• Phosphorsäure-Gel
• adhäsive Befestigung	• Dentinprimer • Dentinadhäsiv (Bonding) • Einmalpinsel • Pinselhalter
• Komposit in kleinen Portionen einbringen • Zwischenpolymerisation	• Kugelstopfer • Heidemann-Spatel • spezielle Komposit-Modellierinstrumente • Polymerisationslampe • Komposit in unterschiedlichen Konsistenzen
• Endpolymerisation	• Polymerisationslampe
• Matrize, Keil, Kofferdam entfernen	
• Okklusionskontrolle • Kontrolle des Approximalkontaktes	• Okklusionsfolie mit Halter • Zahnseide
• Ausarbeitung, Politur	• Steinchen • Hartmetallfinierer • Schleifscheiben • elastische Polierer • Polierbürstchen
• Fluoridierung zur Remineralisierung der Präparationsränder	• Fluoridgelee oder -lack • Pinsel

9. Verabschiedung der Patientin

- Haben die Patientin und ihre Mutter alle Informationen?
  - Verhalten nach Lokalanästhesie
- Terminvereinbarung für die Kontrolle der Vitalität des Zahnes
- freundliche Verabschiedung mit Genesungswünschen

10. Hygienische Aufbereitung des Behandlungszimmers

- Durchspülen der Absauganlage mit Wasser (ca. 20 Sekunden)
- Wischdesinfektion aller kontaminierten Oberflächen: Lampengriffe, Behandlungsstuhl, Schwebetische, Speibecken, Außenflächen der Absauganlage, patientennahe Oberflächen
- Entsorgung der Abfälle mit dem Hausmüll (flüssigkeitsdichte, verschließbare Müllbeutel)
- Entsorgung der spitzen oder scharfen kontaminierten Abfälle (Abwurfbehälter)
- Behandlungsraum lüften

11. Im Aufbereitungsraum

- Risikobewertung der Medizinprodukte nach RKI-Richtlinien
- Aufbereitung der Instrumente
- Lagerung der verpackten Medizinprodukte

12. Dokumentation

- symptombezogene Untersuchung
- Beratung über Therapie
- Zahn 21
  - Vitalitätsprobe: positiv
  - Röntgenaufnahme: Kronenfraktur distal, keine weiteren Schädigungen feststellbar
  - Beratung der Patientin und Mutter
  - Infiltrationsanästhesie (Ultracain® DS, 1 Ampulle)
  - Kofferdam
  - Pulpotomie
  - distaler Eckenaufbau
- Termin für Vitalitätsprobe

13. Abrechnung

- 8 ViPr
- Ä 925a Rö2
- Ä 1 Ber
- 40 I
- 12 bMF
- 27 Pulp
- 13d F4

Behandlungsfall 8: Vitalexstirpation, Zahn 27

Patientendaten: Michael Hausmann, privat versichert bei der Debeka
Situationsbeschreibung: Herr Hausmann kommt mit akuten Schmerzen im linken Oberkiefer ohne Termin zum ersten Mal in die Praxis.
Nach der Begrüßung und den notwendigen Verwaltungstätigkeiten erfolgt im Behandlungszimmer eine symptombezogene Untersuchung des Schmerzgebiets. Am Zahn 27 wird eine insuffiziente Amalgamfüllung mit Sekundärkaries okklusal diagnostiziert. Die Sensibilitätsprobe ist positiv. Auf dem angefertigten Röntgenbild ist eine Caries profunda feststellbar, keine apikale Ostitis. Nach Beratung von Herrn Hausmann über die notwendige Behandlung wird nach der Infiltrationsanästhesie ein Spanngummi angelegt und die Amalgamfüllung entfernt. Aufgrund der ausgedehnten Caries profunda erfolgten die Trepanation der Pulpahöhle sowie die anschließende Exstirpation der vitalen Pulpa. Die Länge der drei Wurzelkanäle wird elektrometrisch ermittelt. Mithilfe eines Operationsmikroskops werden die Wurzelkanäle aufbereitet, mit NaOCl gespült und getrocknet. Danach erfolgt die Füllung der Wurzelkanäle mit Guttaperchastiften und einem Sealer. Die anschließend angefertigte Röntgenaufnahme zeigt die vollständige und randdichte Wurzelfüllung der drei Kanäle. Der Zahn wird temporär speicheldicht verschlossen.
Herr Hausmann erhält einen Termin für die weitere Behandlung in der nächsten Woche.

Arbeitsaufgabe
Beschreiben Sie, wie Sie die Behandlung vorbereiten, begleiten und dokumentieren, vom Empfang des Patienten bis zur Verabschiedung.
Stellen Sie den Behandlungsablauf dar und richten Sie hierzu die notwendigen Instrumente und Materialien.
Rechnen Sie die erbrachten Leistungen ab und bereiten Sie den Arbeitsplatz wieder hygienisch auf.

Lösungsskizze

1. Patientenempfang ohne vereinbarten Termin
- freundliche Begrüßung mit Blickkontakt
- eigene Vorstellung
- korrekte, dem Patientenalter entsprechende Ansprache
- Grund des Praxisbesuchs ansprechen
- ggf. auf längere Wartezeit hinweisen

2. Patientenaufnahme unbekannter Patient
- Patientenkartei anlegen
- Anamnesebogen zum Ausfüllen aushändigen
- den Patienten ins Wartezimmer bitten
- Zahnärztin informieren

3. Patientenbegleitung ins Behandlungszimmer
- Herrn Hausmann aufrufen und ins Behandlungszimmer begleiten
- Patient bitten, Platz zu nehmen
- bequeme Einstellung der Kopfstütze
- Sitzhöhe auf Augenhöhe

4. Hygienische Händedesinfektion
- kontaktlose Entnahme von 3–5 ml Desinfektionslösung aus einem Wandspender
- Desinfektionsmittel in die sauberen, trockenen Hände geben und die gesamten Handflächen gründlich benetzen, Daumen, Nägel, Nagelfalze, Fingerkuppen, Fingerzwischenräume einbeziehen
- Hände für die vom Hersteller vorgegebene Einwirkzeit feucht halten
- Lufttrocknung

5. Vorbereitung am Behandlungsstuhl
- Anlegen der persönlichen Schutzausrüstung: Handschuhe, Mundschutz, Schutzbrille
- Umlegen der Patientenserviette
- Bereitlegen des Grundbestecks (Spiegel, Sonde, zahnärztliche Pinzette)
- Füllen des Einmalbechers mit Wasser
- Aufstecken des großen und kleinen Saugers

6. Behandlung des Patienten

Behandlungsschritt	Materialien/Instrumente
· symptombezogene Untersuchung	· Spiegel · Sonde · zahnärztliche Pinzette
· Vitalitätsprobe	· Kältespray · zahnärztliche Pinzette · Schaumstoffpellets

7. Anfertigen eines Röntgenbildes des Zahnes 27

8. Behandlung des Patienten

Behandlungsschritt	Materialien/Instrumente
· Beratung des Patienten durch Zahnärztin	
· Infiltrationsanästhesie	· Spritze · Kanüle · Lokalanästhetikum
· Anlegen von Spanngummi	· Spanngummi · Spannrahmen · Lochstanze · Kofferdamklammern · Klammerzange · Zahnseide, ggf. Wedjets
· Entfernung der Füllung · Trepanation der Pulpahöhle	· Übertragungsinstrument (Winkelstück) · diamantierter Schleifkörper
· Exstirpation der vitalen Pulpa	· Exstirpationsnadel
· Längenbestimmung der Wurzelkanäle (elektrometrisch)	· elektrometrisches Längenmessgerät · Wurzelkanalinstrument mit Stopper · Endo-Messblock
· Aufbereitung der Wurzelkanäle	· Wurzelkanalinstrumente: z. B. Reamer, Kerr-Feilen, Hedström-Feilen · ggf. spezieller Motor und Winkelstück für die maschinelle Aufbereitung · Endo-Messblock · Spüllösungen: Natriumhypochlorit (NaOCl), Chlorhexidindigluconat (CHX), Alkohol, Wasserstoffperoxid (H_2O_2) · Papierspitzen
· Füllung der Wurzelkanäle	· Guttaperchastifte · Sealer (Wurzelkanalzement) · Anmischspatel · Glasplatte · Lentulo® · Spreader · Flamme · Heidemann-Spatel
· Röntgenkontrolle der Wurzelkanalfüllung	

9. Anfertigen eines Röntgenbildes des Zahnes 27

10. Behandlung des Patienten

Behandlungsschritt	Materialien/Instrumente
· provisorischer Verschluss der Kavität	· Wattepellets · Verschlussmaterial · Heidemann-Spatel

11. Verabschiedung des Patienten

- Hat der Patient alle Informationen?
  - Verhalten nach Lokalanästhesie
  - Aufsuchen der Praxis bei wieder auftretenden Schmerzen
- Terminvereinbarung für die definitive Versorgung des Zahnes
- freundliche Verabschiedung mit Genesungswünschen

12. Hygienische Aufbereitung des Behandlungszimmers

- Durchspülen der Absauganlage mit Wasser (ca. 20 Sekunden)
- Wischdesinfektion aller kontaminierten Oberflächen: Lampengriffe, Behandlungsstuhl, Schwebetische, Speibecken, Außenflächen der Absauganlage, patientennahe Oberflächen
- Entsorgung der Abfälle mit dem Hausmüll (flüssigkeitsdichte, verschließbare Müllbeutel)
- Entsorgung der spitzen oder scharfen kontaminierten Abfälle (Abwurfbehälter)
- Behandlungsraum lüften

13. Im Aufbereitungsraum

- Risikobewertung der Medizinprodukte nach RKI-Richtlinien
- Aufbereitung der Instrumente
- Lagerung der verpackten Medizinprodukte

14. Dokumentation

- symptombezogene Untersuchung
- Beratung über Therapie
- Zahn 27
  - Vitalitätsprobe: positiv
  - Röntgenaufnahme: Caries profunda, keine apikale Ostitis
  - Beratung des Patienten
  - Infiltrationsanästhesie (Ultracain® DS, 1 Ampulle)
  - Kofferdam
  - Trepanation
  - Entfernung der vitalen Pulpa
  - elektrometrische Längenbestimmung der Wurzelkanäle (2 x je Kanal)
  - Aufbereitung der Wurzelkanäle
  - Füllung der Wurzelkanäle
  - Röntgenkontrollaufnahme
  - temporärer speicheldichter Verschluss
- Termin für Weiterbehandlung

15. Abrechnung

- Ä 5
- Ä 1
- 0070
- 2 x Ä5000
- 0090
- 2040
- (2390)
- 3 x 2360
- 6 x 2400
- 0110
- 3 x 2410
- 3 x 2440
- 2020

Behandlungsfall 9: Operative Entfernung der retinierten und verlagerten Zähne 18 und 48

Patientendaten: Niklas Sonnenberg, gesetzlich versichert bei der AOK Stuttgart
Situationsbeschreibung: Herr Sonnenberg ist vor einer Woche bereits in der Praxis gewesen. Er wurde von seinem Kieferorthopäden zu Frau Dr. Klein überwiesen. Seine Zähne haben sich in letzter Zeit verschoben. Letzte Woche wurden ein Anamnesebogen ausgefüllt und ein OPG angefertigt. Frau Dr. Klein rät zur Entfernung der beiden Zähne. Der Zahn 48 liegt nahe am Nervus alveolaris inferior, ist retiniert und verlagert. Zahn 18 ist retiniert und hat röntgenologisch keinen Bezug zur Kieferhöhle. Frau Dr. Klein bespricht mit dem Patienten die Befunde, ebenso das operative Vorgehen. Herr Sonnenberg wird ausführlich über die möglichen Folgen bzw. Komplikationen des Eingriffs aufgeklärt. Er unterschreibt den Aufklärungsbogen mit der Einverständniserklärung zur operativen Weisheitszahnentfernung.
Herr Sonnenberg erscheint heute zum vereinbarten OP-Termin. Der Patient hat Angst vor dem operativen Eingriff. Es ist seine erste Operation überhaupt. Der Patient wird nochmals über das operative Vorgehen und mögliche Komplikationen aufgeklärt. Beide Weisheitszähne werden in einer Sitzung in Lokalanästhesie entfernt. Ein postoperativer Kontrolltermin und ein weiterer Termin zur Nahtentfernung werden vereinbart.
Der Patient erhält eine eAU und ein eRezept über Schmerztabletten.

Arbeitsaufgabe
Beschreiben Sie, wie Sie die Behandlung vorbereiten, begleiten und dokumentieren, vom Empfang des Patienten bis zur Verabschiedung.
Stellen Sie den Behandlungsablauf dar und richten Sie hierzu die notwendigen Instrumente und Materialien.
Nach der Behandlung klären Sie Niklas Sonnenberg über notwendige Verhaltensmaßnahmen auf.
Rechnen Sie die erbrachten Leistungen ab und bereiten Sie den Arbeitsplatz wieder hygienisch auf.

Lösungsskizze

1. Patientenempfang bei vereinbartem Termin
- freundliche Begrüßung mit Blickkontakt
- den Patienten mit Namen ansprechen
- fragen, ob es ihm gut gehe vor dem operativen Eingriff

2. Patientenaufnahme bekannter Patient
- Einlesen der elektronischen Gesundheitskarte
- Patientenkartei aufrufen bzw. bereitlegen
- den Patienten ins Wartezimmer bitten

3. Patientenbegleitung ins Behandlungszimmer
- Herrn Sonnenberg aufrufen und ins Behandlungszimmer begleiten
- den Patient bitten, Platz zu nehmen
- bequeme Einstellung der Kopfstütze
- Röntgenbilder bereitlegen

4. Aufklärung des Patienten vor der Behandlung
Komplikationen:
- Blutung
- Wundheilungsstörungen
- Schwellung
- Schmerzen
- Verletzung von Nachbarzähnen
- Im OK Eröffnen der Kieferhöhle (Mund-Antrum-Verbindung; MAV) mit Gefahr einer Sinusitis maxillaris
- UK-Bruch bei weit nach kaudal verlagerten Zähnen und umfangreicher Osteotomie
- Verletzung von Nerven, v. a. im UK:
  - Nervus alveolaris inferior mit der Gefahr von Sensibilitätsstörungen im Bereich der Lippe, Kinn, Zähne, Zahnfleisch
  - Nervus lingualis mit Gefahr der Sensibilitätsstörungen im Bereich der Zunge und Geschmacksstörungen auf der betroffenen Seite

5. Chirurgische Händedesinfektion
- zunächst:
  - für 15 Sekunden die Hände waschen
  - gut trocknen
- dann chirurgische Händedesinfektion:
  - alle Hautareale von den Fingern bis zum Ellenbogen mit Desinfektionsmittel aus einem geeigneten Spender für die vom Hersteller deklarierte Einwirkzeit einreiben und feucht halten (in der Regel 3–5 Minuten)
  - Hauptaugenmerk dabei auf Fingerkuppen, Nagelfalz, Fingerzwischenräume legen
  - Entnahme des Desinfektionsmittels aus einem Spender durch Bedienen des Spenderbügels mit dem Ellenbogen
  - Lufttrocknung

- zum Schluss:
  - sterile Handschuhe anziehen
- Indikation der chirurgischen Händedesinfektion:
  - bei umfangreichen chirurgischen Eingriffen
  - bei kleineren chirurgischen Eingriffen wie Extraktionen oder PAR-Chirurgie, wenn der Patient ein erhöhtes Infektionsrisiko aufweist
- Wer führt eine chirurgische Händedesinfektion durch?
  - der behandelnde Zahnarzt/Oralchirurg/Mund-, Kiefer-, Gesichts-Chirurg
  - der assistierende ZFA am Stuhl

6. Vorbereitung am Behandlungsstuhl
- Patienten fragen, ob vor dem operativen Eingriff noch etwas unklar sei
- Behandlungsstuhl für die operative Weisheitszahnentfernung im UK, dann im OK einstellen; UK vor OK, damit Blut aus regio 18 die Sicht im UK nicht stört
- Schwebetisch mit sterilem Tuch abdecken
- Kassette für Weisheitszahn-OP vorbereiten
- Mundschutz, Schutzbrille, sterile Handschuhe, ggf. Haube
- Patient desinfizierende Mundspüllösung herrichten
- Patient steriles Tuch umlegen
- Röntgenbilder bereitlegen
- Mundfilm und distal-exzentrische Aufnahme bereitlegen

7. Umgang mit ängstlichen Patienten
- ruhige Atmosphäre, sicheres Auftreten
- angenehmer Geruch im Behandlungszimmer, vorher lüften, Kollapsgefahr wird auf diese Weise reduziert
- da der Patient bei chirurgischen Eingriffen nichts sehen kann, die einzelnen Schritte ankündigen bzw. erklären
- bei ersten Anzeichen von Unruhe Hand des Patienten halten
- bei Schmerzen Handzeichen geben lassen
- Instrumente nicht vor den Augen des Patienten vorbe reiten

8. Behandlungsablauf

Behandlungsschritt	Materialien/Instrumente
· Anästhesie: Leitungsanästhesie und und Infiltrationsanästhesie zur Betäubung des N. buccalis im UK rechts, Infiltrationsanästhesie im Vestibulum regio 18 und Leitungsanästhesie am Foramen palatinum rechts	· Spritze · Kanüle · Anästhetikum · Grundbesteck: Spiegel, zahnärztliche Pinzette, Sonde
· Inzision	· Wangenhalter nach Middeldorpf · Skalpell · chirurgischer Sauger
· Bildung eines Mukoperiostlappens	· Raspatorium · Wundhaken nach Langenbeck · chirurgische Pinzette
· Knochenabtragung und Darstellen des retinierten und verlagerten Weisheitszahnes 48	· chirurgische Fräse oder Rosenbohrer · chirurgischer Sauger · Langenbeck-Haken · im UK Raspatorium lingual einsetzen zum Schutz des N. lingualis
· Durchtrennen des Zahnes	· Lindemann-Fräse · Raspatorium zum Schutz des N. lingualis · Hebel nach Bein
· Entfernen des retinierten und verlagerten Zahnes	· chirurgische Pinzette · Weisheitszahnzange für den UK · Wurzelrestzange
· im OK: operative Entfernung des retinierten Zahnes 18 nach Inzision, Bildung eines Mukoperiostlappens und Osteotomie	· Wangenhalter nach Middeldorpf · Skalpell · chirurgischer Sauger · Raspatorium · Wundhaken nach Langenbeck · chirurgische Pinzette · Lindemann-Fräse · Hebel nach Bein · chirurgische Pinzette · Weisheitszahnzange für den OK
· im OK: Überprüfen einer MAV	· Kleeblattsonde oder · Nasen-Blas-Versuch
· Wundsäuberung, Knochenglättung	· scharfer Löffel · Luer-Zange
· Wundversorgung	· Nadelhalter · Nadel · Nahtmaterial, atraumatisch oder traumatisch · chirurgische Pinzette · Fadenschere
· Blutstillung	· Tupfer

9. Postoperative Aufklärung, Verhaltenshinweise
- auf den Tupfer ca. eine Stunde beißen
- keine koffeinhaltigen Getränke für die nächsten 2 Tage
- kein häufiger Einsatz von Mundspüllösungen
- die nächsten 2–3 Tage körperliche Anstrengung meiden
- bis zur Wundheilung nicht rauchen
- erst nach Abklingen der Anästhesie essen
- feuchtkalte Umschläge, die nächsten 2 Tage
- bei MAV-Verschluss:
  - nicht schnäuzen
  - beim Niesen Mund öffnen
  - Nasentropfen benutzen

10. Verabschiedung des Patienten
- Merkblatt über Verhaltenshinweise mitgeben
- eRezept über Schmerzmittel Ibuprofen 600 mg 1-0-1
- Arbeitsunfähigkeitsbescheinigung ausstellen
- Hinweis, nach OP nicht selbst Auto zu fahren
- Patienten instruieren, bei Nachblutungen oder unerwarteten Problemen sofort in die Praxis zu kommen
- Terminvergabe zur Wundkontrolle am 1. postoperativen Tag und zur Nahtentfernung in ca. einer Woche: Terminzettel an Patienten, Eintrag ins Terminbuch

11. Hygienische Aufbereitung des Behandlungsraumes
- Durchspülen der Absauganlage mit Wasser (ca. 20 Sekunden) und Desinfektionsmittel
- Wischdesinfektion aller kontaminierten Oberflächen: Lampengriffe, Schwebetische, Speibecken, Außenflächen der Absauganlage, patientennahe Oberflächen, Deckenleuchte, Behandlungsstuhl – auf Blutspritzer achten
- bei größeren Eingriffen und Infektionsgefahr zusätzliche Bodenreinigung mit desinfizierenden Substanzen
- Entsorgung der Abfälle mit dem Hausmüll (flüssigkeitsdichte, verschließbare Müllbeutel)
- mit Blut kontaminierte Abfälle in feuchtigkeitsdichten, verschlossenen Müllbeuteln entsorgen
- Entsorgung der spitzen oder scharfen kontaminierten Abfälle (Abwurfbehälter)
- Behandlungsraum lüften

12. Im Sterilisationsraum
- Transport der Instrumente in geschlossenem Behälter zum Aufbereitungsraum
- Risikobewertung der Medizinprodukte nach RKI-Richtlinien
- bei chirurgischen Eingriffen gelten alle Instrumente mit Blutkontakt als kritisch; Reinigung und Desinfektion im RDG
- Aufbereitung der Instrumente
- Lagerung der verpackten Medizinprodukte

13. Dokumentation
- 1. Termin
  - Überweisung von KFO
  - ängstlicher Patient
  - Anamnesebogen ausgefüllt
  - präoperative Aufklärung
  - schriftliches Einverständnis
  - OPG erstellt: 18 retiniert, 48 retiniert und verlagert, Angabe der Strahlungsparameter
- 2. Termin
  - Anästhesie mit Ultracain® DS forte, 2 Ampullen
  - operative Entfernung 48 nach Durchtrennen des Zahnes unter Schutz des N. lingualis durch das Raspatorium; keine Verletzung des N. alveolaris inferior
  - operative Entfernung 18; keine MAV
  - Nahtmaterial
  - Blutung steht
  - postoperative Aufklärung, Verhaltenshinweise inkl. Merkblatt
  - eRezept Analgetikum
  - eAU für 4 Tage
  - Wiedervorstellung am 1. postoperativen Tag zur Wundkontrolle
  - Terminvergabe zur Nahtentfernung in 7 Tagen

14. Abrechnung

Termin vor einer Woche
- Ä 1 Ber
- Ä 935d

Termin heute

OK und UK:
- 2 x 40 I
- 2 x 41a L1

Begründung: chirurgischer Eingriff, um ausreichende Anästhesietiefe zu erreichen
- 2 x 48 Ost2
- Ä 70 AU

Behandlungsfall 10: Wurzelspitzenresektion an Zahn 24

Patientendaten: Werner Freitag, versichert bei der TKK Böblingen

Situationsbeschreibung: Herr Freitag ist langjähriger Patient in der Zahnarztpraxis von Herrn Dr. Österle. Vor einem Jahr hat Herr Freitag einen Schlaganfall erlitten und nimmt seither regelmäßig ein gerinnungshemmendes Medikament namens Xarelto®. Herr Freitag ruft in der Praxis an, weil er seit ein paar Tagen Schmerzen an Zahn 24 habe. Der Zahn sei aufbissempfindlich. Bei der Vorstellung in der Praxis wird eine Röntgenaufnahme vom Zahn 24 erstellt. Man erkennt eine apikale Aufhellung an 24. Der Zahn 24 ist wurzelbehandelt. Eine Wurzelspitzenresektion ist notwendig. Wegen seiner Xarelto®-Behandlung muss bei Herrn Fischer zuerst Rücksprache mit dem Hausarzt gehalten werden. Das operative Vorgehen wird mit dem Patienten besprochen. Herr Freitag wird ausführlich über die möglichen Folgen bzw. Komplikationen des Eingriffes aufgeklärt. Er unterschreibt den Aufklärungsbogen mit der Einverständniserklärung zur Wurzelspitzenresektion an Zahn 24.
Herr Freitag erscheint heute zum vereinbarten OP-Termin. Es werden zwei Röntgenbilder angefertigt, einmal orthoradial und einmal distal-exzentrisch. Die Wurzelspitzenresektion wird in Lokalanästhesie durchgeführt. Zur Kontrolle erfolgt eine Röntgenaufnahme. Nach der Behandlung wird Herr Freitag über notwendige Verhaltensmaßnahmen vom ZFA aufgeklärt. Ein postoperativer Kontrolltermin und ein weiterer Termin zur Nahtentfernung werden vereinbart. Der Patient erhält ein eRezept über Schmerzmittel.

Arbeitsaufgabe

Beschreiben Sie, wie Sie die Behandlung vorbereiten, begleiten und dokumentieren, vom Empfang des Patienten bis zur Verabschiedung.
Stellen Sie den Behandlungsablauf dar und richten Sie hierzu die notwendigen Instrumente und Materialien.
Rechnen Sie die erbrachten Leistungen ab und bereiten Sie den Arbeitsplatz wieder hygienisch auf.

Lösungsskizze

1. Termin:

1. Patientenempfang bei vereinbartem Termin
- freundliche Begrüßung mit Blickkontakt
- den Patienten mit Namen ansprechen
- sich vergewissern, dass die Gerinnungswerte von Herrn Richter den chirurgischen Eingriff ermöglichen

2. Patientenaufnahme bekannter Patient
- Einlesen der elektronischen Gesundheitskarte
- Patientenkartei aufrufen bzw. bereitlegen
- Aktualisierung des Anamnesebogens
- den Patienten in das Behandlungszimmer begleiten

3. Vorbereitung am Behandlungsstuhl
- Röntgenbild bereitlegen
- Mundfilm und distal-exzentrische Aufnahme bereitlegen
- Patienten fragen, ob noch etwas unklar sei
- Behandlungsstuhl für die WSR an 24 einstellen

4. Anfertigen zweier Röntgenbilder des Zahnes 24, orthoradial und distal-exzentrisch

2. Termin:

5. Chirurgische Händedesinfektion
- zunächst:
  - für 15 Sekunden die Hände waschen
  - gut trocknen
- dann chirurgische Händedesinfektion:
  - alle Hautareale von den Fingern bis zum Ellenbogen mit Desinfektionsmittel aus einem geeigneten Spender für die vom Hersteller deklarierte Einwirkzeit einreiben und feucht halten (in der Regel 3–5 Minuten)
  - Hauptaugenmerk dabei: Fingerkuppen, Nagelfalz, Fingerzwischenräume
  - Entnahme des Desinfektionsmittels aus einem Spender durch Bedienen des Spenderbügels mit dem Ellenbogen
  - Lufttrocknung
- zum Schluss:
  - sterile Handschuhe anziehen

6. Vorbereitung am Behandlungsstuhl
- Schwebetisch mit sterilem Tuch abdecken
- Kassette für WSR vorbereiten
- Mundschutz, Schutzbrille, sterile Handschuhe
- Patient desinfizierende Mundspüllösung herrichten
- Patient steriles Tuch umlegen

7. Umgang mit Patienten, die gerinnungshemmende Medikamente einnehmen
- INR nach Umstellung der Medikamente zur Blutgerinnung aktuell bestimmen lassen

- Rücksprache mit dem Hausarzt des Patienten
- Verbandplatte vorbereiten
- Vorgehen während des Eingriffs: gute Blutstillung, Wundverschluss mittels Naht, hämostyptische Hilfsmittel wie Tabotamp® verwenden
- Patienten ausführlich über die Gefahr der Nachblutung und das weitere Vorgehen aufklären
- gewebeschonendes Vorgehen

8. Behandlungsablauf

Behandlungsschritt	Materialien/Instrumente
· Anästhesie: Infiltrationsanästhesie vestibulär und Leitungsanästhesie palatinal	· Spritze · Kanüle · Anästhetikum · Grundbesteck
· Inzision	· Wangenhalter nach Middeldorpf · Skalpell · chirurgischer Sauger
· Bildung eines Mukoperiostlappens	· Raspatorium · Wundhaken nach Langenbeck · chirurgische Pinzette
· Knochenabtragung und Darstellen der Wurzelspitze regio 24	· steriler Rosenbohrer · chirurgischer Sauger · Langenbeck-Haken
· weiterer operativer Zugang von palatinal	· Skalpell · Raspatorium · chirurgische Pinzette
· Abtrennen der Wurzelspitzen	· Lindemann-Fräse oder · Rosenbohrer
· Entfernen der Wurzelspitzen	· chirurgische Pinzette · Wurzelrestzange
· Überprüfen einer MAV	· Kleeblattsonde oder · Nasen-Blas-Versuch
· Inspektion der apikalen Region auf Dichtigkeit des Wurzelfüllmaterials	· Spiegel · Sonde
· retrograde Wurzelbehandlung	· Mikrowinkelstück · Watterollen, Wattepellets · rotierendes Instrument zur Kavitätenpräparation von retrograd · Wurzelfüllmaterial, z. B. Zement · Kugelstopfer
· Wundsäuberung, Knochen- und Kavitätenglättung von retrograd	· scharfer Löffel · Rosenbohrer · chirurgischer Sauger
· Wundversorgung	· Nadelhalter · Nadel · Nahtmaterial, atraumatisch oder traumatisch · chirurgische Pinzette · Fadenschere · evtl. Tabotamp® · evtl. Verbandplatte
· Blutstillung	· Tupfer
· Kontrollröntgen	· Zahnfilm

9. Postoperative Aufklärung, Verhaltenshinweise

- auf den Tupfer ca. eine Stunde beißen
- keine koffeinhaltigen Getränke für die nächsten 2 Tage
- kein häufiger Einsatz von Mundspüllösungen
- die nächsten 2–3 Tage körperliche Anstrengung meiden
- aufrecht sitzen, mit leicht erhöhtem Oberkörper schlafen
- bis zur Wundheilung nicht rauchen wegen erhöhter Infektionsgefahr
- erst nach Abklingen der Anästhesie essen
- feuchtkalte Umschläge, gut kühlen

bei MAV-Verschluss:

- nicht schnäuzen
- beim Niesen Mund öffnen
- Nasentropfen benutzen

wegen Gerinnungsproblematik:

- bei stärkerer Blutung erneut auf einen Tupfer beißen, ca. 1 Stunde im Mund belassen
- bei Nachblutung Zahnarzt oder diensthabenden Kollegen aufsuchen

10. Verabschiedung des Patienten

- Merkblatt über Verhaltenshinweise mitgeben
- eRezept über Schmerzmittel
- bei Nachblutungen oder unerwarteten Problemen Wiedervorstellung in der Praxis
- Terminvergabe zur Wundkontrolle am 1. postoperativen Tag und zur Nahtentfernung in ca. einer Woche

11. Hygienische Aufbereitung des Behandlungsraumes

- Durchspülen der Absauganlage mit Wasser (ca. 20 Sekunden) und Desinfektionsmittel
- Wischdesinfektion aller kontaminierten Oberflächen: Lampengriffe, Schwebetische, Speibecken, Außenflächen der Absauganlage, patientennahe Oberflächen, Deckenleuchte, Behandlungsstuhl – auf Blutspritzer achten
- bei größeren Eingriffen und Infektionsgefahr zusätzliche Bodenreinigung mit desinfizierenden Substanzen
- Entsorgung der Abfälle mit dem Hausmüll (flüssigkeitsdichte, verschließbare Müllbeutel)
- mit Blut kontaminierte Abfälle in feuchtigkeitsdichten, verschlossenen Müllbeuteln entsorgen
- Entsorgung der spitzen oder scharfen kontaminierten Abfälle (Abwurfbehälter)
- Behandlungsraum lüften

12. Im Sterilisationsraum
- Transport der Instrumente in geschlossenem Behälter zum Aufbereitungsraum
- Risikobewertung der Medizinprodukte nach RKI-Richtlinien
- bei chirurgischen Eingriffen gelten alle Instrumente mit Blutkontakt als kritisch; Reinigung und Desinfektion im RDG
- Aufbereitung der Instrumente
- Lagerung der verpackten Medizinprodukte

13. Dokumentation
- Cave! Gerinnungsproblematik, Xarelto®-Patient
- Mundfilm orthoradial und distal-exzentrisch erstellt: regio 24 apikale Aufhellung, ca. 2 x 4 mm, Angabe der Strahlungsparameter
- Anästhesie mit z. B. Ultracain® DS forte, 1 Ampulle
- Abtragen der beiden Wurzelspitzen an 24 über zwei getrennte Zugänge
- keine MAV
- retrograde Wurzelbehandlung notwendig
- primäre Wundversorgung
- Blutung steht
- Kontrollröntgen
- postoperative Aufklärung, Verhaltenshinweise inkl. Merkblatt
- eRezept Analgetikum
- Wiedervorstellung am 1. postoperativen Tag zur Wundkontrolle
- Wiedervorstellung beim Hausarzt terminiert
- Terminvergabe zur Nahtentfernung in 7 Tagen

14. Abrechnung

1. Termin
- Ä 1 Ber
- Ä 925a Rö2

2. Termin
- 40 I
- 41a L1

Begründung: chirurgischer Eingriff, um ausreichende Anästhesietiefe zu erreichen
- 2 x 54b WR2
- 2 x 32 WK
- 2 x 35 WF
- Ä 925a Rö2

Behandlungsfall 11: Zystektomie, Zystostomie

Patientendaten: Florian Bein, privat versichert bei der Barmenia Stuttgart

Situationsbeschreibung: Bei der letzten Kontrolluntersuchung beim Hauszahnarzt wurde ein OPG angefertigt. Der Hauszahnarzt entdeckte auf dem Röntgenbild eine apikale Aufhellung in regio 22 und eine zystische Veränderung in regio 38. Er überwies den Patienten an die Fachärztin für Mund-, Kiefer- und Gesichtschirurgie.
Bei der Erstvorstellung in der Praxis von Frau Dr. Dr. Tuicher füllt Herr Bein zunächst einen Anamnesebogen aus. Er nimmt keine Medikamente ein und ist gesund. Frau Dr. Dr. Tuicher untersucht den Patienten und erklärt ihm die Befunde anhand des mitgebrachten OPG. Für regio 22 benötigt sie noch einen zusätzlichen Mundfilm. In regio 22 zeigt sich eine ca. 5 mm große apikale Aufhellung. Der Zahn 22 ist vollständig wurzelbehandelt. Die Kontrolle der Wurzelfüllung ergibt eine intakte Wurzelfüllung. In regio 38 ist eine große zystische Aufhellung im Bereich des Kieferwinkels zu erkennen, die den verlagerten und retinierten Zahn 38 miteinschließt. Frau Dr. Dr. Tuicher berät den Patienten und beschreibt das Vorgehen bei einer Zystektomie regio 22 und einer Zystostomie regio 38. Sie klärt Herrn Bein über mögliche Komplikationen und Risiken der beiden operativen Eingriffe auf.
Nach Klärung aller offenen Fragen unterschreibt Herr Bein eine schriftliche Einverständniserklärung.
Am OP-Termin ist eine ZFA als Assistenz am Stuhl eingeteilt, ein anderer ZFA fungiert als Springer. Zuerst führt Frau Dr. Dr. Tuicher die Zystektomie regio 22 durch. Die Zyste, die sie dort entfernt, wird zur pathohistologischen Untersuchung eingesandt. Dann führt sie die Zystostomie regio 38 durch. Der retinierte und verlagerte Zahn 38 wird ebenfalls entfernt. Frau Dr. Dr. Tuicher klärt Herrn Bein über notwendige Verhaltensmaßnahmen auf und gibt ihm ein entsprechendes Merkblatt mit. Herr Bein erhält eine eAU und ein eRezept über Schmerzmittel. Für den Folgetag wird ein Kontrolltermin vereinbart. Zur Nahtentfernung in regio 22 kommt Herr Bein in einer Woche wieder.

Arbeitsaufgabe

Beschreiben Sie, wie Sie die Behandlung vorbereiten, begleiten und dokumentieren, vom Empfang des Patienten bis zur Verabschiedung.

Stellen Sie den Behandlungsablauf dar und richten Sie hierzu die notwendigen Instrumente und Materialien.

Rechnen Sie die erbrachten Leistungen ab und bereiten Sie den Arbeitsplatz wieder hygienisch auf.

Lösungsskizze

1. Patientenempfang bei vereinbartem Termin
- freundliche Begrüßung mit Blickkontakt
- den Patienten mit Namen ansprechen

2. Patientenaufnahme unbekannter Patient
- Patientenkartei zunächst anlegen und dann bereitlegen
- Anamnesebogen ausfüllen lassen
- den Patienten ins Wartezimmer bitten

3. Patientenbegleitung in den Behandlungsraum
- Herrn Bein aufrufen und ins Behandlungszimmer begleiten
- Patient bitten, Platz zu nehmen
- bequeme Einstellung der Kopfstütze
- Behandlungsstuhl einstellen

4. Hygienische Händedesinfektion
- kontaktlose Entnahme von 3–5 ml Desinfektionslösung aus einem Wandspender
- Desinfektionsmittel in die sauberen, trockenen Hände geben und die gesamten Handflächen gründlich benetzen, Daumen, Nägel, Nagelfalze, Fingerkuppen, Fingerzwischenräume einbeziehen
- Hände für die vom Hersteller vorgegebene Einwirkzeit feucht halten
- Lufttrocknung

5. Vorbereitung am Behandlungsstuhl
- Anlegen der persönlichen Schutzausrüstung: Handschuhe, Mundschutz, Schutzbrille
- Umlegen der Patientenserviette
- Bereitlegen des Grundbestecks (Spiegel, Sonde, zahnärztliche Pinzette)
- Füllen des Einmalbechers mit Wasser
- Aufstecken des großen und kleinen Saugers

6. Behandlung des Patienten

Behandlungsschritt	Materialien/Instrumente
· lokale Untersuchung	· Spiegel · Sonde · zahnärztliche Pinzette

7. Anfertigen eines Röntgenbildes regio 22

8. Aufklärung des Patienten vor der Behandlung

Komplikationen:
- Blutung
- Wundheilungsstörungen
- Schwellung
- Schmerzen
- Verletzung von Nachbarzähnen
- Verletzung des Nervus alveolaris inferior bei Nähe der ausgedehnten Zyste regio 38 zum Nerven
- evtl. Notwendigkeit der Nachresektion nach Vorlage des histologischen Ergebnisses

9. Vorbereitung im Behandlungszimmer
- Anforderungszettel für die Pathologie mit entsprechenden Präparategefäßen und Transportmaterial vorbereiten
- Springer zum Anreichen zusätzlicher steriler Instrumente und dergleichen einweisen

10. Chirurgische Händedesinfektion
- zunächst:
  - für 15 Sekunden die Hände waschen
  - gut trocknen
- dann chirurgische Händedesinfektion:
  - alle Hautareale von den Fingern bis zum Ellenbogen mit Desinfektionsmittel aus einem geeigneten Spender für die vom Hersteller deklarierte Einwirkzeit einreiben und feucht halten (in der Regel 3–5 Minuten)
  - Hauptaugenmerk dabei: Fingerkuppen, Nagelfalz, Fingerzwischenräume
  - Entnahme des Desinfektionsmittels aus einem Spender durch Bedienen des Spenderbügels mit dem Ellenbogen
  - Lufttrocknung
- zum Schluss:
  - sterile Handschuhe anziehen

11. Vorbereitung am Behandlungsstuhl
- Schwebetisch mit sterilem Tuch abdecken
- Kassette für Zysten-OP vorbereiten
- Mundschutz, Schutzbrille, sterile Handschuhe
- Patient desinfizierende Mundspüllösung herrichten
- Patient steriles Tuch umlegen

12. Behandlungsablauf

Zystektomie: komplette Entfernung einer Zyste inkl. Zystenbalg mit anschließendem Wundverschluss durch Naht
Indikation: bei kleineren Zysten

Zystostomie: Der Zystenbalg wird eröffnet und die Zyste wird zu einer Nebenbucht der Mundhöhle gemacht. Dies bedeutet, dass die Höhle offen bleibt und langsam verknöchert, durch sukzessive Verkleinerung des Lumens.
Indikation: bei größeren Zysten, um Komplikationen wie Nervenverletzungen (hier des N. alveolaris inferior) zu vermeiden

a) Zystektomie regio 22

Behandlungsschritt	Materialien/Instrumente
• Infiltrationsanästhesie	• Spritze • Kanüle • Anästhetikum • Grundbesteck: Spiegel, zahnärztliche Pinzette, Sonde
• Inzision der Schleimhaut	• Skalpell • chirurgischer Sauger • Wangenhalter nach Middeldorpf oder Spiegel zum Abhalten
• Bildung eines Mukoperiostlappens	• Raspatorium • chirurgische Pinzette • chirurgischer Sauger • Wundhaken nach Langenbeck
• Abtragen von Knochen im Bereich der Wurzelspitze von Zahn 22	• chirurgische Fräse oder steriler Rosenbohrer • Langenbeck-Haken • chirurgischer Sauger
• Darstellen der Zyste und deren vollständige Entfernung	• scharfer Löffel • Histobefundzettel und Präparategefäß • Sauger
• Wundsäuberung und Knochenglättung	• scharfer Löffel • steriler Rosenbohrer bzw. Luer-Zange • Sauger
• Kontrolle der Wurzelfüllung	• Spiegel • zahnärztliche Pinzette • Heidemann-Spatel
• Wundversorgung	• Nadelhalter • Nadel • Nahtmaterial, atraumatisch • chirurgische Pinzette • Fadenschere
• Blutstillung	• Tupfer

b) Zystostomie regio 38

Behandlungsschritt	Materialien/Instrumente
• Anästhesie: Leitungsanästhesie UK links und N.-buccalis-Anästhesie	• Spritze • Kanüle • Anästhetikum • Grundbesteck: Spiegel, zahnärztliche Pinzette, Sonde
• Inzision der Schleimhaut regio 38	• Skalpell • chirurgischer Sauger • Wangenhalter nach Middeldorpf oder Spiegel zum Abhalten
• Bildung eines Mukoperiostlappens	• Raspatorium • chirurgische Pinzette • chirurgischer Sauger • Wundhaken nach Langenbeck
• Abtragen von Knochen in regio 38 und Darstellen der Zyste regio 38	• chirurgische Fräse oder steriler Rosenbohrer • Langenbeck-Haken • chirurgischer Sauger
• Entfernen des Zahnes 38	• Weisheitszahnzange • chirurgische Pinzette
• Eröffnen des Zystenbalgs, Anlegen eines Fensters und teilweises Entfernen des Zystenbalgs, Ablassen der Zystenflüssigkeit	• Skalpell • Langenbeck-Haken • chirurgischer Sauger • chirurgische Pinzette • Schere • Pathologieanforderung und Präparategefäß
• Einschlagen des Mukoperiostlappens, Zyste zur Nebenbucht der Mundhöhle machen	• chirurgische Pinzette • Langenbeck-Haken
• Füllen der Zystenhöhle mit Tamponade oder Obturator	• Tamponadestreifen • antibiotikumhaltige Salbe • Tamponadenstopfer nach Luniatschek bzw. Obturator • Fräse zur Korrektur des Kunststoffes
• Blutstillung	• Tupfer bzw. Kompresse

13. Postoperative Aufklärung, Verhaltenshinweise

- auf den Tupfer ca. eine Stunde beißen
- keine koffeinhaltigen Getränke für die nächsten 2 Tage
- kein häufiger Einsatz von Mundspüllösungen
- die nächsten 2–3 Tage körperliche Anstrengung meiden
- bis zur Wundheilung nicht rauchen
- erst nach Abklingen der Anästhesie essen
- feuchtkalte Umschläge die nächsten 2 Tage
- keine festen Speisen zu sich nehmen, Gefahr des Unterkieferbruches bei großer Zyste im Bereich des Kieferwinkels, für mindesten 3 Monate keine Nüsse oder dergleichen essen
- regelmäßige Wiedervorstellung zur Reduktion der Tamponade bzw. des Obturators, ca. 1 x pro Woche

14. Verabschiedung des Patienten
- Merkblatt über Verhaltenshinweise mitgeben
- Rezept über Schmerzmittel
- Arbeitsunfähigkeitsbescheinigung ausstellen
- bei Nachblutungen oder unerwarteten Problemen Wiedervorstellung in der Praxis
- Terminvergabe zur Wundkontrolle am 1. postoperativen Tag und zur Nahtentfernung in ca. einer Woche sowie Folgetermine zur Reduktion von Tamponade/Obturator

15. Hygienische Aufbereitung des Behandlungsraumes
- Durchspülen der Absauganlage mit Wasser (ca. 20 Sekunden) und Desinfektionsmittel
- Wischdesinfektion aller kontaminierten Oberflächen: Lampengriffe, Schwebetische, Speibecken, Außenflächen der Absauganlage, patientennahe Oberflächen, Deckenleuchte, Behandlungsstuhl – auf Blutspritzer achten
- bei größeren Eingriffen und Infektionsgefahr zusätzliche Bodenreinigung mit desinfizierenden Substanzen
- Entsorgung der Abfälle mit dem Hausmüll (flüssigkeitsdichte, verschließbare Müllbeutel)
- mit Blut kontaminierte Abfälle in feuchtigkeitsdichten, verschlossenen Müllbeuteln entsorgen
- Entsorgung der spitzen oder scharfen kontaminierten Abfälle (Abwurfbehälter)
- Behandlungsraum lüften

16. Im Sterilisationsraum
- Transport der Instrumente in geschlossenem Behälter zum Aufbereitungsraum
- Risikobewertung der Medizinprodukte nach RKI-Richtlinien
- bei chirurgischen Eingriffen gelten alle Instrumente mit Blutkontakt als kritisch; Reinigung und Desinfektion im RDG
- Aufbereitung der Instrumente
- Lagerung der verpackten Medizinprodukte

17. Dokumentation
- Überweisung des Patienten durch Hauszahnarzt
- Ausfüllen des Anamnesebogens
- präoperative Aufklärung
- schriftliches Einverständnis
- Mundfilm regio 22 erstellt: apikale Aufhellung, Angabe der Strahlungsparameter
- Röntgenbefund: radikuläre Zyste regio 22, V. a. follikuläre Zyste regio 38
- Anästhesie mit z. B. Ultracain® DS forte, 2 Ampullen
- Zystektomie 22
- Zystostomie regio 38
- Zahn 38 entfernt
- Nahtmaterial
- Blutung steht
- postoperative Aufklärung, Verhaltenshinweise inkl. Merkblatt
- eRezept Analgetikum
- eAU für 5 Tage
- Wiedervorstellung am 1. postoperativen Tag zur Wundkontrolle
- Terminvergabe zur Nahtentfernung in 7 Tagen und weitere Termine zur langsamen Reduktion des die Zyste ausfüllenden Materials

18. Abrechnung
- Ä 5
- Ä 1
- Ä 5000
- 0090 + Material
- 3200
- 0510
- 0090 + Material

Begründung für beide Anästhesien: um bei einem chirurgischen Eingriff ausreichende Anästhesietiefe zu erreichen
- 3040
- Ä 2658 + Ä 443

ein Tag nach der OP
- 3290

eine Woche nach der OP
- 3300
- Ä 70
- + Nahtmaterial

Behandlungsfall 12: Bewusstloser Patient während Extraktion von Zahn 16, MAV

Patientendaten: Herr Richter, 51 Jahre alt, versichert bei der AOK Reutlingen
Situationsbeschreibung: Herr Richter ist bekannter Patient bei Frau Dr. Grossmann. Er kommt regelmäßig zur Kontrolle. Schon seit Längerem hat er Beschwerden an Zahn 16. Der Zahn wurde immer wieder gefüllt, ist jetzt aber nicht mehr erhaltungswürdig. Herr Richter wird untersucht und erhält einen Termin zur Extraktion des Zahnes 16. Zunächst füllt der Patient den Anamnesebogen aus. Herr Richter kreuzt darauf Hepatitis B an.
Die ZFA begleitet den Patienten ins Behandlungszimmer. Dr. Grossmann ordnet ein Röntgenbild, und zwar ein OPG, an. Dann wird Herr Richter untersucht und über Risiken und Komplikationen der Behandlung aufgeklärt. Die Extraktion des Zahnes 16 erfolgt in Lokalanästhesie. Dabei kommt es zur MAV, die versorgt wird. Während des Eingriffs wird Herr Richter bewusstlos. Zusätzlicher Zeitaufwand ist entstanden.
Nach der Behandlung klärt die ZFA den Patienten über notwendige Verhaltensmaßnahmen auf. Herr Richter erhält eine eAU für 3 Tage und ein eRezept über Schmerzmittel und abschwellende Nasentropfen. Sie vereinbaren einen postoperativen Kontrolltermin einen Tag später sowie einen Termin zur Nahtentfernung in 8 Tagen.

Arbeitsaufgabe
Übernehmen Sie alle praxisorganisatorischen Aufgaben, alle Assistenzaufgaben sowie die delegierbaren zahnärztlichen Leistungen und rechnen Sie die erbrachten Leistungen ab.
Gehen Sie auf die Vorerkrankungen des Patienten ein und bewerten Sie diese in Zusammenhang mit der zahnärztlichen Behandlung. Erklären Sie den Begriff „MAV“. Gehen Sie dabei darauf ein, wie eine MAV diagnostiziert werden kann, mit welchen Folgen zu rechnen ist und wie eine MAV versorgt wird. Beschreiben Sie ferner, wie Sie sich bei bewusstlosen Patienten verhalten.

Lösungsskizze

1. Patientenempfang bei vereinbartem Termin
- freundliche Begrüßung mit Blickkontakt
- den Patienten mit Namen ansprechen

2. Patientenaufnahme bekannter Patient
- Einlesen der elektronischen Gesundheitskarte
- Patientenkartei aufrufen bzw. bereitlegen
- Bereitlegen des Anamnesebogens

3. Anfertigen eines Röntgenbildes (OPG)

4. Patientenbegleitung ins Behandlungszimmer
- Cave! Hepatitis-B-Patient
- Herrn Richter aufrufen und ins Behandlungszimmer begleiten
- Patient bitten, Platz zu nehmen
- Behandlungsstuhl für die Extraktion 16 einstellen
- Röntgenbilder bereitlegen

5. Hygienische Händedesinfektion
- kontaktlose Entnahme von 3–5 ml Desinfektionslösung aus einem Wandspender
- Desinfektionsmittel in die sauberen, trockenen Hände geben und die gesamten Handflächen gründlich benetzen, Daumen, Nägel, Nagelfalze, Fingerkuppen, Fingerzwischenräume einbeziehen
- Hände für die vom Hersteller vorgegebene Einwirkzeit feucht halten
- Lufttrocknung

6. Vorbereitung am Behandlungsstuhl
- Anlegen der persönlichen Schutzausrüstung: Handschuhe, Mundschutz, Schutzbrille
- Umlegen der Patientenserviette
- Bereitlegen des Grundbestecks (Spiegel, Sonde, zahnärztliche Pinzette)
- Füllen des Einmalbechers mit Wasser
- Aufstecken des großen und kleinen Saugers
- Patienten fragen, ob vor dem operativen Eingriff noch etwas unklar sei

7. Aufklärung des Patienten vor der Behandlung
Komplikationen:
- Blutung
- Wundheilungsstörungen
- Schwellung
- Schmerzen
- Verletzung von Nachbarzähnen
- Gefahr der MAV im Oberkiefer regio 16 mit Gefahr der Sinusitis maxillaris

8. Hygienemaßnahmen bei Hepatitis B
- Patienten am Ende eines Behandlungstages einbestellen
- mit Vorsicht und Sorgfalt arbeiten, Stichverletzungen vermeiden
- persönliche Schutzausrüstung: Handschuhe, Mundschutz, Schutzbrille, Einmalkittel

- evtl. doppelte Handschuhe anziehen
- Desinfektionsmittel im Behandlungszimmer länger einwirken lassen
- Fußboden mit desinfizierenden Substanzen reinigen
- alle Instrumente desinfizieren und sterilisieren

9. MAV
- Definition: Mund-Antrum-Verbindung, d. h. Verbindung zwischen Kiefer- und Mundhöhle
- Diagnostik:
  - Nasen-Blas-Versuch
  - Sondieren mit Knopfsonde
- Folgen:
  - Gefahr, dass Keime von der Mundhöhle in die Kieferhöhle verschleppt werden
  - Daraus kann sich eine Kieferhöhlenentzündung (Sinusitis maxillaris) entwickeln.
- Therapie:
  - plastische Deckung

10. Behandlungsablauf

Behandlungsschritt	Materialien/Instrumente
· Anästhesie	· Spritze · Kanüle · Anästhetikum · Grundbesteck: Spiegel, Sonde, zahnärztliche Pinzette
· Extraktion 16	· Wangenhalter nach Middeldorpf · Periotom · Hebel · OK-Zange für rechts · chirurgischer Sauger
· Überprüfen einer MAV	· Knopfsonde · Wangenhalter nach Middeldorpf · chirurgischer Sauger
· Inzision im Vestibulum	· Skalpell · Wangenhalter nach Middeldorpf · chirurgischer Sauger
· Bildung eines trapezförmigen Mukoperiostlappens	· Raspatorium · Langenbeck-Haken · chirurgischer Sauger
· Schlitzen des Periosts und Mobilisieren des Lappens	· Skalpell · chirurgische Pinzette · chirurgischer Sauger
· plastische Deckung, Naht	· Nadelhalter · Nadel · Nahtmaterial, atraumatisch · chirurgische Pinzette · Fadenschere
· Blutstillung, Schutz	· Tupfer · evtl. Verbandplatte

11. Ohnmacht
- prophylaktisch:
  - vermeiden, dass der Patient Spritze, Kanüle sowie weitere Instrumente zu Gesicht bekommt
  - ruhige Atmosphäre ausstrahlen
  - auf frische Luft, ausreichend Lüften der Räume achten
  - Puls- und Blutdruckkontrolle während des Eingriffs durchführen
- Therapie der Ohnmacht:
  - Beine des Patienten hochlagern, Stuhl in entsprechende Position fahren – Autotransfusion
  - Frischluftzufuhr
  - kalter Lappen auf Stirn und Nacken
  - Patienten beruhigen

12. Postoperative Aufklärung, Verhaltenshinweise
- auf den Tupfer ca. eine Stunde beißen
- keine koffeinhaltigen Getränke für die nächsten 2 Tage
- kein häufiger Einsatz von Mundspüllösungen
- die nächsten 2–3 Tage körperliche Anstrengung meiden
- aufrecht sitzen, mit leicht erhöhtem Oberkörper schlafen
- nicht rauchen wegen erhöhter Infektionsgefahr
- erst nach Abklingen der Anästhesie essen
- feuchtkalte Umschläge, gut kühlen

wegen der plastischen Deckung bei MAV:
- nicht schnäuzen
- beim Niesen den Mund geöffnet lassen
- abschwellende Nasentropfen benutzen

13. Verabschiedung des Patienten
- Merkblatt über Verhaltenshinweise mitgeben
- eRezept über Schmerzmittel und abschwellende Nasentropfen
- bei Nachblutungen oder unerwarteten Problemen Wiedervorstellung in der Praxis
- Terminvergabe zur Wundkontrolle am 1. postoperativen Tag und zur Nahtentfernung nach ca. 8 Tagen
- eAU für 3 Tage

14. Hygienische Aufbereitung des Behandlungsraumes
- Durchspülen der Absauganlage mit Wasser (ca. 20 Sekunden) und Desinfektionsmittel
- Wischdesinfektion aller kontaminierten Oberflächen: Lampengriffe, Schwebetische, Speibecken, Außenflächen der Absauganlage, patientennahe Oberflächen, Deckenleuchte, Behandlungsstuhl – auf Blutspritzer achten

- bei größeren Eingriffen und Infektionsgefahr zusätzliche Bodenreinigung mit desinfizierenden Substanzen
- Entsorgung der Abfälle mit dem Hausmüll (flüssigkeitsdichte, verschließbare Müllbeutel)
- mit Blut kontaminierte Abfälle in feuchtigkeitsdichten, verschlossenen Müllbeuteln entsorgen
- Entsorgung der spitzen oder scharfen kontaminierten Abfälle (Abwurfbehälter)
- Behandlungsraum lüften

15. Im Sterilisationsraum
- Transport der Instrumente in geschlossenem Behälter zum Aufbereitungsraum
- Risikobewertung der Medizinprodukte nach RKI-Richtlinien
- bei chirurgischen Eingriffen gelten alle Instrumente mit Blutkontakt als kritisch; Reinigung und Desinfektion im RDG
- Aufbereitung der Instrumente
- Lagerung der verpackten Medizinprodukte

16. Dokumentation
- Cave! Hepatitis-B-Patient!
- Anamnesebogen wurde ausgefüllt.
- eingehende Untersuchung
- präoperative Aufklärung
- schriftliches Einverständnis
- OPG: Nähe des Zahnes 16 zur Kieferhöhle
- Anästhesie mit z. B. Ultracain® DS forte, 2 Ampullen
- Extraktion 16
- MAV mit anschließender plastischer Deckung
- Patient wird für wenige Minuten bewusstlos, Autotransfusion, Frischluftzufuhr, kalter Lappen
- postoperative Aufklärung, Verhaltenshinweise inkl. Merkblatt, speziell bei MAV
- eRezept Analg etikum und abschwellende Nasentropfen
- eAU für 3 Tage
- Wiedervorstellung am 1. postoperativen Tag zur Wundkontrolle
- Terminvergabe zur Nahtentfernung

17. Abrechnung
- 01 U
- Ä 935d
- 40 I
- 44 X2
- 51a Pla1
- 02 Ohn
- Ä 70 AU

Behandlungsfall 13: Systematische Parodontalbehandlung, antiinfektiöse Therapie (geschlossenes Vorgehen)

Patientendaten: Christoph Scholz, gesetzlich versichert bei der DAK-Gesundheit
Situationsbeschreibung: Vor ein paar Wochen, im vorangegangen Quartal, ist Herr Scholz mit einer Parodontitis in die Praxis von Frau Dr. Baumann zur Behandlung gekommen. Anhand des Parodontalen Screening-Index (PSI) ist eine behandlungsbedürftige Parodontitis diagnostiziert worden. Es wurde ein PAR-Plan erstellt und digital an die Krankenkasse geschickt. Nach der Genehmigung des PAR-Plans hat Frau Dr. Baumann ein Aufklärungs- und Therapiegespräch geführt. Außerdem wurde Herr Scholz durch eine Prophylaxefachkraft in optimaler Mundhygiene unterwiesen. Heute kommt Herr Scholz zur antiinfektiösen Therapie der Zähne 17, 16, 15 und 47, 46, 45, die eine Taschentiefe von 5 mm aufweisen. Herr Scholz erhält ein eRezept über Ibuprofen 600 mg, 2 Tabletten pro Tag, und die Empfehlung, eine 0,2%ige CHX-Mundspüllösung eine Woche lang anzuwenden. Sie erläutern die möglichen Nebenwirkungen bei längerer Anwendung. Herr Scholz bekommt Hinweise zur Zahnpflege und erhält einen Termin zur Wiederbewertung der Taschen.

Arbeitsaufgabe
Beschreiben Sie, wie Sie die Behandlung vorbereiten, begleiten und dokumentieren, vom Empfang des Patienten bis zur Verabschiedung.
Stellen Sie den Behandlungsablauf dar und richten Sie hierzu die notwendigen Instrumente und Materialien.
Rechnen Sie die erbrachten Leistungen ab und bereiten Sie den Arbeitsplatz wieder hygienisch auf.

Lösungsskizze

1. Patientenempfang bei vereinbartem Termin
- freundliche Begrüßung mit Blickkontakt
- Herrn Scholz mit Namen ansprechen
- sich danach erkundigen, wie es ihm heute geht, ihn beruhigen

2. Patientenaufnahme bekannter Patient
- Einlesen der elektronischen Gesundheitskarte
- Patientenkartei aufrufen bzw. bereitlegen
- den Patienten ins Wartezimmer bitten
- Zahnärztin informieren

3. Patientenbegleitung ins Behandlungszimmer
- Herrn Scholz aufrufen und ins Behandlungszimmer begleiten
- den Patienten bitten, Platz zu nehmen
- bequeme Einstellung der Kopfstütze

4. Hygienische Händedesinfektion
- kontaktlose Entnahme von Desinfektionslösung (3–5 ml) aus einem Wandspender
- Desinfektionsmittel in die sauberen, trockenen Hände geben und die gesamten Handflächen gründlich benetzen, Daumen, Nägel, Nagelfalze, Fingerkuppen und Fingerzwischenräume einbeziehen
- Hände für die vom Hersteller vorgegebene Einwirkzeit feucht halten
- Lufttrocknung

5. Vorbereitung im Behandlungszimmer
- Anlegen der persönlichen Schutzausrüstung: Handschuhe, Mundschutz, Schutzbrille
- Umlegen der Patientenserviette
- Bereitstellen des Trays zur AIT
- Aufrufen des genehmigten PAR-Plans
- Füllen des Mundspülbechers mit CHX-Lösung

6. Anästhesien
- Infiltrationsanästhesie Zähne 17, 16, 15
- Leitungsanästhesie Zähne 47, 46, 45

7. Behandlungsablauf einer AIT (geschlossenes Vorgehen)
- Entfernen von subgingivalen Belägen aus den parodontalen Taschen, ohne Sicht auf den Arbeitsbereich

Behandlungsschritt	Materialien/Instrumente
• Anästhesie im OK und UK	• Grundbesteck, Einmalspritze bzw. Carpulenspritze, Kanülen, Anästhetikum
• Patienten den Mund mit CHX-Lösung, ca. 1 Minute lang, spülen lassen	• Becher mit CHX-Mundspüllösung
• Entfernung aller supragingivalen und klinisch erreichbaren weichen und harten Beläge wie Biofilm, Zahnstein und Konkremente	steriles Instrumentarium: • Grundbesteck • PA-Sonde • chirurgische Absaugkanüle • Scaler, Küretten, Ultraschallgerät, Pulverstrahlgerät • Kochsalzlösung, CHX-Lösung • Einmalspritzen mit Kanülen

8. Nach der Behandlung, Verabschiedung
- Verhalten nach Lokalanästhesie: nicht selbst Auto fahren, nichts essen und trinken, solange die Anästhesie wirkt
- Hinweise zum Verhalten nach dem Eingriff: bei starken Schmerzen und/oder Blutungen in die Praxis kommen
- Hinweise zur Zahnpflege: sorgfältige Zahnpflege wie in der Prophylaxesitzung gezeigt; die Wundgebiete mit einer weichen Zahnbürste reinigen
- eRezept über Ibuprofen 600 mg, täglich 2 Tabletten
- Um die Anzahl der Bakterien im Mund zu reduzieren, sollte der Patient eine CHX-Mundspüllösung 0,2%ig anwenden.
  Hinweis: max. 1 Woche damit spülen, da Nebenwirkungen möglich:
  - braune Verfärbungen der Zähne und Schleimhäute
  - Geschmacksstörungen
  - Wundheilungsstörungen
- Termin zur Wiederbewertung der parodontalen Taschen
- freundliche Verabschiedung mit Genesungswünschen

9. Hygienische Aufbereitung des Behandlungszimmers
- Flächendesinfektion durch Wischdesinfektion mit einem benetzten Tuch: Lampengriffe, Behandlungsstuhl, Schwebetische, Speibecken, Außenflächen der Absauganlage, Schubladengriffe, patientennahe Oberflächen
- wasserführende Einheit 20 Sekunden lang mit Wasser und Desinfektionsmittel durchspülen
- Behandlungsraum lüften
- Abfälle: spitze, scharfe Gegenstände wie Klingen, Nadeln, Kanülen in durchstichsicheren Behälter entsorgen
- kontaminierte Abfälle in feuchtigkeitsdichten Müllbeuteln entsorgen
- benutzte Instrumente in einen Behälter mit Deckel legen und in den Sterilisationsraum zur Aufbereitung bringen

10. Im Sterilisationsraum
- Risikobewertung der Medizinprodukte nach RKI-Richtlinien
- Aufbereitung der Instrumente
- Lagerung der verpackten Instrumente

11. Dokumentation
- PAR-Plan liegt genehmigt vor
- Zähne 17, 16, 15 und 47, 46, 45 haben Taschentiefe von 5 mm
- Aufklärung des Patienten über die momentane Situation seiner Zähne und den folgenden Behandlungsablauf
- Aufklärung über Risiken des Eingriffs
- Infiltrationsanästhesie an 17, 16, 15 mit Ultracain® DS, 1 Ampulle
- Leitungsanästhesie an 47, 46, 45 mit Ultracain® DS, 1 Ampulle
- Spülen mit CHX-Lösung
- schonende Entfernung aller supragingivalen und klinisch erreichbaren Beläge
- Verhalten nach Eingriff; nicht selbst Auto fahren aufgrund der Anästhesie
- Hinweise zur vorsichtigen Zahnpflege und zur CHX-Mundspüllösung 0,2%ig, Aufklärung über mögliche Nebenwirkungen
- Ausstellen eines eRezeptes über Ibuprofen 600 mg, 2 Tabletten täglich
- neuer Termin

12. Abrechnung der bisherigen Behandlung
- über PAR-Plan:
  - 4
  - ATG
  - 2 x AIT a
  - 4 x AIT b
- über KZV:
  - Ä 1 Ber
  - 2 x 40 I
  - 41a L1

Behandlungsfall 14: Systematische Parodontalbehandlung, Chirurgische Parodontaltherapie (CPT, offenes Vorgehen)

Patientendaten: Werner Lehmann, gesetzlich versichert bei der Techniker Krankenkasse. Er leidet an Diabetes mellitus.
Situationsbeschreibung: Vor 6 Monaten ist bei Herrn Lehmann eine Antiinfektiöse Therapie (AIT) gemacht worden. Bei der Befundevaluation (BEV) vor 3 Wochen wurden an Zahn 16 und 26 Taschen mit einer Sondierungstiefe von 7 mm festgestellt. Herr Dr. Bock, der behandelnde Zahnarzt, klärt auf und empfiehlt, eine chirurgische Therapie durchführen zu lassen. Der Patient ist einverstanden. Die Krankenkasse wird darüber informiert. Heute kommt Herr Lehmann zur CPT. Da er an Diabetes leidet, wurde er auf den Vormittag einbestellt, nach seinem Frühstück. Am Ende der Behandlung bekommt Herr Lehmann ein eRezept über Ibuprofen 600 mg, 2 Tabletten pro Tag, ein Merkblatt zum Verhalten nach dem Eingriff und Hinweise zur Zahnpflege. Es werden zwei weitere Termine vereinbart.

Arbeitsaufgabe
Beschreiben Sie, wie Sie die Behandlung vorbereiten, begleiten und dokumentieren, vom Empfang des Patienten bis zur Verabschiedung.
Stellen Sie den Behandlungsablauf dar und richten Sie hierzu die notwendigen Instrumente und Materialien.
Rechnen Sie die erbrachten Leistungen ab und bereiten Sie den Arbeitsplatz wieder hygienisch auf.

Lösungsskizze

1. Risikoanamnese Diabetes mellitus
- Problematik:
  - Wundheilungsstörungen
  - allgemeine Infektanfälligkeit
  - Gefahr der Hypoglykämie oder Hyperglykämie, daher möglichst vormittags Behandlungstermine anbieten, wenn der Blutzuckerspiegel gut eingestellt ist
  - erhöhtes Risiko, an einer Parodontitis zu erkranken, die dann auch schneller fortschreitet
  - eine Parodontitis wiederum erschwert die Einstellung des Blutzuckerwertes
- Angst und Stress bei der Behandlung vermeiden, da dies zu einem schwankenden Blutzuckerwert führt;

eine beruhigende Aufklärung über den Behandlungsablauf ist dabei hilfreich.
- Anzeichen einer Hypoglykämie: Schweißausbruch, Übelkeit, Unruhe, Bewusstlosigkeit
  Maßnahmen: Traubenzucker oder Saft geben, Glukose i.v. spritzen

2. Patientenempfang bei vereinbartem Termin
- freundliche Begrüßung mit Blickkontakt
- Herrn Lehmann mit Namen ansprechen
- sich danach erkundigen, wie es ihm heute geht, ihn beruhigen

3. Patientenaufnahme bekannter Patient
- Patientenkarteikarte im PVS öffnen bzw. bereitlegen
- den Patienten ins Wartezimmer bitten
- Herrn Dr. Bock informieren

4. Patientenbegleitung ins Behandlungszimmer
- Herrn Lehmann aufrufen und ins Behandlungszimmer begleiten
- den Patienten bitten, Platz zu nehmen
- bequeme Einstellung der Kopfstütze

5. Sterile Händedesinfektion
- kontaktlose Entnahme von Desinfektionslösung aus einem Wandspender, Menge nach Herstellerangabe
- Desinfektionsmittel in die sauberen, trockenen Hände geben und die gesamten Handflächen bis zum Ellenbogen gründlich benetzen, Daumen, Nägel, Nagelfalze, Fingerkuppen und Fingerzwischenräume einbeziehen
- Hände für die vom Hersteller vorgegebene Einwirkzeit feucht halten (in der Regel 3–5 Minuten)
- Lufttrocknung

6. Vorbereitung im Behandlungszimmer
- Anlegen von sterilen Handschuhen für Zahnarzt und ZFA, Mundschutz, Schutzbrille
- zur Keimreduktion Patienten mit einer CHX-haltigen Mundspüllösung ca. 1 Minute lang spülen lassen
- Abdecken des Patienten und des Schwebetisches mit sterilen Tüchern
- Bereitstellen der Kassette mit sterilen Instrumenten für eine CPT

7. Behandlungsablauf einer CPT (offenes Vorgehen)
- schonende Entfernung des Biofilms und der Konkremente: supra- und subgingivales Debridement, einschl. Naht

Behandlungsschritt	Materialien/Instrumente
• Anästhesie im OK und UK	• Grundbesteck: Spiegel zahnärztliche Pinzette, Sonde • Spritze, Kanüle, Anästhetikum
• Bildung eines Mukoperiostlappens	• Skalpellklinge, -halter • Raspatorium • chirurgische Absaugkanüle
• Debridement: schonende Entfernung aller supra- und subgingivalen Beläge, des Biofilms und der Konkremente	steriles Instrumentarium: • PA-Sonde • chirurgische Absaugkanüle • Scaler, Küretten, Ultraschallgerät, Pulverstrahlgerät • Kochsalzlösung, CHX-Lösung • Einmalspritzen mit Kanülen
• Begradigung des Alveolarknochens	• Knochenfräse • chirurgisches Winkelstück • Kochsalzlösung • Spritze mit stumpfer Kanüle
• Naht, evtl. Zahnfleischverband	• Nadelhalter, Nahtmaterial, chirurgische Pinzette, Fadenschere • selbsthärtende Paste

8. Aufklärung über Verhalten nach dem Eingriff, Merkblatt mitgeben, Verabschiedung
- nicht selbst Auto fahren
- nichts essen und trinken, solange die Anästhesie wirkt
- nicht rauchen
- bei starken Schmerzen und/oder Blutungen in die Praxis kommen
- Hinweise zur Zahnpflege: sorgfältige Zahnpflege, aber die Wundgebiete zunächst aussparen, nach 2 Tagen mit einer weichen Zahnbürste reinigen
- eRezept über Ibuprofen 600 mg, täglich 2 Tabletten, wenn Schmerzen bestehen
- um die Anzahl der Bakterien im Mund zu reduzieren, CHX-Mundspüllösung 0,2%ig anwenden
  Hinweis: max. 1 Woche damit spülen, da Nebenwirkungen möglich:
  - braune Verfärbungen der Zähne und Schleimhäute
  - Geschmacksstörungen
  - Wundheilungsstörungen
- 1. Termin zur Nachkontrolle, 2. Termin zur Nahtentfernung
- freundliche Verabschiedung mit Genesungswünschen

9. Hygienische Aufbereitung des Behandlungszimmers
- Flächendesinfektion durch Wischdesinfektion mit einem benetzten Tuch: Lampengriffe, Behandlungsstuhl, Schwebetische, Speibecken, Außenflächen der Absauganlage, Schubladengriffe, patientennahe Oberflächen
- wasserführende Einheit 20 Sekunden lang mit Wasser und Desinfektionsmittel durchspülen

- Behandlungsraum lüften
- Abfälle: spitze, scharfe Gegenstände wie Klingen, Nadeln, Kanülen in durchstichsicheren Behälter entsorgen
- mit Blut kontaminierte Abfälle in feuchtigkeitsdichten Müllbeuteln entsorgen
- benutzte Instrumente in einen Behälter mit Deckel legen und in den Sterilisationsraum zur Aufbereitung bringen

10. Im Sterilisationsraum
- Risikobewertung der Medizinprodukte nach RKI-Richtlinien
- Aufbereitung der Instrumente
- Lagerung der verpackten Instrumente

11. Dokumentation
- Risikopatient: Diabetes mellitus
- Krankenkasse ist informiert über den Eingriff
- Zähne 16, 26 haben eine Taschentiefe von 7 mm
- präoperative Aufklärung über die Notwendigkeit und die Risiken des Eingriffes, Unterschrift des Patienten
- Info über den Behandlungsablauf
- Infiltrationsanästhesie an 16, 26 mit Ultracain® DS, 1 Ampulle
- Spülen mit CHX-Lösung
- Bildung eines Mukoperiostlappens, schonende Entfernung des Biofilms und der Konkremente (Debridement), Knochenbegradigung, Nahtmaterial, Zahnfleischverband
- postoperative Aufklärung: Verhalten nach Eingriff; Merkblatt
- eRezepte über Ibuprofen 600 mg, 2 Tabletten täglich
- zwei weitere Termine zur Nachkontrolle und Nahtentfernung

12. Abrechnung der chirurgischen Parodontaltherapie
- über PAR-Plan:
  - 2 x CPT b
- über KZV:
  - 2 x 40 I

Behandlungsfall 15: Professionelle Zahnreinigung bei einer schwangeren Patientin

Patientendaten: Mira Schwarz, gesetzlich versichert bei der BKK Scheufelen
Situationsbeschreibung: Frau Schwarz leidet unter einer Zahnfleischentzündung, einer Gingivitis, und kommt heute zur Individualprophylaxe. Sie ist im 4. Monat schwanger. Sie möchte wissen, warum ihr Zahnfleisch beim Zähneputzen blutet. Sie war in diesem Quartal noch nicht zur Behandlung. Sie klären auf, erstellen 2 Indizes, zeigen Frau Schwarz die richtige Mundhygiene und machen eine professionelle Zahnreinigung.
Frau Schwarz wird ins Recallsystem aufgenommen und erhält in 3 Monaten einen weiteren Termin zur PZR.

Arbeitsaufgabe
Beschreiben Sie, wie Sie die Behandlung vorbereiten, begleiten und dokumentieren, vom Empfang des Patienten bis zur Verabschiedung.
Stellen Sie den Behandlungsablauf dar und richten Sie hierzu die notwendigen Instrumente und Materialien.
Rechnen Sie die erbrachten Leistungen ab und bereiten Sie den Arbeitsplatz wieder hygienisch auf.

Lösungsskizze

1. Patientenempfang bei vereinbartem Termin
- freundliche Begrüßung mit Blickkontakt
- Frau Schwarz mit Namen ansprechen
- sich danach erkundigen, wie es ihr geht und was das ungeborene Baby macht

2. Patientenaufnahme bekannte Patientin
- Einlesen der elektronischen Gesundheitskarte
- Patientenkarteikarte öffnen bzw. bereitlegen
- Patientin ins Wartezimmer bitten
- Prophylaxefachkraft informieren

3. Patientenbegleitung ins Behandlungszimmer
- Frau Schwarz aufrufen und ins Prophylaxezimmer begleiten
- sie bitten, Platz zu nehmen
- bequeme Einstellung der Kopfstütze

4. Hygienische Händedesinfektion
- kontaktlose Entnahme von Desinfektionslösung (3–5 ml) aus einem Wandspender

- Desinfektionsmittel in die sauberen, trockenen Hände geben und die gesamten Handflächen gründlich benetzen, Daumen, Nägel, Nagelfalze, Fingerkuppen und Fingerzwischenräume einbeziehen
- Hände für die vom Hersteller vorgegebene Einwirkzeit feucht halten
- Lufttrocknung

5. Vorbereitung im Behandlungszimmer
- Anlegen der persönlichen Schutzausrüstung: Handschuhe, Mundschutz, Schutzbrille
- Umlegen der Patientenserviette
- Bereitstellen des Trays zur professionellen Zahnreinigung, Handspiegel, Zahnputzmodell
- Füllen des Mundspülbechers mit CHX-Lösung

6. Aufklärung von Frau Schwarz
- Bedeutung einer guten Mundhygiene für sich und ihr ungeborenes Kind – Herdinfektionen vermeiden
- Plaque als Hauptursache für die Entstehung von Gingivitis, Parodontitis: Plaque ist ein Biofilm, in dem viele Bakterien leben. Der Körper wehrt sich dagegen. Eine entzündliche Reaktion der Gingiva ist die Folge.
- Erhöhtes Risiko für das Entstehen einer Gingivitis während der Schwangerschaft aufgrund der hormonellen Umstellung (Schwangerschaftsgingivitis), der vermehrten Durchblutung der Gingiva und der Gewebsauflockerung. Daher ist eine sehr gute Mundhygiene notwendig.
- Erbrechen in der Schwangerschaft führt zur Entkalkung des Zahnschmelzes durch die erbrochene Magensäure. Daher nach Erbrechen Mund ausspülen, nicht gleich Zähne putzen, da ansonsten die oberste Schicht des aufgeweichten Zahnschmelzes durch das Putzen abgerieben wird.
- Einfluss der Nahrung auf die Zahngesundheit
  - Disaccharide in der Nahrung sind am stärksten kariogen; Schwangere haben oft ein erhöhtes Verlangen nach Süßigkeiten.
  - Bedeutung der Mineralstoffe in der Nahrung, vor allem Kalzium (z. B. Milchprodukte), Phosphat (z. B. Milch), Fluoride (z. B. Fisch)
  - wenig säurehaltige Speisen und Getränke zu sich nehmen, da Gefahr der Demineralisation des Zahnschmelzes; nach Verzehr mit dem Zähneputzen mind. 30 Minuten warten
  - zuckerfreien, xylithaltigen Kaugummi für zwischendurch verwenden
- Bedeutung der Fluoride als Schutz gegen Karies
  - Erhöhung der Widerstandsfähigkeit des Zahnschmelzes gegenüber Säuren
  - Beschleunigung der Remineralisation, indem Fluoride Mineralien aus dem Speichel binden und Fluorapatit im Zahnschmelz bilden
  - Hemmung des Bakterienstoffwechsels
- Anwendung von Fluorid
  - fluoridiertes Speisesalz verwenden: systemische Wirkung
  - Auftragen des Fluorids direkt auf die Zähne in Form von Zahnpasta, Fluoridlösungen, Gelees, Lacken: haben lokale Wirkung
  - Überdosierung vermeiden, da Gefahr der Dentalfluorose beim ungeborenen Kind
- richtige Zahnpasta
  - mit entzündungshemmenden Stoffen
  - geringe Abrasivität (RDA-Wert) – „sensitiv“
- Demonstration der geeigneten Zahnputztechnik – Bass-Technik
  - Zahnbürste im 45°-Winkel zum Sulkus ansetzen
  - kleine rüttelnde Bewegungen
  - Auswischbewegungen zur Zahnkrone hin
  - auch wenn es blutet, weiterputzen, mit möglichst wenig Druck
- Demonstration von Hilfsmitteln zur guten Mundhygiene
  - weiche Zahnbürste, um auch die Gingiva massieren zu können, evtl. eine elektrische Zahnbürste mit Andruckkontrolle
  - Zahnbürste mit kurzem Kopf, multitufted
  - Zahnseide für die Interdentalpflege, möglichst ungewachst, da bessere Reinigungswirkung
  - fluoridhaltige Mundspüllösung zur Gingivitisprophylaxe und nach dem Erbrechen

7. Erstellen von Indizes
- Approximalraum-Plaque-Index (API)
  - gibt Auskunft über den momentanen Zustand der Mundhygiene
  - kann als Vergleichswert für nachfolgende Sitzungen herangezogen werden
  - Vorgehensweise: Anfärben der Zähne, Ermitteln der Summe der approximalen Plaquestellen, Berechnung des prozentualen Plaquebefalls
  - Material: Grundbesteck, Färbelösung im Dappenglas, zahnärztlicher Pinzette mit Pellet, Handspiegel
  - Bewertung: unter 25 % optimale Mundhygiene, zwischen 24 und 39 % gute Mundhygiene

- Sulkus-Blutungs-Index (SBI)
  - Entzündungsindex: Aussage über den Entzündungsgrad und damit die Blutungsneigung der Gingiva
  - weist darauf hin, ob die Patientin dauerhaft gut putzt
  - Vorgehensweise: Führen einer stumpfen PA-Sonde durch den Sulkus, Addieren der Blutungsstellen, Berechnen des Prozentwertes
  - Bewertung: unter 10 % sehr gute Mundhygiene, über 10 % verbesserungsbedürftig
  - erhöhter Wert bei der Patientin, da eine Gingivitis besteht

8. Behandlungsablauf einer PZR
- Entfernen aller weichen und harten supragingival und gingival gelegenen Beläge und Verfärbungen
- Patientin darauf hinweisen, dass die Rückenlage unangenehm werden kann, Bitte um Rückmeldung. Grund: Durch den Druck der Gebärmutter auf die untere Hohlvene wird der Rückstrom des Blutes verschlechtert.

Behandlungsschritt	Materialien/Instrumente
· zur Keimreduktion die Patientin mit einer CHX-haltigen Mundspüllösung ca. 30 Sekunden spülen lassen	· CHX-Lösung im Mundspülbecher
· Grobreinigung: Entfernen von supragingival und gingival liegendem Zahnstein und von Plaque	· Grundbesteck · Scaler, Kürette, Ultraschall
· Entfernen von hartnäckigen Verfärbungen	· Pulverstrahlgerät (Airflow), Schutzbrille für Prophylaxefachkraft und Patientin
· Feinreinigung	· Scaler, Küretten
· Politur aller Zahnoberflächen	· Polierpaste, -bürstchen, -kelch
· Interdentalreinigung	· Zahnseide, Schleifpapierstreifen
· Fluoridierung	· Fluoridlack in Karpulenspritze oder Elmex®-Gelee und Kunststoffschiene oder Elmex® fluid mit Pellet
· Auftragen von CHX-Gel (1%ig) auf das entzündete Zahnfleisch	· CHX-Gel, zahnärztliche Pinzette, Pellet

9. Nach der Behandlung, Verabschiedung
- möglichst mit dem Essen oder Zähneputzen etwas warten, damit die Wirkung der Fluoride und des CHX-Gels lange anhält
- Termin zur Prophylaxe in 3 Monaten ausmachen, Aufnahme ins Recallsystem; Patientin ist mit der Aufnahme ins Recallsystem einverstanden
- freundliche Verabschiedung

10. Hygienische Aufbereitung des Behandlungszimmers
- Flächendesinfektion durch Wischdesinfektion mit einem benetzten Tuch: Lampengriffe, Behandlungsstuhl, Schwebetische, Speibecken, Außenflächen der Absauganlage, Schubladengriffe, patientennahe Oberflächen
- wasserführende Einheit 20 Sekunden lang mit Wasser und Desinfektionsmittel durchspülen
- Behandlungsraum lüften
- Abfälle: spitze, scharfe Gegenstände wie Klingen, Nadeln, Kanülen in durchstichsicheren Behälter entsorgen
- kontaminierte Abfälle in feuchtigkeitsdichten Müllbeuteln entsorgen
- benutzte Instrumente in einen Behälter mit Deckel legen und in den Sterilisationsraum zur Aufbereitung bringen

11. Im Sterilisationsraum
- Risikobewertung der Medizinprodukte nach RKI-Richtlinien
- Aufbereitung der Instrumente nach RKI-Richtlinien
- Lagerung der verpackten Instrumente

12. Dokumentation
- Befund: Schwangerschaftsgingivitis
- eGK eingelesen
- Aufklärung über gute MH für sich und das Ungeborene, über Schwangerschaftsgingivitis, über Folgen des Erbrechens bezüglich der Zähne, über Einfluss der Nahrung auf Zahngesundheit, über Anwendung von Fluoriden, über geeignete Zahnpasta
- Demonstration der Bass-Technik und Anwendung von ungewachster Zahnseide
- Empfehlung von weicher Kurzkopfzahnbürste und fluoridhaltiger Mundspüllösung
- API und SBI erstellt, API: 35 %, SBI: 40 %
- Mundspülung mit CHX-Lösung 0,2 %
- Entfernen aller weichen und harten Beläge an 28 Zähnen, Entfernen aller Verfärbungen
- Politur
- Interdentalreinigung
- Fluoridierung mit Elmex®-Gelee
- Behandlung der entzündeten gingivalen Stellen mit 1%igem CHX-Gel
- neuer Termin in 3 Monaten
- Aufnahme ins Recallsystem, schriftliche Einverständniserklärung

13. Abrechnung der Behandlung über GOZ
- 1000
- 28 x 1040
- 4005
- 4020

Behandlungsfall 16: Fissurenversiegelung bei einem 6-jährigen Kind

Patientendaten: Luan Geering, 6 Jahre alt, gesetzlich über seine Mutter versichert
Situationsbeschreibung: Luan kommt heute mit seiner Mutter zur Fissurenversiegelung der durchgebrochenen Sechsjahrmolaren, anschließend erfolgt eine Fluoridierung. Die Molaren sind kariesfrei und haben tiefe Fissuren, es befinden sich weiche Beläge auf den Zähnen. Frau Geering möchte wissen, warum eine Fissurenversiegelung von Vorteil ist. Klären Sie sie darüber auf. Ebenso über Kariesentstehung und zahngesunde Ernährung. Zeigen Sie Luan die Putzmethode „Von Rot nach Weiß“ und lassen Sie ihn am Modell üben. Vereinbaren Sie einen Termin in 6 Monaten.

Arbeitsaufgabe
Beschreiben Sie, wie Sie die Behandlung vorbereiten, begleiten und dokumentieren, vom Empfang des Patienten bis zur Verabschiedung.
Stellen Sie den Behandlungsablauf dar und richten Sie hierzu die notwendigen Instrumente und Materialien.
Rechnen Sie die erbrachten Leistungen ab und bereiten Sie den Arbeitsplatz wieder hygienisch auf.

Lösungsskizze

1. Patientenempfang bei vereinbartem Termin
- altersentsprechende Begrüßung des Patienten Luan und seiner Mutter
- Luan mit seinem Vornamen ansprechen

2. Patientenaufnahme bekannter Patient
- Patientenkarteikarte öffnen bzw. bereitlegen
- Luan und seine Mutter ins Wartezimmer bitten
- Zahnärztin informieren

3. Patientenbegleitung ins Behandlungszimmer
- Luan und seine Mutter aufrufen und ins Behandlungszimmer begleiten
- Luan bitten, auf dem Behandlungsstuhl Platz zu nehmen, Kopfstütze einstellen

4. Aufklärung des jungen Patienten
- altersgerecht erklären, was heute gemacht wird
- Rückfragen stellen, ob er es verstanden hat
- vertrauensvolle Atmosphäre schaffen
- Augenkontakt auf gleicher Höhe

5. Aufklärung der Mutter über Fissurenversiegelung und Fluoridierung
- Füllen von tiefen Fissuren der bleibenden Molaren mit einem dünnfließenden Komposit
- notwendig bei stark zerklüfteten Fissuren und Grübchen, da die Borsten der Zahnbürste nicht hineingelangen
- Fissuren sind Prädilektionsstellen für Karies
- Versiegelung nur möglich bei noch kariesfreien Fissuren
- Notwendigkeit der Kontrolle alle 3–6 Monate, da bei Defektbildung Gefahr von Karies unter der Versiegelung
- Fluoridierung: Durch die bei der Versiegelung verwendeten Säure hat eine Entkalkung des Zahnschmelzes stattgefunden. Die Fluoride remineralisieren diese Stellen wieder.
- Kostenübernahme durch die Krankenkasse

6. Hygienische Händedesinfektion
- kontaktlose Entnahme von Desinfektionslösung (3–5 ml) aus einem Wandspender
- Desinfektionsmittel in die sauberen, trockenen Hände geben und die gesamten Handflächen gründlich benetzen, Daumen, Nägel, Nagelfalze, Fingerkuppen und Fingerzwischenräume einbeziehen
- Hände für die vom Hersteller vorgegebene Einwirkzeit feucht halten
- Lufttrocknung

7. Vorbereitung im Behandlungszimmer
- Anlegen der persönlichen Schutzausrüstung: Handschuhe, Mundschutz, Schutzbrille
- Umlegen der Patientenserviette
- Bereitstellen des Trays mit Grundbesteck, zur Fissurenversiegelung, Handspiegel, Zahnputzmodell
- Füllen des Mundspülbechers mit Wasser

8. Behandlungsablauf: Fissurenversiegelung der Zähne 16, 26, 36, 46

Behandlungsschritt	Materialien/Instrumente
· kurze Untersuchung der vier durchgebrochenen Molaren	· Spiegel, Sonde, zahnärztliche Pinzette
· absolute Trockenlegung	· Kofferdam-Gummituch · Lochzange · Spannrahmen · Klammerzange · Kofferdamklammer für Molaren · Zahnseide
· Reinigung der Fissuren	· Polierbürstchen, -paste, evtl. Pulverstrahlgerät
· Spülung und Trocknung der Fissuren	· Mehrfunktionsspritze
· Anätzen · einwirken lassen	· Phosphorsäuregel (35%ig), Pinsel oder Wattepellet
· Absprühen der Säure, Trocknung	· Wasserspray, Mehrfunktions-spritze
· Aufbringen des Versieglers	· dünnfließendes Komposit, Pinsel, kleine Kugel
· Aushärten	· Polymerisationslampe
· Entfernen des Kofferdams	· Klammerzange, Schere
· Okklusion überprüfen	· Okklusionsfolie mit Halter
· Entfernen von Material-überschuss	· feinkörniger Diamant
· Politur	· Polierer
· Fluoridierung	· Fluoridlack, Pinsel oder Wattepellet

9. Aufklärung der Mutter über Kariesentstehung und zahngesunde Ernährung

- Zucker in der Nahrung und in Getränken verursacht Karies, da die Bakterien im Mund Zucker verstoffwechseln. Sie scheiden dann Säure aus, die die Zähne angreift, was letztendlich zur Karies führt.
- daher wenig Süßes essen oder durch Zuckerersatzstoffe ersetzen (Süßigkeiten mit Zahnmännchen mit Schirm auf der Verpackung)
- Saft nicht pur trinken, sondern nur als Schorle – oder nur Wasser
- nicht ständig Nahrung zu sich nehmen, möglichst nur zu den Hauptmahlzeiten essen, danach putzen; den Zähnen Pausen gönnen
- am Abend nach dem gründlichen Zähneputzen nichts mehr essen und nur noch Wasser trinken
- zuckerfreien, xylithaltigen Kaugummi für zwischendurch verwenden
- Mund nach dem Essen mit Wasser ausspülen, wenn Zähneputzen nicht möglich ist

10. Demonstration und Einüben der Zahnputztechnik „Von Rot nach Weiß“

- zuerst am Modell zeigen:
  - an Außenflächen und Innenflächen Zahnbürste am Zahnfleischrand ansetzen und dann zur Zahnkrone hin bewegen (Ausfegen)
  - im Frontzahnbereich die Zahnbürste hochkant stellen, da hier zu wenig Platz ist
  - Kauflächen dürfen geschrubbt werden
- dann im eigenen Mund üben lassen, evtl. Hand führen, vorsichtig korrigieren, über Handspiegel selbst die Technik kontrollieren lassen
- Abends sollte Frau Geering noch nachputzen, bis Luan besser putzen kann.

11. Verabschiedung

- den Patienten loben; er darf sich ein kleines Geschenk aussuchen
- freundliche Verabschiedung mit Hinweis auf neuen Termin in spätestens 6 Monaten

12. Hygienische Aufbereitung des Behandlungszimmers

- Flächendesinfektion durch Wischdesinfektion mit einem benetzten Tuch: Lampengriffe, Behandlungsstuhl, Schwebetische, Speibecken, Außenflächen der Absauganlage, patientennahe Oberflächen
- wasserführende Einheit 20 Sekunden lang mit Wasser und Desinfektionsmittel durchspülen
- Behandlungsraum lüften
- Abfälle: spitze, scharfe Gegenstände wie Klingen, Nadeln, Kanülen in durchstichsicheren Behälter entsorgen
- kontaminierte Abfälle in feuchtigkeitsdichten Müllbeuteln entsorgen
- benutzte Instrumente in einen Behälter mit Deckel legen und in den Sterilisationsraum zur Aufbereitung bringen

13. Im Sterilisationsraum

- Risikobewertung der Medizinprodukte nach RKI-Richtlinien
- Aufbereitung der Instrumente
- Lagerung der verpackten Instrumente

14. Dokumentation

- tiefe Fissuren an den 6er-Zähnen
- unzureichende MH
- Aufklärung der Mutter
- Fissurenversiegelung, Fluoridierung

- Anätzen mit 35%iger Phosphorsäure, Versiegeln der Zähne 16, 26, 36, 46 mit Fissurenversiegler (z. B. Fissurit®, conseal)
- Fluoridierung mit Duraphat®
- Demonstration der Zahnputztechnik „Von Rot nach Weiß"
- Aufklärung über zahngesunde Ernährung
- neuen Termin in spätestens 6 Monaten

15. Abrechnung der Behandlung
- 4 x 12 bMF
- 4 x IP5
- IP4
- IP2

Behandlungsfall 17: Individualprophylaxe bei einer 16-jährigen Patientin

Patientendaten: Amelia Specht, 16 Jahre alt, gesetzlich über ihren Vater versichert
Situationsbeschreibung: Amelia kommt heute zur Prophylaxe, sie ist seit Kindheit an in Ihrer Praxis Patientin. Amelia hat viele Beläge. Entkalkungen sind bereits vorhanden und an manchen Stellen hat sich das Zahnfleisch bereits entzündet. Sie machen einen Mundhygienestatus mithilfe des Approximalraum-Plaque-Index (API) und erklären ihr die Kariesentstehung und eine zahngesunde Ernährung. Sie zeigen ihr noch einmal die Putztechnik von „Von Rot nach Weiß" und die Anwendung der Zahnseide. Sie sprechen über geeignete Zahnbürsten und Zahnpasta. Sie entfernen alle harten und weichen Beläge und nehmen eine Fluoridierung mit Duraphat®-Lack vor. Sie empfehlen Amelia, zu Hause Elmex®-Gelee 1 x wöchentlich aufzutragen und eine fluoridhaltige Mundspüllösung zu verwenden. Sie geben ihr ein eRezept über Elmex®-Gelee mit und vereinbaren einen neuen Termin in 3 Monaten.

Arbeitsaufgabe
Beschreiben Sie, wie Sie die Behandlung vorbereiten, begleiten und dokumentieren, vom Empfang des Patienten bis zur Verabschiedung.
Stellen Sie den Behandlungsablauf dar und richten Sie hierzu die notwendigen Instrumente und Materialien.
Rechnen Sie die erbrachten Leistungen ab und bereiten Sie den Arbeitsplatz wieder hygienisch auf.

Lösungsskizze

1. Patientenempfang bei vereinbartem Termin
- altersentsprechende Begrüßung der Patientin Amelia
- mit dem Vornamen ansprechen, fragen, ob Sie Amelia noch duzen dürfen

2. Patientenaufnahme bekannte Patientin
- Patientenkarteikarte öffnen bzw. bereitlegen
  - Amelia bitten, den Anamnesebogen zu aktualisieren
  - Amelia ins Wartezimmer bitten
  - Prophylaxefachkraft informieren

3. Patientenbegleitung ins Behandlungszimmer
- Amelia aufrufen und ins Behandlungszimmer begleiten
- Amelia bitten, auf dem Behandlungsstuhl Platz zu nehmen, Kopfstütze einstellen

4. Hygienische Händedesinfektion
- kontaktlose Entnahme von Desinfektionslösung (3–5 ml) aus einem Wandspender
- Desinfektionsmittel in die sauberen, trockenen Hände geben und die gesamten Handflächen gründlich benetzen, Daumen, Nägel, Nagelfalze, Fingerkuppen und Fingerzwischenräume einbeziehen
- Hände für die vom Hersteller vorgegebene Einwirkzeit feucht halten
- Lufttrocknung

5. Vorbereitung im Behandlungszimmer
- Anlegen der persönlichen Schutzausrüstung: Handschuhe, Mundschutz, Schutzbrille
- Umlegen der Patientenserviette
- Bereitstellen des Trays zur professionellen Zahnreinigung, Handspiegel, Zahnputzmodell
- Füllen des Mundspülbechers mit CHX-Lösung
- der Patientin altersgerecht erklären, was heute gemacht wird
- vertrauensvolle Atmosphäre schaffen

6. Erstellen eines Mundhygienestatus mithilfe des API
- Der API gibt Auskunft über den momentanen Zustand der Mundhygiene.

- Er kann als Vergleichswert für nachfolgende Sitzungen herangezogen werden.
- Vorgehensweise: Anfärben der Zähne, Ermitteln der Summe der approximalen Plaquestellen, Berechnung des prozentualen Plaquebefalls
- Material: Grundbesteck, Färbelösung im Dappenglas, zahnärztliche Pinzette mit Pellet, Handspiegel
- Bewertung: unter 25 % optimale Mundhygiene, zwischen 25 und 39 % gute Mundhygiene
- Amelia hat einen Wert von 60 %, d. h., ihre Mundhygiene ist verbesserungsbedürftig.
- mithilfe eines Handspiegels der Patientin die Plaquestellen und die entzündeten Stellen zeigen

7. Kommunikation mit einer Jugendlichen
- Augenkontakt auf gleicher Höhe, Gespräch im Sitzen
- Atmosphäre schaffen, in der Amelia angstfrei Fragen stellen darf
- authentisch bleiben, keine vermeintlich „coole" Jugendsprache verwenden
- Rückfragen stellen, ob sie es verstanden hat
- an Bedürfnisse des Patienten anknüpfen, z. B.: schöne weiße Zähne sind attraktiv, keinen Mundgeruch zu haben erleichtert Kontakt zu anderen
- Patientin nicht beschämen und bevormunden

8. Aufklärung der Patientin über Kariesentstehung
- Durch zu wenig Putzen entsteht weicher, klebriger Belag (Plaque).
- In der Plaque befinden sich Bakterien und Nahrungsreste.
- Bakterien verdauen die Nahrungsreste und scheiden dabei eine Säure aus.
- Säure entzieht dem Zahnschmelz Mineralien, unter anderem Kalzium.
- Der Zahnschmelz wird brüchig und Karies entsteht.

9. Zahngesunde Ernährung
- Zucker in der Nahrung und in Getränken ist stark kariogen; daher Zucker meiden oder durch Zuckerersatzstoffe ersetzen
- Achtung bei Getränken wie Cola, isotonischen Sportgetränken, sie enthalten viel Säure, die den Zahnschmelz angreift.
- nicht ständig Nahrung zu sich nehmen, den Zähnen auch mal eine Pause gönnen
- zuckerfreien, xylithaltigen Kaugummi für zwischendurch verwenden
- Mund nach dem Essen mit Wasser ausspülen, wenn Zähneputzen nicht möglich ist

10. Demonstration und Einüben der Zahnputztechnik „Von Rot nach Weiß"
- zuerst am Modell zeigen:
  - an Außenflächen und Innenflächen Zahnbürste am Zahnfleischrand ansetzen und dann zur Zahnkrone hin bewegen (Ausfegen)
  - im Frontzahnbereich die Zahnbürste hochkant stellen, da hier zu wenig Platz ist
  - Kauflächen dürfen geschrubbt werden
- dann im eigenen Mund üben lassen, sachlich korrigieren

11. Zahnbürste und Zahnpasta
- Zahnbürste mit kleinem Kopf, abgerundeten Borsten, planem Borstenfeld
- alternativ: elektrische Zahnbürste mit einem runden Kopf
- fluoridhaltige Zahnpasta verwenden
- keine „Weißmacher"-Zahnpasta verwenden (hoher RDA-Wert)

12. Zahnseide demonstrieren
- für die Reinigung der Interdentalräume, die Borsten einer Zahnbürste gelangen da nicht hinein
- gestuft vorgehen:
  - zuerst am Modell zeigen
  - dann im Mund des Patienten zeigen
  - dann üben lassen
- Zahnseide auf die Mittelfinger wickeln, Zeigefinger und Daumen führen, mehrmals auf und ab führen, ohne die Papillen zu verletzen
- mit gewachster Zahnseide beginnen, da einfacher; später ungewachste Zahnseide verwenden, da bessere Reinigungswirkung

13. Entfernen aller weichen und harten Beläge und Politur

Behandlungsschritt	Materialien/Instrumente
· zur Keimreduktion die Patientin mit einer CHX-haltigen Mundspüllösung ca. 30 Sekunden spülen lassen	· CHX-Lösung im Mundspülbecher
· Grobreinigung: Entfernen von supragingival und gingival liegendem Zahnstein und von Plaque	· Grundbesteck · Scaler, Kürette, Ultraschall
· Feinreinigung	· Scaler, Küretten
· Politur aller Zahnoberflächen	· Polierpaste, -bürstchen, -kelch
· Interdentalreinigung	· Zahnseide, Schleifpapierstreifen

14. Fluoridierung
- sehr wichtig, da bereits entkalkte Stellen bestehen
  - Fluoride machen den Zahnschmelz widerstandsfähiger gegenüber Säuren.
  - Fluoride können bereits entkalkte Stellen wieder „heilen", indem sie Mineralien aus dem Speichel binden und das stabile Fluorapatit bilden.
  - Fluoride hemmen den Bakterienstoffwechsel. Die Bakterien können sich nicht mehr vermehren.
- Zahnbeläge entfernen unter relativer Trockenlegung
- Auftragen des Fluoridpräparats Duraphat®-Lack
- einwirken lassen, dann nur ausspucken
- einige Stunden nichts essen, um die Fluoride auf die Zähne einwirken zu lassen
- empfohlene Fluoridierung zu Hause: fluoridhaltige Zahnpasta, Elmex®-Gelee 1 x wöchentlich einbürsten, fluoridhaltige Mundspüllösung verwenden

15. Behandlung der Gingivitis
- Auftragen von Chlorhexamed-Gel auf das entzündete Zahnfleisch

16. Motivation der Jugendlichen
- Amelia könnte während des Zähneputzens ihren Lieblingssong abspielen lassen und für die Dauer dieses Liedes putzen
- die Sitzung positiv beenden, z. B. eine neue Zahnbürste mitgeben

17. Nach der Behandlung, Verabschiedung
- eRezept über Elmex®-Gelee ausstellen
- einen neuen Termin zur Prophylaxe in 3 Monaten vereinbaren
- Patientin loben und freundlich verabschieden

18. Hygienische Aufbereitung des Behandlungszimmers
- Flächendesinfektion durch Wischdesinfektion mit einem benetzten Tuch: Lampengriffe, Behandlungsstuhl, Schwebetische, Speibecken, Außenflächen der Absauganlage, Schubladengriffe, patientennahe Oberflächen
- wasserführende Einheit 20 Sekunden lang mit Wasser und Desinfektionsmittel durchspülen
- Behandlungsraum lüften
- Abfälle: spitze, scharfe Gegenstände wie Klingen, Nadeln, Kanülen in durchstichsicheren Behälter entsorgen
- kontaminierte Abfälle in feuchtigkeitsdichten Müllbeuteln entsorgen
- benutzte Instrumente in einen Behälter mit Deckel legen und in den Sterilisationsraum zur Aufbereitung bringen

19. Im Sterilisationsraum
- Risikobewertung der Medizinprodukte nach RKI-Richtlinien
- Aufbereitung der Instrumente
- Lagerung der verpackten Instrumente

20. Dokumentation
- Anamnesebogen aktualisiert
- Einverständniserklärung der Eltern liegt vor
- CHX-Mundspüllösung, 30 Sekunden lang
- API nach Anfärben mit MIRA-2-TON: 60 %
- Aufklärung über Kariesentstehung, zahngesunde Ernährung, Putztechnik „Von Rot nach Weiß", Hilfsmittel
- Demonstration Anwendung Zahnseide
- Fluoridierung mit Duraphat®
- Auftragen von Chlorhexamed-Gel auf entzündetes Zahnfleisch
- eRezept über Elmex®-Gelee mitgegeben
- neuer Termin in 3 Monaten

21. Abrechnung der Behandlung
- IP1
- IP2
- IP4
- 107 Zst
- 105 Mu

Behandlungsfall 18: Individualprophylaxe bei einer 14-jährigen Patientin mit einer festsitzenden kieferorthopädischen Apparatur

Patientendaten: Lena Wagner, 14 Jahre alt, gesetzlich über ihren Vater versichert
Situationsbeschreibung: Lena ist in Behandlung bei einer Kieferorthopädin und hat seit einem Jahr eine festsitzende Multiband-Apparatur im OK. Heute kommt sie zur Individualprophylaxe in Ihre Praxis. Sie kennen Lena schon seit ihrer frühen Kindheit. Vor 6 Monaten war sie das letzte Mal da. Der API hatte da einen Wert von 75 %. Heute machen Sie zum Vergleich wieder einen API (Ergebnis: 60 %) und einen vereinfachten SBI (Ergebnis: 15 %), da sich an manchen Stellen das Zahnfleisch entzündet hat. Sie erläutern Lena das Ergebnis, sprechen über gute Mundhygiene und zahngesunde Ernährung. Sie zeigen ihr noch einmal die Putzmöglichkeiten an den Bändern, dem Bogen, den Ligaturen und den Brackets. Sie sprechen über geeignete Hilfsmittel.
Sie entfernen alle harten und weichen Beläge und nehmen eine Fluoridierung mit Duraphat®-Lack vor. Sie empfehlen Lena, zu Hause Elmex®-Gelee 1 x wöchentlich aufzutragen und abends eine fluoridhaltige Mundspüllösung zu verwenden. Sie stellen ein eRezept über Elmex®-Gelee aus und vereinbaren einen neuen Termin in 3 Monaten.

Arbeitsaufgabe
Beschreiben Sie, wie Sie die Behandlung vorbereiten, begleiten und dokumentieren, vom Empfang des Patienten bis zur Verabschiedung.
Stellen Sie den Behandlungsablauf dar und richten Sie hierzu die notwendigen Instrumente und Materialien.
Rechnen Sie die erbrachten Leistungen ab und bereiten Sie den Arbeitsplatz wieder hygienisch auf.

Lösungsskizze

1. Patientenempfang bei vereinbartem Termin
- altersentsprechende Begrüßung der Patientin Lena, mit dem Vornamen ansprechen

2. Patientenaufnahme bekannte Patientin
- Einlesen der elektronischen Gesundheitskarte
- Lena ins Wartezimmer bitten
- Prophylaxefachkraft informieren

3. Patientenbegleitung ins Behandlungszimmer
- Lena aufrufen und ins Behandlungszimmer begleiten
- Lena bitten, auf dem Behandlungsstuhl Platz zu nehmen, Einstellen der Kopfstütze

4. Kommunikation mit einer Jugendlichen
- der Patientin altersgerecht erklären, was heute gemacht wird
- Augenkontakt auf gleicher Höhe, Gespräch im Sitzen
- Atmosphäre schaffen, in der Lena angstfrei Fragen stellen darf
- authentisch bleiben, keine vermeintlich „coole“ Jugendsprache verwenden
- Rückfragen stellen, ob sie es verstanden hat
- an Bedürfnisse des Patienten anknüpfen, z. B.: schöne weiße Zähne sind attraktiv, keinen Mundgeruch zu haben erleichtert Kontakt zu anderen
- Patientin nicht beschämen und bevormunden

5. Hygienische Händedesinfektion
- kontaktlose Entnahme von Desinfektionslösung (3–5 ml) aus einem Wandspender
- Desinfektionsmittel in die sauberen, trockenen Hände geben und die gesamten Handflächen gründlich benetzen, Daumen, Nägel, Nagelfalze, Fingerkuppen und Fingerzwischenräume einbeziehen
- Hände für die vom Hersteller vorgegebene Einwirkzeit feucht halten
- Lufttrocknung

6. Vorbereitung im Behandlungszimmer
- Anlegen der persönlichen Schutzausrüstung: Handschuhe, Mundschutz, Schutzbrille
- Umlegen der Patientenserviette
- Bereitstellen des Trays zur professionellen Zahnreinigung, Handspiegel, Zahnputzmodell
- Füllen des Mundspülbechers mit CHX-Lösung

7. Erstellen eines Mundhygienestatus mithilfe des Approximalraum-Plaque-Index (API)
- Der API gibt Auskunft über den momentanen Zustand der Mundhygiene.
- Er kann als Vergleichswert für vorangegangene und nachfolgende Sitzungen herangezogen werden.
- Vorgehensweise: Anfärben der Zähne, Ermitteln der Summe der approximalen Plaquestellen, Berechnung des prozentualen Plaquebefalls

- Material: Grundbesteck, Färbelösung im Dappenglas, zahnärztliche Pinzette mit Pellet, Handspiegel
- Bewertung: unter 25 % optimale Mundhygiene, zwischen 25 und 39 % gute Mundhygiene
- Lena hat einen Wert von 60 %, d. h., ihre Mundhygiene ist verbesserungsbedürftig, aber der API hat sich gegenüber der letzten Messung verbessert!
- mithilfe eines Handspiegels der Patientin die Plaquestellen und die entzündeten Stellen zeigen

8. Erstellen eines vereinfachten Sulkus-Blutungs-Index (SBI)

- Der SBI ist ein Entzündungsindex und sagt etwas über den Entzündungsgrad der Gingiva aus. Je stärker das Zahnfleisch entzündet ist, desto mehr blutet es.
- Er sagt etwas darüber aus, ob Lena auf Dauer gut putzt oder nur, bevor sie zur Prophylaxe geht.
- Vorgehensweise: relative Trockenlegung, Sondieren des Sulkus mit stumpfer Sonde, Ermitteln der Anzahl der Blutungsstellen, Berechnung des SBI in % (Tabelle)
- Bewertung: unter 10 % optimale Mundhygiene, 10–20 % leichte Entzündung, 21–50 % mittelschwere Entzündung, über 50 % starke Entzündung
- Lena hat einen SBI-Wert von 15 %, also eine leichte Gingivitis.

9. Aufklärung der Patientin über Kariesentstehung

- Erklären, dass das Kariesrisiko sehr hoch ist, wenn Plaque auf den Zähnen verbleibt.
  - In der Plaque befinden sich Bakterien und Nahrungsreste.
  - Bakterien verdauen die Nahrungsreste und scheiden dabei eine Säure aus.
  - Säure entzieht dem Zahnschmelz Mineralien, Kalzium – Demineralisierung.
  - Der Zahnschmelz wird brüchig – Karies entsteht.
- Plaque setzt sich an Bändern, Brackets, Bogen und Ligaturen fest – Retentionsstellen für Essensreste.

10. Der Patientin erklären, wie sie optimal putzen sollte

- folgende Hilfsmittel werden benötigt:
  - mittelharte Kurzkopfzahnbürste, manuell oder elektrisch, oberhalb und unterhalb des Bogens ansetzen, auch nicht beklebte Zähne sorgfältig von Rot nach Weiß putzen
  - Interdentalbürstchen, Reinigung der Fläche zwischen Bracket, Bogen, Zahn
  - Superfloss, rund um das Bracket herum
  - Einbüschelbürsten, unter dem Bogen
  - fluoridhaltige Zahnpasta, evtl. mit entzündungshemmenden Zusätzen
  - fluoridhaltige Mundspüllösung zur Unterstützung und Fluoridierung der unzugänglichen Stellen
- Demonstration erst am Modell, dann im Mund der Patientin, mit Handspiegel
- Nach dem Reinigen sollte Lena mit dem Fingernagel an den Brackets und Bändern kontrollieren, ob der Belag weg ist und ob noch alles fest sitzt.
- bei lockeren Bändern oder Brackets sofort in die Praxis kommen, da sich sonst Belag darunter festsetzt und den Zahnschmelz demineralisiert

11. Ernährungsberatung bei festsitzenden Apparaturen

- harte Nahrungsmittel wie rohes Gemüse, hartes Brot können Bögen verbiegen, Brackets ablösen
- klebrige Süßigkeiten können die Brackets ablösen, schwierige Zahnreinigung, Kariesrisiko
- nicht auf Gegenständen herumbeißen, könnte zum Verbiegen der Bögen und Ablösen der Brackets führen

12. Zahngesunde Ernährung allgemein

- Zucker in der Nahrung und in Getränken ist stark kariogen; daher Zucker meiden oder durch Zuckerersatzstoffe ersetzen (Produkte mit dem Zahnmännchen mit Schirm auf der Verpackung)
- Achtung bei Getränken wie Cola, isotonischen Sportgetränken, sie enthalten viel Säure, die den Zahnschmelz angreifen.
- nicht ständig Nahrung zu sich nehmen, den Zähnen auch mal eine Pause gönnen
- Mund nach dem Essen mit Wasser ausspülen, wenn Zähneputzen nicht möglich ist

13. Motivation zu guter Mundhygiene

- Lena erklären, dass sie nach der kieferorthopädischen Behandlung schöne, gerade Zähne haben wird
- Es wäre sehr schade, wenn nach dem Entfernen der Brackets und Bänder entkalkte weiße Stellen und Karies sichtbar werden würden.
- Sie soll sich am Abend für die gründliche Pflege Zeit nehmen und dabei Musik hören.

14. Entfernen aller weichen und harten Beläge und Politur

Behandlungsschritt	Materialien/Instrumente
• zur Keimreduktion die Patientin mit einer CHX-haltigen Mundspüllösung ca. 30 Sekunden spülen lassen	• CHX-Lösung im Mundspülbecher

Behandlungsschritt	Materialien/Instrumente
· Reinigung um Bänder, Brackets, Ligaturen · Grobreinigung aller anderen Zahnflächen: Entfernen von supragingival und gingival liegendem Zahnstein und von Plaque · Feinreinigung	· Grundbesteck · Superfloss · Interdentalbürstchen · Scaler, Küretten, Ultraschall · evtl. Pulver-Wasserstrahl-gerät, z. B. Airflow
· Politur aller Zahnoberflächen	· Polierpaste, -bürstchen, -kelch
· Interdentalreinigung	· Zahnseide, evtl. Superfloss · Schleifpapierstreifen

15. Fluoridierung
- sehr wichtig, da viele Prädilektionsstellen für Karies bestehen (Multiband-Apparatur)
  - Fluoride machen den Zahnschmelz widerstandsfähiger gegenüber Säuren.
  - Fluoride können bereits entkalkte Stellen wieder „heilen", indem sie Mineralien aus dem Speichel binden und das stabile Fluorapatit bilden.
  - Fluoride hemmen den Bakterienstoffwechsel. Die Bakterien können sich nicht mehr vermehren.
- Auftragen des Fluoridpräparates Duraphat®-Lack unter relativer Trockenlegung
- einwirken lassen, dann nur ausspucken
- einige Stunden nichts essen, um die Fluoride auf die Zähne einwirken zu lassen
- empfohlene Fluoridierung zu Hause: fluoridhaltige Zahnpasta, Elmex®-Gelee 1x wöchentlich einbürsten, fluoridhaltige Mundspüllösung verwenden

16. Behandlung der Gingivitis
- Auftragen von Chlorhexamed-Gel auf das entzündete Zahnfleisch

17. Nach der Behandlung, Verabschiedung
- eRezept über Elmex®-Gelee ausstellen
- einen neuen Termin zur Prophylaxe in 3 Monaten vereinbaren
- Lena ein Putzset mit allen Hilfsmitteln mitgeben
- Patientin loben und freundlich verabschieden

18. Hygienische Aufbereitung des Behandlungszimmers
- Flächendesinfektion durch Wischdesinfektion mit einem benetzten Tuch: Lampengriffe, Behandlungsstuhl, Schwebetische, Speibecken, Außenflächen der Absauganlage, Schubladengriffe, patientennahe Oberflächen
- wasserführende Einheit 20 Sekunden lang mit Wasser und Desinfektionsmittel durchspülen
- Behandlungsraum lüften
- Abfälle: spitze, scharfe Gegenstände wie Klingen, Nadeln, Kanülen in durchstichsicheren Behälter entsorgen
- kontaminierte Abfälle in feuchtigkeitsdichten Müllbeuteln entsorgen
- benutzte Instrumente in einen Behälter mit Deckel legen und in den Sterilisationsraum zur Aufbereitung bringen

19. Im Sterilisationsraum
- Risikobewertung der Medizinprodukte nach RKI-Richtlinien
- Aufbereitung der Instrumente
- Lagerung der verpackten Instrumente

20. Dokumentation
- eGK eingelesen
- Einverständniserklärung der Eltern liegt vor
- festsitzende Multiband-Apparatur im OK
- CHX-Mundspüllösung 1%ig, 30 Sekunden lang gespült
- API nach Anfärben mit MIRA-2-TON: 60 %
- SBI-Wert: 15 %, leichte Gingivitis
- Motivation zu guter MH, Pflegeset mitgegeben
- Ernährungsberatung
- Aufklärung über Kariesentstehung, Putztechnik „Von Rot nach Weiß"
- Demonstration von geeigneten Hilfsmitteln für die Bänder, Bogen, Brackets: Superfloss, Interdentalbürstchen, Einbüschelbürste
- Entfernung aller harten und weichen Beläge, Politur
- Fluoridierung mit Duraphat®
- Auftragen von Chlorhexamed-Gel auf entzündetes Zahnfleisch
- eRezept über Elmex®-Gelee mitgegeben, 1x wöchentlich auftragen
- Empfehlung: jeden Abend mit einer fluoridhaltigen Mundspüllösung spülen
- neuer Termin in 3 Monaten

21. Abrechnung der Behandlung
- IP1
- IP2
- IP4
- 107 Zst
- 105 Mu

Behandlungsfall 19: Planung OK-Totalprothese/UK-Teilprothese mit zwei Teleskopen

Patientendaten: Carola Maier, gesetzlich versichert bei der Barmer GEK

Situationsbeschreibung: Bei Frau Maier wurden vor 5 Wochen die unteren Schneidezähne extrahiert. Sie trägt seitdem eine Interimsprothese zum Ersatz der Zähne 34–36, 32–42 und 44–46. Der Oberkiefer ist mit einer 12 Jahre alten insuffizienten Totalprothese versorgt. Heute kommt Frau Maier zu einer prothetischen Beratung. Es ist ihr erster Praxisbesuch in diesem Quartal.

Nach der Begrüßung und den notwendigen Verwaltungstätigkeiten erfolgt im Behandlungszimmer zunächst eine Inspektion der Mundhöhle sowie eine Vitalitätsprobe der Zähne 33 und 43, die bei beiden Zähnen positiv ist. Anschließend wird Frau Maier über den notwendigen Zahnersatz beraten. Geplant sind die Erneuerung der 12 Jahre alten insuffizienten Totalprothese im Oberkiefer sowie eine Modellgussprothese mit gegossenen doppelarmigen Auflageklammern an den Zähnen 37 und 47 sowie einer Teleskopkrone jeweils an Zahn 33 und 43 zum Ersatz der Zähne 34–36, 32–42 und 44–46. Für die Abformung des Unterkiefers ist ein individueller Löffel erforderlich.

Nach dem Erstellen des elektronischen Heil- und Kostenplans informieren Sie Frau Maier über den vorgesehenen Behandlungsablauf und verabschieden die Patientin. Die konkrete Terminplanung soll nach der Genehmigung des Heil- und Kostenplans erfolgen.

Arbeitsaufgabe

Beschreiben Sie, wie Sie die Behandlung vorbereiten, begleiten und dokumentieren, vom Empfang des Patienten bis zur Verabschiedung.
Stellen Sie den Behandlungsablauf dar und richten Sie hierzu die notwendigen Instrumente und Materialien.
Rechnen Sie die erbrachten Leistungen ab und bereiten Sie den Arbeitsplatz wieder hygienisch auf.

Lösungsskizze

1. Patientenempfang bei vereinbartem Termin
- freundliche Begrüßung mit Blickkontakt
- Frau Maier mit Namen ansprechen
- sich danach erkundigen, wie es ihr heute geht

2. Patientenaufnahme bekannte Patientin
- Einlesen der elektronischen Gesundheitskarte
- Patientenkartei aufrufen bzw. bereitlegen
- Anamnesebogen zur Aktualisierung aushändigen
- die Patientin ins Wartezimmer bitten
- Zahnärztin informieren

3. Patientenbegleitung ins Behandlungszimmer
- Frau Maier aufrufen und ins Behandlungszimmer begleiten
- Patientin bitten, Platz zu nehmen
- bequeme Einstellung der Kopfstütze
- Sitzhöhe auf Augenhöhe

4. Hygienische Händedesinfektion
- kontaktlose Entnahme von 3–5 ml Desinfektionslösung aus einem Wandspender
- Desinfektionsmittel in die sauberen, trockenen Hände geben und die gesamten Handflächen gründlich benetzen, Daumen, Nägel, Nagelfalze, Fingerkuppen, Fingerzwischenräume einbeziehen
- Hände für die vom Hersteller vorgegebene Einwirkzeit feucht halten
- Lufttrocknung

5. Vorbereitung am Behandlungsstuhl
- Anlegen der persönlichen Schutzausrüstung: Handschuhe, Mundschutz, Schutzbrille
- Umlegen der Patientenserviette
- Bereitlegen des Grundbestecks (Spiegel, Sonde, zahnärztliche Pinzette)
- Füllen des Einmalbechers mit Wasser
- Aufstecken des großen und kleinen Saugers
- Bereitlegen der vorhandenen Röntgenbilder

6. Behandlung der Patientin

Behandlungsschritt	Materialien/Instrumente
· Inspektion der Mundhöhle	· Spiegel · Sonde · zahnärztliche Pinzette
· Vitalitätsprobe der Zähne 33 und 43	· Kältespray · zahnärztliche Pinzette · Schaumstoffpellets
· Beratung der Patientin durch Zahnärztin	

7. Heil- und Kostenplan
- siehe S. 109

8. Behandlungsablauf OK-Totalprothese und UK-Teilprothese mit zwei Teleskopen
- 1. Sitzung
  - Situationsabformung OK/UK
  - Präparation der Zähne 33 und 43
  - Präzisionsabformung der präparierten Zähne
  - provisorische Versorgung der präparierten Zähne
- 2. Sitzung
  - Funktionsabformung OK
  - Anprobe Primärkronen 33, 43
  - Überabformung der Primärkronen
  - Wiedereinsetzen der Provisorien
- 3. Sitzung
  - Kieferrelationsbestimmung/Bissnahme
- 4. Sitzung
  - Wachsanprobe OK
  - Gerüstanprobe/Wachsanprobe UK
- 5. Sitzung
  - Eingliederung der Teleskopkronen und Prothesen
  - Kontrolle der Okklusion und der Artikulation

9. Verabschiedung der Patientin
- Hat die Patientin alle Informationen?
  - telefonische Terminvereinbarung nach der Genehmigung des Heil- und Kostenplans
- freundliche Verabschiedung

10. Hygienische Aufbereitung des Behandlungszimmers
- Durchspülen der Absauganlage mit Wasser (ca. 20 Sekunden)
- Wischdesinfektion aller kontaminierten Oberflächen: Lampengriffe, Behandlungsstuhl, Schwebetische, Speibecken, Außenflächen der Absauganlage, patientennahe Oberflächen
- Entsorgung der Abfälle mit dem Hausmüll (flüssigkeitsdichte, verschließbare Müllbeutel)
- Behandlungsraum lüften

11. Im Aufbereitungsraum
- Risikobewertung der Medizinprodukte nach RKI-Richtlinien
- Aufbereitung der Instrumente
- Lagerung der verpackten Medizinprodukte

12. Dokumentation
- ZE-Beratung und eHKP
- Oberkiefer:
  - Totalprothese
- Unterkiefer:
  - Modellgussprothese zum Ersatz von 36–34, 32–42, 44–46
  - 37, 47 gegossene Doppelarmklammer mit mesialer Auflage
  - 33, 43 TV

13. Abrechnung
- Ä 1 Ber
- 8 ViPr

Behandlungsfall 20: Keramisch vollverblendete Krone Zahn 47, Ohnmacht

Patientendaten: Carola Dillmann, privat versichert bei der Axa Krankenversicherung
Situationsbeschreibung: In der vergangenen Woche wurde bei Frau Dillmann der Zahn 47 für die Aufnahme einer keramisch vollverblendeten Krone präpariert. Der Zahn wurde nach der Präzisionsabformung mit einem individuell hergestellten Provisorium versorgt. Heute kommt Frau Dillmann zur Anprobe und zur Eingliederung der Krone in die Praxis.
Nach der Begrüßung und den notwendigen Verwaltungstätigkeiten wird zunächst das Provisorium des Zahnes 47 entfernt und der präparierte Zahnstumpf gereinigt. Die Krone wird anprobiert und der Kronenrand überprüft. Anschließend erfolgt die Kontrolle der Okklusion und Artikulation. Nach Säuberung und Trocknung des Zahnstumpfes und der Krone erfolgt die Eingliederung der Krone. Anschließend werden die überschüssigen Zementreste entfernt.
Nach dem Ausspülen steht Frau Dillmann zügig vom Behandlungsstuhl auf. Sie wird plötzlich blass, sinkt auf den Behandlungsstuhl zurück und verliert das Bewusstsein. Die sofort eingeleiteten Notfallmaßnahmen bewirken, dass Frau Dillmann nach kurzer Zeit wieder das Bewusstsein erlangt. Nachdem sich der Kreislauf von Frau Dillmann wieder stabilisiert hat, kann die Patientin die Praxis wieder selbstständig verlassen.

Arbeitsaufgabe
Beschreiben Sie, wie Sie die Behandlung vorbereiten, begleiten und dokumentieren, vom Empfang des Patienten bis zur Verabschiedung.
Stellen Sie den Behandlungsablauf dar und richten Sie hierzu die notwendigen Instrumente und Materialien.
Rechnen Sie die erbrachten Leistungen ab und bereiten Sie den Arbeitsplatz wieder hygienisch auf.

Lösungsskizze

1. Patientenempfang bei vereinbartem Termin
- freundliche Begrüßung mit Blickkontakt
- Frau Dillmann mit Namen ansprechen
- sich danach erkundigen, wie es ihr heute geht

2. Patientenaufnahme bekannte Patientin
- Patientenkartei aufrufen bzw. bereitlegen
- Patientin ins Wartezimmer bitten

3. Patientenbegleitung ins Behandlungszimmer
- Frau Dillmann aufrufen und ins Behandlungszimmer begleiten
- Patientin bitten, Platz zu nehmen
- bequeme Einstellung der Kopfstütze
- Sitzhöhe auf Augenhöhe

4. Hygienische Händedesinfektion
- kontaktlose Entnahme von 3–5 ml Desinfektionslösung aus einem Wandspender
- Desinfektionsmittel in die sauberen, trockenen Hände geben und die gesamten Handflächen gründlich benetzen, Daumen, Nägel, Nagelfalze, Fingerkuppen, Fingerzwischenräume einbeziehen
- Hände für die vom Hersteller vorgegebene Einwirkzeit feucht halten
- Lufttrocknung

5. Vorbereitung am Behandlungsstuhl
- Anlegen der persönlichen Schutzausrüstung: Handschuhe, Mundschutz, Schutzbrille
- Umlegen der Patientenserviette
- Bereitlegen des Grundbestecks (Spiegel, Sonde, zahnärztliche Pinzette)
- Füllen des Einmalbechers mit Wasser
- Aufstecken des kleinen Saugers
- Artikulator des zahntechnischen Labors mit der fertiggestellten Krone 47 bereitstellen

6. Behandlung der Patientin

Behandlungsschritt	Materialien/Instrumente
· Entfernung des Provisoriums 47	· Häkchenscaler o. Ä. · Spiegel · Sonde · zahnärztliche Pinzette
· Reinigung des Zahnstumpfes	· Wattepellet · zahnärztliche Pinzette · Alkohol
· Anprobe der Krone 47	· Sonde · spezielle Sonde (z. B. Häkchensonde, Kuhhornsonde) · Okklusions-/Artikulationsfolie · Okklusionsfolienhalter · Zahnseide
· Eingliederung der Krone 47	· Watterollen · Luftbläser · Befestigungszement · Anmischspatel · Glasplatte · Heidemann-Spatel
· Entfernung der Zementreste	· Sonde · Zahnseide

7. Notfallversorgung bei Ohnmacht/orthostatische Synkope
- Hochlagerung der Beine (Schocklage)
- wenn möglich: Sauerstoffgabe
- feuchtkalte Tücher auf Stirn und Nacken
- Kontrolle der Atmung
- Kontrolle des Kreislaufs (Puls, Blutdruck)

8. Verabschiedung der Patientin
- Hat die Patientin alle Informationen?
- freundliche Verabschiedung mit Genesungswünschen

9. Hygienische Aufbereitung des Behandlungszimmers
- Durchspülen der Absauganlage mit Wasser (ca. 20 Sekunden)
- Wischdesinfektion aller kontaminierten Oberflächen: Lampengriffe, Behandlungsstuhl, Schwebetische, Speibecken, Außenflächen der Absauganlage, patientennahe Oberflächen
- Entsorgung der Abfälle mit dem Hausmüll (flüssigkeitsdichte, verschließbare Müllbeutel)
- Behandlungsraum lüften

10. Im Aufbereitungsraum
- Risikobewertung der Medizinprodukte nach RKI-Richtlinien
- Aufbereitung der Instrumente
- Lagerung der verpackten Medizinprodukte

11. Dokumentation
- Entfernung des Provisoriums
- Zahn 47:
  - Anprobe der keramisch vollverblendeten Krone
  - Eingliederung der keramisch vollverblendeten Krone
  - Kontrolle der Okklusion und der Artikulation
- Erste-Hilfe-Maßnahmen bei Ohnmacht:
  - Hochlagerung der Beine
  - Sauerstoffgabe
  - Kontrolle Atmung, Puls (84/Min), Kreislauf (RR 105/72)

12. Abrechnung
- 2210
- 2270

Behandlungsfall 21: Brücke von Zahn 13 bis Zahn 17 zum Ersatz der Zähne 14 und 16

Patientendaten: Barbara Brückner, gesetzlich versichert bei der AOK München
Situationsbeschreibung: Frau Brückner kommt zum vereinbarten Termin in die Praxis. Es ist ihr zweiter Praxisbesuch in diesem Quartal. Heute sollen die Pfeilerzähne 13, 15 und 17 präpariert werden, da eine Brückenversorgung von 13 bis 17 vorgesehen ist. Die prothetische Versorgung von Frau Brückner erfolgt nach den Grundsätzen der Regelversorgung. Der von der Krankenkasse genehmigte Heil- und Kostenplan liegt vor.
Nach der Begrüßung und den notwendigen Verwaltungstätigkeiten wird zunächst von Ober- und Unterkiefer jeweils eine Situationsabformung erstellt. Nach der Infiltrationsanästhesie der Zähne 13, 15 und 17 werden die Zähne präpariert und danach mit Retraktionsfäden für die Präzisionsabformung vorbereitet. Es wird eine Korrekturabformung durchgeführt. Nach der Bissregistrierung wird zur provisorischen Versorgung der Zahnstümpfe eine Brücke von Zahn 13 bis Zahn 17 angefertigt und eingegliedert.
Vor der Verabschiedung von Frau Brückner vereinbaren Sie die weiteren Behandlungstermine.

Arbeitsaufgabe
Beschreiben Sie, wie Sie die Behandlung vorbereiten, begleiten und dokumentieren, vom Empfang des Patienten bis zur Verabschiedung.
Stellen Sie den Behandlungsablauf dar und richten Sie hierzu die notwendigen Instrumente und Materialien.
Rechnen Sie die erbrachten Leistungen ab und bereiten Sie den Arbeitsplatz wieder hygienisch auf.

Lösungsskizze

1. Patientenempfang bei vereinbartem Termin
- freundliche Begrüßung mit Blickkontakt
- Frau Brückner mit Namen ansprechen
- sich danach erkundigen, wie es ihr heute geht

2. Patientenaufnahme bekannte Patientin
- Patientenkartei aufrufen bzw. bereitlegen
- genehmigten Heil- und Kostenplan aufrufen
- die Patientin ins Wartezimmer bitten

3. Patientenbegleitung ins Behandlungszimmer
- Frau Brückner aufrufen und ins Behandlungszimmer begleiten
- Patientin bitten, Platz zu nehmen
- bequeme Einstellung der Kopfstütze
- Sitzhöhe auf Augenhöhe

4. Hygienische Händedesinfektion
- kontaktlose Entnahme von 3–5 ml Desinfektionslösung aus einem Wandspender
- Desinfektionsmittel in die sauberen, trockenen Hände geben und die gesamten Handflächen gründlich benetzen, Daumen, Nägel, Nagelfalze, Fingerkuppen, Fingerzwischenräume einbeziehen
- Hände für die vom Hersteller vorgegebene Einwirkzeit feucht halten
- Lufttrocknung

5. Vorbereitung am Behandlungsstuhl
- Anlegen der persönlichen Schutzausrüstung: Handschuhe, Mundschutz, Schutzbrille
- Umlegen der Patientenserviette
- Bereitlegen des Grundbestecks (Spiegel, Sonde, zahnärztliche Pinzette)
- Füllen des Einmalbechers mit Wasser
- Aufstecken des kleinen Saugers

6. Vorgesehene Behandlung entsprechend dem genehmigten Heil- und Kostenplan
- siehe S. 110

7. Behandlung der Patientin

Behandlungsschritt	Materialien/Instrumente
• Situationsabformung OK/UK	• Spiegel • Sonde • zahnärztliche Pinzette • Abformlöffel OK/UK • Alginat, Wasser • Anmischspatel • Gummibecher
• Anästhesie der Zähne 13, 15, 17	• Spritze • Anästhesielösung (z. B. Zylinderampulle) • Kanüle
• Präparation der Pfeilerzähne 13, 15, 17	• Übertragungsinstrument (Winkelstück) • diamantierte Schleifkörper
• Legen der Retraktionsfäden	• Retraktionsfäden • Heidemann-Spatel
• Korrekturabformung	• Abformmaterial (Silikon) • Abformlöffel • ggf. Löffeladhäsiv • Skalpell • Applikationsspritze (für dünnfließendes Abformmaterial)
• Bissregistrierung	• Material für die Bissregistrierung
• Farbauswahl der Verblendungen	• Farbring mit Musterfarben
• Anfertigung der provisorischen Brücke	• Situationsabformung des OK vor dem Beschleifen • Kunststoff für die Herstellung von Provisorien • Schleifinstrumente zur Ausarbeitung und Politur
• Befestigung der provisorischen Brücke	• Befestigungsmaterial für Provisorien • Heidemann-Spatel • ggf. Anmischspatel und Anmischblock
• Kontrolle der Okklusion und der Artikulation	• Okklusionsfolie/-papier • Okklusionsfolienhalter

8. Weitere Behandlungstermine
- 2. Sitzung
  - Abnahme des Provisoriums
  - Gerüsteinprobe
  - Wiederbefestigung des Provisoriums
- 3. Sitzung
  - Abnahme des Provisoriums
  - Rohbrandeinprobe
  - Wiederbefestigung des Provisoriums
- 4. Sitzung
  - Abnahme des Provisoriums
  - Endkontrolle
  - Eingliederung der fertiggestellten Brücke
  - Entfernung der Zementüberschüsse

9. Verabschiedung der Patientin
- Hat die Patientin alle Informationen?
  - Terminzettel mit vereinbarten Behandlungsterminen
- freundliche Verabschiedung

10. Hygienische Aufbereitung des Behandlungszimmers
- Durchspülen der Absauganlage mit Wasser (ca. 20 Sekunden)
- Wischdesinfektion aller kontaminierten Oberflächen: Lampengriffe, Behandlungsstuhl, Schwebetische, Speibecken, Außenflächen der Absauganlage, patientennahe Oberflächen
- Entsorgung der Abfälle mit dem Hausmüll (flüssigkeitsdichte, verschließbare Müllbeutel)
- Entsorgung der spitzen oder scharfen kontaminierten Abfälle (Abwurfbehälter)
- Behandlungsraum lüften

11. Im Aufbereitungsraum
- Risikobewertung der Medizinprodukte nach RKI-Richtlinien
- Aufbereitung der Instrumente
- Lagerung der verpackten Medizinprodukte

12. Dokumentation
- Situationsabformung OK/UK
- Zähne 13, 15, 17:
  - Infiltrationsanästhesie
  - Präparation
  - Korrekturabformung
  - Brückenprovisorium 13–17 angefertigt und eingefügt
- Bissregistrierung
- Farbauswahl

13. Abrechnung über den Erfassungsschein
- 3 x 40 I

14. Abrechnung über den Heil- und Kostenplan (siehe S. 110)
- 5 x 19
- 1 x 91a
- 2 x 91b
- 2 x 92
- 2 x 24c (geplant)

Behandlungsfall 22: Beratung Kronenversorgung – keramisch vollverblendete Krone

Patientendaten: Carla Wiese, gesetzlich versichert bei der Barmer GEK

Situationsbeschreibung: Frau Wiese kommt zum vereinbarten Termin zum ersten Mal in diesem Quartal zu einer Kontrolluntersuchung in die Praxis.
Nach der Begrüßung und den notwendigen Verwaltungstätigkeiten erfolgt im Behandlungszimmer zunächst eine eingehende Untersuchung. An Zahn 35 wird eine insuffiziente m-o-d-Füllung mit Sekundärkaries festgestellt. Der Zahn ist weitgehend zerstört, aber erhaltungswürdig. Die Vitalitätsprobe ist positiv und das digital erstellte Röntgenbild des Zahnes zeigt keine pathologischen Veränderungen. Frau Wiese wird über die weitere Behandlung und die verschiedenen Versorgungsmöglichkeiten des Zahnes 35 beraten. Frau Wiese entscheidet sich für eine keramisch vollverblendete Krone.
Nach dem Erstellen des elektronischen Heil- und Kostenplans informieren Sie Frau Wiese über den vorgesehenen Behandlungsablauf und verabschieden die Patientin. Die konkrete Terminplanung soll nach der Genehmigung des Heil- und Kostenplans erfolgen.

Arbeitsaufgabe

Beschreiben Sie, wie Sie die Behandlung vorbereiten, begleiten und dokumentieren, vom Empfang des Patienten bis zur Verabschiedung.
Stellen Sie den Behandlungsablauf dar und richten Sie hierzu die notwendigen Instrumente und Materialien.
Rechnen Sie die erbrachten Leistungen ab und bereiten Sie den Arbeitsplatz wieder hygienisch auf.

Lösungsskizze

1. Patientenempfang bei vereinbartem Termin
- freundliche Begrüßung mit Blickkontakt
- Frau Wiese mit Namen ansprechen
- sich danach erkundigen, wie es ihr heute geht

2. Patientenaufnahme bekannte Patientin
- Einlesen der elektronischen Gesundheitskarte
- Patientenkartei aufrufen bzw. bereitlegen
- Anamnesebogen zur Aktualisierung aushändigen
- die Patientin ins Wartezimmer bitten
- Zahnärztin informieren

3. Patientenbegleitung ins Behandlungszimmer
- Frau Wiese aufrufen und ins Behandlungszimmer begleiten
- Patientin bitten, Platz zu nehmen
- bequeme Einstellung der Kopfstütze
- Sitzhöhe auf Augenhöhe

4. Hygienische Händedesinfektion
- kontaktlose Entnahme von 3–5 ml Desinfektionslösung aus einem Wandspender
- Desinfektionsmittel in die sauberen, trockenen Hände geben und die gesamten Handflächen gründlich benetzen, Daumen, Nägel, Nagelfalze, Fingerkuppen, Fingerzwischenräume einbeziehen
- Hände für die vom Hersteller vorgegebene Einwirkzeit feucht halten
- Lufttrocknung

5. Vorbereitung am Behandlungsstuhl
- Anlegen der persönlichen Schutzausrüstung: Handschuhe, Mundschutz, Schutzbrille
- Umlegen der Patientenserviette
- Bereitlegen des Grundbestecks (Spiegel, Sonde, zahnärztliche Pinzette)
- Füllen des Einmalbechers mit Wasser
- Aufstecken des kleinen Saugers

6. Behandlung der Patientin

Behandlungsschritt	Materialien/Instrumente
· eingehende Untersuchung	· Spiegel · Sonde · zahnärztliche Pinzette
· Vitalitätsprobe Zahn 35	· Kältespray · zahnärztliche Pinzette · Schaumstoffpellets

7. Anfertigen eines Röntgenbildes des Zahnes 35

8. Behandlung der Patientin

Behandlungsschritt	Materialien/ Instrumente
· Beratung durch die Zahnärztin über die Versorgungsmöglichkeiten des Zahnes 35	· ggf. Modelle, Fotos

9. Versorgungsmöglichkeiten des Zahnes 35 mit einer Krone
- Vollgusskrone (Regelversorgung)
- vestibulär verblendete Verblendkrone – Eigenanteil der Patientin: GOZ 2210 abzüglich Festzuschuss 1.1
- keramisch vollverblendete Krone/Galvanokrone – Eigenanteil der Patientin: GOZ 2210 abzüglich Festzuschuss 1.1
- Vollkeramikkrone – Eigenanteil der Patientin: GOZ 2210 abzüglich Festzuschuss 1.1

10. Heil- und Kostenplan, Patienteninformation
- siehe S. 111 f.

11. Terminplanung Kronenversorgung Zahn 35
- 1. Sitzung
  - Situationsabformung OK/UK für Gegenkiefermodell und Provisorium
  - Präparation des Zahnes
  - Präzisionsabformung des präparierten Zahnes
  - ggf. Kieferrelationsbestimmung
  - provisorische Versorgung des präparierten Zahnes
- ggf. 2. Sitzung
  - Entfernung und Säuberung des Provisoriums
  - Rohbrandanprobe
  - Wiedereinsetzen des Provisoriums
- 3. Sitzung
  - Entfernung des Provisoriums
  - Anprobe der fertiggestellten Krone
  - Kontrolle der Okklusion und der Artikulation
  - Eingliederung der Krone

12. Verabschiedung der Patientin
- Hat die Patientin alle Informationen?
  - telefonische Terminvereinbarung nach der Genehmigung des Heil- und Kostenplans
- freundliche Verabschiedung

13. Hygienische Aufbereitung des Behandlungszimmers
- Durchspülen der Absauganlage mit Wasser (ca. 20 Sekunden)
- Wischdesinfektion aller kontaminierten Oberflächen: Lampengriffe, Behandlungsstuhl, Schwebetische, Speibecken, Außenflächen der Absauganlage, patientennahe Oberflächen
- Entsorgung der Abfälle mit dem Hausmüll (flüssigkeitsdichte, verschließbare Müllbeutel)
- Behandlungsraum lüften

14. Im Aufbereitungsraum
- Risikobewertung der Medizinprodukte nach RKI-Richtlinien
- Aufbereitung der Instrumente
- Lagerung der verpackten Medizinprodukte

15. Dokumentation
- eingehende Untersuchung
- Zahn 35:
  - insuffiziente Füllung m-o-d (Sekundärkaries)
  - weitgehend zerstört, aber erhaltungswürdig
  - Vitalitätsprobe: positiv
  - Röntgenaufnahme: keine pathologische Veränderung
- ZE-Beratung Kronenversorgung
- eHKP (35: KM, kein Bonus)

16. Abrechnung
- 01 U
- 8 ViPr
- Ä 925a Rö2

Krankenkasse bzw. Kostenträger	
Name, Vorname des Versicherten	geb. am
Maier, Carola	
Kostenträgerkennung	Versicherten-Nr. / Status
	Vertragszahnarzt-Nr. / Datum

Erklärung des Versicherten

Ich bin bei der genannten Krankenkasse versichert. Ich bin über Art, Umfang und Kosten der Regel-, der gleich- und andersartigen Versorgung sowie über den voraussichtlichen Herstellungsort bzw. das voraussichtliche Herstellungsland des Zahnersatzes ____________________ aufgeklärt worden und wünsche die Behandlung entsprechend diesem Kostenplan.

Datum/Unterschrift des **Versicherten**

Lfd.-Nr.

Stempel des **Zahnarztes**

Heil- und Kostenplan

Hinweis an den Versicherten:
Bonusheft bitte zur Zuschussfestsetzung beifügen.

I. Befund des gesamten Gebisses/Behandlungsplan

TP = Therapieplanung R = Regelversorgung B = Befund

Art der Versorgung

TP																
R	E	E	E	E	E	E	E	E	E	E	E	E	E	E	E	E
B	ew	ew	ew	ew	ew	ew	ew	ew	ew	ew	ew	ew	ew	ew	ew	ew
	18	17	16	15	14	13	12	11	21	22	23	24	25	26	27	28
	48	47	46	45	44	43	42	41	31	32	33	34	35	36	37	38
B	f		ew	ew	ew		ew	ew	ew	ew		ew	ew	ew		f
R		H	E	E	E	TV	E	E	E	E	TV	E	E	E	H	
TP																

Der Befund ist bei Wiederherstellungsmaßnahmen nicht auszufüllen!

Bemerkungen (bei Wiederherstellung Art der Leistung)

II. Befunde für Festzuschüsse / IV. Zuschussfestsetzung

(Spalten 1–3 vom Zahnarzt auszufüllen)

Befund Nr. 1	Zahn/Gebiet 2	Anz. 3	Betrag Euro	Ct
4.2	OK	1		
3.1	UK	1		
3.2	33, 43	2		
4.7	33, 43	2		
vorläufige Summe ▶				

Nachträgliche Befunde:

Unfall oder Unfallfolgen/Berufskrankheit | Immediatversorgung OK | Interimsversorgung OK
Versorgungsleiden | Immediatversorgung UK | Interimsversorgung UK

Die Krankenkasse übernimmt die nebenstehenden Festzuschüsse, höchstens jedoch die tatsächlichen Kosten. Voraussetzung ist, dass der Zahnersatz innerhalb von 6 Monaten in der vorgesehenen Weise eingegliedert wird.

Datum, Unterschrift und Stempel der Krankenkasse

X Unbrauchbare Prothese/Brücke/Krone OK — Alter ca. 12 Jahre
X Unbrauchbare Prothese/Brücke/Krone UK — NEM
Hemisektion | Direktabrechnung

Hinweis:
☐ % Festzuschuss
☐ Es liegt ein Härtefall vor

voraussichtliche Zuschusshöhe/Härtefall
% Festzuschuss voraussichtlich
Es liegt voraussichtlich ein Härtefall vor

III. Kostenplanung

1 BEMA-Nrn.	Anz.	1 Fortsetzung	Anz.	1 Fortsetzung	Anz.
97a	1	19	2		
98b	1	98 h/2	1		
98a	1				
96c	1				
98g	1				
91d	2				

	Euro	Ct
2 Zahnärztliches Honorar BEMA:	1042	64
3 Zahnärztliches Honorar GOZ: (geschätzt)		
4 Material- und Laborkosten: (geschätzt)	XXXX	XX
5 Behandlungskosten insgesamt: (geschätzt)		

Datum/Unterschrift des **Zahnarztes**

III. Kostenplanung GOZ

GOZ-Nr. 1	Zahn/Gebiet 2	Anz. 3	GOZ-Nr. 1 (Fortsetzung)	Zahn/Gebiet 2	Anz. 3

Antragsnummer

Antragsnummer ursprünglicher Behandlungsplan

Bei Handbeschriftung unbedingt in Blockschrift schreiben

963 x 1,0827* € = 1042,64 €

* ZE-Punktwert 2024

Zusätzliche Erläuterung

Gutachterlich befürwortet ☐ ja ☐ nein ☐ teilweise

Datum/Unterschrift und Stempel des **Gutachters**

Verarbeitungskennzeichen

Art des Behandlungsplans

Therapieschritt

logische Version

Nach Quelle Bundesministerium für Gesundheit

Zu Behandlungsfall 19: Heil- und Kostenplan

Krankenkasse bzw. Kostenträger

Name, Vorname des Versicherten geb. am

Brückner, Barbara

Kostenträgerkennung Versicherten-Nr. Status

Vertragszahnarzt-Nr. Datum

Erklärung des Versicherten

Lfd.-Nr.

Ich bin bei der genannten Krankenkasse versichert. Ich bin über Art, Umfang und Kosten der Regel-, der gleich- und andersartigen Versorgung sowie über den voraussichtlichen Herstellungsort bzw. das voraussichtliche Herstellungsland des Zahnersatzes ____________ aufgeklärt worden und wünsche die Behandlung entsprechend diesem Kostenplan.

Datum/Unterschrift des **Versicherten**

Stempel des **Zahnarztes**

Heil- und Kostenplan

Hinweis an den Versicherten:
Bonusheft bitte zur Zuschussfestsetzung beifügen.

I. Befund des gesamten Gebisses/Behandlungsplan

TP = Therapieplanung R = Regelversorgung B = Befund

Art der Versorgung

TP																
R		K	B	KV	BV	KV										
B		ww		ww												
	18	17	16	15	14	13	12	11	21	22	23	24	25	26	27	28
	48	47	46	45	44	43	42	41	31	32	33	34	35	36	37	38
B																
R																
TP																

MUSTER

Der Befund ist bei Wiederherstellungsmaßnahmen nicht auszufüllen!

Bemerkungen (bei Wiederherstellung Art der Leistung)

II. Befunde für Festzuschüsse

(Spalten 1–3 vom Zahnarzt auszufüllen)

Befund Nr. 1	Zahn/Gebiet 2	Anz. 3	IV. Zuschussfestsetzung Betrag Euro	Ct
2.1	13-15	1		
2.5	16, 15	1		
2.7	13, 14, 15	3		

vorläufige Summe

Nachträgliche Befunde:

- Unfall oder Unfallfolgen/Berufskrankheit
- Versorgungsleiden
- Immediatversorgung OK
- Immediatversorgung UK
- Interimsversorgung OK
- Interimsversorgung UK

Die Krankenkasse übernimmt die nebenstehenden Festzuschüsse, höchstens jedoch die tatsächlichen Kosten. Voraussetzung ist, dass der Zahnersatz innerhalb von 6 Monaten in der vorgesehenen Weise eingegliedert wird.

Datum, Unterschrift und Stempel der Krankenkasse

- Unbrauchbare Prothese/Brücke/Krone OK
- Unbrauchbare Prothese/Brücke/Krone UK

Alter ca. Jahre

NEM

- Hemisektion
- Direktabrechnung

Hinweis:

- % Festzuschuss
- Es liegt ein Härtefall vor

voraussichtliche Zuschusshöhe/Härtefall

- % Festzuschuss voraussichtlich
- Es liegt voraussichtlich ein Härtefall vor

III. Kostenplanung

1 BEMA-Nrn.	Anz.	1 Fortsetzung	Anz.	1 Fortsetzung	Anz.
19	5				
91b	2				
91a	1				
92	2				

	Euro	Ct
2 Zahnärztliches Honorar BEMA:	642	04
3 Zahnärztliches Honorar GOZ: (geschätzt)		
4 Material- und Laborkosten: (geschätzt)	XXXX	XX
5 Behandlungskosten insgesamt: (geschätzt)		

Datum/Unterschrift des **Zahnarztes**

III. Kostenplanung GOZ

GOZ-Nr. 1	Zahn/Gebiet 2	Anz. 3	GOZ-Nr. 1 (Fortsetzung)	Zahn/Gebiet 2	Anz. 3

Antragsnummer

Antragsnummer ursprünglicher Behandlungsplan

593 x 1,0827* € = 642,04 €

* ZE-Punktwert 2024

Zusätzliche Erläuterung

Bei Handbeschriftung unbedingt in Blockschrift schreiben

Gutachterlich befürwortet ☐ ja ☐ nein ☐ teilweise

Datum/Unterschrift und Stempel des **Gutachters**

Verarbeitungskennzeichen

Art des Behandlungsplans

Therapieschritt

logische Version

Nach Quelle Bundesministerium für Gesundheit

Zu Behandlungsfall 21: Heil- und Kostenplan

Krankenkasse bzw. Kostenträger

Name, Vorname des Versicherten — geb. am

Wiese, Carla

Kostenträgerkennung | Versicherten-Nr. | Status

Vertragszahnarzt-Nr. | Datum

Erklärung des Versicherten

Lfd.-Nr.

Ich bin bei der genannten Krankenkasse versichert. Ich bin über Art, Umfang und Kosten der Regel-, der gleich- und andersartigen Versorgung sowie über den voraussichtlichen Herstellungsort bzw. das voraussichtliche Herstellungsland des Zahnersatzes ________________ aufgeklärt worden und wünsche die Behandlung entsprechend diesem Kostenplan.

Datum/Unterschrift des **Versicherten**

Stempel des **Zahnarztes**

Heil- und Kostenplan

Hinweis an den Versicherten:
Bonusheft bitte zur Zuschussfestsetzung beifügen.

I. Befund des gesamten Gebisses/Behandlungsplan

TP = Therapieplanung R = Regelversorgung B = Befund

Art der Versorgung

TP																
R																
B																
	18	17	16	15	14	13	12	11	21	22	23	24	25	26	27	28
	48	47	46	45	44	43	42	41	31	32	33	34	35	36	37	38
B													ww			
R													K			
TP													KM			

Der Befund ist bei Wiederherstellungsmaßnahmen nicht auszufüllen!

MUSTER

Bemerkungen (bei Wiederherstellung Art der Leistung)

II. Befunde für Festzuschüsse

(Spalten 1–3 vom Zahnarzt auszufüllen)

Befund Nr. 1	Zahn/Gebiet 2	Anz. 3	IV. Zuschussfestsetzung Betrag Euro	Ct
1.1	35	1		

vorläufige Summe

Nachträgliche Befunde:

Unfall oder Unfallfolgen/Berufskrankheit — Immediatversorgung OK — Interimsversorgung OK

Versorgungsleiden — Immediatversorgung UK — Interimsversorgung UK

Die Krankenkasse übernimmt die nebenstehenden Festzuschüsse, höchstens jedoch die tatsächlichen Kosten. Voraussetzung ist, dass der Zahnersatz innerhalb von 6 Monaten in der vorgesehenen Weise eingegliedert wird.

Unbrauchbare Prothese/Brücke/Krone OK — Alter ca. ___ Jahre

Unbrauchbare Prothese/Brücke/Krone UK — NEM

Hemisektion — Direktabrechnung

Datum, Unterschrift und Stempel der Krankenkasse

Hinweis:

% Festzuschuss

Es liegt ein Härtefall vor

voraussichtliche Zuschusshöhe/Härtefall

% Festzuschuss voraussichtlich

Es liegt voraussichtlich ein Härtefall vor

III. Kostenplanung

1 BEMA-Nr.	Anz.	1 Fortsetzung	Anz.	1 Fortsetzung	Anz.
19	1				

	Euro	Ct
2 Zahnärztliches Honorar BEMA:	20	57
3 Zahnärztliches Honorar GOZ: (geschätzt)	217	06
4 Material- und Laborkosten: (geschätzt)	XXX	XX
5 Behandlungskosten insgesamt: (geschätzt)	XXX	XX

Datum/Unterschrift des **Zahnarztes**

III. Kostenplanung GOZ

GOZ-Nr. 1	Zahn/Gebiet 2	Anz. 3	GOZ-Nr. 1 (Fortsetzung)	Zahn/Gebiet 2	Anz. 3
2210	35	1			

Antragsnummer

Antragsnummer ursprünglicher Behandlungsplan

19 x 1,0827* € = 20,57 €

* ZE-Punktwert 2024

GOZ 2210 (2,3-fach): 217,06 €

Zusätzliche Erläuterung

Bei Handbeschriftung unbedingt in Blockschrift schreiben

Gutachterlich befürwortet ☐ ja ☐ nein ☐ teilweise

Datum/Unterschrift und Stempel des **Gutachters**

Verarbeitungskennzeichen

Art des Behandlungsplans

Therapieschritt

logische Version

Nach Quelle Bundesministerium für Gesundheit

Zu Behandlungsfall 22: Heil- und Kostenplan

Patienteninformation zum Zahnersatz

Planung und Kosten der gewünschten, von der Regelversorgung abweichenden Behandlung

I. Versicherter

Name, Vorname: Wiese, Carla

Versicherungsnummer: ______

Geburtsdatum: ______

Name der Krankenkasse: ______

Antragsnummer: ______

II. Befund (B), Regelversorgung (R), Therapieplanung (TP)

TP																
R																
B																
	18	17	16	15	14	13	12	11	21	22	23	24	25	26	27	28
	48	47	46	45	44	43	42	41	31	32	33	34	35	36	37	38
B													ww			
R													K			
TP													KM			

III. Voraussichtliche Kosten

Für die Behandlung in Form der Regelversorgung

Zahn/Gebiet	GOZ-Nr.	Leistungsbeschreibung	Anzahl	Betrag
35	2210	Versorgung eines Zahnes durch eine Vollkrone (Hohlkehl- oder Stufenpräparation)	1	217,06 €

Zahnärztliches Honorar BEMA: 20,57 (EUR)

Material- und Laborkosten (geschätzt): XXX,XX (EUR)

Behandlungskosten insgesamt (geschätzt): XXX,XX (EUR)

Abzüglich des voraussichtlichen Festzuschussbetrages (EUR)

(XX % Festzuschuss): XXX,XX

Ihr voraussichtlicher Eigenanteil: XXX,XX (EUR)

Kosten für allgemein und konservierend-chirurgische Leistungen nach der GOZ sind in den Beträgen nicht enthalten. Unvorhersehbare Leistungen, die sich im Rahmen der Behandlung ergeben, werden gesondert berechnet. Unvorhersehbare Veränderungen der Schwierigkeit sowie des Zeitaufwandes der einzelnen Leistungen, der Umstände bei der Ausführung oder der Methode können zu Kostenveränderungen führen.

Nach: Quelle Bundesministerium für Gesundheit

Zu Behandlungsfall 22: Patienteninformation

Prüfungsbereich 4: Organisieren der Verwaltungsprozesse und Abrechnen von Leistungen

Lernfeld 8: Patienten bei parodontologischen Behandlungen begleiten

Abrechnung der PAR-Leistungen

	BEMA	GOZ
Um eine parodontale Behandlungsbedürftigkeit festzustellen, erfolgt eine Untersuchung, evtl. Vitalitätsprüfung, Erhebung eines PSI und ein OPG von OK und UK. Welche Abrechnungspositionen kommen da infrage? → **LA S. 232, 242 /** → **JB 2 S. 290, 300**	**Untersuchung, Feststellung einer Behandlungsbedürftigkeit** · 01 U · 8 ViPr · 04 · Ä 935d	· 0010 · 0070 · 4005 · Ä 5004
Wenn eine parodontale Behandlungsbedürftigkeit festgestellt wurde, welches Formblatt wird dann ausgefüllt und was kann man dafür abrechnen? → **LA S. 232 f., 242 f. /** → **JB 2 S. 290 f., 300 f.**	**Befunderhebung und Erstellen eines Parodontalstatus** · PAR-Plan, auch Parodontalstatus genannt, wird ausgefüllt · abrechenbar nach BEMA-Position 4 · Der Schweregrad (Stadium) und die Progression (Grad) werden ermittelt. · zusätzlich abrechnungsfähig: 04, Erheben eines PSI	**Erstellen und Dokumentieren eines Parodontalstatus** · Für eine systematische PAR-Behandlung wird das gleiche Formblatt wie beim gesetzlich Versicherten verwendet, der Parodontalstatus. · abrechenbar: GOZ-Position 4000 · Pos. 4000 kann max. 2 x im Jahr berechnet werden. · Einzelne PAR-Behandlungen werden ohne PAR-Plan abgerechnet. · zusätzlich abrechnungsfähig: 4005, Erheben eines Indexes, z. B. PSI
Was geschieht mit dem ausgefüllten PAR-Plan? → **LA S. 234 /** → **JB 2 S. 292**	**Ausgefüllter PAR-Plan** · Er wird zur Genehmigung an die Krankenkasse geschickt.	**Ausgefüllter PAR-Plan** · keine Vorgaben vorhanden
Nach der Genehmigung des PAR-Planes durch die Krankenkasse wird ein Aufklärungs- und Therapiegespräch mit dem Patienten geführt. Wie rechnet man dieses ab? → **LA S. 237, 244 /** → **JB 2 S. 295, 302**	**Parodontologisches Aufklärungs- und Therapiegespräch** · ATG · Eine Pos. Ä 1 Ber in derselben Sitzung ist nicht abrechnungsfähig. · Der Patient wird in die Behandlung mit eingebunden.	**Parodontologisches Aufklärungs- und Therapiegespräch** · abrechenbar über Analogpositionen, z. B. 2110a · alternativ: Ä 3
Damit der parodontal erkrankte Patient eine gute Mundhygiene erreicht, gibt es die patientenindividuelle Mundhygieneunterweisung. Wie wird diese abgerechnet? → **LA S. 237, 244 /** → **JB 2 S. 295, 302**	**Patientenindividuelle Mundhygieneunterweisung** · MHU · Eine Pos. Ä 1 Ber in derselben Sitzung ist nicht abrechnungsfähig. · Das Entfernen von Belägen ist in der MHU nicht enthalten.	**Patientenindividuelle Mundhygieneunterweisung** · abrechenbar über Analogpositionen

	BEMA	GOZ
Die Zähne werden von allen supragingivalen und subgingivalen Belägen gereinigt. Welche Positionen werden zur Abrechnung verwendet? → **LA S. 238, 244 /** → **JB 2 S. 296, 302**	**Antiinfektiöse Therapie** · AIT a, je einwurzeliger Zahn · AIT b, je mehrwurzeliger Zahn · abrechenbar ab einer Sondierungstiefe von 4 mm · Anästhesien sind zusätzlich abrechenbar.	**Parodontalchirurgische Therapie (geschlossene Kürettage)** · abrechenbar über Analogpositionen · alternativ: 4070 an einem einwurzeligen Zahn oder Implantat · 4075 an einem mehrwurzeligen Zahn · Anästhesien sind zusätzlich abrechenbar.
Wann ist die AIT nicht abrechenbar? → **LA S. 238, 243 /** → **JB 2 S. 296, 301**	· nicht für die Reinigung von Implantaten · nicht neben der 107 Zst, diese ist mit der AIT abgegolten · nicht neben der 105 Mu, diese ist mit der AIT abgegolten	· 4070 und 4075 sind nicht abrechenbar neben der professionellen Zahnreinigung nach Pos. 1040.
Wie werden die Wundkontrolle und die Nachbehandlung, z. B. Nahtentfernung, nach einer AIT abgerechnet? → **LA S. 241, 243 /** → **JB 2 S. 299, 301**	**Nachbehandlung im Rahmen einer systematischen Parodontitisbehandlung** · 111 · je Sitzung · Pos. 38 N kann nicht zusätzlich abgerechnet werden.	**Kontrolle/Nachbehandlung nach parodontalchirurgischen Maßnahmen** · 4150 · je Zahn oder Implantat
Nennen Sie die Abrechnungsposition für das Einschleifen der Zähne zum Kauebenenausgleich und zur Entlastung einzelner Zähne. → **LA S. 241 f. /** → **JB 2 S. 299 f.**	**Einschleifen des natürlichen Gebisses zum Kauebenenausgleich und zur Entlastung** · 108 · je Sitzung · nur im Rahmen einer systematischen Parodontitisbehandlung abrechenbar	**Einschleifmaßnahmen** · 4040 · Beseitigung grober Vorkontakte der Okklusion und Artikulation durch Einschleifen des natürlichen Gebisses oder bereits vorhandenem Zahnersatz · je Sitzung

Beispielfall eines Patienten, Grad A

Datum	Zähne	Leistungen	BEMA-Position	GOZ-/GOÄ-Position
A		eingehende Untersuchung mit Beratung	01 U	0010, Ä 1
		Zahnstein und Mundkrankheit vorhanden		
	16, 26, 31, 32, 41, 42	Entfernen der harten Zahnbeläge	107 Zst	2 x 4055 4 x 4050
	17, 37	Vitalitätsprüfung: 17+, 37+	8 ViPr	0070
		Erheben eines PSI: 3. und 4. Sextant haben einen Wert von 4.	04	4005
		Erstellen eines OPGs	Ä 935d	Ä 5004
B		Befunderhebung und Erstellen eines Parodontalstatus Der Plan wird digital zur Krankenkasse zur Genehmigung geschickt.	4	4000
C		Der genehmigte PAR-Plan liegt vor. parodontologisches Aufklärungs- und Therapiegespräch	ATG	Ä 3

Datum	Zähne	Leistungen	BEMA-Position	GOZ-/GOÄ-Position
D		Mundhygieneunterweisung durch die Prophylaxeassistentin, ohne Belagsentfernung	MHU	analog
E	31–37 41–47	Leitungsanästhesie (Ultracain®) antiinfektiöse Therapie des 3. und 4. Quadranten	2 x 41a L1 10 x AIT a 4 x AIT b	2 x 0100 + Mat. 10 x 4070 4 x 4075
F	31–37 41–47	Wundkontrolle, Auftragen einer Salbe	111	14 x 4150

Wie fit bin ich für die Prüfung? ☺ ☐ 😐 ☐ ☹ ☐

Chirurgische Therapie (CPT)

	BEMA	GOZ/GOÄ
In welchem Zeitraum ist eine Kontrolluntersuchung nach der AIT angezeigt? Welche Abrechnungsposition wird dafür verwendet? → **LA S. 238, 244 /** → **JB 2 S. 296, 302**	**Befundevaluation BEV** • sollte 3–6 Monate nach Beendigung der AIT erfolgen • BEV a • Dokumentation der Sondierungstiefen, einer Blutung, Furkationsbefall • Die Befunde werden mit den Ausgangsbefunden verglichen und dem Patienten erläutert.	**Befundevaluation BEV** • Analogabrechnung
Bei Sondierungstiefen ≥ 6 mm ist ein chirurgisches offenes Vorgehen angezeigt. Wie lauten die entsprechenden Abrechnungspositionen? → **LA S. 239, 243 /** → **JB 2 S. 297, 301**	**Chirurgische Therapie (offenes Vorgehen) CPT** • CPT a, je einwurzeligem Zahn • CPT b, je mehrwurzeligem Zahn • Die CPT darf nur nach vorangegangener AIT durchgeführt werden.	**Offene Kürettage (Lappenoperation)** • 4090, an Frontzähnen • 4100, an Seitenzähnen, Zuschlag für ambulantes Operieren 0500 • je behandeltem Zahn • einschl. Osteoplastik
Wie wird die Kontrolluntersuchung nach einer CPT abgerechnet? → **LA S. 238 f., 243 /** → **JB 2 S. 296, 302**	**Befundevaluation BEV** • sollte drei bis sechs Monate nach Beendigung der CPT erfolgen • BEV b • Dokumentation der Sondierungstiefen, einer Blutung, Furkationsbefall • Die Befunde werden mit den Ausgangsbefunden verglichen und dem Patienten erläutert.	**Befundevaluation BEV** • Analogabrechnung
Welche Positionen dürfen nicht zusätzlich zur CPT abgerechnet werden? → **LA S. 239, 243 /** → **JB 2 S. 297, 302**	**Nicht abrechenbare Positionen nach CPT** • 107 Zst, diese ist mit der CPT abgegolten • 105 Mu, diese ist mit der CPT abgegolten	**Nicht abrechenbare Positionen nach 4090 und 4100** • Leistungen nach 4050 bis 4080 • professionelle Zahnreinigung nach Pos. 1040
Wie werden die Wundkontrolle und die Nachbehandlung, z. B. Nahtentfernung, nach einer CPT abgerechnet? → **LA S. 241 ff. /** → **JB 2 S. 299 ff.**	**Nachbehandlung im Rahmen einer systematischen Parodontitisbehandlung** • 111 • je Sitzung • Pos. 38 N kann nicht zusätzlich abgerechnet werden.	**Kontrolle/Nachbehandlung nach parodontalchirurgischen Maßnahmen** • 4150 • je behandeltem Zahn oder Implantat

Beispielfall, Fortsetzung

Datum	Zähne	Leistungen	BEMA-Position	GOZ-/GOÄ-Position
A 3–6 Monate nach der AIT	UK 35–37, 45–47	Kontrolluntersuchung, Befundevaluation Die Befunde werden mit den Ausgangsbefunden verglichen, der Patient wird aufgeklärt. Es liegen Sondierungstiefen von 6 mm vor, eine offene Kürettage ist notwendig. Die Krankenkasse wird darüber informiert.	BEV a	Analog-abrechnung
B	UK 35–37, 45–47	Leitungsanästhesie (Ultracain®) chirurgische Therapie, Lappenoperation, supra- und subgingivales Débridement, Wundversorgung mit atraumatischen Nähten	2 x 41a L1 2 x CPT a 4 x CPT b	2 x 0100 + Mat. 6 x 4100 0500
C	35–37, 45–47	Wundkontrolle, Nahtentfernung Einschleifmaßnahmen	111 108	6 x 4150 4040
D 3–6 Monate nach CPT	UK	erneute Befundevaluation weitgehende Entzündungsfreiheit, Sondierungstiefen max. 3,5 mm, keine Blutung	BEV b	Analog-abrechnung

Unterstützende Parodontitistherapie (UPT)

	BEMA
In welchem Zeitraum nach einer AIT oder CPT beginnt die Erhaltungsphase, die Unterstützende Parodontitistherapie? Welche Abrechnungsposition wird dafür verwendet? → **LA S. 239 /** → **JB 2 S. 297**	**Unterstützende Parodontitistherapie** • 3–6 Monate nach Beendigung der AIT oder CPT • UPT
Wovon hängt es ab, wie häufig die UPT abgerechnet werden kann? → **LA S. 240 /** → **JB 2 S. 298**	• Die Häufigkeit richtet sich nach dem Grad der festgestellten Parodontalerkrankung. • A: 1 x im Kalenderjahr, Mindestabstand 10 Monate • B: 2 x im Kalenderjahr, Mindestabstand 5 Monate • C: 4 x im Kalenderjahr, Mindestabstand 3 Monate
Über welchen Zeitraum erstreckt sich in der Regel die Erhaltungstherapie UPT? → **LA S. 240 /** → **JB 2 S. 298**	• über einen Zeitraum von 2 Jahren
Beschreiben Sie kurz die Inhalte einer UPT a, b und c. → **LA S. 240 /** → **JB 2 S. 298**	• **UPT a:** Mundhygienekontrolle, es werden Indices erhoben, z. B. API, PBI. • **UPT b:** Mundhygieneunterweisung, eine Ä 1 Ber darf nicht zusätzlich abgerechnet werden. • **UPT c:** supragingivale und gingivale Reinigung aller Zähne, abrechenbar je vorhandenem Zahn
Erläutern Sie, was der Inhalt einer UPT d ist. Darf diese Position bei allen PAR-Patienten abgerechnet werden? → **LA S. 240 /** → **JB 2 S. 298**	• **UPT d:** Messung von Sondierungsblutung und Sondierungstiefen • nur bei Patienten mit einem festgestellten Grad B oder C abrechenbar

	BEMA
Erklären Sie, was UPT e und f sind. Wann dürfen diese Positionen abgerechnet werden? → LA S. 240 / → JB 2 S. 298	• **UPT e oder f:** subgingivale Instrumentierung • bei Zähnen abrechenbar, die eine Sondierungstiefe von 4 mm und Sondierungsblutung haben • bei Zähnen, die eine Sondierungstiefe von 5 mm und mehr aufweisen
Nennen Sie den Unterschied zwischen einer UPT e und f. → LA S. 240 / → JB 2 S. 298	• **UPT e:** für einwurzelige Zähne, je Zahn • **UPT f:** für mehrwurzelige Zähne, je Zahn
Beschreiben Sie kurz, was der Leistungsinhalt einer UPT g ist und wann sie abgerechnet werden darf. → LA S. 240 / → JB 2 S. 298	• **UPT g:** Untersuchung und Dokumentation des Parodontalzustandes • darf im zweiten Jahr der UPT, 1 x im Kalenderjahr, abgerechnet werden
Darf die UPT für ein Zahnimplantat abgerechnet werden? → LA S. 240 / → JB 2 S. 298	• **Nein,** an einem Zahnimplantat darf sie nur privat in Rechnung gestellt werden.
Darf in den 2 Jahren der UPT eine eingehende Untersuchung nach 01 U abgerechnet werden?	• **Ja,** die 01 U ist entsprechend ihren Abrechnungsbestimmungen abrechenbar.
Wann kann frühestens die erste PAR-Abrechnung erfolgen?	• nach der vollständigen Erbringung der AIT • Danach können die weiteren Leistungen monatlich abgerechnet werden.

Beispielfall, Fortsetzung

Datum	Zähne	Leistungen	BEMA-Position
A 3–6 Monate nach der CPT	OK, UK	Befundevaluation An Zahn 35, 37, 46, 47 besteht eine Sondierungstiefe von 5 mm. Mundhygienekontrolle, Erstellen eines Plaque- und eines Entzündungsindex Mundhygieneunterweisung supragingivale und gingivale Reinigung aller Zähne	BEV b UPT a UPT b 28 x UPT c
B	35, 37, 46, 47 35 37, 46, 47	Leitungsanästhesien subgingivale Instrumentierung subgingivale Instrumentierung	2 x 41a L1 UPT e 3 x UPT f
C	OK, UK	eingehende Vorsorgeuntersuchung und Beratung	01 U
D im 2. Jahr des UPT-Zeitraums	OK, UK	Untersuchung des Parodontalzustandes Befunde werden dokumentiert und mit den vorhergehenden Befunden der BEV verglichen	UPT g
E	OK, UK	Mundhygienekontrolle, Erstellen eines Plaque- und eines Entzündungsindex Mundhygieneunterweisung supragingivale und gingivale Reinigung aller Zähne	UPT a UPT b 28 x UPT c

Programmierte Aufgaben

1. Bevor ein Patient eine systematische Parodontalbehandlung bekommt, muss erst einmal die Bedürftigkeit dafür festgestellt werden. Wie wird dies gemacht? Welche Aussagen sind richtig?

☒ ☒

A) ☐ Es wird eine eingehende Untersuchung nach 01 U gemacht.
B) ☐ Der Parodontale Screening-Index PSI wird erhoben.
C) ☐ Es wird ein OPG angefertigt.
D) ☐ Beim PSI muss Grad 3 oder 4 vorliegen.
E) ☐ Es wird eine Vitalitätsprüfung gemacht.

2. Die parodontal erkrankten Zähne einer Patientin werden von allen supragingivalen und subgingivalen Belägen gereinigt. Welche Aussagenkombination ist richtig?

☒

1 Das Entfernen von den Belägen wird als AIT, antiinfektiöse Therapie, abgerechnet.
2 Diese Leistung wird als 107 Zst abgerechnet.
3 Die AIT ist erst ab einer Sondierungstiefe von 4 mm abrechenbar.
4 Die dabei anfallenden Anästhesien müssen vom Patienten privat bezahlt werden.
5 Die AIT wird je Sitzung abgerechnet.

A) ☐ Nur die Aussagen 1 und 3 sind richtig.
B) ☐ Nur die Aussagen 2 und 4 sind richtig.
C) ☐ Nur die Aussagen 2, 4 und 5 sind richtig.
D) ☐ Nur die Aussagen 4 und 5 sind richtig.
E) ☐ Alle Aussagen sind falsch.

3. Welche beiden Aussagen sind richtig? Die Befundevaluation BEV b wird ...

☒ ☒

A) ☐ nach einer CPT abgerechnet.
B) ☐ als eine Privatleistung abgerechnet.
C) ☐ 3–6 Monate nach einer CPT gemacht.
D) ☐ anhand folgender Parameter abgerechnet und dokumentiert: Sondierungstiefen, Blutung nach Sondierung, Furkationsbefall.
E) ☐ nach einer AIT abgerechnet.

4. Nach einer Lappenoperation kommt ein Privatpatient zur Wundkontrolle und Nahtentfernung. Was wird abgerechnet? Welche Aussagen sind richtig?

☒ ☒

A) ☐ Es wird je behandeltem Zahn abgerechnet.
B) ☐ Es wird je Kieferhälfte oder Frontzahnbereich abgerechnet.
C) ☐ Es wird je Sitzung abgerechnet.
D) ☐ Es wird die GOZ-Pos. 4150 für Kontrolle und Nahtentfernung abgerechnet.
E) ☐ Es wird die GOZ-Pos. 3300 abgerechnet.

5. Abrechnung bei einem privat Versicherten, ordnen Sie zu.

☒

A	subgingivale Instrumentierung, geschlossene Kürettage an einem mehrwurzeligen Zahn	1	4070
B	Erhebung eines Indexes, z. B. PSI	2	4075
C	Kontrolle und Nachbehandlung nach parodontalchirurgischen Maßnahmen	3	4090
D	subgingivale Instrumentierung, geschlossene Kürettage an einem einwurzeligen Zahn	4	4005
E	offene Kürettage (Lappenoperation) an einem Frontzahn	5	4150

A) ☐ A2, B1, C3, D4, E1
B) ☐ A1, B2, C3, D4, E5
C) ☐ A3, B5, C4, D2, E1
D) ☐ A2, B4, C5, D1, E3
E) ☐ A4, B3, C1, D5, E2

6. Im Rahmen einer systematischen Parodontitisbehandlung müssen die Zähne zum Kauebenenausgleich und zur Entlastung eingeschliffen werden. Wie können Sie dies abrechnen?

☒ ☒

A) ☐ BEMA-Pos. 106 sK
B) ☐ BEMA-Pos. 108
C) ☐ BEMA-Pos. 89
D) ☐ BEMA-Pos. 108, je Sitzung
E) ☐ BEMA-Pos. 108, je Kieferhälfte
F) ☐ BEMA-Pos. 106 sK, je Kieferhälfte

---

1. B, D 2. A 3. A, C
4. A, D 5. D 6. B, D

7. Eine privat versicherte Patientin erhält eine PAR-Behandlung. Welche Aussagen sind falsch?

☒ ☒

A) ☐ Für ein parodontologisches Aufklärungs- und Therapiegespräch darf entweder die GOÄ 3 oder eine Analogposition abgerechnet werden.
B) ☐ Die Beseitigung grober Vorkontakte der Okklusion und Artikulation durch Einschleifen wird mit der GOZ-Pos. 4040 abgerechnet.
C) ☐ Für das Erheben eines PSI wird die GOZ-Pos. 4000 abgerechnet.
D) ☐ Bei der offenen Kürettage an einem Seitenzahn darf neben der Pos. 4100 der chirurgische Zuschlag 0500 zusätzlich abgerechnet werden.
E) ☐ Für das Erstellen eines Parodontalstatus wird die GOZ-Pos. 4000 abgerechnet.
F) ☐ Die GOZ-Pos. 4000 darf alle zwei Jahre abgerechnet werden.

8. Wie wird die Nachbehandlung im Rahmen einer systematischen Parodontitisbehandlung abgerechnet? Welche Aussagenkombination ist richtig?

☒

1 mit der BEMA-Pos. 111
2 mit der 38 N für das Spülen eines Behandlungsgebietes
3 mit der Pos. 111, je Wundgebiet
4 mit der Pos. 111, je Sitzung
5 Die 38 N kann als Nahtentfernung abgerechnet werden.

A) ☐ Die Aussagen 1, 2 und 3 sind richtig.
B) ☐ Die Aussagen 2 und 5 sind richtig.
C) ☐ Die Aussagen 3 und 5 sind richtig.
D) ☐ Die Aussagen 1 und 4 sind richtig.
E) ☐ Die Aussagen 2, 3 und 4 sind richtig.

9. Welche Zuordnung ist richtig?

☒

A) ☐ antiinfektiöse Therapie, je mehrwurzeligem Zahn → AIT c
B) ☐ antiinfektiöse Therapie → abrechenbar bis zu einer Sondierungstiefe von 4 mm
C) ☐ antiinfektiöse Therapie, je einwurzeligem Zahn → AIT a
D) ☐ Anästhesie bei einer AIT → nicht abrechenbar

10. Welche Zuordnung ist richtig?

☒

A) ☐ Erhebung mind. eines Gingival oder Parodontalindexes → GOZ-Pos. 4005
B) ☐ Lokalbehandlung von Mundschleimhauterkrankungen → GOZ-Pos. 4060
C) ☐ Beseitigung von scharfen Zahnkanten → GOZ-Pos. 4020
D) ☐ Kontrolle nach Entfernung harter und weicher Zahnbeläge → GOZ-Pos. 4030

11. Wovon hängt es ab, wie häufig die UPT abgerechnet werden darf? Welche Aussagenkombination ist richtig?

☒

1 Die Häufigkeit richtet sich nach der Sondierungstiefe.
2 Die Häufigkeit richtet sich nach dem Stadium = Schweregrad der Erkrankung.
3 Die Häufigkeit richtet sich nach dem im PAR-Plan ermittelten Grad der Erkrankung.
4 Die Zahnärztin entscheidet, wie oft der Patient zur UPT kommen soll.
5 Die Häufigkeit richtet sich nach der Progression der festgestellten Parodontalerkrankung.

A) ☐ Die Aussagen 3 und 5 sind richtig.
B) ☐ Die Aussagen 2 und 5 sind richtig.
C) ☐ Die Aussagen 1, 2 und 5 sind richtig.
D) ☐ Die Aussagen 1 und 4 sind richtig.
E) ☐ Die Aussagen 2, 3 und 4 sind richtig.

12. Welche Aussage zur Abrechnung des parodontologischen Aufklärungs- und Therapiegesprächs in der BEMA ist falsch?

☒

A) ☐ Es kann als ATG abgerechnet werden.
B) ☐ Es kann nicht neben der Ä 1 Ber in derselben Sitzung abgerechnet werden.
C) ☐ Es kann als Ä 3 abgerechnet werden.
D) ☐ Der Patient wird dabei umfassend aufgeklärt und die Therapiemöglichkeiten werden ihm erläutert.
E) ☐ Es kann nicht delegiert werden, da es ein zahnärztliches Aufklärungsgespräch ist.

---

7. C, F 8. D 9. C
10. A 11. A 12. C

13. Bestimmte BEMA-Positionen dürfen zusätzlich zur CPT abgerechnet werden. Welche Aussagen sind falsch?

☒ ☒

A) ☐ Die 105 Mu darf als lokale medikamentöse Behandlung von Schleimhauterkrankungen zusammen mit der CPT abgerechnet werden.
B) ☐ Die 107 Zst darf für das Entfernen von harten Belägen zusammen mit der CPT abgerechnet werden.
C) ☐ Die 40 I darf zusätzlich zur CPT abgerechnet werden.
D) ☐ Das Legen einer Naht ist Bestandteil der CPT.
E) ☐ Die 41a L1 darf zusätzlich zur CPT abgerechnet werden.

14. Was passiert mit dem PAR-Plan nach der Erstellung? Welche Aussage ist richtig?

☒

A) ☐ Die Patientin bekommt ihn als Information und Dokumentation mit nach Hause.
B) ☐ Er wird 10 Jahre lang in der Patientenakte aufbewahrt.
C) ☐ Er wird ans Gesundheitsamt geschickt.
D) ☐ Er wird zur Genehmigung an die Krankenkasse geschickt.

15. Welche Zuordnung ist richtig?

☒

A) ☐ UPT, abrechenbar 1 x im Kalenderjahr → bei Grad B der Erkrankung, 5 Monate Mindestabstand
B) ☐ UPT, abrechenbar 2 x im Kalenderjahr → bei Grad A der Erkrankung, 10 Monate Mindestabstand
C) ☐ UPT, abrechenbar 4 x im Kalenderjahr → bei Grad C der Erkrankung, 3 Monate Mindestabstand

16. Bei einem privat versicherten Patienten wird ein Parodontalstatus erstellt. Was wird abgerechnet?

☒ ☒

A) ☐ Bei einem privat Versicherten kann nichts abgerechnet werden.
B) ☐ GOZ-Pos. 0010
C) ☐ GOZ-Pos. 4000
D) ☐ GOÄ-Pos. Ä 6
E) ☐ GOZ-Pos. 4005, wenn mind. ein Index erhoben wurde, z. B. der PSI

17. Welche Zuordnung der GOZ-Positionen ist richtig?

☒

A) ☐ 4075 → Kontrolle/Nachbehandlung nach parodontalchirurgischen Maßnahmen
B) ☐ 4100 → parodontalchirurgische Therapie an einem einwurzeligen Zahn, geschlossenes Vorgehen
C) ☐ 4070 → parodontalchirurgische Therapie an einem mehrwurzeligen Zahn, geschlossenes Vorgehen
D) ☐ 4005 → Lappenoperation, offene Kürettage an einem Frontzahn
E) ☐ 4150 → Erhebung mind. eines Gingivalindexes und/oder eines Parodontalindexes
F) ☐ 4090 → Lappenoperation, offene Kürettage an einem Seitenzahn
G) ☐ 4000 → Erstellen und Dokumentieren eines Parodontalstatus

18. Was wird bei einer Befundevaluation dokumentiert? Welche Aussage ist falsch?

☒

A) ☐ Furkationsbefall
B) ☐ Zahnlockerung
C) ☐ Sondierungstiefen
D) ☐ Blutung auf Sondierung
E) ☐ Ergebnisse des API

19. Ein parodontal erkrankter Patient wird unterwiesen, wie er eine gute Mundhygiene erreichen kann. Welche Aussagenkombination ist richtig?

☒

1 Die BEMA-Position MHU wird abgerechnet.
2 Diese Leistung ist gar nicht abrechenbar.
3 Eine Ä 1 Ber ist in derselben Sitzung nicht abrechnungsfähig.
4 Das Entfernen von Belägen ist in der MHU enthalten.
5 Es ist eine patientenindividuelle Unterweisung in richtiger Mundhygiene.

A) Alle Aussagen sind richtig
B) ☐ Nur die Aussagen 2, 3 und 4 sind richtig.
C) ☐ Nur die Aussagen 4 und 5 sind richtig.
D) ☐ Nur die Aussagen 2 und 4 sind richtig.
E) ☐ Nur die Aussagen 1, 3 und 5 sind richtig.

---

13. A, B 14. D 15. C 16. C, E
17. G 18. E 19. E

20. Ordnen Sie zu.

☒

A	patientenindividuelle Mundhygieneunterweisung	1	AIT a
B	Befundevaluation, nach AIT	2	UPT
C	parodontologisches Aufklärungs- und Therapiegespräch	3	MHU
D	unterstützende Parodontitistherapie	4	BEV a
E	antiinfektiöse Therapie, je einwurzeligem Zahn	5	ATG

A) ☐ A2, B1, C3, D4, E1
B) ☐ A1, B2, C3, D4, E5
C) ☐ A3, B4, C5, D2, E1
D) ☐ A4, B3, C2, D5, E1
E) ☐ A3, B2, C1, D5, E4

21. Beim Erstellen des Parodontalstatus werden u. a. zwei wichtige Fakten ermittelt, die über die weiteren Abrechnungsmöglichkeiten entscheiden. Was ist richtig?

☒ ☒

A) ☐ Es wird der Schweregrad = das Stadium ermittelt.
B) ☐ Es werden die Taschentiefen ermittelt.
C) ☐ Es wird der Furkationsbefall ermittelt.
D) ☐ Es wird der Grad der Zahnlockerungen ermittelt.
E) ☐ Es wird die Progression = der Grad ermittelt.
F) ☐ Es werden die nicht erhaltungswürdigen Zähne ermittelt.

22. Über welchen Zeitraum erstreckt sich die Erhaltungstherapie UPT? Welche Aussage ist richtig?

☒

A) ☐ über einen Zeitraum von 1 Jahr
B) ☐ so lange, bis der Patient keine Sondierungstiefe von mehr als 3,5 mm hat
C) ☐ über einen Zeitraum von 2 Jahren
D) ☐ über einen Zeitraum von 5 Jahren

23. Welche der unten stehenden Positionen zur Abrechnung von PAR-Leistungen bei einer privat versicherten Patientin ist falsch?

☒

A) ☐ 4070, 4075
B) ☐ 4150
C) ☐ 4005
D) ☐ 111
E) ☐ 4090, 4100

24. Welche der unten genannten Leistungen sind nur in der BEMA und nicht in der GOZ abrechenbar? Zwei Aussagen sind richtig.

☒ ☒

A) ☐ antiinfektiöse Therapie (geschlossene Kürettage), Pos. 4070/4075
B) ☐ parodontologisches Aufklärungs- und Therapiegespräch, Pos. ATG
C) ☐ chirurgische Therapie (offene Kürettage), Pos. 4090/4100
D) ☐ patientenindividuelle Mundhygieneunterweisung, Pos. MHU
E) ☐ Nachbehandlung und Kontrolle nach einer parodontalchirurgischen Maßnahme, Pos. 4150

25. Wann ist die AIT abrechenbar? Welche Aussagenkombination ist richtig?

☒

1 neben der 105 Mu
2 für die Reinigung von Implantaten
3 je einwurzeligen Zahn AIT a
4 neben der 107 Zst
5 je mehrwurzeligen Zahn AIT b

A) ☐ Nur die Aussagen 1, 2 und 3 sind richtig.
B) ☐ Nur die Aussagen 2 und 4 sind richtig.
C) ☐ Nur die Aussagen 3 und 5 sind richtig.
D) ☐ Nur die Aussagen 4 und 5 sind richtig.
E) ☐ Nur die Aussagen 2, 3 und 4 sind richtig.

26. Bei einem privat versicherten Patienten wird eine parodontalchirurgische Therapie gemacht (geschlossenes Vorgehen). Welche Aussage zur Abrechnung ist richtig?

☒

A) ☐ Für die Behandlung an einem Implantat wird die GOZ-Pos. 4075 abgerechnet.
B) ☐ Für die Behandlung an einem einwurzeligen Zahn wird die GOZ-Pos. 4070 abgerechnet.
C) ☐ Neben der GOZ-Pos. 4075 darf zusätzlich die Pos. 1040 abgerechnet werden.
D) ☐ Anästhesien dürfen nicht zusätzlich abgerechnet werden.

20. C 21. A, E 22. C 23. D
24. B, D 25. C 26. B

27. Welche beiden Aussagen zur Befundevaluation sind falsch?

☒ ☒

A) ☐ Die Befundevaluation wird mit der BEMA-Pos. BEV abgerechnet.
B) ☐ Die Befundevaluation sollte 3–6 Monate nach Beendigung der AIT oder der CPT erfolgen.
C) ☐ Nach einer chirurgischen Therapie wird die Befundevaluation mit der BEMA-Pos. BEV a abgerechnet.
D) ☐ Nach einer antiinfektiösen Therapie wird die Befundevaluation mit der BEMA-Pos. BEV b abgerechnet.
E) ☐ Die Befunde werden mit den Ausgangsbefunden verglichen und dem Patienten erläutert.

28. Bevor die PAR-Behandlung beginnt, wird ein Formblatt ausgefüllt. Wie heißt dieses? Welche beiden Aussagen zur Abrechnung in der BEMA sind richtig?

☒ ☒

A) ☐ Heil- und Kostenplan
B) ☐ Erfassungsschein
C) ☐ Parodontalstatus
D) ☐ FDI-Zahnschema
E) ☐ PAR-Plan

9. Welche Zuordnung ist richtig?

☒

A) ☐ UPT a → subgingivale Kürettage bei Sondierungstiefen von 4 mm oder mehr und Sondierungsbluten, oder 5 mm oder mehr, je einwurzeligem Zahn
B) ☐ UPT b → Mundhygienekontrolle, Index erstellen
C) ☐ UPT c → Untersuchung des Parodontalzustandes, im zweiten Jahr abrechenbar
D) ☐ UPT d → Messung von Sondierungsbluten und Sondierungstiefen, nur bei Patienten mit Grad B oder C
E) ☐ UPT e → Mundhygieneunterweisung
F) ☐ UPT f supragingivale und gingivale Reinigung aller Zähne, je Zahn
G) ☐ UPT g subgingivale Kürettage bei Sondierungstiefen von 4 mm oder mehr und Sondierungsbluten, oder 5 mm oder mehr, je mehrwurzeligem Zahn

30. Abrechnung von PAR-Leistungen in der GOZ: Welche Aussagenkombination ist richtig?

☒

1 Für ein parodontologisches Aufklärungs- und Therapiegespräch darf die Ä 3 nicht abgerechnet werden.
2 Bei der parodontalchirurgischen Therapie an einem einwurzeligen Zahn Pos. 4070 darf zusätzlich eine Anästhesie abgerechnet werden.
3 Die Pos. 4000 kann max. 2 x im Jahr abgerechnet werden.
4 Die Pos. 4070 und die Pos. 4075 sind neben der professionellen Zahnreinigung nach Pos. 1040 abrechenbar.
5 Die Pos. 4150, Kontrolle und Nachbehandlung nach parodontalchirurgischen Maßnahmen, wird je behandeltem Zahn oder Implantat abgerechnet.

A) ☐ Die Aussagen 2, 3 und 5 sind richtig.
B) ☐ Die Aussagen 2 und 5 sind richtig.
C) ☐ Die Aussagen 1, 2 und 5 sind richtig.
D) ☐ Die Aussagen 1 und 4 sind richtig.
E) ☐ Alle Aussagen sind richtig.

31. Wann kann frühestens die erste Abrechnung der parodontologischen Leistungen erfolgen? Welche Aussage ist richtig?

☒

A) ☐ Sie können monatlich abgerechnet werden.
B) ☐ immer am Ende des Quartals
C) ☐ erst nach Beendigung der systematischen PAR-Therapie
D) ☐ nach der vollständigen Erbringung der AIT

32. Welche Aussage zur chirurgischen Therapie, offene Kürettage, ist falsch?

☒

A) ☐ Sie wird mit der BEMA-Pos. CPT abgerechnet.
B) ☐ Die chirurgische Therapie darf auch ohne vorangegangene AIT durchgeführt werden.
C) ☐ Bei einwurzeligen Zähnen wird die CPT a abgerechnet.
D) ☐ Bei mehrwurzeligen Zähnen wird die CPT b abgerechnet.
E) ☐ Anästhesien dürfen zusätzlich abgerechnet werden.

---

27. C, D 28. C, E 29. D
30. A 31. D 32. B

Lernfeld 9: Praxisbedarf beschaffen und verwalten

Bestellorganisation

Nennen Sie Beispiele für die Praxisausstattung und die Verbrauchsmaterialien und unterscheiden Sie dabei die Bestellorganisation.
→ OV S. 206 / → JB 2 S. 306

Praxisausstattung
- Einrichtungsgegenstände, z. B. Möbel, Computer, Behandlungseinheiten, Instrumente
- Bestellorganisation: kein Lager erforderlich, da Neuanschaffung nach Abnutzung und steuerlicher Abschreibung oder bei Defekt erfolgt

Verbrauchsmaterialien
- z. B. Spülbecher, Handschuhe, Abformmaterial, Anästhetika
- Bestellorganisation: Lager erforderlich, weil für einen reibungslosen Praxisablauf ständig ein Vorrat vorhanden sein muss

Hinweis: Eine Möglichkeit zur Bedarfsbestimmung ist die ABC-Analyse. Sie dient der Mengen- und Werteinschätzung des Praxisbedarfs. Dabei wird untersucht, welche Waren welchen Wert haben. Alle verwendeten Materialien werden in einer Tabelle erfasst und anschließend bewertet. A-Materialien haben den höchsten Wert und erfordern eine genaue Bedarfsermittlung, Kostenanalyse und Bestandsüberwachung.

Welche Größen sind wichtig für den Bestellzeitpunkt?
→ OV S. 208 / → JB 2 S. 308

Mindestbestand (Sicherheitsbestand, Reservebestand)
- Bestand, der dauernd am Lager sein muss, damit auch bei Lieferverzögerungen ein reibungsloser Praxisablauf stattfinden kann

Meldebestand (Nachbestellbestand)
- Bestand, bei dem neue Ware bestellt werden muss

Höchstbestand
- Bestand, der immer nach Eintreffen der bestellten Ware erreicht wird; hängt von der Lagergröße ab

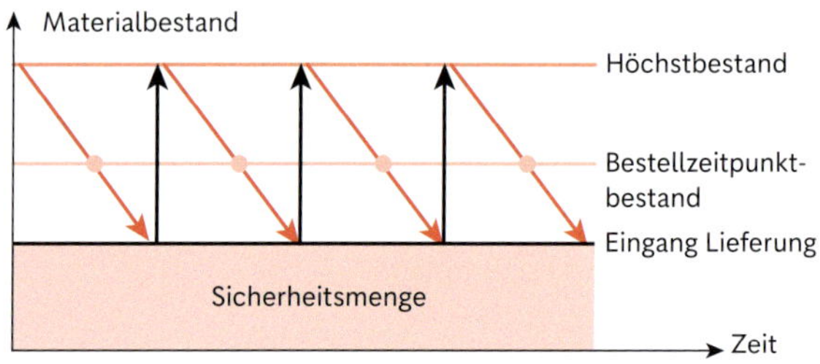

Nennen Sie vier Faktoren, die den Bestellzeitpunkt beeinflussen.
→ OV S. 208 / → JB 2 S. 308

Einflussfaktoren auf den Bestellzeitpunkt
- täglicher Verbrauch
- Lagerfähigkeit der Materialien
- Mindestbestand
- Lieferzeit

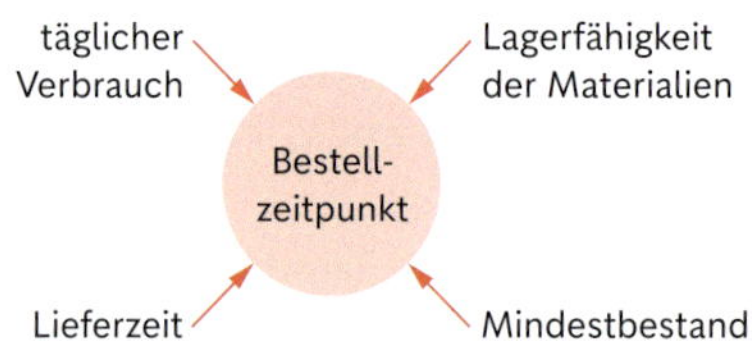

Geben Sie die Formel zur Berechnung des Nachbestellbestandes an.
→ OV S. 208 / → JB 2 S. 308

Formel zur Nachbestellbestandermittlung
täglicher Verbrauch • Lieferzeit + Mindestbestand = Nachbestellbestand

Rechenbeispiel	Eine Zahnarztpraxis verbraucht pro Tag durchschnittlich 400 Paar Einmalhandschuhe. Die Lieferzeit beträgt 2 Tage, der Sicherheitsbestand 1 000 Paare. Wie hoch ist der Nachbestellbestand?
	täglicher Verbrauch · Lieferzeit + Mindestbestand = Nachbestellbestand 400 · 2 + 1 000 = 1 800 Paare
	Befinden sich 100 Paar Einweghandschuhe in einer Packung, muss bei einem Bestand von 18 Packungen nachbestellt werden.

Nennen Sie Beispiele, wo mögliche Bezugsquellen für die Beschaffung des Praxisbedarfs ermittelt werden können.
→ OV S. 208 f. /
→ JB 2 S. 308 f.

Für die Ermittlung von Bezugsquellen dienen:
- Internetseiten von Dentaldepots
- Vertreterbesuche
- Prospekte
- Kataloge
- Mustersendungen
- Fachzeitschriften
- Adressenverzeichnisse
- Gelbe Seiten
- Messen

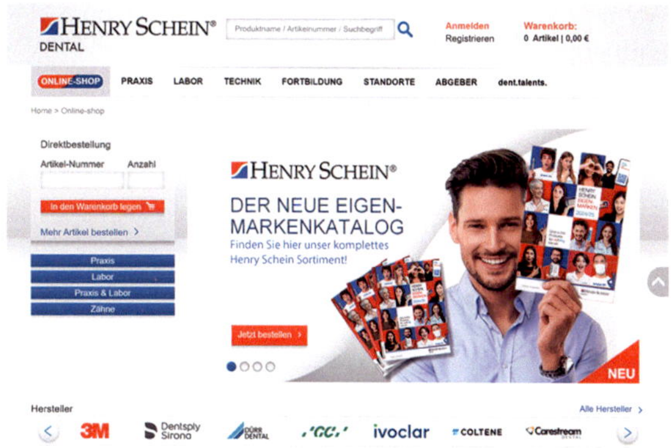

Welche Überlegungen können vor einem Einkauf getätigt werden?
→ OV S. 209 /
→ JB 2 S. 309

Überlegungen
- Rationalität: Sind die Produkte aufeinander abgestimmt, z. B. Instrumente und Materialien, oder können einzelne Produkte gekauft werden?
- Hygiene: Gewährleisten die Produkte Arbeitsschutz und Sauberkeit bei der Verwendung?
- Technik: Sind Verpackung und Handhabung der Produkte sicher und gibt es bestimmte Voraussetzungen für die Nutzung?
- Sicherheit: Können Materialien und Arbeitsmittel problemlos zusammen verwendet werden und ist die Entsorgung der Materialien unkompliziert?
- Personal: Benötigt das Praxispersonal besondere Kenntnisse für die Verwendung der Materialien und gibt es Vorlieben und Erfahrungen mit bestimmten Produkten?

Nennen Sie mindestens 5 Beispiele für die Müllvermeidung in der Zahnarztpraxis.
→ OV S. 210 /
→ JB 2 S. 310

Maßnahmen zur Müllvermeidung
- Karpulenspritzen statt Einmalspritzen
- Mundspülbecher aus nachhaltigen Materialien
- Papierhandtücher in Pappverpackung
- Bestellung von Großgebinden und Nachfüllverpackungen
- Kommunikation papierlos über E-Mail und KIM
- Digitalisierung im Bereich Dokumentation, Röntgen, Abformungen, Rechnungsstellung
- Mehrwegtransportboxen für Zahnersatzmodelle

Wie fit bin ich für die Prüfung? ☺ ☐ 😐 ☐ ☹ ☐

Lagerorganisation

Beschreiben Sie die Notwendigkeit einer Lagerhaltung.
→ OV S. 213 /
→ JB 2 S. 313

Aufgaben des Lagers
- Sicherstellung von vorhandenen Materialien für den Praxisablauf
- Lagerplatz, um günstige Angebote ausnutzen zu können und mit größeren Bestellmengen Lieferkosten zu sparen

Nennen Sie Anforderungen, die bei der Einrichtung und Verwaltung eines Lagers beachtet werden sollten.
→ OV S. 213 f. /
→ JB 2 S. 313 f.

Anforderungen an den Lagerraum
- geeigneter Standort
- richtiger Lagerplatz, z. B. Kühlschrank
- sichere Lagerung für z. B. Anästhetika
- Wasseranschluss
- Feuerlöscher
- besondere Kennzeichnung bei z. B. brennbaren Flüssigkeiten

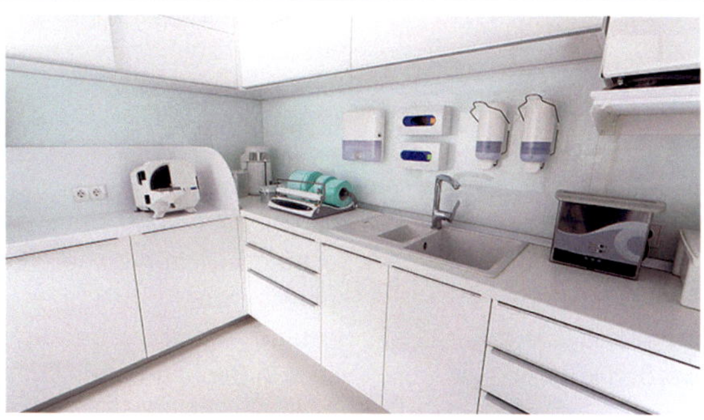

Welche Informationen enthalten die Sicherheitsdatenblätter von Produkten?
→ OV S. 214
→ JB 2 S. 314

Sicherheitsdatenblätter
Hinweise zu:
- Verwendung der Materialien
- Inhaltsstoffen
- Lagerung
- Risiken
- Erste-Hilfe-Maßnahmen
- Umweltbelastungen
- Entsorgung

Sicherheitsdatenblätter enthalten oft Kennzeichnungen von Gefahrstoffen.

Welche Vorteile hat ein Warenwirtschaftsprogramm für die Verwaltung des Lagers?
→ OV S. 216
→ JB 2 S. 316

Warenwirtschaftsprogramm
- ermöglicht eine schnelle Übersicht über den Lagerbestand
- Zeitersparnis beim Bestellwesen
- automatische Hinweise zu Verfalls- und Haltbarkeitsdaten
- patientenbezogene Materialerfassung

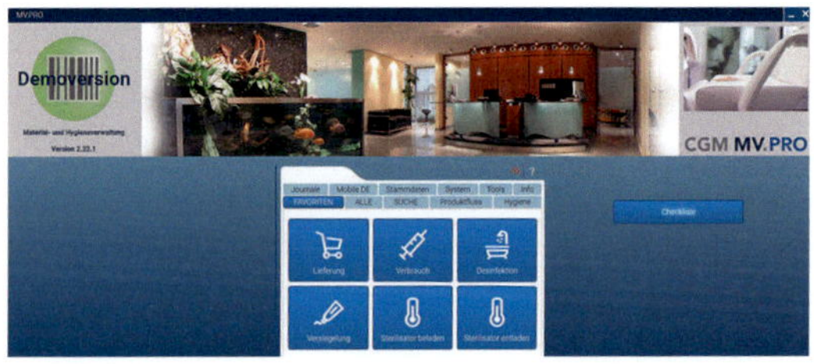

Hygieneverwaltung in einem Warenwirtschaftsprogramm

Welche Informationen enthalten Barcodes auf Produktverpackungen?
→ OV S. 217 /
→ JB 2 S. 317

Angaben des Barcodes
- Herstellerdaten
- Artikelnummer
- Charge
- Verfallsdatum
- Mengenindex

(01)76543217654329

Beispiel für einen Barcode

Welche Möglichkeiten gibt es, Produktverpackungen mit Informationen zu versehen?
→ OV S. 217 /
→ JB 2 S. 317

Codes auf Produktverpackungen
- HIBC (Health Industry Barcode)
- PZN (Pharmazentralnummern) oder PPN (Pharmacy Product Number) bei Medikamenten
- EAN-Barcodes (European Article Number Barcodes)
- zukünftig weltweit: UIM (World Wide Unique Identification Mark) für eindeutige Produktkennzeichnungen bei Medizinprodukten, med. Geräten und Instrumenten

Hinweis: Ein Produkt kann über verschiedene sichtbare Markierungen auf Oberflächen gekennzeichnet werden, z. B. Datamatrix-Code, UIM-Marke, RFID-Transponder.

Nennen Sie Vor- und Nachteile eines kleinen Lagers.

Vorteile
- geringer Platzbedarf
- geringe Lagerkosten
- geringe Kapitalbindung/Zinsverluste
- wenig Verderb und Verfall

Nachteile
- zu wenig Material vorrätig
- gute Lagerorganisation nötig
- höhere Kosten durch häufige Nachbestellungen

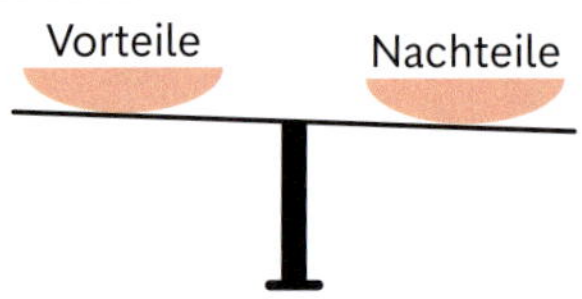

Hinweis: Die Vor- und Nachteile sollten stets abgewogen werden, um die richtige Entscheidung zu treffen.

Nennen Sie Maßnahmen, mit denen Vermögen und Schulden einer Zahnarztpraxis erfasst werden können.

Inventurarten
- körperliche Inventur:
  Bestandsaufnahme aller Vermögensgegenstände durch Zählen, Messen und Wiegen
- Buchinventur:
  Bestandsaufnahme der nicht körperlichen Gegenstände wie z. B. Bankguthaben/Schulden

Beschreiben Sie, warum eine Inventur notwendig ist.

Notwendigkeit der Inventur
- Überprüfung des Verfalldatums
- Feststellung der tatsächlichen Menge im Lager
- Aufdecken möglicher Diebstähle/Verschwendungen/Leckagen
- Feststellung von Übertragungsfehlern beim Wareneingang
- Feststellung nicht erfasster Schäden

Wie fit bin ich für die Prüfung? ☺ ☐ 😐 ☐ ☹ ☐

Der Weg zum Kaufvertrag

Definieren Sie den Begriff Anfrage und unterscheiden Sie dabei die bestimmte und die unbestimmte Anfrage.
→ OV S. 221 /
→ JB 2 S. 321

Anfrage
- dient dem unverbindlichen Einholen von Informationen
- fordert zur Abgabe eines Angebots auf

Unbestimmte/allgemeine Anfrage
- verschafft einen Überblick und dient der Orientierung
- Inhalt kann z. B. die Bitte um Zusendung von Katalogen oder Preislisten sein

Bestimmte/spezielle Anfrage
- bezieht sich auf konkrete Produkte
- beinhaltet Fragen, z. B. zu Preis, Beschaffenheit des Produktes sowie zu Liefer- und Zahlungsbedingungen

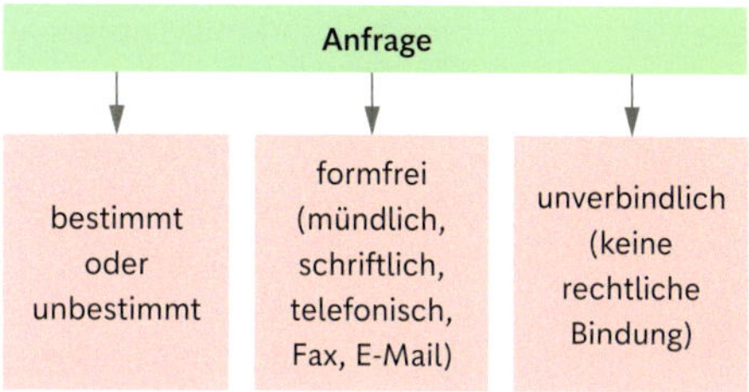

Warum vergleicht man Angebote und welche zwei Arten werden unterschieden?
→ OV S. 221 f. /
→ JB 2 S. 321 f.

Angebotsvergleich
- dient dem Vergleich von Angeboten verschiedener Lieferanten
- bildet wesentliche Grundlage für eine Kaufentscheidung

quantitativer Angebotsvergleich
- Entscheidungsgrundlage ist der niedrigste Kaufpreis, berücksichtigt werden Preis, Verpackungskosten/Fracht, Rabatt oder Skonto.

qualitativer Angebotsvergleich
- Verwendung von immateriellen Kriterien für die Kaufentscheidung, z. B. Termintreue, Qualität, Standortnähe, Umweltfreundlichkeit der Materialien, Entsorgung, Beratung, Service

Angebotsinhalte	MediElek (€)	Praxitec (€)
Listeneinkaufspreis	18.889,00	23.788,00
– Rabatt	–	2.378,80
= Zieleinkaufspreis	18.889,00	21.409,20
– Lieferskonto	795,56	642,28
+ Bezugskosten	–	50,00
= Bezugspreis netto	19.093,44	20.816,92
+ 19 % Umsatzsteuer	3.627,75	3.955,22
= Bezugspreis brutto	22.721,19	24.772,14

Hinweis: Rabatt ist ein Preisnachlass aus verschiedenen Anlässen (z. B. Mengenrabatt, Treuerabatt) und wird vom Listenpreis abgezogen.
Skonto ist ein Preisnachlass, wenn eine Rechnung innerhalb eines bestimmten Zeitraumes bezahlt wird.

Unterscheiden Sie die Begriffe Angebot und Anpreisung.
→ OV S. 221 /
→ JB 2 S. 321

Angebot
- Willenserklärung, die an eine bestimmte Person bzw. Personengruppe gerichtet ist, Waren/Dienstleistungen zu den angegebenen Bedingungen zu liefern/zu erbringen
- Wer ein Angebot abgibt, ist generell daran gebunden.

Anpreisungen
- sind Werbung
- richtet der Verkäufer an die Allgemeinheit
- fordern die Käufer zum Kauf auf
- sind immer rechtlich unverbindlich, d. h. sie sind keine Willenserklärungen
- z. B. Kataloge, Prospekte, Schaufensterauslagen

Wie lange ist ein Verkäufer an sein Angebot gebunden, wie kann diese Bindung eingeschränkt werden und wann erlischt ein Angebot?
→ OV S. 224 /
→ JB 2 S. 324

Annahmefristen unter Anwesenden
- Das Angebot ist mit Abgabe wirksam.
- Es ist nur für die Gesprächsdauer bindend und muss sofort angenommen werden.

Annahmefristen unter Abwesenden
- Das Angebot wird mit Zugang beim Empfänger wirksam.
- Das Angebot ist so lange bindend, wie eine Antwort gewöhnlich erwartet werden kann (ca. 7 Tage beim Postweg).

Vertragliche Gültigkeitsfristen
- können frei vereinbart werden
- Das Angebot ist bis zum Ablauf der Frist bindend.
- Eine Bestellung muss bis zum Fristende beim Anbietenden eingehen.

Einschränkung der Bindung
- Durch die Verwendung von Freizeichnungsklauseln ist der Anbieter nicht an sein Angebot gebunden (z. B. solange der Vorrat reicht, unverbindlich, freibleibend).

Erlöschen des Angebots
- Eine Veränderung/Verspätung führt dazu, dass das Angebot erlischt und die Annahme zu einem neuen Antrag wird.

Beschreiben Sie, wie ein Kaufvertrag zustande kommt.
→ OV S. 223 f. /
→ JB 2 S. 323 f.

Zustandekommen des Kaufvertrages
- Der Kaufvertrag ist ein mehrseitig verpflichtendes Rechtsgeschäft und kommt durch zwei übereinstimmende Willenserklärungen zustande.

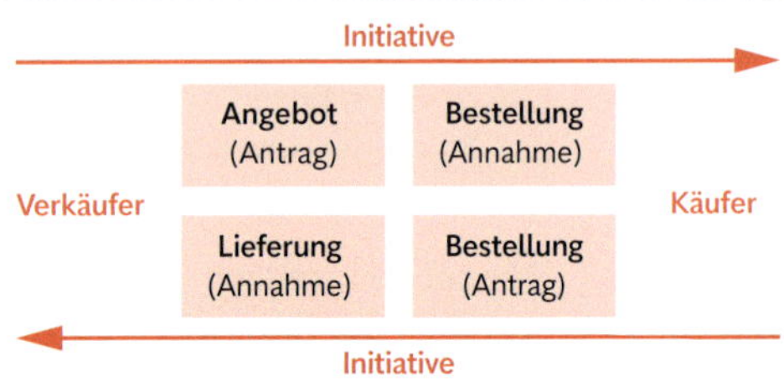

Hinweis: Eine Bestellung ist eine Willenserklärung an eine bestimmte Person, bestimmte Waren/Dienstleistungen zu den gegebenen Bedingungen zu kaufen.

Nennen Sie die Pflichten von Verkäufer und Käufer.
→ OV S. 223 f. /
→ JB 2 S. 323 f.

Pflichten des Verkäufers
- die Sache rechtzeitig und
- frei von Sach- und Rechtsmängeln übergeben
- Eigentum an der Sache verschaffen

Pflichten des Käufers
- vereinbarten Kaufpreis zahlen
- Sache abnehmen

Hinweis: Beim Kaufvertrag unterscheidet man zwei Geschäfte.
Verpflichten sich Verkäufer und Käufer zu bestimmten Leistungen im Kaufvertrag, nennt man das Verpflichtungsgeschäft.
Erfüllen Verkäufer und Käufer die übernommenen Verpflichtungen, spricht man vom Erfüllungsgeschäft.

Unterscheiden Sie Besitz und Eigentum.
→ OV S. 224 f. /
→ JB 2 S. 324 f.

Besitz	Eigentum
tatsächliche Gewalt einer Person über eine Sache	rechtliche Herrschaft einer Person über eine Sache

---

Erklären Sie die Eigentumsübertragung an beweglichen Sachen und den Eigentumsvorbehalt.
→ OV S. 224 f. /
→ JB 2 S. 324 f.

Eigentumsübertragung
Eigentum an beweglichen Sachen wird übertragen durch
- die Einigung zwischen Erwerber und Veräußerer über den Eigentumsübergang sowie
- Übergabe der Sache an den Erwerber.

Eigentumsvorbehalt
Ein vereinbarter (einfacher) Eigentumsvorbehalt bedeutet, dass
- die gelieferte Sache bis zur vollständigen Bezahlung des Kaufpreises Eigentum des Verkäufers bleibt und
- der Käufer bis zur vollständigen Zahlung nur Besitzer ist.

Unterscheiden Sie die Kaufvertragsarten „Kauf auf Probe“, „Kauf zur Probe“ und „Kauf nach Probe“.
→ OV S. 225 /
→ JB 2 S. 325

Kaufvertragsarten

Kauf auf Probe	Kauf zur Probe	Kauf nach Probe
Kaufvertrag wird mit einem Rückgaberecht geschlossen. Die Ware wird zur Ansicht bestellt und der Käufer kann den gekauften Gegenstand innerhalb einer vereinbarten Frist zurückgeben.	Kaufvertrag wird über eine kleine Menge geschlossen, um sie zu probieren. Gefällt die Ware, wird mehr gekauft.	Kaufvertrag wird aufgrund einer Probe oder eines Musters geschlossen. Entsprechende Eigenschaften der Ware sind zugesichert, nur unwesentliche Abweichungen müssen in Kauf genommen werden.

Beschreiben Sie vier weitere Kaufvertragsarten.
→ OV S. 225 /
→ JB 2 S. 325

Weitere Kaufvertragsarten
- Kommissionskauf:
  Kaufvertrag, bei dem der Käufer die nicht verkaufte Ware wieder zurückgeben kann
- Fixkauf:
  Kaufvertrag, der mit einem festen Liefertermin vereinbart wird
- Fernabsatzvertrag („Onlinekauf“):
  Kaufvertrag mit Widerrufsrecht von 14 Tagen für Verbraucher, ausgenommen z. B. speziell angefertigte Waren oder Zeitschriften
- außerhalb von Geschäftsräumen geschlossenen Verträge („Haustürkauf“):
  Kaufvertrag mit Widerrufsrecht von 14 Tagen für Verbraucher

---

Nennen Sie die Inhalte, die in einem Kaufvertrag angegeben werden.
→ OV S. 225 f. /
→ JB 2 S. 325 f.

Inhalte des Kaufvertrags
- Art und Güte der Ware
- Menge
- Preis
- Lieferbedingungen (Lieferzeit, Lieferkosten, Verpackungskosten)
- Zahlungsbedingungen (Zahlungstermin, Angabe von Preisnachlässen)
- Erfüllungsort
- Gerichtsstand

Nennen Sie die verschiedenen Störungen, die bei Erfüllung des Kaufvertrages auftreten können.
→ OV S. 227 /
→ JB 2 S. 327

Störungen bei der Erfüllung des Kaufvertrages

Verkäufer		Käufer	
Nicht-rechtzeitig-Lieferung	Schlechtleistung (mangelhafte Lieferung)	Annahmeverzug	Nicht-rechtzeitig-Zahlung

Nennen Sie die Voraussetzungen einer Nicht-rechtzeitig-Lieferung.
→ OV S. 230 f. /
→ JB 2 S. 330 f.

Voraussetzungen der Nicht-rechtzeitig-Lieferung (Lieferungsverzug)

- Die Lieferung muss fällig sein.
- Verschulden des Verkäufers durch Vorsatz/Fahrlässigkeit, ausgenommen höhere Gewalt (z. B. Streik, Unwetter, Blitzeinschlag)
- Verkäufer erhält Mahnung vom Käufer
- Mahnung ist nicht erforderlich, wenn im Kaufvertrag ein kalendermäßig bestimmtes (z. B. 14.06.2024) oder bestimmbares Lieferdatum (z. B. 10 Tage nach Bestelldatum) genannt ist

Nennen Sie die Rechte des Käufers bei einer Nicht-rechtzeitig-Lieferung.
→ OV S. 230 f. /
→ JB 2 S. 330 f.

Rechte des Käufers bei einer Nicht-rechtzeitig-Lieferung

- vorrangige Rechte:
  - auf Lieferung bestehen
  - Schadensersatz (Verzögerungsschaden)
- nachrangige Rechte – nach Ablauf einer angemessenen Nachfrist:
  - Rücktritt vom Vertrag
  - Schadensersatz statt Leistung oder Ersatz vergeblicher Aufwendungen

Hinweise: Das Setzen einer angemessenen Nachfrist kann entfallen, wenn ein Fix-/Zweckkauf vorliegt oder der Verkäufer die Lieferung verweigert.
Eine Feststellung des Schadens ist oft schwierig, deshalb kann in Kaufverträgen eine Konventionalstrafe festgelegt werden, wobei die vereinbarte Summe immer dann fällig wird, wenn ein Vertragspartner gegen vereinbarte Bestimmungen verstößt.

Nennen Sie die Rechte des Käufers bei einer Schlechtleistung und Mängelarten, die bei einer Lieferung auftreten können.
→ OV S. 228 /
→ JB 2 S. 328

Rechte des Käufers bei einer Schlechtleistung

- vorrangige Rechte:
  - Nacherfüllung, d. h. Wahlrecht des Käufers für eine Nachbesserung oder Neulieferung
  - Schadensersatz neben der Leistung (bei Verschulden des Verkäufers)
- nachrangige Rechte – nach Ablauf einer angemessenen Nachfrist:
  - Minderung des Kaufpreises
  - Rücktritt vom Vertrag bei erheblichen Mängeln
  - Schadensersatz statt Leistung oder Ersatz vergeblicher Aufwendungen (bei Verschulden des Verkäufers)

Mängelarten
Falschlieferung
Rechtsmangel
fehlerhafte Ware (Ware hat nicht die vereinbarte Beschaffenheit)
Zuweniglieferung
falsche Werbeaussage
Montagefehler des Verkäufers
falsche Montageanleitung („IKEA-Klausel“)

Hinweis: Der Käufer muss die Mängel beanstanden, z. B. durch eine Mängelrüge, um die Rechte aufgrund einer Schlechtleistung geltend machen zu können.

Beschreiben Sie, wann Annahmeverzug vorliegt und welche Rechtsfolgen für den Verkäufer eintreten.
→ OV S. 233 /
→ JB 2 S. 333

Voraussetzungen des Annahmeverzugs

- Die Leistung wird rechtzeitig, vollständig und mangelfrei vom Verkäufer angeboten.
- Der Käufer nimmt die Leistung nicht an oder unterlässt die erforderliche Mitwirkung zur Annahme.

Rechtsfolgen des Annahmeverzugs für den Verkäufer

- Haftungsmilderung, d. h. der Verkäufer haftet nur noch für grobe Fahrlässigkeit oder Vorsatz.
- Preis- und Leistungsgefahr gehen nach Annahmeverzug auf den Käufer über.
- Entstandene Mehrkosten trägt der Käufer.
- Recht auf Selbsthilfe- oder Notverkauf, Käufer trägt die Kosten und ggf. den Differenzbetrag
- Klage auf Abnahme der Ware möglich
- Rücktritt vom Kaufvertrag

Nennen Sie die Voraussetzungen und Rechte einer Nicht-rechtzeitig-Zahlung am Beispiel einer Zahnarztpraxis.
→ OV S. 232 /
→ JB 2 S. 332

Voraussetzungen der Nicht-rechtzeitig-Zahlung
- Zahlung muss fällig sein
- Verschulden der Patientin: Patientin hat vorsätzlich/fahrlässig nicht gezahlt
- Patientin erhält Mahnung von der Zahnärztin
- keine Mahnung notwendig:
  - bei Vereinbarung von kalendermäßig bestimmtem (z. B. 14.06.2024) oder bestimmbarem Zahlungsdatum (z. B. 14 Tage nach Behandlungsabschluss)
  - 30 Tage nach Empfang der Rechnung (wenn 30-Tage-Frist auf Rechnung vermerkt ist)

Rechte bei einer Nicht-rechtzeitig-Zahlung
- vorrangige Rechte:
  - auf Zahlung bestehen
  - Schadensersatz (Verzögerungsschaden)
  - Verzugszinsen
- nachrangige Rechte – nach Ablauf einer angemessenen Nachfrist:
  - Rücktritt vom Vertrag
  - Schadensersatz statt der Leistung oder Ersatz vergeblicher Aufwendungen

Hinweis: Der Verzugszins beträgt 5 % über dem Basiszinssatz der Europäischen Zentralbank bei Verbrauchern, sonst 9 % über dem Basiszins.

Nennen Sie die Verjährungsfristen bei Kaufverträgen.
→ OV S. 229 /
→ JB 2 S. 329

Verjährungsfristen	
regelmäßige Verjährungsfrist (Gewährleistung) bei gebrauchten Sachen	2 Jahre 1 Jahr
arglistig verschwiegene Mängel	3 Jahre
Mängel an Bauwerken	5 Jahre

Definieren Sie den Begriff Verbrauchsgüterkauf und benennen Sie die Besonderheiten.
→ OV S. 229 /
→ JB 2 S. 329

Verbrauchsgüterkauf
- Der Käufer ist ein Verbraucher und kauft eine bewegliche Sache bei einem Unternehmer.

Besonderheiten
- eingeschränkte Vertragsfreiheit
  - Alle gesetzlichen Regelungen zum Kaufvertrag sind einzuhalten, z. B. Gewährleistungsfristen.
  - Zulasten des Verbrauchers darf z. B über AGBs nicht abgewichen werden.
  - Gewährleistungsfrist für gebrauchte Sachen beträgt 1 Jahr
- Beweislastumkehr
  - Stellt sich der Mangel an einer Sache in den ersten 12 Monaten nach Kauf heraus, wird vermutet, dass er bereits beim Kauf bestand und
  - der Verkäufer muss das Gegenteil beweisen.
- Sonderbestimmungen für Garantien
  - Garantiebestimmungen müssen dem Verbraucher einfach und verständlich dargestellt werden und
  - alle Angaben zur Geltendmachung müssen enthalten sein.

Wie fit bin ich für die Prüfung? ☺ ☐ 😐 ☐ ☹ ☐

Aktuelle Zahlungsmöglichkeiten

Beschreiben Sie die bare Zahlung.
→ OV S. 237 /
→ JB 2 S. 337

Barzahlung
- Zahler und Zahlungsempfänger stehen in direktem Kontakt.
- Die Zahlung erfolgt mit Bargeld.

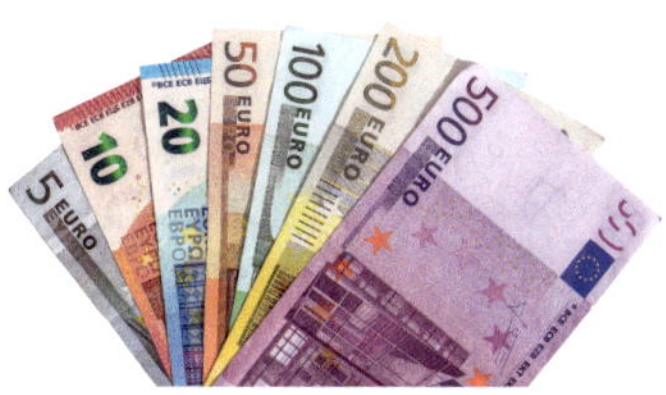

Definieren Sie die halbbare Zahlung und geben Sie Beispiele an.
→ OV S. 237 /
→ JB 2 S. 337

Halbbare Zahlung
- Zahler oder Zahlungsempfänger nutzt ein Konto, die andere Partei verwendet Bargeld

Möglichkeiten der halbbaren Zahlung
- Nachnahme: Der Empfänger erhält die Ware vom Lieferer nur gegen Barzahlung, die Gutschrift erfolgt auf das Konto des Absenders.
- Barscheck: Der Zahlbetrag wird bar an den Einreicher des Schecks ausbezahlt und das Konto des Scheckausstellers belastet.
- Zahlschein: Der Zahlungspflichtige zahlt Bargeld auf das Konto des Empfängers ein.

Was versteht man unter bargeldloser Zahlung und welche Möglichkeiten gibt es?
→ OV S. 237 f. /
→ JB 2 S. 337 f.

Bargeldlose Zahlung
- Zahlungspflichtiger und Zahlungsempfänger benötigen ein Konto.

Möglichkeiten der bargeldlosen Zahlung
- Überweisung
- Dauerauftrag
- SEPA-Lastschriftverfahren
- Zahlung mit Verrechnungsscheck
- Kartenzahlung

Beschreiben Sie die Zahlung per Überweisung und geben Sie an, wann ein Dauerauftrag sinnvoll ist.
→ OV S. 238 /
→ JB 2 S. 338

Zahlung per Überweisung
- Überweisungsformular wird vom Zahlenden ausgefüllt und bei der Bank eingereicht (persönlich oder per Online-Banking)

Angaben auf dem Überweisungsschein
- Empfänger
- IBAN, ggf. BIC des Empfängers
- Betrag
- Verwendungszweck
- IBAN des Absenders
- Datum
- Unterschrift – bei Online-Banking mit PIN und TAN

Dauerauftrag
- sinnvoll bei regelmäßig gleichbleibenden Geldbeträgen zu festen Terminen an einen bestimmten Zahlungsempfänger

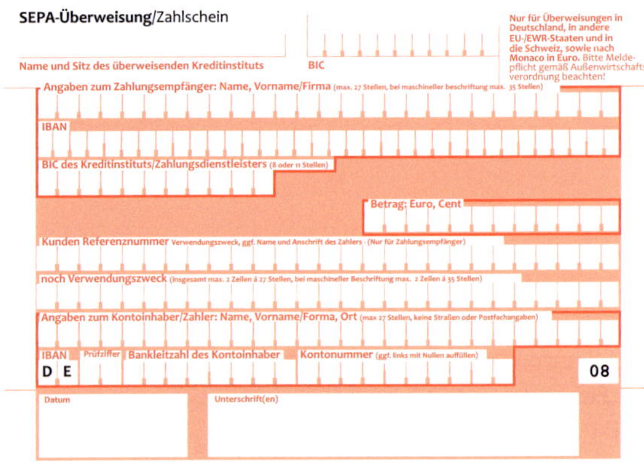
SEPA-Überweisung/Zahlschein
Name und Sitz des überweisenden Kreditinstituts
BIC
Nur für Überweisungen in Deutschland, in andere EU-/EWR-Staaten und in die Schweiz, sowie nach Monaco in Euro. Bitte Meldepflicht gemäß Außenwirtschaftsverordnung beachten!
Angaben zum Zahlungsempfänger: Name, Vorname/Firma (max. 27 Stellen, bei maschineller beschriftung max. 35 Stellen)
IBAN
BIC des Kreditinstituts/Zahlungsdienstleisters (8 oder 11 Stellen)
Betrag: Euro, Cent
Kunden Referenznummer Verwendungszweck, ggf. Name und Anschrift des Zahlers - (Nur für Zahlungsempfänger)
noch Verwendungszweck (insgesamt max. 2 Zeilen á 27 Stellen, bei maschineller Beschriftung max. 2 Zeilen á 35 Stellen)
Angaben zum Kontoinhaber/Zahler: Name, Vorname/Forma, Ort (max 27 Stellen, keine Straßen oder Postfachangaben)
IBAN Prüfziffer Bankleitzahl des Kontoinhaber Kontonummer (ggf. links mit Nullen auffüllen)
D E
08
Datum
Unterschrift(en)

Hinweis:
- IBAN = International Bank Account Number (Internationale Bankkontonummer), bestehend aus Länderkürzel, Prüfziffer, Bankleitzahl und Kontonummer
- BIC= Business Identifier Code (Geschäftskennzeichen)

Schildern Sie den Ablauf der beiden Möglichkeiten der Kartenzahlung.
→ OV S. 240 /
→ JB 2 S. 340

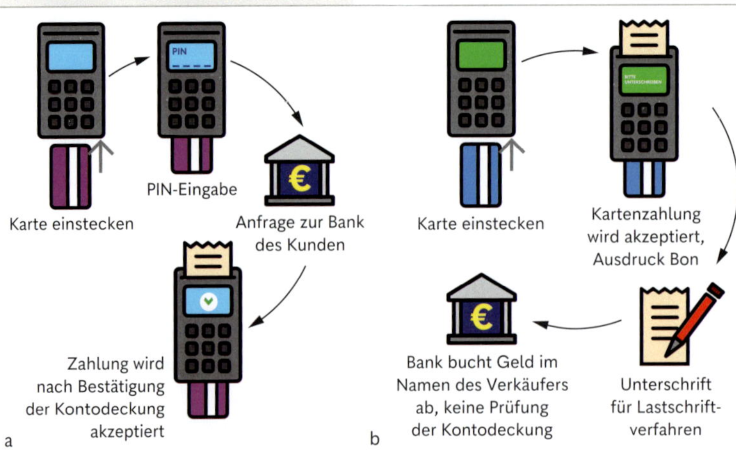

Ablauf der Kartenzahlung bei POS-Zahlung (a) und ELV-Zahlung (b)

Beschreiben Sie, was ein SEPA-Lastschriftverfahren ist, und schildern Sie den Ablauf.
→ OV S. 239 /
→ JB 2 S. 339

Lastschriftverfahren
- Der Kontoinhaber erlaubt einer Person/einem Unternehmen, Geld vom Konto abzubuchen.
- Die Buchung kann einmalig oder regelmäßig erfolgen.

Ablauf des Lastschriftverfahrens
- Mit einem Lastschriftmandat erteilt der Zahlungspflichtige dem Zahlungsempfänger die Erlaubnis, das Konto mit dem vereinbarten Betrag zu belasten.
- Der Zahlungsempfänger legt dem Zahlungsdienstleister die SEPA-Lastschrift vor.
- Dieser gibt sie der Bank des Zahlungspflichtigen weiter.
- Zum Fälligkeitsdatum wird das Konto mit dem vereinbarten Betrag belastet.

Nennen Sie sechs Bezahldienstunternehmen beim Online-Kauf und beschreiben Sie den Ablauf.
→ OV S. 241 /
→ JB 2 S. 341

Onlinebezahldienstunternehmen
- PayPal
- Google Pay
- GiroPay
- Klarna
- Amazon Pay
- Apple Pay

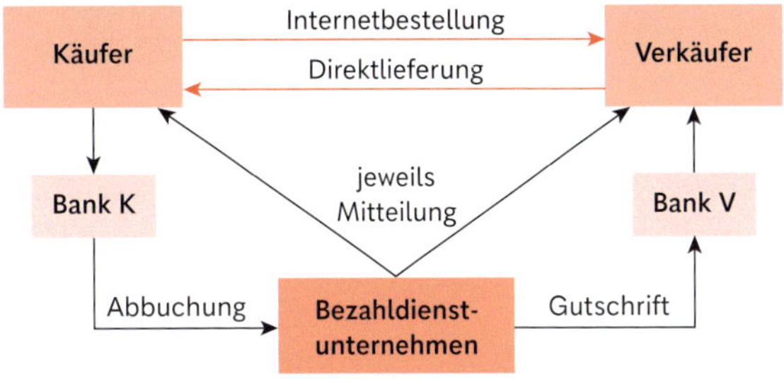

Kaufabwicklung über einen Bezahldienst

Wie fit bin ich für die Prüfung? ☺ ☐ 😐 ☐ ☹ ☐

Rechnungsstellung und Überwachung der Zahlungsvorgänge

Was ist bei der Rechnungsstellung in der Zahnarztpraxis zu beachten?
→ OV S. 243 /
→ JB 2 S. 343

Rechnungsstellung
- Zahnärztliche Rechnungen werden für Privatversicherte oder gesetzlich Versicherte ohne Vorlage der eGK, bei Mehrkosten und Eigenanteilen ausgestellt.
- Sie werden nach der Gebührenordnung für Zahnärzte und Ärzte (GOZ/GOÄ) erstellt.
- Skonto und Rabatt sind nicht erlaubt.

Eine Rechnung enthält:
- Datum der erbrachten Leistung
- Gebührennummer
- Bezeichnung der Leistung
- behandelter Zahn
- Betrag
- Steigerungssatz
- Art der Entschädigung: Wegegeld/Reiseentschädigungen bei Besuchen und deren Berechnung
- Ersatz von Auslagen, z. B. Umfang und Ausführung der einzelnen Leistungen/Materialien und deren Preise

Nennen Sie drei Möglichkeiten der Zahnarztpraxis, wie Zahlungseingänge überwacht werden können.
→ OV S. 244 f. /
→ JB 2 S. 344 f.

Mahnkartei
- Karteikarten mit offenstehenden Rechnungen werden in einer separaten Kartei eingeordnet.
- Bei Bezahlung der Rechnung wird die Karteikarte wieder in die Gesamtkartei eingeordnet.
- Bei Mahnungen kann man Reiter an der Karteikarte verwenden.

Offene-Posten-Liste
- Praxisverwaltungsprogramme übernehmen offene Rechnungen in eine „Offene-Posten-Liste“.
- Bezahlung der Rechnung wird im Computer vermerkt

Zahlungsüberwachung durch Dritte
- Privatärztliche Verrechnungsstellen, freie Rechenzentren oder Inkassounternehmen erhalten die Abrechnungsdaten.
- Bei der Übermittlung der Patientendaten ist der Datenschutz zu beachten.
- Das beauftragte Unternehmen erstellt eine entsprechende Rechnung.

Wie fit bin ich für die Prüfung? ☺ ☐ 😐 ☐ ☹ ☐

Belege in der Zahnarztpraxis

Welche Rolle spielen Belege in der Zahnarztpraxis?
→ OV S. 249 /
→ JB 2 S. 349

Belege in der Zahnarztpraxis
- Zahnärzte gehören zur Gruppe der freien Berufe und haben eine Aufzeichnungspflicht.
- Sie müssen am Jahresende eine Einkommensteuererklärung abgeben.
- Für den Nachweis der Zahlungseingänge und Zahlungsausgänge dienen Belege.

Hinweise:
- Keine Buchung ohne Beleg!
- Die Aufzeichnungen unterliegen den Grundsätzen der ordnungsgemäßen Buchführung und müssen vollständig, richtig, zeitgerecht und geordnet erfolgen.

Nennen Sie Beispiele für Praxiseinnahmen und -ausgaben.
→ OV S. 250 /
→ JB 2 S. 350

Praxiseinnahmen	Praxisausgaben
umsatzsteuerpflichtige Einnahmen: • Eigenlabor (7 %), z. B. Lieferung oder Wiederherstellung von Zahnprothesen und kieferorthopädischen Apparaten • Verkäufe im Praxisshop (19 %) • für die Erstellung von Gutachten, Vortrags- oder Lehrtätigkeit oder publizistische Tätigkeit	• Praxismaterial und -bedarf • Kosten des Fremdlabors • Gehälter • Miete für die Praxisräume • Heizung • Strom • Telefon und Internet
umsatzsteuerfreie Praxiseinnahmen: • Heilbehandlungen • ästhetische Behandlungen, nur, wenn diese der Wiederherstellung oder der Aufrechterhaltung der Gesundheit dienen	• Briefporto • Büromaterial • Kosten für Fortbildungen • Kosten für die Buchführung, z. B. Steuerberater

Hinweis: Überschreiten die umsatzsteuerpflichtigen Umsätze der Zahnarztpraxis eine bestimmte Summe nicht, so gelten sie als Kleinunternehmer und es wird keine Umsatzsteuer erhoben (§ 4 Nr. 14a UstG).

Welche Angaben müssen auf einem Beleg vorhanden sein und welche Beispiele gibt es für Einnahme- und Ausgabebelege?
→ OV S. 249 f. /
→ JB 2 S. 349 f.

Zwingende Angaben auf einem Beleg
- Datum der Zahlung
- Betrag
- Zahlungsgrund
- Zahlungsempfänger
- Zahlungspflichtiger
- Umsatzsteuersatz
- Umsatzsteuerbetrag

+ Einnahmebelege	− Ausgabebelege
• quittierte Rechnungskopie • Quittungsdurchschriften • Kontoauszüge • Abrechnungsbescheide der KZV • Eigenlaborbelege • Durchschrift Zahlschein/Scheck	• quittierte Rechnungen • Quittung • Kontoauszüge • Kassenbon • Lohnkonten • Mietverträge • Versicherungsverträge • Kreditverträge

Belegarten

Was kann man tun, wenn kein Beleg vorhanden ist?
→ OV S. 250 /
→ JB 2 S. 350

Vorgehen bei fehlenden Belegen
- Ersatz- oder Eigenbeleg erstellen
- Dieser ist eine eidesstattliche Erklärung, die versichert, dass der Vorgang in der angegebenen Art stattgefunden hat.

Nr.		Ausgaben €	Ct.
Vorgang			
Empfänger			
Grund			

Datum Unterschrift

Beispiel für einen Eigenbeleg

Wie fit bin ich für die Prüfung? ☺ ☐ 😐 ☐ ☹ ☐

Programmierte Aufgaben

1. Welche Aussagen zur Bestellorganisation sind richtig?

[x] [x] [x]

A) ☐ Für die Praxisausstattung ist ein Lager erforderlich, weil immer ein Vorrat für den Praxisablauf vorhanden sein muss.
B) ☐ Für die Praxisausstattung ist kein Lager erforderlich, da sie abgenutzt und bei Bedarf neu angeschafft wird.
C) ☐ Für Verbrauchsmaterialien ist ein Lager erforderlich, weil immer ein Vorrat für den Praxisablauf vorhanden sein muss.
D) ☐ Für Verbrauchsmaterialien ist kein Lager erforderlich, da sie abgenutzt und bei Bedarf neu angeschafft werden.
E) ☐ Die ABC-Analyse dient der Mengen- und Werteinschätzung des Praxisbedarfs.
F) ☐ Bei der ABC-Analyse haben A-Materialien den geringsten Wert.
G) ☐ A-Materialien erfordern keine genaue Bedarfsermittlung und Bestandsüberwachung.

2. Welche Aussagenkombination zu Privatrechnungen ist richtig?

[x]

1 Alle Privatpatienten erhalten eine Rechnung auf Basis der GOZ/GOÄ.
2 Gesetzlich versicherte Patienten erhalten eine Rechnung auf Basis der GOZ/GOÄ für Eigenanteile bei der Versorgung mit Zahnersatz.
3 Alle gesetzlich versicherten Patienten erhalten eine Rechnung auf Basis der GOZ/GOÄ.
4 Gesetzlich versicherte Patienten erhalten eine Rechnung auf Basis der GOZ/GOÄ für entstehende Mehrkosten bei der Füllungstherapie.
5 Privatrechnungen können nach GOZ/GOÄ bis zum Schwellenwert mit Begründung gesteigert werden.
6 Privatrechnungen dürfen nach GOZ/GOÄ über dem Schwellenwert nur ohne Begründung gesteigert werden.

A) ☐ Alle Aussagen sind richtig.
B) ☐ Nur die Aussagen 3, 5 und 6 sind richtig.
C) ☐ Nur die Aussagen 1, 2 und 4 sind richtig.
D) ☐ Nur die Aussagen 4, 5 und 6 sind richtig.
E) ☐ Nur die Aussagen 1, 2 und 5 sind richtig.
F) ☐ Alle Aussagen sind falsch.

3. Ordnen Sie zu, ob die Faktoren den Bestellzeitpunkt beeinflussen (1) oder nicht beeinflussen (2).

[1] [2]

A) ☐ Lieferzeit
B) ☐ Qualität der Ware
C) ☐ täglicher Verbrauch
D) ☐ Mindestbestand
E) ☐ Länge der Geschäftsbeziehungen
F) ☐ umweltschonende Produktion
G) ☐ Kundenservice
H) ☐ Lagerfähigkeit der Produkte

4. Ordnen Sie zu, ob die Merkmale ein Vorteil (1) oder ein Nachteil (2) eines kleinen Lagers sind oder keinen Einfluss haben (3).

[1] [2] [3]

A) ☐ Die Lagerkosten sind gering.
B) ☐ Ein häufiges Nachbestellen führt zu höheren Kosten.
C) ☐ Es kann zu wenig Material vorrätig sein.
D) ☐ Der Platzbedarf für die Lagerung ist gering.
E) ☐ Durch häufige Nachbestellungen läuft bei weniger Produkten das Verfallsdatum ab.
F) ☐ Durch geringe Vorräte ist weniger Kapital gebunden.

5. Welche Aussage zur Nicht-rechtzeitig-Zahlung ist richtig?

[x]

A) ☐ Fehlt auf einer Rechnung die Angabe eines Zahlungsdatums, gerät die Patientin automatisch 30 Tage nach Rechnungserhalt in Verzug.
B) ☐ Wurde bei Abschluss des Vertrages kein Zahlungsdatum vereinbart, gerät die Patientin mit einer Mahnung in Verzug.
C) ☐ Fehlt auf einer Rechnung die Angabe eines Zahlungsdatums, gerät die Patientin nach Abschluss der Behandlung in Verzug.
D) ☐ Fehlt auf einer Rechnung die Angabe eines Zahlungsdatums, gerät die Patientin sofort in Verzug.
E) ☐ Fehlt auf einer Rechnung die Angabe eines Zahlungsdatums, hat die Patientin 14 Tage Zeit zu bezahlen, um nicht in Verzug zu geraten.

---

1. B, C, E
2. C
3. A1, B2, C1, D1, E2, F2, G2, H1
4. A1, B2, C2, D1, E1, F1
5. B

6. Welche Angaben des Angebots gehören zu den Zahlungsbedingungen?

☒☒

A) ☐ Erfüllungsort und Gerichtsstand sind am Geschäftssitz des Verkäufers.
B) ☐ Die Lieferung erfolgt frei Haus.
C) ☐ Bei Zahlung innerhalb von 10 Tagen erhalten Sie 2 % Skonto.
D) ☐ Beschreibung der Art und Beschaffenheit der Ware
E) ☐ Bei Abnahme von mindestens 10 Packungen erhalten Sie 5 % Rabatt.

7. Welche Aussage zu den Preisnachlässen ist richtig?

☒

A) ☐ Ein Mengenrabatt wird als Gutschrift am Ende des Jahres gewährt.
B) ☐ Einen Bonus erhalten die Mitarbeiter eines Geschäftes als Personalrabatt.
C) ☐ Beim Kauf größerer Mengen erhält man einen Skonto.
D) ☐ Langjährige Kunden erhalten einen Treuerabatt.
E) ☐ Für die schnelle Zahlung innerhalb einer vorgegebenen Frist erhält man einen Naturalrabatt.
F) ☐ Eine Prämie erhält man, wenn man ein besonders treuer Kunde ist.

8. Welche Aussagen zur Bezahlung mit Scheck sind richtig?

☒☒

A) ☐ Bei einem Verrechnungsscheck erhält der Überbringer von der Bank des Ausstellers den Betrag in bar ausgezahlt.
B) ☐ Ein Barscheck wird nicht bar ausgezahlt, sondern dem Konto des Einreichers gutgeschrieben.
C) ☐ Ein Verrechnungsscheck wird zum Barscheck, indem man handschriftlich „Nur zur Verrechnung“ durchstreicht.
D) ☐ Ein Scheck ist im Inland ab Ausstellung 20 Tage, in Europa 8 Tage gültig.
E) ☐ Bei Verlust eines Schecks ist die Bank zu benachrichtigen, damit der Scheck gesperrt und nicht ausbezahlt wird.
F) ☐ Damit ein Scheck gültig ist, sind folgende Angaben erforderlich: das Wort „Scheck“, Betrag in Ziffern und Worten, verbindliche Anweisung zur Auszahlung, Ort und Datum der Ausstellung, Name der Bank, die die Zahlung leisten muss, Unterschrift des Zahlungspflichtigen.

9. Ordnen Sie zu, ob es sich um einen Vorteil (1) oder einen Nachteil (2) bei der Verwendung von Barcodes handelt.

[1][2]

A) ☐ Informationen zu Hersteller, Artikelnummer, Charge und Verfallsdatum stehen gebündelt zur Verfügung.
B) ☐ Barcodes dienen der eindeutigen Produktkennzeichnung.
C) ☐ Man benötigt einen Barcode-Scanner.
D) ☐ Barcodes können verschmutzen und damit unleserlich sein.
E) ☐ Barcodes können mit dem Warenwirtschaftssystem der Praxis verwendet werden.
F) ☐ Barcodes unterstützen die Lagerhaltung und den Bestellprozess.

10. Ordnen Sie zu, ob es sich um Pflichten des Käufers (1) oder Pflichten des Verkäufers (2) aus dem Kaufvertrag handelt.

[1][2]

A) ☐ Ware annehmen
B) ☐ Ware rechtzeitig bereitstellen
C) ☐ Ware ohne Mängel liefern
D) ☐ Ware rechtzeitig bezahlen
E) ☐ Kaufpreis annehmen
F) ☐ Eigentum an der Sache übertragen

11. Welche Aussage zur Beschaffung ist richtig?

☒

Folgende Bestände für Abdruckdesinfektionsmittel sind gegeben: aktueller Bestand 3 x 2,5-Liter-Packungen; Mindestbestand 1 x 2,5-Liter-Packungen; Meldebestand 4 x 2,5-Liter-Packungen und Höchstbestand 10 x 2,5-Liter-Packungen.

A) ☐ Es muss nachbestellt werden, weil der aktuelle Bestand zu niedrig ist.
B) ☐ Es muss nachbestellt werden, weil der Meldebestand unterschritten ist.
C) ☐ Es muss nachbestellt werden, weil der Höchstbestand nicht vorhanden ist.
D) ☐ Es muss nicht nachbestellt werden, weil der Meldebestand nicht unterschritten ist.
E) ☐ Es muss nicht nachbestellt werden, weil der Mindestbestand nicht unterschritten ist.

---

6. C, E 7. D 8. E, F
9. A1, B1, C2, D2, E1, F1
10. A1, B2, C2, D1, E2, F2 11. B

12. Welche Aussagenkombination zum Erlöschen eines Antrages ist richtig?

☒

1 Ein mündlicher Antrag muss sofort angenommen werden, sonst erlischt er.
2 Ein schriftlicher Antrag gilt so lange, wie unter normalen Umständen mit einer Antwort gerechnet werden kann, sonst erlischt er.
3 Ein verspätet angenommener Antrag erlischt und die verspätete Annahme gilt als neuer Antrag.
4 Eine veränderte Annahme eines Antrags gilt als neuer Antrag, der ursprüngliche Antrag erlischt.
5 Ein widerrufener Antrag erlischt.
6 Ein nicht angenommener Antrag erlischt.

A) ☐ Alle Aussagen sind richtig.
B) ☐ Nur die Aussagen 1, 2 und 6 sind richtig.
C) ☐ Nur die Aussagen 3, 4 und 5 sind richtig.
D) ☐ Nur die Aussagen 1, 2 und 3 sind richtig.
E) ☐ Nur die Aussagen 1, 5 und 6 sind richtig.
F) ☐ Alle Aussagen sind falsch.

13. Welche Aussagenkombination zu den Sicherheitsdatenblättern ist richtig?

☒

1 Sie geben Hinweise zur Verwendung des Produktes.
2 Sie geben Hinweise zum Verfallsdatum des Produktes.
3 Sie geben Hinweise zur Lagerung des Produktes.
4 Sie geben Hinweise zu Erste-Hilfe-Maßnahmen.
5 Sie geben Hinweise zur Lieferung des Produktes.
6 Sie geben Hinweise zur Herstellung des Produktes.

A) Alle Aussagen sind richtig.
B) ☐ Nur die Aussagen 1, 3 und 4 sind richtig.
C) ☐ Nur die Aussagen 2, 5 und 6 sind richtig.
D) ☐ Nur die Aussagen 1, 2 und 3 sind richtig.
E) ☐ Nur die Aussagen 3, 4 und 6 sind richtig.
F) ☐ Alle Aussagen sind falsch.

14. Ordnen Sie zu, ob es sich um Verbrauchsmaterial (1) oder Praxisausstattung (2) handelt.

1 2

A) ☐ Polymerisationslampe
B) ☐ 2D-Panorama-Röntgengerät
C) ☐ Kältespray
D) ☐ Absauganlage
E) ☐ Silikon-Korrekturmaterial
F) ☐ Guttapercha-Spitzen

15. Welche Aussagen zur Gültigkeit eines Antrages sind richtig?

☒ ☒ ☒

A) ☐ Ein telefonisch abgegebenes Angebot ist 7 Tage gültig.
B) ☐ Ein telefonisch abgegebenes Angebot muss sofort angenommen werden.
C) ☐ Ein schriftlich abgegebenes Angebot ist unbegrenzt gültig.
D) ☐ Ein telefonisch abgegebenes Angebot ist 14 Tage gültig.
E) ☐ An ein freigezeichnetes Angebot ist der Verkäufer nicht gebunden.
F) ☐ Ein schriftliches Angebot kann nur spätestens bis zum Eingang beim Verkäufer widerrufen werden.
G) ☐ Ein schriftliches Angebot kann nicht widerrufen werden.

16. Ordnen Sie zu, ob es sich um ein qualitatives (1) oder quantitatives (2) Kriterium des Angebotsvergleichs handelt oder ob das Kriterium keine Bedeutung (3) hat.

1 2 3

A) ☐ Produktqualität
B) ☐ Listeneinkaufspreis
C) ☐ Kundenservice
D) ☐ Rabatt
E) ☐ Zahlungsziel
F) ☐ Skonto

17. Welche Aussage zur Lagerhaltung ist richtig?

☒

A) ☐ Die neu gelieferte Ware sollte zuerst verbraucht werden.
B) ☐ Bei eingelagerten Waren muss nicht regelmäßig das Verfallsdatum kontrolliert werden.
C) ☐ Bei der Lagerung müssen keine besonderen Lagerräume verwendet werden.
D) ☐ Gelieferte Praxismaterialien sollten in einem Warenwirtschaftsprogramm oder einer Lagerdatei erfasst werden.
E) ☐ Eine Lagerhaltung ist in einer Zahnarztpraxis für den reibungslosen Praxisablauf nicht notwendig.

---

12. A
13. B
14. A2, B2, C1, D2, E1, F1
15. B, E, F
16. A1, B2, C1, D2, E1, F2
17. D

18. Welche Aussagenkombination zu den Folgen eines zu hohen Lagerbestandes ist richtig?

[x]

1 Für mehr Lagerplatz fallen zusätzliche Kosten für z. B. Miete und Strom an.
2 Der Praxisablauf kann gestört werden, weil Material zur Versorgung der Patienten fehlt.
3 Das Haltbarkeitsdatum von Material kann ablaufen, bevor es verbraucht wurde.
4 Zu viele Waren im Lager erhöhen die Unübersichtlichkeit über vorhandene Warenbestände.
5 Fehlendes Material muss teuer ersetzt werden, um den Praxisbetrieb aufrecht zu erhalten.

A) ☐ Alle Aussagen sind richtig.
B) ☐ Nur die Aussagen 2, 4 und 5 sind richtig.
C) ☐ Nur die Aussagen 1, 3 und 4 sind richtig.
D) ☐ Nur die Aussagen 2 und 5 sind richtig.
E) ☐ Alle Aussagen sind falsch.

19. Ordnen Sie zu, ob es sich um Einnahmebelege (1) oder Ausgabebelege (2) handelt.

[1][2]

A) ☐ Kassenbon
B) ☐ Quittungsdurchschrift
C) ☐ Abrechnungsbescheid KZV
D) ☐ quittierte Rechnung
E) ☐ Quittung
F) ☐ quittierte Rechnungskopie

20. Ordnen Sie zu, ob es sich bei den Beispielen um eine Informationsbeschaffung (1), eine Anfrage (2), ein Angebot (3), eine Bestellung (4), eine Bestellungsannahme (5) oder eine Anpreisung (6) handelt.

[1][2][3][4][5][6]

A) ☐ Ein Dentaldepot bietet seine Produkte im Internet an.
B) ☐ Sie bestellen auf der Internetseite eines Dentaldepots.
C) ☐ Sie schreiben eine E-Mail an ein Dentaldepot, um Informationen über ein bestimmtes Produkt zu erhalten.
D) ☐ Sie suchen im Internet nach Anbietern für Einweghandschuhe.
E) ☐ Ein Dentaldepot übersendet aufgrund einer Bestellung eine Auftragsbestätigung.
F) ☐ Ein Dentaldepot bietet schriftlich Einwegprodukte zu einem Sonderpreis an.

21. Welches der Angebote ist am günstigsten?

[x]

Angebot	A	B	C	D
Listeneinkaufspreis	150 €	100 €	175 €	95 €
Rabatt	5 %	3 %	10 %	0 %
Skonto	0 %	2 %	0 %	3 %
Bezugskosten	5,95 €	0 €	7,85 €	5,95 €

A) ☐ Angebot A ist am günstigsten.
B) ☐ Angebot B ist am günstigsten.
C) ☐ Angebot C ist am günstigsten.
D) ☐ Angebot D ist am günstigsten.
E) ☐ Alle Angebote sind gleich günstig.

22. Welche beiden Aussagen zu Besitz und Eigentum sind richtig?

[x][x]

A) ☐ Eigentum bezeichnet die tatsächliche Herrschaft und Besitz die rechtliche Herrschaft über eine Sache.
B) ☐ Eigentum bezeichnet die rechtliche Herrschaft und Besitz die tatsächliche Herrschaft über eine Sache.
C) ☐ Der Besitzer ist immer der Eigentümer einer Sache.
D) ☐ Man kann nicht gleichzeitig Besitzer und Eigentümer einer Sache sein.
E) ☐ Eigentümer wird man durch Einigung über die Kaufsache und Bezahlung.
F) ☐ Eigentümer wird man durch Einigung über die Kaufsache und Übergabe.
G) ☐ Eigentumsvorbehalt bedeutet, dass der Käufer bis zur vollständigen Bezahlung Eigentümer der Ware ist.

23. Welches Recht kann ein Käufer bei einem geringfügigen Mangel nicht in Anspruch nehmen?

[x]

A) ☐ Schadensersatz neben der Leistung
B) ☐ Neulieferung
C) ☐ Nachbesserung
D) ☐ Minderung des Kaufpreises
E) ☐ Rücktritt vom Kaufvertrag

---

18. C 19. A2, B1, C1, D2, E2, F1
20. A6, B4, C2, D1, E5, F3
21. B 22. B, F 23. E

24. Ordnen Sie zu, ob es sich um eine Nicht-rechtzeitig-Lieferung (1), eine Schlechtleistung (2), einen Annahmeverzug (3) oder eine Nicht-rechtzeitig-Zahlung (4) handelt.

1 2 3 4

A) ☐ Ein Dentaldepot sendet eine Bestellung zu einem vereinbarten Termin. Da die Praxis Urlaub hat, muss der Lieferant das Paket wieder mitnehmen.

B) ☐ Beim Kauf von Praxismaterial wird mit dem Dentaldepot ein fester Termin vereinbart. Der Termin ist abgelaufen, ohne dass die Praxis die Ware erhalten hat.

C) ☐ Der Bestellung einer Lieferung von Praxismaterial lag eine Rechnung mit einem vereinbarten Zahlungstermin bei. Trotz Ablauf der Zahlungsfrist ist der Rechnungsbetrag bis heute nicht überwiesen worden.

D) ☐ Nach Anschluss der neuen Behandlungseinheit durch einen Techniker funktioniert die Absauganlage nicht.

E) ☐ Das Dentaldepot nimmt die Zahlung der Rechnung über Praxismaterial nicht an.

F) ☐ Die im Katalog als kochfest bezeichneten Hosen für die Praxiskleidung sind nach der ersten Wäsche eingelaufen.

25. Welche Aussagen zum Onlinebanking sind richtig?

× × ×

A) ☐ Für das Onlinebanking ist das PIN-TAN-Verfahren ein Sicherheitsmechanismus, der die Berechtigung von Nutzern überprüft.

B) ☐ Die TAN (Transaktionsnummer) ist eine Zahlenkombination, die den Zugriff auf das Konto ermöglicht.

C) ☐ Die PIN (Persönliche Identifikationsnummer) ist eine einmal gültige Nummer, mit der im Onlinebanking Aufträge freigeben werden.

D) ☐ Beim pushTAN-Verfahren nutzt man eine spezielle App auf dem Smartphone oder Tablet, um Aufträge freizugeben.

E) ☐ Beim mTAN/smsTAN-Verfahren generiert man die individuelle TAN mit einem TAN-Generator und der Bankkarte.

F) ☐ Beim photoTAN-Verfahren wird ein photoTAN-Lesegerät oder eine photoTAN-App verwendet, die die interne Smartphone-Kamera nutzt. Anstatt eines Strichcodes wird eine farbige Mosaikgrafik gescannt.

26. Welche Aussagenkombination zur Nicht-rechtzeitig-Lieferung ist richtig?

×

1 Voraussetzungen des Lieferungsverzugs sind, dass eine fällige Lieferung schuldhaft vom Verkäufer nicht geliefert wurde und der Käufer das angemahnt hat.

2 Der Käufer muss den Verkäufer mit einer Mahnung in Verzug setzten, wenn der Termin für die Lieferung kalendermäßig bestimmt oder bestimmbar war.

3 Zu den nachrangigen Rechten gehört, auf Lieferung zu bestehen und den Verzögerungsschaden zu verlangen.

5 Zu den vorrangigen Rechten gehört der Rücktritt vom Kaufvertrag sowie Schadensersatz statt der Leistung bzw. Ersatz vergeblicher Aufwendungen.

6 Eine angemessene Nachfrist kann entfallen, wenn ein Fix- oder Zweckkauf vorliegt.

7 In Kaufverträgen kann eine Konventionalstrafe festgelegt werden, wobei die vereinbarte Summe immer dann fällig wird, wenn ein Vertragspartner gegen vereinbarte Bestimmungen verstößt.

A) ☐ Alle Aussagen sind richtig.

B) ☐ Nur die Aussagen 1, 2, 3 und 5 sind richtig.

C) ☐ Nur die Aussagen 2, 3 und 5 sind richtig.

D) ☐ Nur die Aussagen 1, 6 und 7 sind richtig.

E) ☐ Nur die Aussagen 1, 2, 6 und 7 sind richtig.

F) ☐ Alle Aussagen sind falsch.

27. Ordnen Sie den Symbolen zu, ob sie gesundheitsgefährdend (1), entzündbar (2) ätzend (3) oder umweltgefährdend (4) sind.

1 2 3 4

A) ☐ 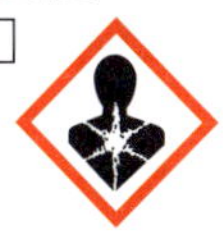

D) ☐ 

B) ☐ 

E) ☐ 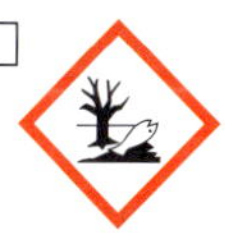

C) ☐ 

F) ☐ 

24. A3, B1, C4, D2, E3, F2
25. A, D, F 26. D
27. A1, B2, C3, D2, E4, F1

28. Welche Antwortkombination zu den Rechten des Käufers bei einer mangelhaften Lieferung ist richtig?

☒

1 Schadensersatz neben der Leistung
2 Neulieferung
3 Nachbesserung
4 Minderung des Kaufpreises
5 Schadensersatz statt der Leistung
6 Rücktritt vom Kaufvertrag

A) ☐ Die Nummern 1–6 sind keine Rechte des Käufers.
B) ☐ Nur 2, 3 und 4 sind Rechte des Käufers.
C) ☐ Nur 4, 5 und 6 sind Rechte des Käufers.
D) ☐ Nur 2, 3 und 6 sind Rechte des Käufers.
E) ☐ Die Nummern 1–6 sind Rechte des Käufers.

29. Ordnen Sie zu, ob die Rechte des Käufers bei einer mangelhaften Lieferung vorrangig (1) oder nachrangig (2) sind.

1 2

A) ☐ Schadensersatz statt der Leistung
B) ☐ Neulieferung
C) ☐ Nachbesserung
D) ☐ Minderung des Kaufpreises
E) ☐ Rücktritt vom Kaufvertrag
F) ☐ Schadensersatz neben der Leistung

30. Ordnen Sie den Beispielen zu, ob es sich um eine Überweisung (1), einen Dauerauftrag (2), das elektronische Lastschriftverfahren (3), eine Kartenzahlung (4) oder eine Nachnahmezahlung (5) handelt.

1 2 3 4 5

A) ☐ Eine regelmäßige Zahlung in unterschiedlicher Höhe wird vom Zahlungsempfänger vom Konto des Zahlungspflichtigen abgebucht.
B) ☐ Eine einmalige Zahlung einer Rechnung wird vom Zahlungspflichtigen innerhalb von 14 Tagen bargeldlos auf das Konto des Zahlungsempfängers übermittelt.
C) ☐ Der Postbote übergibt das Paket an den Käufer nur gegen Barzahlung und überweist den Betrag dann auf das Konto des Verkäufers.
D) ☐ Die Praxismiete wird jeden Monat automatisch bargeldlos auf das Konto des Vermieters übermittelt.
E) ☐ Beim Kauf im Supermarkt muss bei der bargeldlosen Zahlung die PIN eingegeben werden.

31. Welche Aussagenkombination zur Schlechtleistung ist richtig?

☒

1 Garantie bedeutet, dass der Verkäufer für Sachmängel haftet.
2 Kulanz ist eine freiwillige Leistung des Verkäufers, z. B. bei Nichtgefallen die Ware zurückzunehmen.
3 Wird keine Garantie vereinbart, kann der Käufer auch keine Gewährleistungsrechte in Anspruch nehmen.
4 Die regelmäßige Verjährungsfrist beim Kauf neuer Ware beträgt 2 Jahre.
5 Gewährleistung ist eine freiwillige Leistung des Herstellers.
6 Dem Verkäufer stehen bei Vorliegen eines Mangels zum Zeitpunkt des Gefahrübergangs verschiedene Gewährleistungsrechte zu.

A) ☐ Alle Aussagen sind richtig.
B) ☐ Nur die Aussagen 1, 3 und 5 sind richtig.
C) ☐ Nur die Aussagen 2, 3 und 4 sind richtig.
D) ☐ Nur die Aussagen 3, 4 und 5 sind richtig.
E) ☐ Nur die Aussagen 2, 4 und 6 sind richtig.
F) ☐ Alle Aussagen sind falsch.

32. Welche Aussagen zum Annahmeverzug sind richtig?

☒ ☒ ☒

A) ☐ Annahmeverzug bedeutet, dass der Käufer die vom Verkäufer in der richtigen Art und Weise angebotene Ware nicht annimmt.
B) ☐ Bei Annahmeverzug besteht Haftungsmilderung, d. h. der Käufer haftet nur für grobe Fahrlässigkeit oder Vorsatz.
C) ☐ Der Verkäufer hat es zu verantworten, wenn die Kaufsache während des Annahmeverzuges verloren geht oder beschädigt wird.
D) ☐ Kosten, die während des Annahmeverzugs anfallen, muss der Käufer übernehmen.
E) ☐ Der Verkäufer hat ein Recht auf einen Selbsthilfe- oder Notverkauf, die entstehenden Kosten trägt er selbst.
F) ☐ Der Verkäufer kann auf Abnahme der Ware klagen.

---

28. E 29. A2, B1, C1, D2, E2, F1
30. A3, B1, C5, D2, E4
31. E 32. A, D, F

33. In welchen Beispielen ist ein Kaufvertrag zustande gekommen?

☒ ☒ ☒

A) ☐ Ein Dentaldepot übersendet den neuen Katalog mit aktueller Preisliste und die Zahnarztpraxis bestellt die benötigten Produkte.
B) ☐ Die Zahnarztpraxis bestellt im Internet bei einem Dentaldepot, das Dentaldepot liefert.
C) ☐ Ein Dentaldepot liefert aufgrund einer schriftlichen Bestellung der Zahnarztpraxis die Ware.
D) ☐ Ein Dentaldepot übersendet ein freibleibendes Angebot und die Praxis bestellt die Produkte.
E) ☐ Ein Dentaldepot verschickt eine Bestellbestätigung aufgrund einer Bestellung der Praxis.
F) ☐ Die Zahnarztpraxis bestellt aufgrund eines freibleibenden Angebots eines Dentaldepots.

34. Welche Aussagen zur Nicht-rechtzeitig-Zahlung sind richtig?

☒ ☒ ☒

A) ☐ Der Verkäufer kann die Geldschuld während des Zahlungsverzugs mit 5 oder 9 Prozentpunkten über dem Basiszinssatz verzinsen.
B) ☐ Sind in den Zahlungsbedingungen beim Abschluss des Kaufvertrages keine Aussagen über Verzugszinsen gemacht worden, so dürfen diese vom Käufer nicht verlangt werden.
C) ☐ Neben Verzugszinsen kann der Verkäufer auch den Ersatz seiner Auslagen, z. B. die Kosten für das Mahnschreiben, verlangen.
D) ☐ Der Käufer kommt immer spätestens 30 Tage nach Zugang und Fälligkeit einer Rechnung automatisch in Verzug.
E) ☐ Der Verkäufer muss den Käufer erst mit einer Mahnung in Verzug setzen, damit er nach 30 Tagen Verzugszinsen verlangen kann.
F) ☐ Ein Patient gerät 30 Tage nach Fälligkeit und Zugang der Rechnung in Verzug, wenn darin auf die 30-Tage-Regel hingewiesen wurde.

35. Welcher Beleg liegt einer Zahlung zugrunde, wenn eine Patientin ihre Behandlung bar bezahlt?

☒

A) ☐ Quittung
B) ☐ Durchschrift der Quittung
C) ☐ Rechnung
D) ☐ Duplikat der Rechnung
E) ☐ Kontoauszug
F) ☐ Kassenbon

36. Welche Aussagen zur Nacherfüllung bei einer mangelhaften Lieferung sind richtig?

☒ ☒

A) ☐ Der Käufer kann in der Regel die nachrangigen Rechte erst in Anspruch nehmen, wenn die Nachfrist erfolglos abgelaufen ist.
B) ☐ Der Käufer kann die nachrangigen Rechte erst in Anspruch nehmen, wenn die Nacherfüllung dreimal fehlgeschlagen ist.
C) ☐ Der Verkäufer hat bei der Nacherfüllung die Wahl zwischen Nachbesserung und Neulieferung.
D) ☐ Der Verkäufer kann das Wahlrecht bei der Nachfüllung nicht einschränken, auch wenn die Kosten unverhältnismäßig hoch sind.
E) ☐ Die Nachfrist muss gesetzt werden, wenn die Nacherfüllung, z. B. Stückkauf, unmöglich ist.
F) ☐ Die Nachfrist muss nicht gesetzt werden, wenn die Nacherfüllung, z. B. beim Fixkauf, keinen Sinn mehr macht.

37. Welche Aussagenkombination zum Verbraucherschutz im Rahmen des Kaufvertrages ist richtig?

☒

1 Es handelt sich um einen Verbrauchsgüterkauf, wenn ein Verbraucher eine bewegliche Sache von einem Unternehmer kauft.
2 Garantiebestimmungen müssen dem Verbraucher einfach und verständlich dargestellt werden.
3 Beweislastumkehr bedeutet, dass der Käufer innerhalb der ersten zwölf Monate beweisen muss, dass der Mangel schon beim Kauf vorlag.
4 Wird die Ware auf Wunsch des Verbrauchers versendet, trägt der Verbraucher das Versandrisiko.
5 Beim Verbrauchsgüterkauf darf der Verkäufer gesetzliche Regelungen, z. B. Gewährleistungsrechte, einschränken.
6 Bei einem Verbrauchsgüterkauf beträgt die gesetzliche Gewährleistungsfrist für neue Ware 1 Jahr.

A) ☐ Alle Aussagen sind richtig.
B) ☐ Nur die Aussagen 2 und 4 sind richtig.
C) ☐ Nur die Aussagen 1 und 2 sind richtig.
D) ☐ Nur die Aussagen 5 und 6 sind richtig.
E) ☐ Nur die Aussagen 4 und 6 sind richtig.
F) ☐ Alle Aussagen sind falsch.

---

33. B, C, E 34. A, C, F 35. C
36. A, F 37. C

38. Welche angegebene Formel zur Berechnung des Meldebestands (Nachbestellbestand) ist richtig?

☒

A) ☐ tägl. Verbrauch + Lieferzeit · Mindestbestand = Nachbestellbestand
B) ☐ tägl. Verbrauch · Lieferzeit – Mindestbestand = Nachbestellbestand
C) ☐ tägl. Verbrauch + Lieferzeit + Mindestbestand = Nachbestellbestand
D) ☐ tägl. Verbrauch · Lieferzeit + Mindestbestand = Nachbestellbestand
E) ☐ tägl. Verbrauch + Lieferzeit · Höchstbestand = Nachbestellbestand
F) ☐ tägl. Verbrauch · Lieferzeit + Höchstbestand = Nachbestellbestand

39. Welche Aussage zum Meldebestand (Nachbestellbestand) ist richtig?

☒

A) ☐ Der Meldebestand ist der Bestand, der zu bestimmten Tageszeiten in der Praxis besonders benötigt wird.
B) ☐ Der Meldebestand ist der Bestand, der dauernd am Lager sein muss.
C) ☐ Der Meldebestand ist der Bestand an Waren mit abgelaufenen Mindesthaltbarkeitsdaten, die aus dem Lager entfernt werden müssen.
D) ☐ Der Meldebestand ist der Bestand, der beim Eintreffen der Ware im Lager erreicht wird.
E) ☐ Der Meldebestand ist der Bestand, der den Zeitpunkt angibt, zu dem neue Ware bestellt werden muss.

40. Welche Aussagen zu den Freizeichnungsklauseln sind richtig?

☒ ☒

A) ☐ Die Verwendung von Freizeichnungsklauseln hebt die Gewährleistung auf.
B) ☐ Die Verwendung von Freizeichnungsklauseln hebt die Bindung an den Antrag auf.
C) ☐ Typische Freizeichnungsklauseln sind „unverbindlich“, „solange der Vorrat reicht“ oder „freibleibend“.
D) ☐ Typische Freizeichnungsklauseln sind „frei Haus“ oder „ab Werk“.
E) ☐ Die Verwendung von Freizeichnungsklauseln beschränkt die Haftung.
F) ☐ Die Verwendung von Freizeichnungsklauseln hat keine Auswirkungen auf die Bindung.

41. Ordnen Sie zu, ob es sich um Praxiseinnahmen (1) oder Praxisausgaben (2) handelt.

[1] [2]

A) ☐ Beiträge zur Haftpflichtversicherung
B) ☐ Strom, Wasser und Miete
C) ☐ Gehälter
D) ☐ bezahlte Rechnungen von Privatpatienten
E) ☐ bezahlte Eigenanteilsrechnungen von gesetzlich versicherten Patienten
F) ☐ Fortbildungskosten
G) ☐ Zahlungen der KZV
H) ☐ Erlöse aus dem Verkauf von Mundhygieneartikeln

42. Ordnen Sie zu, ob es sich um einen Mangel in der Beschaffenheit (1), einen Mangel in der Montage (2), eine Falschlieferung (3) oder einen Rechtsmangel (4) handelt.

[1] [2] [3] [4]

A) ☐ Der Verkäufer der Ware ist nicht der Eigentümer, sondern nur der Besitzer.
B) ☐ Die Ware entspricht nicht der Werbeaussage.
C) ☐ Die Montage durch den Kundendienst wurde nicht sachgemäß durchgeführt.
D) ☐ Statt der bestellten Patientenservietten wurden Einwegbecher geliefert.
E) ☐ Die gelieferte Ware eignet sich nicht für die übliche Verwendung.
F) ☐ Die gelieferte Ware eignet sich nicht für die im Vertrag vereinbarte Verwendung.

43. Ordnen Sie zu, ob es sich um Voraussetzungen (1), vorrangige Rechte (2) oder nachrangige Rechte (3) beim Zahlungsverzug handelt.

[1] [2] [3]

A) ☐ Zahlung der Rechnung verlangen
B) ☐ Fälligkeit der Zahlung
C) ☐ Verschulden der Nicht-Zahlung
D) ☐ Verzugszinsen
E) ☐ Rücktritt von Kaufvertrag
F) ☐ Mahnung des Käufers
G) ☐ Schadensersatz statt der Leistung

---

38. D 39. E 40. B, C
41. A2, B2, C2, D1, E1, F2, G1, H1
42. A4, B1, C2, D3, E1, F1
43. A2, B1, C1, D2, E3, F1, G3

44. Ordnen Sie zu, ob es sich um einen Kauf auf Probe (1), Kauf zur Probe (2), Kauf nach Probe (3), Fixkauf (4) oder Online-Kauf (5) handelt.

1 2 3 4 5

A) ☐ Der Kaufvertrag wird über eine kleine Menge geschlossen, um sie zu probieren. Gefällt die Ware, wird mehr gekauft.

B) ☐ Im Kaufvertrag wird ein fester Liefertermin vereinbart.

C) ☐ Der Käufer hat ein 14-tägiges Widerrufsrecht, da er die Ware nur aufgrund der Beschreibung kaufen kann.

D) ☐ Die Ware wird zur Ansicht bestellt und der Käufer kann den gekauften Gegenstand innerhalb einer vereinbarten Frist zurückgeben.

E) ☐ Der Kaufvertrag wird aufgrund einer Probe oder eines Musters geschlossen.

45. Welche Willenserklärungen sind verbindlich und können zum Abschluss eines Kaufvertrages führen?

× × ×

A) ☐ Ein Dentaldepot schickt Prospektmaterial in die Zahnarztpraxis.

B) ☐ Ein Dentaldepot schickt ein schriftliches Angebot.

C) ☐ Bei einem Dentaldepot wird eine telefonische Bestellung abgegeben.

D) ☐ Die Zahnarztpraxis bittet um Zusendung einer Preisliste des Dentaldepots.

E) ☐ Ein Dentaldepot schickt eine Bestellbestätigung an die Zahnarztpraxis.

F) ☐ Ein Dentaldepot bietet Waren im Internet an.

46. Welche Aussagen zur Zwei-Faktor-Authentifizierung beim Onlinebanking sind richtig?

× × ×

A) ☐ Um eine Überweisung zu autorisieren, werden zwei Personen benötigt.

B) ☐ Eine Onlineüberweisung muss über zwei voneinander unabhängige Faktoren bestätigt werden.

C) ☐ Die Zwei-Faktor-Authentifizierung macht einen Account sicherer.

D) ☐ Eine Überweisung kann nur durch PIN und TAN autorisiert werden.

E) ☐ Für die Autorisierung der Überweisung ist nach Anmeldung im Konto nur die PIN erforderlich.

F) ☐ Für die Autorisierung wird immer ein Kartenlesegerät mit Zugriff auf das Bankkonto benötigt.

47. Ordnen Sie zu, ob es sich um einen Antrag (1), eine Annahme (2) oder weder um einen Antrag noch um eine Annahme (3) handelt.

1 2 3

A) ☐ Ein Dentaldepot übersendet den neuen Katalog mit aktueller Preisliste.

B) ☐ Die Zahnarztpraxis bestellt im Internet auf der Seite eines Dentaldepots.

C) ☐ Ein Dentaldepot liefert aufgrund einer Bestellung die Ware.

D) ☐ Ein Dentaldepot übersendet ein freibleibendes Angebot.

E) ☐ Ein Dentaldepot verschickt eine Bestellbestätigung aufgrund einer Bestellung.

F) ☐ Die Zahnarztpraxis bestellt aufgrund eines freibleibenden Angebots eines Dentaldepots.

48. Welche gesetzliche Gewährleistungsfrist gilt bei der Lieferung mangelhafter Ware?

×

A) ☐ 14 Tage ab Kaufdatum

B) ☐ 6 Monate nach Abschluss des Kaufvertrags

C) ☐ 2 Jahre ab Übergabe der Ware

D) ☐ 2 Jahre ab Entdecken des Mangels

E) ☐ 14 Tage ab Entdecken des Mangels

F) ☐ 6 Monate ab Entdecken des Mangels

49. Welche beiden Aussagen zur Überwachung des Zahlungseingangs sind richtig?

× ×

A) ☐ Eine Überwachung der Zahlungseingänge ist nicht notwendig, da die Patienten immer pünktlich bezahlen.

B) ☐ Eine Überwachung der Zahlungseingänge hat keine Auswirkung auf die Liquidität der Zahnarztpraxis.

C) ☐ Eine Überwachung der Zahlungseingänge erfolgt ohne besondere Hilfsmittel.

D) ☐ Eine Überwachung der Zahlungseingänge kann nur über ein Inkassobüro erfolgen.

E) ☐ Eine Überwachung der Zahlungseingänge führt bei ausbleibenden Zahlungen zur Einleitung des Mahnverfahrens.

F) ☐ Eine Überwachung der Zahlungseingänge verhindert die Verjährung der Forderungen.

---

44. A2, B4, C5, D1, E3
45. B, C, E 46. B, C, D
47. A3, B1, C2, D3, E2, F1 48. C 49. E, F

50. Ordnen Sie zu, ob die Tätigkeit bei der Kartenzahlung zur POS-Zahlung (1) oder zum elektronischen Lastschriftverfahren (2) gehört oder beiden Verfahren (3) zugeordnet werden kann.

[1] [2] [3]

A) ☐ Karte einstecken
B) ☐ PIN eingeben
C) ☐ Gerät akzeptiert die Karte und der Bon wird ausgedruckt
D) ☐ Datenabfrage bei der Bank des Patienten
E) ☐ Patient unterschreibt auf dem Bon
F) ☐ Zahlung wird akzeptiert und der Bon wird ausgedruckt

51. Welche Aussagen zur Buchführung in der Zahnarztpraxis sind richtig?

[×] [×]

A) ☐ Eine Überwachung der Zahlungseingänge durch Dritte, z. B. Inkassounternehmen oder private zahnärztliche Verrechnungsstellen, ist nicht möglich.
B) ☐ Eine Offene-Posten-Liste oder Mahnkartei ermöglicht eine Überwachung der Zahlungseingänge.
C) ☐ Belege in der Zahnarztpraxis müssen immer vollständig und richtig sein, weil der Zahnarzt am Jahresende eine Steuererklärung abgeben muss.
D) ☐ Im Kassenbuch werden alle unbaren Einnahmen und Ausgaben erfasst.
E) ☐ Kassenbücher müssen nicht regelmäßig kontrolliert werden.

52. Welche Aussagen zur Inventur sind richtig?

[×] [×] [×]

A) ☐ Die Inventur ist eine Bestandsaufnahme aller Vermögensgegenstände und Schulden zu einem bestimmten Stichtag.
B) ☐ Die Inventur ist ein Bestandsverzeichnis, in dem das Vermögen und die Schulden zu einem bestimmten Stichtag aufgelistet sind.
C) ☐ Die Inventur ist die Differenz des Vermögens und der Schulden einer Zahnarztpraxis.
D) ☐ Die Inventur ist eine körperliche Bestandsaufnahme aller Vermögensgegenstände und Schulden durch Zählen, Messen und Wiegen.
E) ☐ Bei der Buchinventur werden immaterielle Vermögens- und Schuldwerte ermittelt, die nicht gemessen, gewogen oder gezählt werden können.

53. Stellen Sie die richtige Reihenfolge beim Ablauf des SEPA-Lastschriftverfahrens her.

[1] [2] [3] [4] [5] [6]

A) ☐ Der vereinbarte Betrag wird auf dem Konto des Zahlungsempfängers gutgeschrieben.
B) ☐ Die Bank des Zahlungsempfängers gibt die SEPA-Lastschrift an die Bank des Zahlungspflichtigen.
C) ☐ Der Zahlungspflichtige erteilt mit Ausfüllen des Mandats die Erlaubnis, das Konto mit dem vereinbarten Betrag zu belasten.
D) ☐ Der Zahlungsempfänger legt seiner Bank die SEPA-Lastschrift vor.
E) ☐ Zum Fälligkeitsdatum wird das Konto des Zahlungspflichtigen mit dem vereinbarten Betrag belastet.
F) ☐ Der Zahlungsempfänger versendet das Lastschriftmandat an den Zahlungsempfänger.

54. Ordnen Sie die Zahlungsarten den Beispielen zu.

[×]

A	Abbuchung der Miete vom Konto		
B	Einreichen eines Verrechnungschecks bei der Bank	1	bar
C	Zahlung im Supermarkt mit einem 10-Euro-Schein	2	halbbar
D	Zahlung der Paketsendung per Nachnahme beim Postboten	3	bargeldlos
E	Zahlung eines Online-Kaufs per Kreditkarte		

A) ☐ A2, B1, C1, D2, E2
B) ☐ A3, B3, C1, D2, E3
C) ☐ A3, B2, C1, D1, E3
D) ☐ A3, B3, C2, D1, E3
E) ☐ A2, B2, C1, D1, E2

55. In welchen Beispielen führen die abgegebenen Willenserklärungen zu einem rechtswirksam abgeschlossenen Kaufvertrag?

[×] [×]

A) ☐ Anfrage und Angebot
B) ☐ Anpreisung und Bestellung
C) ☐ Anfrage und Bestellung
D) ☐ Angebot und Bestellung
E) ☐ Bestellung und Bestellbestätigung
F) ☐ Anpreisung und Anfrage

50. A3, B1, C2, D1, E2, F1 51. B, C 52. A, D, E
53. A6, B4, C2, D3, E5, F1 54. B 55. D, E

56. Ordnen Sie zu, ob die Tätigkeit zur Wareneingangsprüfung (1) oder zur Rechnungsprüfung (2) gehört.

[1] [2]

A) ☐ prüfen, ob die Lieferung für die Zahnarztpraxis ist
B) ☐ prüfen, ob der Rechnungsbetrag richtig ist
C) ☐ prüfen, ob Rabatte berücksichtigt wurden
D) ☐ prüfen, ob die richtige Ware in der richtigen Menge geliefert wurde
E) ☐ prüfen, ob die Ware Schäden aufweist
F) ☐ prüfen, ob die Bezugskosten richtig einberechnet wurden

57. Welche Aussagenkombination zur Verwendung von Barcodes im Warenwirtschaftssystem ist richtig?

[×]

1 Mithilfe eines Barcode-Scanners können die Produkte bei Lieferung eingescannt werden.
2 Mithilfe von Barcodes erfolgt eine Zuordnung der Lagerorte der Produkte.
3 Mithilfe von Barcodes werden verwendete Produkte in der Patientenakte gespeichert.
4 Mithilfe von Barcodes wird die Benutzung sterilisierter Instrumente dokumentiert.
5 Mithilfe von Barcodes können Materialien einzelnen Behandlern zugewiesen werden.
6 Mithilfe von Barcodes können Sicherheitsdatenblätter gespeichert werden.

A) ☐ Alle Aussagen sind richtig.
B) ☐ Nur die Aussagen 1, 3, 4 und 6 sind richtig.
C) ☐ Nur die Aussagen 1, 2, 4 und 5 sind richtig.
D) ☐ Nur die Aussagen 1, 3, 4 und 5 sind richtig.
E) ☐ Nur die Aussagen 1, 4, 5 und 6 sind richtig.
F) ☐ Keine der Aussagen ist richtig.

58. Welche Aussagen zur Kartenzahlung sind richtig?

[×] [×]

A) ☐ Für Kartenzahlung benötigt die Zahnarztpraxis einen leistungsfähigen Computer.
B) ☐ Für Kartenzahlung sind ein Smartphone und WLAN erforderlich.
C) ☐ Für Kartenzahlungen sind keine besonderen Voraussetzungen nötig.
D) ☐ Für Kartenzahlung sind ein Kartenlesegerät und eine Internetverbindung erforderlich.
E) ☐ Die Patienten benötigen für das elektronische Lastschriftverfahren ihre PIN.
F) ☐ Die Patienten benötigen für POS-Verfahren nicht ihre PIN, sie müssen nur unterschreiben.

59. Welche Aussagen zu den Kaufvertragsarten sind richtig?

[×] [×] [×]

A) ☐ Beim Zielkauf erfolgt die Lieferung nur gegen Barzahlung.
B) ☐ Beim Fixkauf erfolgt die Lieferung zu einem genau festgelegten Termin.
C) ☐ Beim Ratenkauf erfolgt die Bezahlung in Teilbeträgen über einen bestimmten Zeitraum.
D) ☐ Beim Haustürkauf wird der Kaufvertrag online abgeschlossen.
E) ☐ Beim Fernabsatzvertrag hat der Käufer ein Widerrufsrecht von 14 Tagen.
F) ☐ Beim Kommissionskauf hat der Käufer ein Widerrufsrecht von 14 Tagen.

60. Welche Antwortkombination beschreibt geeignete Umweltschutzmaßnahmen in der Zahnarztpraxis?

[×]

1 Benutzung von Zeitschaltuhren an Zirkulationspumpen für heißes Wasser zum Energiesparen
2 Verwendung von Polierpasten ohne Mikroplastik
3 Sterilisatoren zum Energiesparen möglichst wenig beladen laufen lassen
4 Kauf von Plastik-Einwegzahnbürsten für Patienten
5 Beschaffung von Mundspülbechern aus nachhaltig produzierter Pappe
6 Verwendung von Produkten mit Umweltlabeln, z. B. Blauer Engel

A) ☐ Alle Aussagen sind richtig.
B) ☐ Nur die Aussagen 2, 3, 4 und 5 sind richtig.
C) ☐ Nur die Aussagen 3, 4 und 5 sind richtig.
D) ☐ Nur die Aussagen 1, 2, 4 und 5 sind richtig.
E) ☐ Nur die Aussagen 1, 2, 5 und 6 sind richtig.
F) ☐ Keine der Aussagen ist richtig.

61. Ordnen Sie zu, ob sich das genannte Zahlverfahren zum Onlinekauf eignet (1) oder nicht eignet (2).

[1] [2]

A) ☐ Barzahlung
B) ☐ PayPal
C) ☐ Barscheck
D) ☐ Klarna
E) ☐ Überweisung

---

56. A1, B2, C2, D1, E1, F2 57. A
58. B, D 59. B, C, E 60. E
61. A2, B1, C2, D1, E1

Lernfeld 10: Prophylaktische Behandlungen begleiten

Abrechnung von Prophylaxemaßnahmen

	BEMA	GOZ
Nennen Sie Beginn und Ende der Altersspanne, in der Prophylaxeleistungen von der Krankenkasse bezahlt werden. → **LA S. 248, 253 /** → **JB 3 S. 84, 89**	**Anspruch auf vorbeugende Leistungen abhängig vom Alter** · individuelle Prophylaxeleistungen nur für Versicherte, die mind. 6 Jahre alt sind und das 18. Lebensjahr noch nicht vollendet haben · zahnärztliche Früherkennungsuntersuchungen ab dem 6. bis zum 33. Lebensmonat FU 1 · praktische Anleitung der Betreuungsperson in diesem Zeitraum FU Pr · zahnärztliche Früherkennungsuntersuchungen ab dem 34. bis zum 72. Lebensmonat FU 2 · Fluoridlackanwendung ab dem 6. bis zum 72. Lebensmonat FLA	**Anspruch auf vorbeugende Leistungen abhängig vom Alter** · Individualprophylaktische Leistungen sind unabhängig vom Alter berechnungsfähig.
Was macht man beim Erstellen eines Mundhygienestatus? → **LA S. 249, 253 /** → **JB 3 S. 85, 89**	**Mundhygienestatus bei Kindern und Jugendlichen (vom 6. bis zum 18. Geburtstag)** · Beurteilung der Mundhygiene und des Gingivazustandes anhand eines Index, ggf. Einfärben der Zähne · geeignete Indizes: API, PBI, SBI · Der einmal gewählte Index ist zwecks Vergleichsmöglichkeiten beizubehalten. · Feststellung und Beurteilung von Plaqueretentionsstellen	**Mundhygienestatus und eingehende Unterweisung** · Erhebung von Mundhygieneindizes, ggf. Einfärben der Zähne, praktische Unterweisung mit Übungen und Motivation des Patienten, Hinweise zur zahngesunden Ernährung · auch im Rahmen einer systematischen PA-Behandlung
Der Mundhygienestatus gibt einen Überblick über die Mundhygiene, den Zustand der Gingiva und möglicher Plaqueretentionsstellen. Mit welcher Position wird dieser abgerechnet? → **LA S. 248 f., 253 /** → **JB 3 S. 84 f., 89**	**Mundhygienestatus** **IP1** · 1 x je Kalenderhalbjahr · Der Mindestabstand beträgt wie bei der Pos. 01 U vier Monate. · nicht für die Abrechnung einer Gruppenprophylaxe · Dokumentation und evtl. Eintrag ins eBonusheft	**Mundhygienestatus und eingehende Unterweisung zur Vorbeugung gegen Karies und parodontale Erkrankungen** **1000** · Dauer mind. 25 Minuten, auch auf mehrere Sitzungen teilbar · Angabe der Mindestdauer auf der Rechnung verpflichtend · innerhalb eines Jahres 1 x abrechenbar · nicht für die Abrechnung einer Gruppenprophylaxe
Wie wird die Mundgesundheitsaufklärung abgerechnet? → **LA S. 249 /** → **JB 3 S. 85**	**Mundgesundheitsaufklärung bei Kindern und Jugendlichen (vom 6. bis zum 18. Geburtstag)** **IP2** · Einzelunterweisung: Erklärung der Entstehung von Karies, Gingivitis · Hinweise zur zahngesunden Ernährung	**Mundgesundheitsaufklärung** **1000** · siehe Mundhygienestatus

	BEMA	GOZ
(Fortsetzung)	• Demonstration der richtigen Mundhygiene, Putztechnik, von Hilfsmitteln und praktische Übungen dazu • Empfehlung geeigneter Fluoridierungsmittel • Motivation des Patienten • ggf. begleitende Aufklärung der Erziehungsberechtigten • 1 x je Kalenderhalbjahr	
Welche Leistungen dürfen mit der IP1, IP2 bzw. 1000 zusammen abgerechnet werden? → **LA S. 248, 252 f. /** → **JB 3 S. 84, 88 f.**	**Zusätzlich zu IP2 abrechenbar** • Pos. 01 U, 04, Ä 1 Ber, IP1 / IP2, IP4, IP5, 107 Zst, 105 Mu u. v. m.	**Zusätzlich zu 1000 abrechenbar** • Pos. 1040, 4050, 1020 u. v. m. • nicht zusammen mit Pos. 1010 • Untersuchungen und Beratungen nur dann zusätzlich berechnungsfähig, wenn sie einem anderen Zweck dienen
Wie wird die Kontrolle einer erfolgreichen Mundhygiene abgerechnet? → **LA S. 248, 252 f. /** → **JB 3 S. 84, 88 f.**	**Kontrolle des Übungserfolges** • Dafür gibt es keine eigene Position.	**Kontrolle des Übungserfolges** **1010** • Kontrolle des Übungserfolges, nochmalige Erhebung von Mundhygieneindizes, ggf. mit Einfärben der Zähne • weitere Unterweisungen wie praktische Zahnputzübungen, Hinweise zur zahngesunden Ernährung, Remotivation der Patientin • Dauer mind. 15 Minuten, auch auf mehrere Sitzungen teilbar, Angabe der Mindestdauer auf der Rechnung verpflichtend • innerhalb eines Jahres 3 x abrechenbar • im Rahmen der Individualprophylaxe zur Vorbeugung von Karies und parodontalen Erkrankungen • im Rahmen einer systematischen PA-Behandlung • zusätzlich berechnungsfähig: Pos. 1040, 4050, 1020 u. v. m. • Untersuchungen und Beratungen nur dann zusätzlich berechnungsfähig, wenn sie einem anderen Zweck dienen • nicht zusammen mit Pos. 1000
Erläutern Sie die Abrechnungspositionen für eine lokale Fluoridierung. → **LA S. 73, 250, 253 /** → **JB 1 S. 395, JB 3 S. 86, 89**	**Lokale Fluoridierung** **IP4** • lokale Fluoridierung der Zähne zur Zahnschmelzhärtung mittels Lack, Gel o. Ä. einschl. der Beseitigung von weichen Zahnbelägen und der Trockenlegung • bei Patienten zwischen 6 und 17 Jahren halbjährlich, bei Patienten mit hohem Kariesrisiko auch 2 x halbjährlich	**Lokale Fluoridierung** **1020** • lokale Fluoridierung zur Verbesserung der Zahnhartsubstanz, zur Kariesvorbeugung und -behandlung mit Lack oder Gel • je Sitzung, unabhängig von der Zahl der behandelten Zähne • höchstens 4 x innerhalb eines Jahres

	BEMA	GOZ
(Fortsetzung)	**FLA** • Fluoridlackanwendung zur Zahnschmelzhärtung, vom 6. bis zum vollendeten 72. Lebensmonat, 2 x je Kalenderhalbjahr, einschl. Beseitigung weicher Zahnbeläge	• auch nach Belagpolitur und Zahnsteinentfernung • auch zur Refluoridierung angeätzter Schmelzpartien nach Kavitätenpräparation
Was darf man mit der Position IP4 / 1020 zusammen abrechnen? → **LA S. 248, 252 f. /** → **JB 3 S. 84, 88 f.**	**Zusätzlich zu IP4 abrechenbar** • Pos. 01 U, 04, IP1, IP2, IP5, 107 Zst, 105 Mu u. v. m. • Ä 1 Ber nur abrechenbar, wenn nicht inhaltlich im Zusammenhang mit FU und IP4	**Zusätzlich zu 1020 abrechenbar** • Pos. 0010, Ä 1, 1000, 1010, 2000, 2040, 4050 u. v. m. • nicht neben Pos. 1040 am selben Zahn abrechenbar
Wie ist eine individuell gefertigte Schiene als Medikamententräger abrechenbar? → **LA S. 254 /** → **JB 3 S. 90**	**Individuell gefertigte Schiene als Medikamententräger** • nur als Privatleistung	**Individuell gefertigte Schiene als Medikamententräger** **1030** • lokale Anwendung von Medikamenten zur Kariesvorbeugung oder initialen Kariesbehandlung mit einer individuell gefertigten Schiene als Medikamententräger • je Kiefer und je Anwendung • Die Herstellung der individuell gefertigten Schiene, z. B. Tiefziehschiene, ist gesondert berechnungsfähig. • Die Kosten für das verwendete Medikament sind abgegolten. • höchstens 4 x innerhalb eines Jahres, ansonsten mit Begründung in der Rechnung • nicht zusammen mit Pos. 1020
Fassen Sie die zeitlichen Abstände bei der Abrechnung der IP1, IP2 und IP4 bzw. 1000, 1010 und 1020 zusammen. → **LA S. 249 f., 253 /** → **JB 3 S. 85 f., 89**	**Zeitliche Abstände von IP1, IP2 und IP4** • je Kalenderhalbjahr einmal, 1 x 01.01.–30.06. und 1 x 01.07.–31.12. • IP4 bei hohem Kariesrisiko in den genannten Zeiträumen ggf. 2 x	**Zeitliche Abstände von 1000, 1010, 1020** • 1000: 1 x pro Jahr • 1010: 3 x pro Jahr • 1020: je Sitzung
Wie rechnen Sie die Versiegelung von kariesfreien Zähnen ab? → **LA S. 250, 254 /** → **JB 3 S. 86, 90**	**Versiegelung** **IP5** • Versiegelung von kariesfreien Fissuren und Grübchen der bleibenden Molaren (nur Zähne 6 und 7) mit aushärtenden Kunststoffen, einschließlich Material • je Zahn • bei Patienten von 6 bis 17 Jahren, bei bereits erfolgtem Zahndurchbruch auch vor dem vollendeten 6. Lebensjahr • in diesem Zeitraum auch mehrmals möglich	**Versiegelung** **2000** • Versiegelung von kariesfreien Zahnfissuren mit aushärtenden Kunststoffen, auch Glattflächenversiegelung • je Zahn, auch Milchzahn • sowohl für Glattflächenversiegelung 1 x als auch für Fissurenversiegelung 1 x am gleichen Zahn berechenbar, also 2 x • für Erneuerung einer Versiegelung • auch neben Füllungen am selben Zahn • Die „erweiterte Versiegelung“ wird wie eine Füllung berechnet.

	BEMA	GOZ
Was beinhaltet die IP5 zusätzlich zur Versiegelung? → LA S. 250, 254 / → JB 3 S. 86, 90	**Zusätzliche Inhalte der IP5** • Beseitigung von weichen Zahnbelägen und relative Trockenlegung der zu versiegelnden Zähne	**Abgegoltene, zum Inhalt der 2000 gehörende Maßnahmen** • relative Trockenlegung
Was darf man zu der IP5 zusätzlich abrechnen? → LA S. 250 / → JB 3 S. 86	**Zusätzlich zu IP 5 abrechenbar** • Pos. 01 U, Ä 1 Ber, 04, IP1, IP2, IP4, 12 bMF, Füllungen, 105 Mu, 107 Zst u. v. m.	**Zusätzlich zur 2000 abrechenbar** • 0010, 1000, 1010, 1020, 1040 2040 u. v. m.
Wie rechnen Sie die professionelle Zahnreinigung ab? → LA S. 254 / → JB 3 S. 90	**Professionelle Zahnreinigung PZR** • nur privat abrechenbar; eine schriftliche Vereinbarung vor Behandlungsbeginn ist notwendig	**Professionelle Zahnreinigung PZR** **1040** • Entfernen von supragingivalen und gingivalen Belägen auf Zahn- und Wurzeloberflächen • einschließlich Reinigung der Zahnzwischenräume, Entfernen des Biofilms, Oberflächenpolitur • einschließlich geeigneter Fluoridierungsmaßnahmen • je Zahn oder Implantat oder Brückenglied • zusätzlich abrechenbar: Pos. 1030, 2010, 4020 u. v. m. • nicht neben Pos. 1020, 4050, 4055 und Kürettagen in der gleichen Sitzung am selben Zahn • keine Beschränkung hinsichtlich der Häufigkeit der PZR
Wie wird die Kontrolle nach der Entfernung von Belägen abgerechnet? → LA S. 134 / → JB 1 S. 456	**Kontrolle nach Entfernung von Belägen** • nur privat abrechenbar; eine schriftliche Vereinbarung vor Behandlungsbeginn ist notwendig	**Kontrolle nach Entfernung harter und weicher Zahnbeläge oder nach einer PZR** **4060** • Nachreinigen • Politur • je Zahn oder Implantat oder Brückenglied • in gesonderter Sitzung, nicht mit Pos. 4050, 4055, 1040 zusammen
Mit welcher Position wird die Eingliederung eines Aufbissbehelfs abgerechnet? → LA S. 267, 270 / → JB 3 S. 103	**Eingliederung eines Aufbissbehelfs mit adjustierter Oberfläche** **K1a** • zur Unterbrechnung der Okklusionskontakte, z. B. bei Bruxismus **K1b** • als Aufbissschiene bei der PAR-Behandlung **K1c** • als Bissführungsplatte bei der Versorgung mit ZE	**Eingliederung eines Aufbissbehelfs mit adjustierter Oberfläche** **7010** • zur Unterbrechnung der Okklusionskontakte, z. B. bei Bruxismus • bei PAR-Behandlungen • bei Funktionsstörungen des Kiefergelenks

Wie fit bin ich für die Prüfung? ☺ ☐ 😐 ☐ ☹ ☐

Beispielfälle zur Abrechnung von individualprophylaktischen Leistungen

Rechnen Sie den Fall einer 8-jährigen Patientin einmal als gesetzlich Versicherte und einmal als privat Versicherte ab. Sie hat ein Wechselgebiss. Die Mundhygiene ist nicht befriedigend.

Datum	Zähne	Leistungen	BEMA-Position	GOZ-Position
A		eingehende Untersuchung und Beratung Mundhygienestatus mithilfe eines API erstellt, dazu Zähne eingefärbt Dokumentation der Befunde leichte Gingivitis vorhanden Motivation, Demonstration einer geeigneten Putztechnik und Aufklärung der Mutter Behandlung der Gingivitis mit einer Salbe	01 U IP1 IP2 105 Mu	0010, Ä 1 1000 – 4020
B	16, 26 36, 46 OK, UK	Entfernen der weichen Zahnbeläge, Versiegelung der Fissuren unter Kofferdam lokale Fluoridierung aller Zähne mit einem konfektionierten Löffel	4 x IP5 4 x 12 bMF IP4	4 x 4055 4 x 2000 4 x 2040 1020
C im 2. Kalender-halbjahr	 OK, UK	Mundhygienestatus, API erstellt, Dokumentation und Vergleich der Befunde praktische Übung zur Putztechnik, Motivation, Aufklärung der Mutter über zahngesunde Ernährung lokale Fluoridierung aller Zähne mit einem konfektionierten Löffel	IP1 IP2 IP4	1010 – 1020

Rechnen Sie den Fall eines erwachsenen Patienten ab, der zur individuellen Prophylaxe mit PZR kommt.

Datum	Zähne	Leistungen	GOZ-Position
A		eingehende Untersuchung und Beratung fehlend: 18, 28, 38, 48 Erstellen eines Mundhygienestatus mithilfe eines API und PBI Dokumentation der Befunde Gingivitis vorhanden Aufklärung und Motivation des Patienten (mind. 25 Minuten) medikamentöse Behandlung der Gingivitis	0010, Ä 1 1000 4020
B	OK, UK 13, 23, 33, 43	Entfernung von supragingivalen und gingivalen Belägen an allen Zähnen, einschl. Zahnzwischenräumen, Politur lokale Fluoridierung aller Zähne Behandlung der überempfindlichen Zahnhälse	28 x 1040 2 x 2010
C	OK, UK	Kontrolle nach professioneller Zahnreinigung, Nachreinigen, Politur Kontrolle der Mundhygiene, Erheben eines API und PBI, Unterweisung in zahngesunder Ernährung, Remotivation (mind. 15 Minuten)	28 x 4060 1010

Programmierte Aufgaben

1. Prophylaxemaßnahmen werden von der gesetzlichen Krankenkasse abhängig vom Alter des Patienten übernommen. Welche Aussagen sind richtig?

☒ ☒

A) ☐ Wenn ein Patient viel Karies hat, dann werden sie immer übernommen, unabhängig vom Alter.
B) ☐ Fluoridlackanwendung wird erst ab dem 7. Lebensjahr bezahlt.
C) ☐ Sie werden ab dem 18. Geburtstag bezahlt.
D) ☐ Zahnärztliche Früherkennungsuntersuchungen werden vom 6. bis zum 72. Lebensmonat übernommen.
E) ☐ Die praktische Anleitung der Betreuungsperson bei Kleinkindern wird privat berechnet.
F) ☐ Individuelle Prophylaxeleistungen werden vom 6. bis zum 18. Geburtstag übernommen.

2. Wie werden prophylaktische Leistungen in der GOZ abgerechnet? Welche Aussage ist richtig?

☒

A) ☐ Sie werden als IP-Leistungen abgerechnet.
B) ☐ Sie sind unabhängig vom Alter berechnungsfähig.
C) ☐ Sie sind bis zum Alter von 18 Jahren abrechenbar.
D) ☐ Sie sind erst ab dem 18. Geburtstag abrechenbar.
E) ☐ Für Senioren sind sie nicht mehr abrechenbar.

3. Ordnen Sie zu.

☒

A	Kontrolle des Übungserfolges und weitere Unterweisung	1	1000
B	professionelle Zahnreinigung	2	1010
C	Versiegelung von kariesfreien Zähnen	3	1020
D	lokale Fluoridierung	4	2000
E	Erstellen eines Mundhygienestatus und eingehende Unterweisung	5	1040

A) ☐ A2, B5, C4, D3, E1
B) ☐ A1, B2, C3, D4, E5
C) ☐ A3, B4, C1, D5, E2
D) ☐ A4, B5, C2, D3, E1
E) ☐ A5, B3, C4, D1, E2

4. Welche Aussage zur IP4 ist falsch?

☒

A) ☐ Sie wird für die lokale Fluoridierung der Zähne abgerechnet.
B) ☐ Sie kann je Kalenderhalbjahr 1 x abgerechnet werden.
C) ☐ Sie kann bei Patienten mit einem hohen Kariesrisiko auch 2 x je Kalenderhalbjahr abgerechnet werden.
D) ☐ Sie kann vom 6. bis zum vollendeten 72. Lebensmonat abgerechnet werden.
E) ☐ Zahnsteinentfernung nach BEMA-Pos. 107 Zst ist in der gleichen Sitzung abrechenbar.

5. Welche BEMA-Pos. entspricht welcher GOZ-Position? Welche Zuordnung ist richtig?

☒

A	IP1	1	2000
B	IP2	2	1020
C	IP4	3	1000
D	IP5	4	1000/1010

A) ☐ A2, B1, C3, D4
B) ☐ A1, B2, C3, D4
C) ☐ A3, B4, C2, D1
D) ☐ A4, B3, C2, D1

6. Bei einem 12-jährigen Kind werden die Fissuren der 6er und 7er im UK unter Kofferdam versiegelt. Zuvor wurden die weichen Beläge entfernt. Anschließend erfolgt eine Fluoridierung im OK und UK. Welche Aussagen zur Abrechnung sind richtig?

☒

1 Die BEMA-Pos. 12 bMF kann 2 x abgerechnet werden.
2 Die BEMA-Pos. IP5 kann 4 x abgerechnet werden.
3 Die BEMA-Pos. 107 Zst kann abgerechnet werden.
4 Die BEMA-Pos. IP4 kann 1 x abgerechnet werden.
5 Die BEMA-Pos. IP4 kann 2 x abgerechnet werden.

A) ☐ Alle Aussagen sind richtig.
B) ☐ Nur die Aussagen 2, 3 und 4 sind richtig.
C) ☐ Nur die Aussagen 4 und 5 sind richtig.
D) ☐ Nur die Aussagen 2 und 4 sind richtig.
E) ☐ Nur die Aussagen 1, 2 und 4 sind richtig.

---

1. D, F   2. B   3. A
4. D   5. C   6. E

7. Welche beiden Aussagen sind richtig? Das Erstellen eines Mundhygienestatus ...

☒ ☒

A) ☐ wird als Ä 1 Ber abgerechnet.
B) ☐ ist eine Privatleistung.
C) ☐ wird als IP1 abgerechnet.
D) ☐ kann 2 x im Jahr abgerechnet werden, ohne vorgegebene Abstände.
E) ☐ kann je Kalenderhalbjahr einmal abgerechnet werden.
F) ☐ kann immer als IP1 abgerechnet werden.

8. Ein zweijähriges Kind kommt zur Früherkennungsuntersuchung. Die Mutter wird zu einer guten Mundhygiene beim Kind angeleitet und die Zähne des Kindes werden fluoridiert. Welche Abrechnungspositionen in der BEMA sind richtig?

☒

A) ☐ FU 1a, FU Pr, FLA
B) ☐ FU 1b, FU Pr, FLA
C) ☐ FU 1c, FU Pr, FLA
D) ☐ FU 2, FU Pr, FLA
E) ☐ FU 1a, Ä 1 Ber, FLA

9. Welche Aussage zur IP1 ist falsch?

☒

A) ☐ Eine eingehende Untersuchung nach BEMA 01 U darf nicht zusammen mit der IP1 abgerechnet werden.
B) ☐ Die Pos. IP1 ist für die Erstellung eines Mundhygienestatus abrechenbar.
C) ☐ Die Pos. IP1 ist bei gesetzlich Versicherten ab dem 7. bis zum vollendeten 18. Lebensjahr abrechenbar.
D) ☐ Die Pos. IP1 ist nur als individuelle Leistung abrechenbar, keine Gruppenprophylaxe.
E) ☐ Die Pos. IP1 ist je Kalenderhalbjahr abrechenbar.

10. Wegen Bruxismus wird ein Aufbissbehelf mit adjustierter Oberfläche angefertigt. Welche Gebührenposition können Sie bei einem gesetzlich Versicherten abrechnen?

☒

A) ☐ 1030
B) ☐ 7010
C) ☐ K1c
D) ☐ K1a
E) ☐ K1b

11. Welche Aussagen zur Abrechnung der GOZ-Pos. 1010 sind richtig?

☒ ☒

A) ☐ Die Leistung nach der Pos. 1010 setzt eine Mindestdauer von 25 Minuten voraus.
B) ☐ Sie ist innerhalb eines Jahres 1 x berechnungsfähig.
C) ☐ Sie ist für eine lokale Fluoridierung abrechenbar.
D) ☐ Sie ist für die Kontrolle des Übungserfolges einschl. weiterer Unterweisung abrechenbar.
E) ☐ Sie ist innerhalb eines Jahres 3 x berechnungsfähig.
F) ☐ Sie darf für eine Gruppenprophylaxe abgerechnet werden.

12. Welche beiden Aussagen zur Abrechnung der BEMA-Pos. IP2 sind richtig?

☒ ☒

A) ☐ Eine eingehende Untersuchung nach BEMA-Pos. 01 U darf nicht neben der IP2 abgerechnet werden.
B) ☐ Es gibt keine Mindestabstände zwischen der ersten und der zweiten IP2.
C) ☐ Sie darf im Alter von 6 Monaten bis zum 18. Geburtstag abgerechnet werden.
D) ☐ Sie wird als Mundgesundheitsaufklärung und Motivation bei Kindern und Jugendlichen abgerechnet.
E) ☐ Sie ist 1 x je Kalenderhalbjahr abrechenbar.
F) ☐ Sie ist auch für eine Gruppenprophylaxe abrechenbar.

13. Welche Aussagen zu den unten stehenden GOZ-Positionen sind richtig?

☒ ☒

A) ☐ Bei der Berechnung der Pos. 1040 wird zwischen ein- und mehrwurzeligen Zähnen unterschieden.
B) ☐ Die Pos. 4050 und 4055 können nicht neben der Pos. 1040 berechnet werden.
C) ☐ Die Pos. 1040 wird je Sitzung 1 x abgerechnet.
D) ☐ Die Pos. 4060 kann in einer nachfolgenden Sitzung nach der Pos. 1040 berechnet werden.
E) ☐ Die Pos. 4060 darf neben den Pos. 4050 und 4055 abgerechnet werden.
F) ☐ Die Pos. 1020 darf neben der Pos. 1040 abgerechnet werden.

---

7. C, E 8. C 9. A 10. D
11. D, E 12. D, E 13. B, D

14. Ordnen Sie den Leistungen die passende Regel zu. Abrechenbar: 1 = einmal pro Jahr, 2 = zweimal pro Jahr, 3 = je Sitzung, 4 = je Zahn

1 2 3 4

A) ☐ BEMA-Pos. IP5
B) ☐ BEMA-Pos. IP4
C) ☐ BEMA-Pos. IP2
D) ☐ GOZ-Pos. 1000
E) ☐ GOZ-Pos. 1020
F) ☐ GOZ-Pos. 2000

15. Welche Aussage zur IP1 ist falsch?

☒

A) ☐ Sie kann 1 x im März und 1 x im August abgerechnet werden.
B) ☐ Sie kann 1 x im Februar und 1 x im Juni abgerechnet werden.
C) ☐ Sie kann 1 x im Juni und 1 x im Oktober abgerechnet werden.
E) ☐ Sie kann 1 x im April und 1 x im Oktober abgerechnet werden.

16. Bei einem Privatpatienten wird ein Mundhygienestatus erhoben und eine eingehende Unterweisung gemacht. Welche beiden Aussagen zur Abrechnung sind richtig?

☒ ☒

A) ☐ Diese Leistung wird mit der GOZ-Pos. 1000 abgerechnet.
B) ☐ Diese Leistung ist 1 x je Kalenderhalbjahr abrechenbar.
C) ☐ auch für die Abrechnung einer Gruppenprophylaxe
D) ☐ Diese Leistung ist nicht zur Vorbeugung von parodontalen Erkrankungen abrechnungsfähig.
E) ☐ Diese Leistung wird mit den GOZ-Pos. 1000 und 1010 abgerechnet.
F) ☐ Die Behandlungsdauer beträgt dabei mind. 25 Minuten.

17. Welche zeitlichen Abstände gelten bei der Abrechnung der Position IP1/IP2? Welche Aussage ist richtig? Sie ist abrechenbar am ...

☒

A) ☐ 05.04. und am 25.07.
B) ☐ 30.05. und am 01.10.
C) ☐ 01.06. und am 20.09.
D) ☐ 15.01. und am 16.06.
E) ☐ 10.03. und am 09.07.

18. Wie wird die Versiegelung von kariesfreien Fissuren abgerechnet? Welche beiden Aussagen zur BEMA-Abrechnung sind richtig?

☒ ☒

A) ☐ Diese Leistung wird je Kieferhälfte abgerechnet.
B) ☐ Diese Leistung wird je Sitzung abgerechnet.
C) ☐ Sie wird mit der BEMA-Pos. IP5 abgerechnet.
D) ☐ Sie wird bei Patienten vom 6. bis zum vollendeten 17. Lebensjahr abgerechnet.
E) ☐ Sie darf nur an den Fissuren und Grübchen der bleibenden Molaren abgerechnet werden.
F) ☐ Bei einem Zahndurchbruch vor dem vollendeten 6. Lebensjahr kann keine Versiegelung abgerechnet werden.

19. Folgende Leistungen werden bei einem erwachsenen Patienten (28 Zähne) erbracht: Erstellen eines Mundhygienestatus mit Beratungsgespräch (25 Minuten), PZR, medikamentöse Behandlung der Gingivitis. Welche Abrechnungspositionen sind richtig?

☒

A) ☐ 1010, 28 x 1040, 4020
B) ☐ 1000, 28 x 1040, 4020
C) ☐ 1000, 28 x 1040, 1020
D) ☐ 1010, 27 x 1040, 4020
E) ☐ 1010, 28 x 1040, 1030

20. Wann ist die BEMA-Pos. IP5 nicht abrechnungsfähig? Zwei Aussagen treffen zu.

☒ ☒

A) ☐ wenn die Versiegelung an diesem Zahn erst vor einem halben Jahr gemacht wurde
B) ☐ wenn die Versiegelung nicht an den 6ern und 7ern gemacht wurde, sondern an anderen Zähnen
C) ☐ wenn die zu versiegelnden Zähne noch keine Karies haben
D) ☐ wenn vor der Versiegelung die weichen Zahnbeläge entfernt wurden
E) ☐ wenn der Patient bereits 18 Jahre alt ist
F) ☐ wenn Zahnstein nach 107 Zst in der gleichen Sitzung entfernt wurde

---

14. A4, B2, C2, D1, E3, F4
15. B   16. A, F   17. B
18. C, E   19. B   20. B, E

21. Welche Aussage zur GOZ-Pos. 1020 ist falsch?

☒

A) ☐ Sie kann zusammen mit der GOZ-Pos. 1030 abgerechnet werden, wenn eine individuell gefertigte Schiene als Medikamententräger verwendet wird.
B) ☐ Sie wird 1 x je Sitzung abgerechnet, unabhängig von der Anzahl der fluoridierten Zähne.
C) ☐ Sie kann max. 4 x innerhalb eines Jahres abgerechnet werden.
E) ☐ Sie kann für die lokale Fluoridierung von Milchzähnen und von bleibenden Zähnen abgerechnet werden.

22. Bei einem Privatpatienten werden die kariesfreien Fissuren an Zahn 15 und 25 unter Kofferdam versiegelt. Alle Zähne werden fluoridiert. Welche Aussagen sind richtig?

☒

1 Die Pos. 2040 kann 2 x abgerechnet werden.
2 Die Pos. 2000 kann abgerechnet werden.
3 Die Pos. 2040 kann abgerechnet werden.
4 Die Pos. 2000 kann 2 x abgerechnet werden.
5 Die Pos. 1020 kann abgerechnet werden.

A) ☐ Nur die Aussagen 1, 4 und 5 sind richtig.
B) ☐ Nur die Aussagen 2, 3 und 5 sind richtig.
C) ☐ Nur die Aussagen 4 und 5 sind richtig.
D) ☐ Nur die Aussagen 2 und 3 sind richtig.
E) ☐ Nur die Aussagen 1 und 4 sind richtig.

23. Wie wird die BEMA-Pos. IP5 abgerechnet? Welche beiden Aussagen sind falsch?

☒ ☒

A) ☐ Die IP5 darf nur an kariesfreien bleibenden Molaren abgerechnet werden.
B) ☐ Die IP5 wird für die Fissurenversiegelung, je Zahn, abgerechnet.
C) ☐ Die IP5 darf so oft abgerechnet werden, wie medizinisch notwendig.
D) ☐ Die IP5 darf für die Versiegelung an Milchmolaren und bleibenden Molaren berechnet werden.
E) ☐ Die IP5 darf in dem Zeitraum vom 6. bis zum 18. Geburtstag abgerechnet werden, bei frühzeitig erfolgtem Zahndurchbruch auch davor.
F) ☐ Die IP5 darf an den Prämolaren und den Molaren abgerechnet werden.

24. Wie wird eine professionelle Zahnreinigung in der GOZ abgerechnet? Welche beiden Aussagen sind richtig?

☒ ☒

A) ☐ Die Häufigkeit der Abrechnung der PZR ist beschränkt auf 2 x im Jahr.
B) ☐ Sie wird mit der GOZ-Pos. 1040 abgerechnet.
C) ☐ Eine Oberflächenpolitur ist bei der Pos. 1040 nicht miteingeschlossen.
D) ☐ Fluoridierungsmaßnahmen werden gesondert berechnet.
E) ☐ Sie wird je Zahn, Implantat oder Brückenglied abgerechnet.
F) ☐ Bei der Leistung PZR werden supragingivale/gingivale Beläge entfernt, jedoch nicht die Beläge in den Zahnzwischenräumen.

25. Ordnen Sie zu.

☒

A	2000	1	Kontrolle nach Entfernung harter und weicher Zahnbeläge oder PZR
B	4060	2	lokale Anwendung von Medikamenten mit einer individuell gefertigten Schiene als Medikamententräger
C	1030	3	Versiegelung von kariesfreien Zähnen

A) ☐ A1, B3, C2
B) ☐ A2, B1, C3
C) ☐ A3, B1, C2

26. Bei einem Privatpatienten werden die Zähne fluoridiert. Welche Aussagen sind richtig?

☒ ☒

A) ☐ Diese Leistung wird 1 x je Sitzung abgerechnet, so oft wie notwendig.
B) ☐ Diese Leistung ist höchstens 4 x im Jahr abrechenbar.
C) ☐ Diese Leistung ist nur bei Kindern und Jugendlichen abrechenbar.
D) ☐ Diese Leistung wird mit der Pos. 1020 abgerechnet.
E) ☐ Diese Leistung darf mit der Pos. 1040 am selben Zahn abgerechnet werden.
F) ☐ Ein Kofferdam zur absoluten Trockenlegung ist in der Pos. 1020 mit enthalten.

---

21. A　22. A　23. D, F
24. B, E　25. C　26. B, D

27. Welche beiden Aussagen zur Abrechnung der IP1 sind richtig?

☒ ☒

A) ☐ Es muss kein Index erstellt werden.
B) ☐ 1 x abrechenbar vom 01.01. bis zum 30. Juni und 1 x abrechenbar vom 01.07. bis zum 31.12.
C) ☐ Es sollten mind. 4 Monate zwischen der ersten und der zweiten IP1 liegen.
D) ☐ Das Datum der IP1 sollte bei allen 6- bis 17-Jährigen im Bonusheft eingetragen werden.
E) ☐ Eine Dokumentation des Mundhygienestatus muss nicht erfolgen.
F) ☐ für Versicherte ab dem 6. bis zum 19. Lebensjahr

28. Welche Aussage zur GOZ-Pos. 2000 ist falsch?

☒

A) ☐ Sie ist für die Versiegelung von kariesfreien Zahnfissuren mit aushärtenden Kunststoffen abrechenbar.
B) ☐ Sie ist auch für die Versiegelung von Glattflächen abrechenbar.
C) ☐ Sie ist je Zahn 1 x für Fissurenversiegelung und 1 x für eine Glattfächenversiegelung abrechenbar.
D) ☐ Sie ist nur für die Versiegelung von bleibenden Molaren abrechenbar.
E) ☐ Eine erweiterte Fissurenversiegelung wird nicht mit der Pos. 2000 abgerechnet.

29. Wie wird die Versiegelung von kariesfreien Zähnen in der GOZ abgerechnet? Welche beiden Aussagen sind richtig?

☒ ☒

A) ☐ Es dürfen nur Fissuren versiegelt werden, die Glattflächen nicht.
B) ☐ Sie wird mit der GOZ-Pos. 2000 abgerechnet.
C) ☐ Sie wird je Zahn, auch Milchzahn, abgerechnet.
D) ☐ Die adhäsive Befestigung des Kunststoffes kann zusätzlich mit der Pos. 2197 abgerechnet werden.
E) ☐ Eine Fluoridierung darf in der gleichen Sitzung wie die Fissurenversiegelung nicht zusätzlich berechnet werden.
F) ☐ Auch für eine erweiterte Fissurenversiegelung wird die Pos. 2000 abgerechnet.

30. Ordnen Sie zu.

☒

A	Mundgesundheitsaufklärung bei Kindern und Jugendlichen	1	IP1
B	Versiegelung von kariesfreien Fissuren der bleibenden Molaren	2	IP2
C	Mundhygienestatus	3	IP4
D	lokale Fluoridierung der Zähne	4	IP5

A) ☐ A2, B1, C3, D4
B) ☐ A1, B2, C3, D4
C) ☐ A2, B4, C1, D3
D) ☐ A4, B3, C2, D1

31. Wie wird die Kontrolle nach Entfernung harter und weicher Zahnbeläge oder nach einer PZR in der GOZ abgerechnet? Welche beiden Aussagen sind richtig?

☒ ☒

A) ☐ Die Kontrolle wird je Sitzung abgerechnet.
B) ☐ Sie kann neben den Positionen 4050, 4055 und 1040 in derselben Sitzung abgerechnet werden.
C) ☐ Eine Politur ist dabei kein Leistungsbestandteil.
D) ☐ Sie kann nur bei Patienten ab dem 18. Geburtstag abgerechnet werden.
E) ☐ Sie wird mit der Pos. 4060 abgerechnet.
F) ☐ Sie wird je Zahn oder Implantat oder Brückenglied abgerechnet.

32. Ein Privatpatient benötigt eine Fluoridierung mit einer individuell gefertigten Schiene als Medikamententräger. Welche Aussagen zur Abrechnung dieser Leistung sind richtig?

☒ ☒

A) ☐ Diese Leistung wird je Kiefer abgerechnet.
B) ☐ Diese Leistung darf mehr als 4 x in einem Jahr abgerechnet werden.
C) ☐ Diese Leistung wird mit der GOZ-Pos. 1030 abgerechnet.
D) ☐ Das Fluoridierungsmedikament darf zusätzlich abgerechnet werden.
E) ☐ Die Anwendung eines konfektionierten Löffels als Medikamententräger wird auch mit der GOZ-Pos. 1030 abgerechnet.
F) ☐ Die GOZ-Pos. 1030 darf mit der Pos. 1020 zusammen abgerechnet werden.

---

27. B, C — 28. D — 29. B, C
30. C — 31. E, F — 32. A, C

33. Welche Aussage zur GOZ-Pos. 1010 ist falsch?

☒

A) ☐ Sie wird für die Kontrolle des Übungserfolges und weiterer Unterweisung abgerechnet.
B) ☐ Die vorgeschriebene Behandlungsdauer beträgt mindestens 15 Minuten.
C) ☐ Sie kann 3 x innerhalb eines Jahres abgerechnet werden.
D) ☐ Sie kann 4 x innerhalb eines Jahres abgerechnet werden.

34. Welche Aussagen in der BEMA sind richtig? Die lokale Fluoridierung der Zähne ...

☒ ☒

A) ☐ ist nur im Alter von 6 bis 17 Jahren abrechenbar.
B) ☐ ist eine Privatleistung.
C) ☐ wird im Alter von 6 bis 17 Jahren als IP4 abgerechnet.
D) ☐ beinhaltet nicht die Beseitigung von weichen Zahnbelägen.
E) ☐ kann je Kalenderhalbjahr bis zu 2 x abgerechnet werden.
F) ☐ wird je Zahn mit der Pos. IP4 abgerechnet.

35. Welche Aussage zur GOZ-Pos. 4060 ist falsch?

☒

A) ☐ Zum Leistungsinhalt der Pos. 4060 gehören Kontrolle, Nachreinigen und Polieren der Zähne.
B) ☐ Sie wird je Zahn, Implantat oder Brückenglied abgerechnet.
C) ☐ Pos. 4060 darf nicht zusammen mit den Pos. 1040, 4050, 4055 abgerechnet werden.
D) ☐ Sie darf bei Kindern, Jugendlichen und Erwachsenen abgerechnet werden.
E) ☐ Die Pos. 4060 darf 1 x je Sitzung abgerechnet werden, nach Entfernung harter und weicher Zahnbeläge oder PZR.

36. Welche Zuordnung ist richtig?

☒

A) ☐ IP1 → Fluoridanwendung bei Kindern vom 6. bis zum 72. Lebensmonat
B) ☐ IP2 → Mundgesundheitsaufklärung bei Kindern und Jugendlichen
C) ☐ IP4 → Versiegelung von kariesfreien Fissuren der bleibenden Molaren
D) ☐ IP5 → Mundhygienestatus
E) ☐ FLA → lokale Fluoridierung der Zähne bei Kindern ab dem 6. Geburtstag

37. Ein gesetzlich versicherter Erwachsener möchte prophylaktisch behandelt werden und Beläge entfernt bekommen. Welche beiden BEMA-Positionen könnten Sie abrechnen?

☒ ☒

A) ☐ 107 Zst
B) ☐ FLA
C) ☐ IP5
D) ☐ Ä 1 Ber oder 01 U
E) ☐ IP1
F) ☐ PZR

38. Welche Zuordnung ist richtig? Es geht um Aufbissbehelfe mit adjustierter Oberfläche bei gesetzlich Versicherten.

☒

A) ☐ K1c → als Aufbissschiene bei der PAR-Behandlung
B) ☐ K1a → zur Unterbrechung der Okklusionskontakte, z. B. Bruxismus
C) ☐ K1b → als Bissführungsplatte bei der Versorgung mit ZE

39. Welche Maßnahmen beinhaltet die IP2? Welche Aussagen sind falsch?

☒ ☒

A) ☐ Aufklärung der Erziehungsberechtigten
B) ☐ Demonstration und Einüben der richtigen Putztechnik
C) ☐ Erklärungen zur Entstehung von Karies
D) ☐ Fluoridierung der Zähne
E) ☐ Hinweise zur zahngesunden Ernährung
F) ☐ Entfernung von Zahnbelägen

40. Bei einem 6-jährigen Kind werden eine eingehende Untersuchung, ein Mundhygienestatus, eine Mundgesundheitsaufklärung und eine lokale Fluoridierung unter relativer Trockenlegung gemacht. Welche Abrechnungspositionen sind richtig?

☒

A) ☐ Ä 1 Ber, IP1, IP3, IP4
B) ☐ 01 U, IP1, Ä 1 Ber, IP4
C) ☐ 01 U, IP1, IP2, IP4
D) ☐ 01 U, IP1, IP2, IP5
E) ☐ IP1, Ä 1 Ber, IP4, 12 bMF

33. D	34. C, E	35. E	36. B
37. A, D	38. B	39. D, F	40. C

41. Wie wird die lokale Fluoridierung in der GOZ abgerechnet? Welche Aussage ist richtig?

☒

A) ☐ Sie wird als IP4 abgerechnet.
B) ☐ Sie wird mit der Pos. 1020 abgerechnet.
C) ☐ Sie wird je Zahn abgerechnet.
D) ☐ Sie darf max. 2 x innerhalb eines Jahres abgerechnet werden.
E) ☐ Die Pos. 1020 darf nur an bleibenden Zähnen abgerechnet werden.

42. Welche Aussage zur GOZ-Pos. 1040 ist falsch?

☒

A) ☐ Sie darf zusammen mit den Pos. 4050, 4055 abgerechnet werden.
B) ☐ Die Pos. 1020 darf in der gleichen Sitzung wie die Pos. 1040 nicht abgerechnet werden.
C) ☐ Die Oberflächenpolitur nach der Entfernung der Beläge ist in der Pos. 1040 mit enthalten.
D) ☐ Es gibt bei der Pos. 1040 keine Alterseinschränkung.
E) ☐ Sie darf so oft abgerechnet werden, wie es notwendig ist.

43. Welche Positionen dürfen neben der GOZ-Pos. 1040 abgerechnet werden? Welche beiden Aussagen sind richtig?

☒ ☒

A) ☐ Pos. 4050 und 4055
B) ☐ Pos. 1020
C) ☐ Pos. 4060
D) ☐ Pos. 2010
E) ☐ Pos. 1030
F) ☐ Pos. 4020 darf neben der Pos. 1040 nicht abgerechnet werden.

44. Welche Aussage zur GOZ-Pos. 1000 ist falsch? Die GOZ-Pos. 1000 ...

☒

A) ☐ ist nicht für die Erhebung eines Gingivalindexes berechnungsfähig.
B) ☐ ist 1 x innerhalb eines Jahres berechnungsfähig, bis zur 2. Abrechnung der Pos. 1000 muss ein ganzes Jahr vergehen.
C) ☐ ist für die Erstellung eines Mundhygienestatus und einer eingehenden Unterweisung berechnungsfähig.
E) ☐ darf nicht zusammen mit der GOZ-Pos. 1040 abgerechnet werden.

45. Welche beiden Aussagen zur Abrechnung der GOZ-Pos. 1000 sind richtig?

☒ ☒

A) ☐ Sie wird altersunabhängig abgerechnet.
B) ☐ Sie kann max. 3 x im Jahr abgerechnet werden.
C) ☐ Sie kann bei einer Gruppenprophylaxe 1 x je Teilnehmer berechnet werden.
D) ☐ Sie kann 1x innerhalb eines Jahres abgerechnet werden.
E) ☐ Die Behandlungsdauer muss mind. 15 Minuten betragen.

46. Welche Zuordnung ist richtig?

☒

A) ☐ 1000 → Kontrolle des Übungserfolges und weitere Unterweisung
B) ☐ 1010 → lokale Anwendung von Medikamenten mit einer individuell gefertigten Schiene als Medikamententräger
C) ☐ 1020 → lokale Fluoridierung
D) ☐ 1030 → professionelle Zahnreinigung
E) ☐ 1040 → Mundhygienestatus und eingehende Unterweisung

47. Folgende Leistungen werden bei einem 10-jährigen Kind erbracht: Erstellen eines Mundhygienestatus, praktische Übung zur Zahnputztechnik, Aufklärung der Mutter, Fluoridierung. Welche Abrechnungspositionen sind richtig?

☒

A) ☐ IP1, IP2, IP4
B) ☐ IP1, Ä 1 Ber, IP4
C) ☐ IP1, IP2, 1020
D) ☐ IP2, Ä 1 Ber, IP4
E) ☐ IP1, IP4

48. Welche Aussage zu den GOZ-Positionen 4050, 4055, 4060 ist richtig?

☒

A) ☐ Die Pos. 4050 wird bei mehrwurzeligen Zähnen berechnet.
B) ☐ Die Pos. 4055 wird bei einwurzeligen Zähnen berechnet.
C) ☐ Die Pos. 4060 kann in einer nachfolgenden Sitzung nach den Pos. 4050 und 4055 berechnet werden.

---

41. B	42. A	43. D, E	44. E
45. A, D	46. C	47. A	48. C

Lernfeld 11: Patienten bei prothetischen Behandlungen begleiten

Allgemeine Bestimmungen zur Abrechnung von Zahnersatz

	BEMA	GOZ
Was versteht man unter Prothetik und welche Arbeiten gehören dazu? → **LA S. 272 /** → **JB 3 S. 156**	**Prothetik** · Zahnersatzkunde · Arbeiten: Herstellung von Brücken, Teilprothesen und Vollprothesen · Kronen gehören zu den konservierenden Leistungen, werden aber bei Kassenpatienten wie prothetische Leistungen abgerechnet, also wie Zahnersatz, BEMA Teil 5.	**Prothetik** · Zahnersatzkunde · Arbeiten: Herstellung von Brücken, Teilprothesen und Vollprothesen · Kronen gehören zu den konservierenden Maßnahmen, daher werden sie bei Privatpatienten als solche abgerechnet, GOZ Teil C.
Erläutern Sie die Planung einer prothetischen Behandlung. → **LA S. 272 ff. /** → **JB 3 S. 156 ff.**	**Planung Zahnersatz** · Erstellen eines digitalen Heil- und Kostenplans (eHKP), mit Planung der notwendigen befundorientierten Therapie · Die voraussichtlichen Festzuschüsse werden eingetragen. · Auflistung der Gesamtkosten und der voraussichtlichen Kosten für den Patienten · Der Patient erhält eine Information und unterschreibt die Vordrucke 3c (Regelversorgung) oder 3d (gleichartige Versorgung) als Bestätigung der Übernahme der Kosten. · digitale Verschickung des eHKP durch die Zahnarztpraxis an die Krankenkasse zur Genehmigung	**Planung Zahnersatz** · Es kann ein HKP erstellt werden, wenn der Patient es wünscht. · Zwecks Kostenüberblick ist es sinnvoll, vor Behandlungsbeginn eine Planung der Behandlung und deren Kosten zu erstellen. · Es gibt kein vorgeschriebenes Formular für die Planung und auch keinen eHKP. · In den Abrechnungsprogrammen gibt es unterschiedliche Vorlagen für die Planung.
Wie wird das Erstellen einer eHKP-Planung abgerechnet? → **LA S. 272 ff. /** → **JB 3 S. 156 ff.**	**Erstellen eines eHKP** · Der Zahnarzt muss den HKP kostenfrei erstellen.	**Erstellen eines schriftlichen HKPs nach Befundaufnahme und ggf. Auswertung von Modellen** · GOZ-Pos. 0030
Nennen Sie die rechtlichen Grundlagen, die bei der Abrechnung von Kronen und Zahnersatz zur Anwendung kommen. → **LA S. 272 /** → **JB 3 S. 156**	**Rechtliche Grundlagen** · Sozialgesetzbuch SGB V · BEMA Teil 5 · Richtlinien über die Versorgung mit ZE und Zahnkronen · Festzuschussrichtlinien · Die Versicherten haben einen Anspruch auf eine medizinisch notwendige, ausreichende, zweckmäßige und wirtschaftliche Versorgung mit ZE. · BMV-Z Anlage 2 und Anlage 15 (elektronisches Beantragungs- und Genehmigungsverfahren EBZ)	**Rechtliche Grundlagen** · GOZ Teil C für Kronen und Teil F für Zahnersatz · Behandlungsvertrag zwischen dem Zahnarzt und dem Privatpatienten (Privatkassen keine Vertragspartner des Zahnarztes) · Bürgerliches Gesetzbuch (BGB)

Wie fit bin ich für die Prüfung? ☺ ☐ 😐 ☐ ☹ ☐

Abrechnung von prothetischen Leistungen bei Kassenpatienten

	BEMA
Beschreiben Sie, wie die Krankenkasse den eHKP bearbeitet. → **LA S. 277 /** → **JB 3 S. 161**	**eHKP bei der Krankenkasse** • Der eHKP wird geprüft, der Festzuschuss und der Bonus werden festgelegt = Zuschussfestsetzung. • Die Genehmigung des eHKP wird digital an die Zahnarztpraxis übermittelt (in der Regel innerhalt von wenigen Tagen). • Wenn ein Gutachter eingeschaltet wird, kann sich die Genehmigungsfrist auf bis zu 6 Wochen verlängern (der Patient wird darüber informiert). • Die Behandlung darf erst nach Genehmigung durch die Krankenkasse begonnen werden. • Der eHKP ist 6 Monate gültig.
Erläutern Sie das Abrechnungsverfahren bei Zahnersatz. → **LA S. 272 ff., 287 ff. /** → **JB 3 S. 156 ff., 171 ff.**	**Abrechnungsverfahren** • Leistungen für Zahnersatz werden von den Krankenkassen nur bezuschusst mit sogenannten Festzuschüssen, nicht vollständig bezahlt. • Die Krankenkasse zahlt einen vom Befund abhängigen Festzuschuss in Höhe von 60 % der statistischen Durchschnittskosten, unabhängig davon, was der Patient tatsächlich als Versorgung wählt. • Konservierend-chirurgische Begleitleistungen und Röntgenleistungen werden vollständig von der Krankenkasse bezahlt (Abrechnung über Datenträgeraustausch bzw. Upload). • Die Abrechnung erfolgt einerseits mithilfe des eHKP über die KZV mit den Krankenkassen, andererseits erhält der Patient eine Rechnung über seinen Eigenanteil, den er selbst tragen muss und direkt an den Zahnarzt bezahlt.
Was ist die Bonusregelung? Nennen Sie die Bestimmungen. → **LA S. 273 /** → **JB 3 S. 157**	**Bonusregelung** • Der Patient bekommt einen Bonus, wenn er in den letzten 5 Jahren jährlich zur Vorsorge war. Die Krankenkasse bezahlt dann 70 % der statistischen Durchschnittskosten. • Wenn der Patient in den vergangenen 10 Jahren jährlich zur Untersuchung war, zahlt die Krankenkasse 75 % der Durchschnittskosten.
Wie sieht die Bonusregelung bei finanziellen Härtefällen aus? → **LA S. 273 /** → **JB 3 S. 157**	**Härtefallregelung** • Patienten mit geringem Einkommen erhalten 100 % der Durchschnittskosten der Regelversorgung als Festzuschuss (bei einer NEM-Legierung). • Sie erhalten den doppelten Festzuschuss (bei einer Edelmetall-Legierung) und müssen den Differenzbetrag für die Legierung selbst tragen.
Nennen Sie die gesetzlich festgelegten Bestimmungen für eine Regelversorgung. → **LA S. 275 /** → **JB 3 S. 159**	**Regelversorgung** • vestibuläre Verblendung, bei jeder Art von ZE, 15–25 und 34–44 • Die Brückenanfertigung ist begrenzt auf die Versorgung von bis zu vier fehlenden Zähnen pro Kiefer oder bis zu drei fehlenden Zähnen und einem Zahn in der angrenzenden Lücke im Seitenzahnbereich. • Als Teilprothese gilt die Modellgussprothese mit gegossenen Klammern; Kunststoffprothesen mit gebogenen Klammern werden nur als Interimsersatz eingegliedert. • Falls eine funktionell sinnvolle Lösung mit einer Modellgussprothese nicht erreicht werden kann, so darf kombinierter ZE genommen werden, z. B. Teleskopprothesen. Die Regelversorgung ist dann auf zwei Verbindungselemente je Kiefer begrenzt, an Zahn 3 oder 4. Ausnahme: Bei einem Restzahnbestand von max. drei Zähnen je Kiefer sind drei Verbindungselemente erlaubt. • Zahnlose Patienten werden mit totalen Prothesen versorgt.
Wie berechnet sich der Eigenanteil eines Patienten, wenn er eine Regelversorgung wählt?	**Berechnung des Eigenanteils** • Ermittlung der Summe aus zahnärztlichen Kosten und Laborkosten (BEMA und BEL II) • Abzug des Festzuschusses der Krankenkasse • Erhöhung des Festzuschusses, falls ein Anrecht auf Bonus vorliegt

	BEMA
Welche Möglichkeiten hat ein Patient, wenn er keine Regelversorgung haben möchte? Wie ist die Vorgehensweise dabei? → LA S. 288, 303 / → JB 3 S. 172, 187	**Gleichartiger Zahnersatz** · Patient möchte zusätzliche Leistungen, die aber den Charakter der Regelversorgung nicht ändern, z. B. Verblendung an einer Zahnkrone, die außerhalb der Verblendgrenzen liegt. · Er trägt die entstandenen Mehrkosten, die nach GOZ berechnet werden, allein. Die betreffende BEMA-Position wird durch eine GOZ-Position ersetzt. · Sein Anspruch auf die befundabhängigen Festzuschüsse bleibt erhalten, diese werden über den HKP abgerechnet. · Der Vordruck 3d wird ausgefüllt, unterschrieben von Patient und Zahnarzt. · Die Abrechnung der Festzuschüsse erfolgt über die KZV, die Abrechnung des Eigenanteils und der privaten Leistungen erfolgt direkt mit dem Patienten. **Andersartiger Zahnersatz** · Patient möchte eine Versorgung, die ganz anders ist als die Regelversorgung, z. B. ein Implantat statt einer Brücke. · Der Vordruck 3e wird ausgefüllt, unterschrieben von Patient und Zahnarzt. Auf dem eHKP ist „Direktabrechnung“ anzukreuzen. · Die gesamte Abrechnung erfolgt ausschließlich auf der Grundlage der GOZ/GOÄ, für zahntechnische Leistungen nach BEB. Sie erfolgt direkt mit dem Patienten, nicht über die KZV. · Patient reicht die Rechnung bei seiner Krankenkasse ein, erhält die ihm zustehenden Festzuschüsse direkt (Kostenerstattung).

Wie fit bin ich für die Prüfung? ☺ ☐ 😐 ☐ ☹ ☐

Abrechnung von vorbereitenden Maßnahmen

	BEMA	Festzuschüsse	GOZ
Rechnen Sie die Erstellung von Planungsmodellen ab. → LA S. 296 f., 299 f. / → JB 3 S. 180 f., 183 f.	**Planungsmodelle** **7b** · vorbereitende Maßnahmen: Abformung, Bissnahme für das Erstellen von Modellen des Ober- und Unterkiefers zur diagnostischen Auswertung und Planung sowie schriftliche Niederlegung · nur abrechnungsfähig, wenn mit der Herstellung der Modelle eine notwendige Auswertung und Planung verbunden ist · nicht für die Abrechnung von Arbeitsmodellen und Modellen zur Dokumentation · bei Einzelkronen und der Wiederherstellung von Prothesen nur in begründeten Ausnahmefällen abrechenbar · Material- und Laborkosten abrechenbar	kein Festzuschuss	**Planungsmodelle** **0050** · Abformung oder Teilabformung eines Kiefers für ein Situationsmodell, einschließlich Auswertung zur Diagnose oder Planung **0060** · Abformung beider Kiefer für Situationsmodelle und einfache Bissfixierung, einschließlich Auswertung zur Diagnose oder Planung **0050 und 0060** · auch für Zahnkronen · auch für Wiederherstellung von ZE und Zahnkronen · Begründungspflicht bei Nebeneinanderberechnung von Pos. 0050 und 0060 · nicht für die Abrechnung von Arbeitsmodellen und Modellen zur Dokumentation

	BEMA	Festzuschüsse	GOZ
Wenn Artikulations- oder Okklusionsstörungen vorliegen, müssen diese vor der Herstellung einer prothetischen Arbeit beseitigt werden. Wie rechnen Sie diese Einschleifmaßnahmen ab? → **LA S. 296 f., 300 /** → **JB 3 S. 180, 184**	**Einschleifmaßnahmen** **89** • Beseitigung grober Artikulations- und Okklusionsstörungen • vor Eingliederung von Prothesen und Brücken • 1 x je HKP abrechenbar • nicht für das Einschleifen zur Aufnahme von Halte- und Stützvorrichtungen • nicht bei Eingliederung von Einzelkronen • nicht für das Einschleifen an Prothesen und abnehmbaren Brücken (hierfür ist 106 sK berechenbar) • für Einschleifmaßnahmen an natürlichen Zähnen, vorhandenen Einzelkronen, vorhandenen festsitzenden Brücken	kein Festzuschuss	**Einschleifmaßnahmen** **4040** • Beseitigung grober Vorkontakte der Okklusion und Artikulation durch Einschleifen des natürlichen Gebisses oder bereits vorhandenen ZE • 1 x je Sitzung • zusätzlich abrechenbar: 4030, Beseitigen scharfer Zahnkanten, störender Prothesenränder
Welche Bestimmungen gelten für die Abrechnung von Abformungen mit individuellem Löffel? → **LA S. 297, 300 /** → **JB 3 S. 181, 184**	**Abformung mit individuellem Löffel** **98a** • je Kiefer, für den Kiefer, der prothetisch versorgt wird • wenn der übliche Löffel nicht ausreicht • nicht neben einer Einzelkrone je Kiefer • neben Pos. 98b, 98c im Zusammenhang mit Cover-Denture-Prothesen zur Herstellung der Innenteleskope oder Wurzelstiftkappen	kein Festzuschuss	**Abformung mit individuellem Löffel** **5170** • anatomische Abformung des Kiefers mit individuellem Löffel bei ungünstigem Zahnbogen und ungünstigen Kieferformen und/oder tief ansetzenden Bändern oder spezielle Abformung zur Remontage • je Kiefer • auch mehrfach möglich

Abrechnung von Einzelkronen

	BEMA	Festzuschüsse	GOZ
Erläutern Sie die Abrechnung von Einzelkronen. → **LA S. 301, 312 /** → **JB 3 S. 185, 196**	**Einzelkronen** **20a** • Versorgung eines Einzelzahnes durch eine metallische Vollkrone, unverblendet	1.1	**Einzelkronen** **2200** • Versorgung eines Zahnes oder Implantats durch eine Vollkrone • in Tangentialpräparation

	BEMA	Festzuschüsse	GOZ
(Fortsetzung)	**20b** • eine vestibulär verblendete Verblendkrone • in den Bereichen 15–25 und 34–44 **20c** • eine metallische Teilkrone • überwiegend supragingivale Präparation bei Überkupplung aller Höcker Mit der Pos. 20 sind folgende Leistungen abgegolten: • Präparation, ggf. Farbbestimmung, Bissnahme, Abformung, Einprobe, Einzementieren, Kontrolle, Beseitigung von Okklusionsstörungen Miteinander verblockte Kronen werden nach Pos. 20 abgerechnet.	1.1 + 1.3 1.2	**2210** • Versorgung eines Zahnes durch eine Vollkrone • in Hohlkehl- oder Stufenpräparation • nicht im Zusammenhang mit Implantaten **2220** • Versorgung eines Zahnes durch eine Teilkrone mit Retentionsrillen oder Pinledges • einschließlich Rekonstruktion der gesamten Kaufläche • Versorgung mit einem Veneer Mit den Pos. 2200–2220 sind folgende Leistungen abgegolten: • Präparation, Relationsbestimmung, Abformungen, Einproben, prov. Eingliedern, Einsetzen, Kontrolle, Korrekturen Eine adhäsive Befestigung ist zusätzlich nach Pos. 2197 berechnungsfähig.
Ein Zahn muss mit einem pulpären Stift versorgt werden. Wie rechnen Sie diesen ab? → **LA S. 307, 315 /** → **JB 3 S. 191, 199**	**Stift- oder Schraubenaufbau** Vorbereiten eines endodontisch behandelten Zahnes zur Aufnahme einer Krone, mit Verankerung im Wurzelkanal **18a** • konfektionierter Stift- oder Schraubenaufbau, einzeitig • auch neben der Pos. 13a/b ZE, plastischer Aufbau **18b** • gegossener Stiftaufbau, zweizeitig • auch neben der Pos. 13a/b ZE, plastischer Aufbau **18a und b** nur 1 x je Zahn abrechenbar, in Verbindung mit Kronen oder Brücken; auch als zusätzliche Leistung abrechenbar	 1.4 1.5	**Stift- oder Schraubenaufbau** Vorbereitung eines zerstörten Zahnes zur Aufnahme einer Krone **2195** • durch einen Schraubenaufbau oder Glasfaserstift • auch neben der Pos. 2180, plastischer Aufbau • Zuschlag 0110 für die Verwendung eines OP-Mikroskops berechenbar **2190** • durch einen gegossenen Stiftaufbau • nicht neben der Pos. 2180, plastischer Aufbau **2195 und 2190** • 1 x je Zahn • adhäsive Befestigung nach Pos. 2197 zusätzlich berechnungsfähig

	BEMA	Festzu-schüsse	GOZ
Nach welchen Positionen rechnen Sie provisorische Kronen ab? → **LA S. 205, 313 /** → **JB 2 S. 185** → **JB 3 S. 197**	**Provisorische Kronen** **19** • Schutz eines beschliffenen Zahnes und Sicherung der Kaufunktion durch eine provisorische Krone oder provisorischer Ersatz eines fehlenden Zahnes durch ein Brückenglied **21** • Schutz eines beschliffenen Zahnes und Sicherung der Kaufunktion durch eine provisorische Krone mit Stiftverankerung **19 und 21** • höchstens 2 x je Zahn abrechenbar, im HKP je Zahn nur einmal ansetzbar • 19 und 21 am selben Zahn möglich: Zuerst wird der Stiftaufbau gefertigt und Pos. 21 abgerechnet, dann erfolgt die Präparation, jetzt wird die Pos. 19 abgerechnet.	kein Festzuschuss	**Provisorische Kronen** **2260** • zum Schutz eines präparierten oder frakturierten Zahnes • Provisorium im direkten Verfahren ohne Abformung • konfektionierte Hülse • je Zahn oder Implantat, einschließlich Entfernung • auch mehrfach berechnungsfähig • Materialkosten zusätzlich berechenbar **2270** • Provisorium im direkten Verfahren mit Abformung • je Zahn oder Implantat, einschließlich Entfernung • auch für eine provisorische Einlagefüllung • auch mehrfach berechnungsfähig • nicht für eine provisorische Krone mit Stiftverankerung (Analogberechnung möglich)
Wie wird das Abnehmen und Wiederbefestigen provisorischer Kronen abgerechnet? → **LA S. 305, 313, 372 /** → **JB 3 S. 189, 197, 256**	**Abnahme und Wiederbefestigung von Provisorien** **24c** • höchstens 3 x je Krone abrechnungsfähig	kein Festzuschuss	**Abnahme und Wiederbefestigung von Provisorien** • mit den Gebühren-Pos. 2260 und 2270 abgegolten (ggf. höherer Faktor)
Wie wird das Wiedereinsetzen einer definitiven Krone abgerechnet? → **LA S. 372, 380 /** → **JB 3 S. 256, 264**	**Wiedereinsetzen einer Krone** **24a**	kein Festzuschuss	**Wiedereingliederung einer Krone, eines Inlays** **2310**
Nennen Sie die Position zur Abrechnung einer konfektionierten Kinderkrone. → **LA S. 103, 116 /** → **JB 1 S. 424, 438**	**Konfektionierte Kinderkrone** **14** • konfektionierte Krone einschl. Material- und Laborkosten in der pädiatrischen Zahnheilkunde • im Seitenzahnbereich • in der Regel aus Metall, aber auch aus Kunststoff • an Milchzähnen und an bleibenden Zähnen	kein Festzuschuss	**Konfektionierte Kinderkrone** **2250** • Eingliederung einer konfektionierten Krone in der pädiatrischen Zahnheilkunde • Materialkosten sind gesondert berechnungsfähig. • in der Regel aus Metall, aber auch aus Kunststoff • an Milchzähnen und an bleibenden Zähnen

	BEMA	Festzuschüsse	GOZ
Wie rechnen Sie das Entfernen einer Krone oder eines Brückenankers ab? → LA S. 190 f., 305 / → JB 2 S. 170 f. → JB 3 S. 189	**Entfernen einer Krone usw.** **23 EKr** • Entfernen einer Krone • Entfernen eines Brückenankers • Entfernen eines abgebrochenen Wurzelstiftes • das Abtrennen eines Brückengliedes oder Steges, je Trennstelle • für das Abnehmen fest zementierter provisorischer Kronen und Brücken, die nicht nur provisorisch befestigt sind Wird eine Brücke in Teilen entfernt, kann die EKr je erforderlicher Trennstelle berechnet werden.	kein Festzuschuss	**Entfernen einer Krone usw.** **2290** • Entfernung einer Einlagefüllung, einer Krone oder eines Brückenankers • Abtrennen eines Brückengliedes oder Steges o. Ä., je Brückenanker und je Trennstelle • für das Abnehmen fest zementierter provisorischer Kronen und Brücken, nicht nur provisorisch befestigt • auch abrechenbar neben einer Extraktion am gleichen Zahn **2300** • für das Entfernen eines Wurzelstiftes, einer Schraube • zusammen mit Pos. 2290 abrechenbar

Beispielfall zu Kronen

Nach einer eingehenden Untersuchung sind folgende Befunde festgestellt worden: 11 ww, 47 ww 26 pw.
Es werden zwei Kronen und eine Teilkrone geplant, als Regelversorgung und als GOZ-Planung.

Datum	Zähne	Leistungen	BEMA-Position	Festzuschuss	GOZ-Position
A		Ein eHKP wird erstellt und zur Genehmigung an die Krankenkasse geschickt. Der genehmigte eHKP kommt am gleichen Tag zurück.	–	–	0030
B	11, 26	Infiltrationsanästhesie (Ultracain®)	2 x 40 I * (Upload)	–	2 x 0090 + Mat.
	11	Hohlkehlpräparation für eine vestibulär verblendete Krone			
	26	Präparation für eine Teilkrone		–	
	47	Leitungsanästhesie (Ultracain®) Hohlkehlpräparation für eine Vollgusskrone	41a L1		0100 + Mat.
	11, 26, 47	Versorgung mit individuellen Provisorien * Es sind weitere Leistungen aus dem KCH-Bereich abrechenbar, die hier nicht aufgeführt sind.	3 x 19 + Mat.		3 x 2270 + Mat.
C	11, 26, 47	Anprobe der Kronen	3 x 24c		–
D	11 26 47	Einsetzen der vestibulär verblendeten Krone Teilkrone Vollgusskrone	20b + Labor 20c + Labor 20a + Labor	1.1 + 1.3 1.2 1.1	2210 + Labor 2220 + Labor 2210 + Labor

Wie fit bin ich für die Prüfung? ☺ ☐ 😐 ☐ ☹ ☐

Abrechnung von Brücken

	BEMA	Festzuschüsse	GOZ
Nennen Sie die Abrechnungspositionen für Brücken. → LA S. 329 ff., 339 f. / → JB 3 S. 213 ff., 223 f.	**Brücken** **91a** • metallische Vollkrone als Brückenanker **91b** • vestibulär verblendete Verblendkrone als Brückenanker **91c** • metallische Teilkrone als Brückenanker **91d** • Teleskop-/Konuskrone als Brückenanker **91e** • Verwendung eines Geschiebes bei geteilten Brücken mit disparallelen Pfeilern zusätzlich zu den Nrn. 91a bis c **92** • je Brückenspanne • auch eine Freiendspanne Mit den BEMA-Positionen 91 und 92 sind folgende Leistungen abgegolten: • Präparation, ggf. Farbbestimmung, Bissnahme, Abformung, Einprobe, Einzementieren, Kontrolle, Beseitigung von Okklusionsstörungen	2.1 ein fehlender Zahn, je zahnbegrenzte Lücke 2.2 zwei nebeneinander fehlende Zähne, je zahnbegrenzte Lücke 2.3 drei nebeneinander fehlende Zähne, je Kiefer 2.4 vier nebeneinander fehlende Zähne, nur im FZ-Bereich, je Kiefer 2.5 unmittelbar angrenzende zweite Lücke mit max. einem fehlenden Zahn 2.6 für disparallele Pfeilerzähne, je Lücke 2.7 für die Verblendung im Verblendbereich, je Brückenanker oder -glied	**Brücken** **5000** • metallische Vollkrone als Brückenanker in Tangentialpräparation **5010** • Vollguss-, Verblend- oder Mantelkrone • als Brückenanker in Hohlkehl-/Stufenpräparation **5020** • Teilkrone als Brückenanker **5030** • Wurzelstiftkappe als Brückenanker **5040** • Teleskop-/Konuskrone als Brückenanker **5080** • Geschiebe, Riegel, Druckknopf u. Ä. als Verbindungselement bei geteilten Brücken mit disparallelen Pfeilern, je Verbindungselement **5070** • je Brückenspanne • auch eine Freiendspanne Mit den Positionen 5000 bis 5040 sind folgende Leistungen abgegolten: • Präparation, ggf. Farbbestimmung, Bissnahme, Abformung, Einprobe, Einzementieren, Kontrolle, Beseitigung von Okklusionsstörungen
Wie werden Ankerkronen, die nicht direkt mit einem Brückenglied verbunden, aber angeblockt sind, abgerechnet? → LA S. 301, 312, 368 / → JB 3 S. 185, 196, 252	**Verblockte Kronen** • wie Einzelkronen • Festzuschüsse wie bei Einzelkronen		**Verblockte Kronen** • wie Einzelkronen nach 2200–2220

	BEMA	GOZ
Mit welchen Positionen werden individuelle provisorische Brücken (mit Abformung) abgerechnet? → LA S. 304, 314 / → JB 3 S. 188, 198	**Brückenprovisorien** **19** • 1 x je Zahn, also je Ankerkrone oder Brückenglied • zusätzl. noch 1 x je Zahn, wenn das Provisorium kaputtgegangen ist • Materialkosten können gesondert berechnet werden, auch mehr als 2 x.	**Brückenprovisorien** **5120** • je Ankerzahn • jedes Mal, wenn das Provisorium erneuert werden muss **5140** • je Spanne oder Freiendsattel • Anzahl der Brückenglieder nicht abrechenbar
Geben Sie an, wie man das Abnehmen und Wiederbefestigen von Brückenprovisorien abrechnet. → LA S. 305 / → JB 3 S. 189	**Abnahme und Wiederbefestigung** **95d** • max. 3 x je Brücke als zusätzliche Leistung • Wird ein Provisorium ausnahmsweise fest zementiert, darf die Pos. 23 EKr für das Entfernen zusätzlich abgerechnet werden. • Wird ein Provisorium bei der Abnahme zerstört, kann nur die Neuanfertigung nach Pos. 19 oder 21 abgerechnet werden. • nicht für das Wiederbefestigen eines herausgefallenen Provisoriums	**Abnahme und Wiederbefestigung** • keine gesonderte Position • ggf. erhöhter Steigerungssatz bei den Provisorien

Beispielfall zu Brücken

Nach einer eingehenden Untersuchung sind folgende Befunde festgestellt worden:
23 ww, 24, 25 f, 26 kw (15 Jahre alt). Es wird eine Brücke von 23 auf 26 geplant, als Regelversorgung.

Datum	Zähne	Leistungen	BEMA-Position	Festzuschuss	GOZ-Position
A		Ein eHKP wird erstellt und zur Genehmigung an die Krankenkasse geschickt.	–	–	0030
B	OK, UK	Abformung für Planungsmodelle	7b + Mat.	–	0060 + Mat.
		Einschleifen der Okklusion	89		4040
	26	Entfernen der erneuerungsbedürftigen Krone	23 EKr		2290
	23, 26	Infiltrationsanästhesie (Ultracain®)	2 x 40 I * (Upload)		2 x 0090 + Mat.
	23	Hohlkehlpräparation für eine vestibulär verblendete Krone		–	
	26	Hohlkehlpräparation für eine Vollgusskrone			
	23, 26	Retraktionsfäden zur Darstellung der Präparationsgrenze	12 bMF * (Upload)		2030
	OK, UK	Abformung, Bissregistrierung			
	23–26	Versorgung mit einem individuellen Brückenprovisorium * Es sind weitere Leistungen aus dem KCH-Bereich abrechenbar, die hier nicht aufgeführt sind.	4 x 19 + Mat.		2 x 5120 1 x 5140 + Mat.
C	23–26	Provisorium entfernt, Gerüstanprobe der Brücke, Provisorium wieder eingesetzt	95d		–
D	23–26	provisorische Brücke entfernt, definitive Brücke eingegliedert und mit Zement befestigt	91b, 91a, 92 + Labor	2.2 3 x 2.7	2 x 5010 5070 + Labor

Wie fit bin ich für die Prüfung? ☺ ☐ 😐 ☐ ☹ ☐

Abrechnung von Teilprothesen

	BEMA	Festzuschüsse
Wie rechnen Sie eine Interimsprothese ab? Eine endgültige Versorgung ist nicht sofort möglich. → LA S. 351 ff. / → JB 3 S. 235 ff.	**Interimsprothese mit einfachen Klammern** **96a** • zum Ersatz von 1 bis 4 fehlenden Zähnen **96b** • zum Ersatz von 5 bis 8 fehlenden Zähnen **96c** • zum Ersatz von mehr als 8 fehlenden Zähnen Anmerkungen zur Pos. 96: • Nur die wirklich ersetzten Zähne zählen. • Ein fehlender Weisheitszahn ist als fehlend mitzuzählen, wenn der Zahn 7 auch fehlt. • Abformung, Farbbestimmung, Bissnahme, Einprobe, Eingliedern, Kontrolle sind mit Pos. 96 abgegolten. **98f** • Verwendung doppelarmiger Halte- oder einfacher Stützvorrichtungen, je Interimsprothese • meist bei Reparaturen von Klammern bei Interimsversorgung • nicht neben 98g und 98h	5.1 Lückengebiss mit bis zu 4 fehlenden Zähnen, je Kiefer 5.2 Lückengebiss mit 5 bis 8 fehlenden Zähnen, je Kiefer 5.3 Lückengebiss mit mehr als 8 fehlenden Zähnen, je Kiefer 5.4 zahnloser OK oder UK
Erläutern Sie die Abrechnung einer Modellgussprothese. → LA S. 351 ff. / → JB 3 S. 235 ff.	**Modellgussprothese** **Basisposition 96** **96a** • zum Ersatz von 1 bis 4 fehlenden Zähnen **96b** • zum Ersatz von 5 bis 8 fehlenden Zähnen **96c** • zum Ersatz von mehr als 8 fehlenden Zähnen **Zählweise:** • Alle fehlenden Zähne werden gezählt, auch wenn sie nicht ersetzt werden. • Ein fehlender Weisheitszahn ist als fehlend mitzuzählen, wenn der Zahn 7 auch fehlt. **Position für gegossene Halte- und Stützvorrichtungen** **98h** • 1 x je Kiefer • zusätzlich zu den Pos. 96 und 98g • 98h/1 bei Verwendung einer Halte- und Stützvorrichtung • 98h/2 bei mindestens zwei Halte- und Stützvorrichtungen • nicht bei Interimsprothesen	3.1 für alle zahnbegrenzten Lücken oder Freiendsituationen, die mit einer Teilprothese versorgt werden, je Kiefer

	BEMA	Festzuschüsse
Nennen Sie die Abrechnungspositionen für kombinierte Teilprothesen. → LA S. 351 ff. / → JB 3 S. 235	**Kombinierte Teilprothesen** **96a–c** · Teilprothese **98g** · Metallbasis **98a** · Abformungen mit individuellem Löffel **19 oder 21** · provisorische Kronen	3.1
	91d · Teleskopkronen · je Pfeilerzahn · max. 2 Teleskopkronen auf dem Zahn 3 oder 4	3.2 je Tele 4.7 Verblendung je Tele
	98h · gegossene Halte- und Stützvorrichtungen	

Beispielfall zu Interimsprothesen

Nach einer eingehenden Untersuchung sind folgende Befunde festgestellt worden: fehlend 18, 17, 14, 13, 25, 26, 28. Es wird eine Interimsprothese geplant, da eine definitive Versorgung erst in ein paar Monaten möglich ist. Machen Sie eine Planung zur Regelversorgung.

Datum	Zähne	Leistungen	BEMA-Position	Festzuschuss
A		Ein eHKP wird erstellt und zur Genehmigung an die Krankenkasse geschickt.		
B	OK, UK	genehmigter eHKP liegt vor Abformung für Planungsmodelle und zur Herstellung eines individuellen Löffels	7b + Mat.	
C	OK	Abformung mit individuellem Löffel, Farbauswahl	98a	
D	17, 14, 13, 25, 26	Versorgung mit einer Interimsteilprothese mit einfachen Klammern	96b + Labor	5.2

Anmerkung: Es sind weitere Leistungen aus dem KCH-Bereich abrechenbar, die hier nicht aufgeführt sind.

Beispielfall zu einer Modellgussprothese

Nach einer eingehenden Untersuchung sind folgende Befunde festgestellt worden: fehlend 38, 47, 48; erneuerungsbedürftige, ersetzte Zähne 35, 36, 44, 45, 46. Es wird eine Modellgussprothese geplant, mit drei gegossenen Halte- und Stützvorrichtungen an den Zähnen 34, 37, 43, als Regelversorgung.

Datum	Zähne	Leistungen	BEMA-Position	Festzuschuss
A		Ein eHKP wird erstellt und zur Genehmigung an die Krankenkasse geschickt.		
B	OK, UK	genehmigter eHKP liegt vor Abformung für Planungsmodelle und zur Herstellung eines individuellen Löffels Einschleifen der Okklusion und Artikulation	7b + Mat. 89	
C	UK	Abformung mit individuellem Löffel, Farbauswahl, Zahnform	98a	
D	UK	Anprobe des Modellgussgerüstes		
E	UK	Einsetzen der Modellgussprothese Beratung wegen Putzmöglichkeiten	96b 98g	3.1

Anmerkung: Es sind weitere Leistungen aus dem KCH-Bereich abrechenbar, die hier nicht aufgeführt sind.

Wie fit bin ich für die Prüfung? ☺ ☐ 😐 ☐ ☹ ☐

Abrechnung von Vollprothesen und Cover-Denture-Prothesen

	BEMA	Festzuschüsse
Nennen Sie die BEMA-Positionen für eine Funktionsabformung. → **LA S. 348 /** → **JB 3 S. 232**	**Funktionsabformung** **98b** • Funktionsabformung mit einem individuellen Löffel • im Oberkiefer **98c** • Funktionsabformung mit einem individuellen Löffel • im Unterkiefer **98b und 98c** • bei zahnlosem Kiefer • bei stark reduziertem Restgebiss – bis zu drei Zähnen • für Funktionsabformung mit vorhandenen alten Prothesen • neben 98a im Zusammenhang mit Cover-Denture-Prothesen • zur Herstellung der Innenteleskopkronen oder Wurzelstiftkappen	kein Festzuschuss
Rechnen Sie eine intraorale Stützstiftregistrierung ab. → **LA S. 349 f. /** → **JB 3 S. 233**	**Intraorale Stützstiftregistrierung** **98d** • zur Feststellung der Zentrallage • nur im Zusammenhang mit Totalprothesen, Cover-Denture-Prothesen nach Pos. 97	4.9
Erläutern Sie die Abrechnung einer totalen Prothese. → **LA S. 348 ff. /** → **JB 3 S. 232 ff.**	**Totale Prothese** **97** • einschl. anatomischer Abformung, Bissnahme, Farbbestimmung, Einprobe, Eingliedern, Nachbehandlung	

	BEMA	Festzuschüsse
(Fortsetzung)	**97a** · im Oberkiefer	4.2
	97b · im Unterkiefer	4.4
	98e · in Sonderfällen, wenn eine Metallbasis notwendig ist · je Prothese · zusätzlich zu 97a/b	4.5
Wie wird die Unterfütterung einer Prothese abgerechnet? → **LA S. 375 /** → **JB 3 S. 259**	**Unterfütterung** **100c** · Teilunterfütterung einer Prothese **100d** · vollständige Unterfütterung einer Prothese im indirekten Verfahren **100e** · vollständige Unterfütterung einer Prothese im indirekten Verfahren, einschl. Randgestaltung, im OK **100f** · vollständige Unterfütterung einer Prothese im indirekten Verfahren, einschl. Randgestaltung, im UK	Für die 100er-Positionen zu Unterfütterungen gilt die Festzuschussklasse 6.
Wie lauten die Reparaturpositionen bei einer Prothese? → **LA S. 376 /** → **JB 3 S. 260**	**Maßnahmen zur Reparatur bzw. Erweiterung einer Prothese** · kleinen Umfangs, ohne Abformung 100a · größeren Umfangs, mit Abformung 100b	Für die 100er-Positionen zu Unterfütterungen gilt die Festzuschussklasse 6.
Erläutern Sie die Abrechnung einer Cover-Denture-Prothese. → **LA S. 348 ff. /** → **JB 3 S. 232 ff.**	**Cover-Denture-Prothese** **97** · nur bei bis zu drei Restzähnen pro Kiefer · einschl. anatomischer Abformung, Bissnahme, Farbbestimmung, Einprobe, Eingliedern, Nachbehandlung	
	97a · im Oberkiefer	4.1
	97b · im Unterkiefer	4.3
	98e · in Sonderfällen, wenn eine Metallbasis notwendig ist · je Prothese	4.5
	Verbindungselemente einer Cover-Denture-Prothese **90** · Wurzelstiftkappe mit Verankerung im Wurzelkanal · mit Kugelknopfanker · einschl. Präparation der Kavität, Abformung, Einprobe, Einzementieren	4.8
	91d · Teleskopkronen, je Krone	4.6
	· Verblendung der Teleskopkronen	4.7

Beispielfall zu einer Totalprothese

Nach einer eingehenden Untersuchung sind folgende Befunde festgestellt worden: ersetzte, aber erneuerungswürdige Zähne alle Zähne im OK, die alte Totalprothese ist 10 Jahre alt. Es wird eine neue Totalprothese geplant, als Regelversorgung.

Datum	Zähne	Leistungen	BEMA-Position	Festzuschuss
A		Ein eHKP wird erstellt und zur Genehmigung an die Krankenkasse geschickt.		
B	 OK, UK	genehmigter eHKP liegt vor Abformung für Planungsmodelle und zur Herstellung eines individuellen Löffels mit der alten Prothese	 7b + Mat.	
C	OK	Funktionsabformung Bestimmung der Zahnfarbe und -form	98b	
D		Bissnahme, Stützstiftregistrierung zur Feststellung der Zentrallage	98d	4.9
E	OK	Wachseinprobe, Überprüfung von Okklusion und Artikulation, Ästhetik und Lautbildung		
F	OK	Eingliedern der fertiggestellten Prothese	97a	4.2
G	OK	nach einer Woche Druckstellen behandelt, Kontrolle		

Anmerkung: Es sind weitere Leistungen aus dem KCH-Bereich abrechenbar, die hier nicht aufgeführt sind.

Beispielfall zu einer Cover-Denture-Prothese

Nach einer eingehenden Untersuchung sind folgende Befunde festgestellt worden: fehlend 44–48, 32–42, 34–38. Zähne 33 und 43 sind nach Röntgenaufnahme ohne negativen Befund. Es wird eine Cover-Denture-Prothese geplant, als Regelversorgung.

Datum	Zähne	Leistungen	BEMA-Position	Festzuschuss
A		Ein eHKP wird erstellt und zur Genehmigung an die Krankenkasse geschickt.		
B	 33, 43	genehmigter eHKP liegt vor Abformung für Planungsmodelle und zur Herstellung eines individuellen Löffels Präparation der Zähne Doppelmischabformung für die Herstellung von Wurzelstiften mit Kugelknopfankern Herstellung der Stiftprovisorien und Einsetzen Bestimmung der Zahnfarbe und -form	 7b + Mat. 2 x 21 + Mat.	
C	33, 43 OK, UK 33, 43	Abnahme der Stiftprovisorien, Anprobe und Einzementieren der Wurzelstiftkappen Funktionsabformung mit individuellem Löffel Abnahme der Provisorien, Wachsanprobe, Überprüfung Wiederbefestigen der Provisorien	2 x 90 + Labor 98c + Mat. 2 x 24c	2 x 4.8
D	OK, UK	Bissnahme, Ermittlung der Bisshöhe		
E	33, 43	Abnahme der Provisorien, Wachsanprobe, Überprüfung Wiederbefestigen der Provisorien	 2 x 24c	
F	UK	Einsetzen der fertigen Cover-Denture-Prothese	97b	4.3

Wie fit bin ich für die Prüfung? ☺ ☐ 😐 ☐ ☹ ☐

Programmierte Aufgaben

1. Die definitive Krone an Zahn 26 hat sich gelöst. Was können Sie für das Einsetzen der Krone nach BEMA abrechnen?

[x]

A) ☐ Pos. 24c
B) ☐ Pos. 24b
C) ☐ Pos. 24a
D) ☐ Es kann gar nichts abgerechnet werden.
E) ☐ Diese Leistung kann nur privat in Rechnung gestellt werden.

2. Ein gesetzlich versicherter Patient braucht einen Zahnersatz. Wie ist das Vorgehen in der Praxis? Stellen Sie die richtige Reihenfolge her.

[1][2][3][4][5]

A) ☐ Der Patient erhält ein Formular über die Therapieplanung, die voraussichtlichen Kosten und seinen Eigenanteil. Dieses Formular unterschreibt er.
B) ☐ Die voraussichtlichen Gesamtkosten und der Eigenanteil des Patienten werden aufgelistet.
C) ☐ Erstellen eines digitalen Heil- und Kostenplans mit Befundaufnahme und Planung der notwendigen Therapie
D) ☐ Der eHKP wird digital an die Krankenkasse zur Genehmigung geschickt.
E) ☐ Die voraussichtlichen Festzuschüsse, die sich am Befund orientieren, werden eingetragen.

3. Bei einer gesetzlich Versicherten werden folgende Kronen angefertigt: an Zahn 35 eine Teilkrone, an 37 eine Vollgusskrone, an 44 eine vestibulär verblendete Krone. Alle 3 Zähne benötigen provisorische Kronen. Welche Aussagenkombination ist richtig?

[x]

A) ☐ 20c, 2 x 20a, 1 x 1.2, 2 x 1.1, 3 x 19
B) ☐ 20c, 20b, 20a, 3 x 1.1, 1 x 1.3, 3 x 19
C) ☐ 20a, 20b, 20c, 3 x 1.3, 3 x 19
D) ☐ 20c, 20a, 20b, 1 x 1.2, 2 x 1.1, 1 x 1.3, 3 x 19
E) ☐ 2 x 20a, 20b, 3 x 1.1, 1 x 1.3

4. Für einen gesetzlich Versicherten wird eine Brücke von 13 auf 21 als Regelversorgung geplant: 13 KV, 12 BV, 11 BV, 21 KV. Welche Planungspositionen sind richtig?

[x]

A) ☐ BEMA-Pos.: 2 x 91b, 1 x 92; FZ: 2.2, 4 x 2.7
B) ☐ BEMA-Pos.: 2 x 20a, 1 x 92; FZ: 1 x 2.7
C) ☐ BEMA-Pos.: 2 x 91b, 2 x 92; FZ: 1 x 2.2, 1 x 2.7
D) ☐ BEMA-Pos.: 2 x 91a, 2 x 92; FZ: 2 x 2.2, 4 x 2.7
E) ☐ BEMA-Pos.: 2 x 20b, 1 x 92; FZ: 2.2, 4 x 2.7

5. Für eine privat Versicherte wird eine Brücke von 13 auf 21 geplant: 13 KM, 12 BM, 11 BM, 21 KM. Es wird auch eine provisorische Brücke benötigt. Welche Abrechnungspositionen sind richtig?

[x]

A) ☐ GOZ-Pos.: 2 x 5000, 1 x 5070, 2 x 5120
B) ☐ GOZ-Pos.: 2 x 5020, 2 x 5070, 2 x 5120, 1 x 5140
C) ☐ GOZ-Pos.: 2 x 5010, 1 x 5070, 1 x 5120, 1 x 5140
D) ☐ GOZ-Pos.: 2 x 5010, 1 x 5070, 2 x 5120, 1 x 5140
E) ☐ GOZ-Pos.: 5010, 5070, 5120, 5140

6. Wie werden die Teleskope bei einer Teleskopteilprothese in der BEMA abgerechnet? Welche Aussagen sind richtig?

[x][x]

A) ☐ Es dürfen 3 Teleskope je Prothese abgerechnet werden.
B) ☐ Die Teleskope müssen auf Zahn 3 oder 6 sitzen.
C) ☐ Je Teleskop wird der Festzuschuss 3.2 angesetzt.
D) ☐ Ein Festzuschuss für die Verblendung wird nicht angesetzt.
E) ☐ Je Teleskop wird die BEMA-Pos. 91d abgerechnet.
F) ☐ Sie sind mit der Basisposition 96 abgedeckt.

7. Wie lange ist die HKP-Planung gültig?

[x]

A) ☐ Es gibt keine Ablauffrist.
B) ☐ 1 Jahr nach Genehmigung durch die Krankenkasse
C) ☐ 6 Monate ab Ausstellungsdatum
D) ☐ 6 Monate nach Genehmigung durch die Krankenkasse
E) ☐ 3 Monate ab Ausstellungsdatum

---

1. C 2. A4, B3, C1, D5, E2 3. D
4. A 5. D 6. C, E 7. D

8. Welche Aussagen zur Abrechnung von Kronen und Zahnersatz in der GOZ sind richtig?

☒ ☒

A) ☐ Kronen werden als konservierende Leistungen abgerechnet, GOZ Teil C.
B) ☐ Der Patient erhält Festzuschüsse zu den Kosten seines Zahnersatzes.
C) ☐ Der Patient bekommt einen Bonus, wenn er regelmäßig zur Untersuchung war.
D) ☐ Brücken und Prothesen werden als Zahnersatz abgerechnet, GOZ-Teil F.
E) ☐ Eine vollkeramische Krone wird von der Krankenkasse nicht vollständig bezahlt.
F) ☐ Die Behandlung darf erst nach Genehmigung durch die Krankenkasse begonnen werden.

9. Es werden Brücken in der BEMA abgerechnet. Welche Zuordnung ist richtig?

☒

A	91a	1	eine vestibulär verblendete Verblendkrone als Brückenanker
B	91b	2	eine Teleskopkrone als Brückenanker
C	91c	3	Abrechnung einer Brückenspanne
D	91d	4	eine metallische Vollkrone als Brückenanker
E	92	5	eine metallische Teilkrone als Brückenanker

A) ☐ A2, B1, C3, D5, E4
B) ☐ A1, B2, C3, D4, E5
C) ☐ A5, B4, C1, D3, E2
D) ☐ A4, B5, C2, D1, E3
E) ☐ A4, B1, C5, D2, E3

10. Eine gesetzlich Versicherte möchte die Kronen auf Zahn 21 und 11 vollverblendet haben (gleichartige Versorgung). Es werden individuelle Provisorien für beide Zähne angefertigt. Welche BEMA- oder GOZ-Positionen und Festzuschüsse werden abgerechnet?

☒

A) ☐ BEMA-Pos.: 2 x 19, 2 x 20b; FZ: 2 x 1.1, 2 x 1.3
B) ☐ BEMA-Pos.: 2 x 19; GOZ-Pos.: 2 x 2210; FZ: 2 x 1.1, 2 x 1.3
C) ☐ GOZ-Pos.: 2 x 2210, 2 x 2270
D) ☐ GOZ-Pos.: 2 x 2210, 2 x 2270; FZ: 2 x 1.1, 2 x 1.3
E) ☐ BEMA-Pos.: 2 x 19; GOZ-Pos. 2 x 2200; FZ: 2 x 1.1

11. Es wird eine Cover-Denture-Prothese geplant. Welche Zuordnung von BEMA-Positionen und Leistungsbeschreibungen ist richtig?

☒

A) ☐ 97a → Prothese bei bis zu drei Restzähnen, im UK
B) ☐ 97b → Metallbasis, in Sonderfällen
C) ☐ 98e → Teleskopkrone als Verbindungselement
D) ☐ 90 → Wurzelstiftkappe mit Verankerung im Wurzelkanal, mit Kugelknopfanker als Verbindungselement
E) ☐ 91d → Prothese bei bis zu drei Restzähnen, im OK

12. Es werden Totalprothesen abgerechnet. Welche Zuordnung ist richtig?

☒

A	97a	1	Funktionsabformung mit einem individuellen Löffel, im UK
B	97b	2	totale Prothese im Oberkiefer
C	98b	3	totale Prothese im Unterkiefer
D	98c	4	Funktionsabformung mit einem individuellen Löffel, im OK
E	98d	5	intraorale Stützstiftregistrierung

A) ☐ A2, B1, C3, D5, E4
B) ☐ A2, B3, C4, D1, E5
C) ☐ A5, B4, C1, D3, E2
D) ☐ A3, B5, C2, D1, E3
E) ☐ A4, B2, C5, D3, E1

13. Bei einem privat Versicherten werden folgende Kronen angefertigt: an Zahn 25 eine Teilkrone, an 37 eine Vollgusskrone in Tangentialpräparation, an 44 eine voll verblendete Krone in Hohlkehlpräparation. Alle 3 Zähne benötigen individuelle provisorische Kronen. Welche Abrechnung ist richtig?

☒

A) ☐ 2220, 2 x 2210, 3 x 2270
B) ☐ 2220, 2 x 2210, 3 x 2260
C) ☐ 3 x 2210, 3 x 2270
D) ☐ 2220, 2200, 2210, 3 x 2270
E) ☐ 2220, 2200, 2210, 2270

---

8. A, D 9. E 10. B
11. D 12. B 13. D

14. Bei der Gerüstanprobe einer Brücke wird das Provisorium abgenommen und anschließend wieder befestigt. Welche Aussage ist richtig?

☒

A) ☐ Es kann die BEMA-Pos. 24c abgerechnet werden.
B) ☐ Es kann die BEMA-Pos. 95d je Zahn abgerechnet werden.
C) ☐ Es kann die BEMA-Pos. 95d je Brücke abgerechnet werden.
D) ☐ Es kann die BEMA-Pos. 95d je Ankerkrone abgerechnet werden.
E) ☐ Diese Leistung ist gar nicht abrechenbar.

15. Welche Aussagen zum eHKP beim gesetzlich Versicherten sind richtig?

☒ ☒

A) ☐ Der Zahnarzt muss ihn kostenfrei erstellen.
B) ☐ Der Zahnarzt kann die Pos. 0030 für das Erstellen abrechnen.
C) ☐ Die Behandlung darf begonnen werden, wenn der eHKP an die Krankenkasse zur Genehmigung geschickt wurde.
D) ☐ Der eHKP ist nach der Genehmigung durch die Krankenkasse 6 Monate gültig.
E) ☐ Der genehmigte eHKP wird per Post an den Patienten geschickt.
F) ☐ Die Behandlung kann ohne Genehmigung durch die Krankenkasse begonnen werden.

16. Welche beiden Aussagen zu Einschleifmaßnahmen beim gesetzlich Versicherten sind richtig?

☒ ☒

A) ☐ Sie können mehrmals je HKP abgerechnet werden.
B) ☐ Einschleifmaßnahmen dienen der Beseitigung grober Artikulations- und Okklusionsstörungen vor Eingliederung von Prothesen und Brücken.
C) ☐ Sie werden für das Einschleifen zur Aufnahme von Halte- und Stützvorrichtungen abgerechnet.
D) ☐ Sie werden für das Beschleifen von Prothesenzähnen im Gegenkiefer abgerechnet.
E) ☐ Einschleifmaßnahmen können bei der Herstellung und Eingliederung von Einzelkronen abgerechnet werden.
F) ☐ Sie werden mit der BEMA-Pos. 89 abgerechnet.

17. Für einen privat versicherten Patienten werden zwei Kronen angefertigt: eine voll verblendete Krone in Hohlkehlpräparation und eine Vollgusskrone in Tangentialpräparation. Individuelle Provisorien werden zum Schutz der präparierten Zähne benötigt. Welche Aussagenkombination zur GOZ-Abrechnung ist richtig?

☒

1 abrechenbare GOZ-Pos.: 2 x 2260
2 abrechenbare GOZ-Pos.: 2 x 2270
3 abrechenbare GOZ-Pos.: 2210
4 abrechenbare GOZ-Pos.: 2220
5 abrechenbare GOZ-Pos.: 2200

A) ☐ Alle Aussagen sind richtig.
B) ☐ Nur die Aussagen 2 und 4 sind richtig.
C) ☐ Nur die Aussagen 1 und 5 sind richtig.
D) ☐ Nur die Aussagen 2, 3 und 5 sind richtig.
E) ☐ Nur die Aussagen 1, 3 und 4 sind richtig.

18. Bei einer gesetzlich versicherten Patientin wird eine Brücke von 14 auf 17 angefertigt. Bis zur Fertigstellung der definitiven Versorgung braucht sie eine provisorische Brücke. Welche Aussage zur Abrechnung von provisorischen Brücken ist falsch?

☒

A) ☐ Die BEMA-Pos. 19 kann für jeden Brückenanker und für jedes Brückenglied berechnet werden.
B) ☐ Die BEMA-Pos. 19 darf nur max. 2 x je Brückenanker oder Brückenglied abgerechnet werden.
C) ☐ Die BEMA-Pos. 19 wird 1 x je provisorischer Brücke abgerechnet.
D) ☐ Die Pos. 19 ist 1 x in der Kostenplanung und 1 x bei den zusätzlichen Leistungen abrechenbar.

19. Für eine gesetzlich versicherte Patientin werden an 3 Zähnen Kronen angefertigt. Die Zähne erhalten provisorische Kronen. Bei der Anprobe geht ein Provisorium kaputt und muss erneuert werden. Was darf für diese Anprobe berechnet werden?

☒

A) ☐ 3 x 24c, 1 x 19
B) ☐ 3 x 19, 3 x 24c, 1 x 19
C) ☐ 4 x 19, 1 x 24c
D) ☐ 2 x 24c, 1 x 19
E) ☐ 3 x 24c

14. C 15. A, D 16. B, F
17. D 18. C 19. A

20. Welche Aussagen zur Bonusregelung beim ZE sind richtig? Ordnen Sie zu.

☒

A	Der Patient war in den letzten 5 Jahren 1 x im Jahr zur Vorsorgeuntersuchung.	1	Die Krankenkasse bezahlt 75 % der durchschnittlichen Kosten.
B	Der Patient führt kein Bonusheft.	2	Die Krankenkasse bezahlt 70 % der durchschnittlichen Kosten.
C	Der Patient war in den vergangenen 10 Jahren 1 x im Jahr zur Vorsorgeuntersuchung.	3	Die Krankenkasse bezahlt 60 % der durchschnittlichen Kosten.

A) ☐ A2, B3, C1
B) ☐ A2, B1, C3
C) ☐ A3, B2, C1

21. Im Zahnschema des HKPs werden Befundkürzel verwendet. Welche Zuordnung ist richtig?

☒

A) ☐ kw → erneuerungsbedürftiges Brückenglied
B) ☐ ww → erneuerungsbedürftige Krone
C) ☐ bw → erhaltungswürdiger Zahn mit partiellen Substanzdefekten
D) ☐ pw → erhaltungswürdiger Zahn mit weitgehender Zerstörung
E) ☐ ew → ersetzter, aber erneuerungsbedürftiger Zahn

22. Bei der Behandlungsplanung HKP Teil I werden verschiedene Abkürzungen verwendet. Ordnen Sie zu.

☒

A	KM	1	gegossene Halte- und Stützvorrichtung
B	PK	2	Brückenglied mit vestibulärer Verblendung
C	BV	3	Krone keramisch vollverblendet
D	H	4	Teleskopkrone
E	T	5	Teilkrone

A) ☐ A2, B1, C5, D4, E3
B) ☐ A1, B2, C3, D4, E5
C) ☐ A3, B5, C2, D1, E4
D) ☐ A4, B5, C2, D3, E1
E) ☐ A5, B3, C1, D2, E4

23. Für einen gesetzlich Versicherten wird eine Einzelkrone mit einem gegossenen Stiftaufbau auf Zahn 46 als Regelversorgung geplant. Er benötigt eine provisorische Krone mit Stiftverankerung und eine provisorische Krone nach dem Einsetzen des gegossenen Stiftaufbaus. Welche Planungspositionen sind richtig?

☒

A) ☐ BEMA-Pos.: 20a, 18a; FZ: 1.1, 1.4
B) ☐ BEMA-Pos.: 20b, 18b, 2 x 21; FZ: 1.1, 1.5
C) ☐ BEMA-Pos.: 20a, 18b, 21, 19; FZ: 1.1, 1.5
D) ☐ BEMA-Pos.: 20b, 18b, 2 x 19; FZ: 1.1, 1.4
E) ☐ BEMA-Pos.: 20a, 18a, 21, 19; FZ: 1.1, 1.4

24. Es wird eine Modellgussprothese abgerechnet. Welche Zuordnung von BEMA-Position und Leistungsbeschreibung ist richtig?

☒

A) ☐ 96a → zum Ersatz von 1 bis 4 fehlenden Zähnen
B) ☐ 96b → Metallbasis
C) ☐ 96c → gegossene Halte- und Stützvorrichtungen
D) ☐ 98g → zum Ersatz von mehr als 8 fehlenden Zähnen
E) ☐ 98h → zum Ersatz von 5 bis 8 fehlenden Zähnen

25. Welche beiden Aussagen zu Funktionsabformungen in der BEMA sind richtig?

☒☒

A) ☐ Für die Funktionsabformung im UK wird die BEMA-Pos. 98a abgerechnet.
B) ☐ Für die Funktionsabformung wird ein individueller Löffel verwendet, der in der BEMA-Pos. 98 enthalten ist.
C) ☐ Für die Funktionsabformung im UK wird die BEMA-Pos. 98b abgerechnet.
D) ☐ Die Funktionsabformung kann auch bei der Erstellung einer Brücke abgerechnet werden.
E) ☐ Die Funktionsabformung kann nur bei der Versorgung eines zahnlosen Kiefers oder bei bis zu drei vorhandenen Zähnen abgerechnet werden.

---

20. A 21. E 22. C
23. C 24. A 25. B, E

26. Für eine privat Versicherte werden zwei vollverblendete Einzelkronen auf 26 und 27 geplant: 2 x KM. Außerdem eine Brücke von 14 auf 16, auch vollverblendet: 14 KM, 15 BM, 16 KM. Für alle Zähne werden individuelle Provisorien benötigt. Welche GOZ-Positionen sind richtig?

☒

A) ☐ 2 x 2210, 2 x 2260, 2 x 5020, 1 x 5070, 2 x 5120, 1 x 5140
B) ☐ 2 x 2210, 2 x 2270, 2 x 5010, 1 x 5070, 2 x 5120, 1 x 5140
C) ☐ 2 x 2200, 2 x 2270, 2 x 5010, 1 x 5070, 2 x 5120
D) ☐ 2 x 2220, 2 x 2270, 3 x 5000, 1 x 5070, 3 x 5120
E) ☐ 2 x 2210, 2 x 2270, 3 x 5010, 3 x 5120

27. Welche beiden Aussagen zur Abnahme und Wiederbefestigung von provisorischen Kronen nach der Pos. 19 oder 21 sind richtig?

☒ ☒

A) ☐ Für diese Leistung kann die BEMA-Pos. 24a abgerechnet werden.
B) ☐ Für diese Leistung kann die BEMA-Pos. 24b abgerechnet werden.
C) ☐ Für diese Leistung kann die BEMA-Pos. 24c abgerechnet werden.
D) ☐ Sie ist max. 3 x je provisorischer Krone abrechnungsfähig.
E) ☐ Sie ist max. 2 x je provisorischer Krone abrechnungsfähig.
F) ☐ Für diese Leistung kann die BEMA-Pos. 95d abgerechnet werden.

28. Welche Aussage zur Abrechnung von Zahnersatz bei einer gesetzlich Versicherten ist falsch?

☒

A) ☐ Die Krankenkasse zahlt einen vom Befund abhängigen Festzuschuss in Höhe von 60 % der statistischen Durchschnittskosten.
B) ☐ Der Patient erhält eine Rechnung über seinen Eigenanteil, den er direkt an den Zahnarzt zahlen muss.
C) ☐ Zahnersatz wird von der Krankenkasse nur bezuschusst, nicht vollständig bezahlt.
D) ☐ Die Krankenkasse übernimmt die vollständigen Kosten für den Zahnersatz.
E) ☐ Der Festzuschuss der Krankenkasse erhöht sich, wenn der Patient regelmäßig zur Vorsorgeuntersuchung war und somit einen Bonus erhält.

29. Welche Festzuschüsse gehören zu welcher Leistungsbeschreibung? Ordnen Sie zu.

☒

A	2.1	1	FZ bei einer Brücke mit 3 fehlenden Zähnen
B	2.2	2	FZ bei einer Brücke mit 4 fehlenden Zähnen, im Frontzahnbereich
C	2.3	3	FZ bei einer Brücke mit einem fehlenden Zahn
D	2.4	4	FZ bei einer Brücke mit 2 fehlenden Zähnen
E	2.5	5	FZ für die Verblendung eines Brückenankers oder Brückenglieds, nur im Verblendbereich
F	2.7	6	FZ bei einer Brücke mit zwei Spannen, für die 2. Spanne mit einem fehlenden Zahn

A) ☐ A2, B3, C1, D4, E6, F5
B) ☐ A2, B1, C3, D6, E5, F4
C) ☐ A3, B4, C1, D2, E6, F5
D) ☐ A1, B2, C3, D4, E5, F6
E) ☐ A3, B4, C1, D6, E2, F5

30. Für einen privat Versicherten wird eine Vollkeramikkrone auf 15 angefertigt und adhäsiv eingesetzt. Außerdem eine Teilkrone auf 14. Und eine Brücke von 33 auf 37: 33 KM, 34–36 BM, 37 KM. Welche Planungspositionen sind richtig?

☒

A) ☐ GOZ-Pos.: 2210, 2220, 2 x 5010, 5070
B) ☐ GOZ-Pos.: 2210, 2197, 2220, 5 x 5010
C) ☐ GOZ-Pos.: 2 x 2200, 2197, 2 x 5000, 5070
D) ☐ GOZ-Pos.: 2 x 2270, 2197, 2 x 5010, 5070
E) ☐ GOZ-Pos.: 2210, 2197, 2220, 2 x 5010, 5070

31. Es werden Totalprothesen abgerechnet. Welche Zuordnung von BEMA-Positionen und Festzuschüssen ist richtig?

☒

A) ☐ 97a → 4.2
B) ☐ 97b → 4.5
C) ☐ 98e → 4.9
D) ☐ 98d → 4.4

26. B	27. C, D	28. D
29. C	30. E	31. A

32. Für einen privat Versicherten werden ein schriftlicher HKP und Planungsmodelle von OK und UK erstellt. Einschleifmaßnahmen sind erforderlich. Von Zahn 43–33 wird eine vollverblendete Metallkeramikbrücke in Hohlkehlpräparation angefertigt. Eine individuelle provisorische Brücke wird benötigt. Welche GOZ-Positionen sind richtig?

☒

A) ☐ 0030, 5170, 4040, 2 x 5000, 5070, 2 x 5120, 5140
B) ☐ 0030, 0060, 2 x 5010, 5070, 5120, 5140
C) ☐ 0030, 0060, 4040, 2 x 5010, 5070, 2 x 5120, 5140
D) ☐ 0060, 4040, 2 x 5000, 5070, 2 x 5120, 5140
E) ☐ 0030, 5170, 4040, 2 x 5010, 5070, 2 x 5120, 5140

33. Bei einer Brücke wird die Ankerkrone mit der Nachbarkrone zur Stabilisierung verblockt. Welche Aussage zur GOZ-Abrechnung dieser verblockten Krone ist richtig?

☒

A) ☐ Sie wird mit der GOZ-Pos. 5010, Brückenanker in Hohlkehl- oder Stufenpräparation, abgerechnet.
B) ☐ Sie wird mit der GOZ-Pos. 5040 abgerechnet.
C) ☐ Sie wird wie eine Einzelkrone abgerechnet.
D) ☐ Sie wird mit den GOZ-Pos. 5000, 5010, 5020 abgerechnet.

34. Bei einer Privatpatientin werden prothetische Leistungen abgerechnet. Welche Zuordnungskombination ist richtig?

☒

A	0060	1	provisorische Brücke mit Abformung, je Brückenspanne oder Freiendsattel
B	4040	2	provisorische Brücke mit Abformung, je Ankerkrone
C	5120	3	anatomische Abformung des Kiefers mit individuellem Löffel
D	5170	4	Abformung beider Kiefer für Situationsmodelle
E	5140	5	Aufstellung eines schriftlichen HKPs
F	0030	6	Beseitigung grober Vorkontakte durch Einschleifen

A) ☐ A2, B1, C3, D5, E4, F6
B) ☐ A4, B6, C2, D3, E1, F5
C) ☐ A5, B4, C1, D3, E6, F2
D) ☐ A6, B5, C2, D1, E3, F4
E) ☐ A4, B1, C5, D2, E6, F3

35. Es werden Brücken bei einem Privatpatienten abgerechnet. Welche Zuordnungskombination ist richtig?

☒

A	5000	1	eine Vollguss-, Verblend- oder Mantelkrone als Brückenanker, in Hohlkehl- oder Stufenpräparation
B	5010	2	eine Wurzelstiftkappe mit Stift als Brückenanker
C	5020	3	Abrechnung einer Brückenspanne, auch Freiendspanne
D	5030	4	eine metallische Vollkrone als Brückenanker, in Tangentialpräparation
E	5040	5	eine Teilkrone als Brückenanker
F	5070	6	eine Teleskopkrone als Brückenanker

A) ☐ A2, B1, C3, D5, E4, F6
B) ☐ A1, B2, C3, D4, E5, F6
C) ☐ A5, B4, C1, D3, E6, F2
D) ☐ A6, B5, C2, D1, E3, F4
E) ☐ A4, B1, C5, D2, E6, F3

36. Welche Aussagen sind richtig? Die BEMA-Pos. 98a kann abgerechnet werden(,) …

☒☒

A) ☐ für eine Abformung mit einem individuellen oder individualisierten Löffel.
B) ☐ je Kiefer.
C) ☐ bei der Herstellung einer Einzelkrone.
D) ☐ bei einer andersartigen Versorgung.
E) ☐ auch wenn der konfektionierte Löffel ausreichen würde.
F) ☐ bei der Herstellung der Funktion einer Prothese.

37. Welche BEMA-Zuordnung ist richtig?

☒

A) ☐ 18a → gegossener Stiftaufbau
B) ☐ 18b → provisorische Stiftkrone
C) ☐ 19 → provisorische Krone oder provisorisches Brückenglied
D) ☐ 21 → Abnahme und Wiederbefestigung von Provisorien
E) ☐ 24c → konfektionierter Stift- oder Schraubenaufbau

---

32. C 33. C 34. B
35. E 36. A, B 37. C

38. Bei kombinierten Teilprothesen gibt es Verbindungselemente. Wie werden diese bei einem gesetzlich Versicherten abgerechnet? Welche Zuordnung ist richtig?

☒

A) ☐ gegossene Halte- und Stützvorrichtung, eine Klammer → 90
B) ☐ Teleskopkronen → 98h/1
C) ☐ gegossene Halte- und Stützvorrichtung, zwei und mehr → 98h/2
D) ☐ Wurzelstiftkappe und Kugelknopfanker → 91d

39. Bei einem gesetzlich Versicherten werden zwei Einzelkronen an Zahn 15 und Zahn 27 angefertigt. Welche Kombination aus BEMA-Pos. und Festzuschüssen ist bei einer Regelversorgung richtig?

☒

A) ☐ abrechenbar nach BEMA-Pos. 2 x 20a; FZ: 2 x 1.1
B) ☐ abrechenbar nach BEMA-Pos. 2 x 20b; FZ: 1 x 1.1, 1 x 1.3
C) ☐ abrechenbar nach BEMA-Pos. 20a, 20b; FZ: 2 x 1.1, 1 x 1.3
D) ☐ abrechenbar nach BEMA-Pos. 20a, 20b; FZ: 2 x 1.1, 2 x 1.3
E) ☐ abrechenbar nach BEMA-Pos. 20a, 2 x 20b; FZ: 3 x 1.1

40. Welche Aussagen zu Situationsmodellen in der GOZ sind richtig?

☒ ☒

A) ☐ Abformung beider Kiefer für Situationsmodelle und einfache Bissfixierung einschließlich Auswertung zur Diagnose oder Planung wird mit der GOZ-Pos. 0060 abgerechnet.
B) ☐ Abformungen für Situationsmodelle werden immer mit einem konfektionierten Löffel gemacht.
C) ☐ Die GOZ-Pos. 0050 und 0060 können ohne Begründung nebeneinander abgerechnet werden.
D) ☐ nicht für die Wiederherstellung von ZE und Kronen abrechenbar
E) ☐ nicht bei der Anfertigung von Kronen abrechenbar
F) ☐ Abformung oder Teilabformung eines Kiefers für ein Situationsmodell einschl. Auswertung zur Diagnose oder Planung wird mit der GOZ-Pos. 0050 abgerechnet.

41. Welche Aussage zur Abrechnung von provisorischen Kronen in der GOZ ist falsch?

☒

A) ☐ Eine provisorische Krone, die ohne Abformung hergestellt wurde, wird mit der GOZ-Pos. 2260 abgerechnet.
B) ☐ Eine provisorische Krone, die mit Abformung hergestellt wurde, wird mit der GOZ-Pos. 2270 abgerechnet.
C) ☐ Die Pos. 2260 und 2270 dürfen auch mehrfach je Zahn abgerechnet werden.
D) ☐ Das Entfernen und Wiedereingliedern des Provisoriums bei einer Anprobe darf gesondert abgerechnet werden.

42. Welche Aussage zur Härtefallregelung bei Zahnersatz ist falsch?

☒

A) ☐ Die Härtefallregelung gilt für eine Regelversorgung.
B) ☐ Der Patient erhält 100 % der Durchschnittskosten der Regelversorgung, wenn er eine NEM-Legierung wählt.
C) ☐ Der Härtefallpatient erhält den doppelten Festzuschuss, wenn er eine Edelmetall-Legierung möchte. Den Differenzbetrag muss er selbst bezahlen.
D) ☐ Wenn ein Patient ein geringes oder gar kein Einkommen hat, dann übernimmt die Krankenkasse 100 % der Kosten, auch für gleichartigen ZE.

43. Ein gesetzlich versicherter Patient erhält eine Cover-Denture-Prothese mit Teleskopkronen auf Zahn 43 und Zahn 34. Die restlichen Zähne werden ersetzt. Welche Aussage zu den BEMA-Positionen und Festzuschüssen ist richtig?

☒

A) ☐ abrechenbar: 96c, 98g, 2 x 91d; FZ: 4.3, 2 x 4.7
B) ☐ abrechenbar: 97a, 98g, 2 x 91d; FZ: 4.1, 2 x 4.6, 2 x 4.7
C) ☐ abrechenbar: 97b, 2 x 91d; FZ: 4.2, 2 x 4.7
D) ☐ abrechenbar: 97b, 2 x 91d; FZ: 4.3, 2 x 4.6, 2 x 4.7
E) ☐ abrechenbar: 97a, 2 x 91d; FZ: 4.4, 2 x 4.6, 2 x 4.7

38. C   39. C   40. A, F
41. D   42. D   43. D

44. Welche beiden Aussagen zur intraoralen Stützstiftregistrierung in der BEMA sind richtig?

☒ ☒

A) ☐ zur Feststellung der Zentrallage, je Behandlungsfall
B) ☐ bei der Versorgung mit einer Cover-Denture-Prothese oder einer totalen Prothese
C) ☐ wird mit der BEMA-Pos. 98e abgerechnet
D) ☐ fällt bei der Herstellung von Brücken an
E) ☐ wird pro Sitzung abgerechnet
F) ☐ Dafür gibt es keinen Festzuschuss.

45. Bei BEMA-Patienten werden Reparaturen und Unterfütterungen abgerechnet. Welche beiden Zuordnungen sind richtig?

☒ ☒

A) ☐ 100a → Teilunterfütterung einer Prothese
B) ☐ 100b → Reparatur bzw. Erweiterung einer Prothese, im kleinen Umfang, ohne Abformung
C) ☐ 100c → vollständige Unterfütterung einer totalen Prothese im indirekten Verfahren, einschl. Randgestaltung, im OK
D) ☐ 100d → vollständige Unterfütterung einer totalen Prothese im indirekten Verfahren
E) ☐ 100e → Reparatur bzw. Erweiterung einer Prothese, im größeren Umfang, mit Abformung
F) ☐ 100f → vollständige Unterfütterung einer totalen Prothese im indirekten Verfahren, einschl. Randgestaltung, im UK

46. Für einen gesetzlich versicherten Patienten wird in Regelversorgung eine Krone an Zahn 15 angefertigt. Ein konfektionierter Stiftaufbau und ein individuelles Provisorium sind notwendig. Es wird eine Anprobe gemacht, bei der die provisorische Krone abgenommen und wiederbefestigt wird. Welche Aussage zur Abrechnung ist richtig?

☒

A) ☐ 18b, 2 x 19, 24c, 20b
B) ☐ 18a, 19, 24a, 20b
C) ☐ 18a, 19, 24c, 20b
D) ☐ 18b, 19, 24b, 20a
E) ☐ 18a, 19, 24c, 20a

47. Für eine gesetzlich Versicherte wird eine Modellgussprothese im UK mit zwei gegossenen Halte- und Stützvorrichtungen als Regelversorgung geplant. Es werden 6 Zähne ersetzt und eine Abformung mit einem individuellen Löffel gemacht. Welche Planungspositionen sind richtig?

☒

A) ☐ BEMA-Pos.: 96c, 98g, 98h/2, 98a; FZ: 3.1
B) ☐ BEMA-Pos.: 96a, 98g, 98h/1; FZ: 3.1
C) ☐ BEMA-Pos.: 96b, 98g, 98h/2, 98a; FZ: 3.1
D) ☐ BEMA-Pos.: 96b, 98g, 98h/1; FZ: 3.2
E) ☐ BEMA-Pos.: 96b, 98h/2, 98a; FZ: 3.1

48. Welche Aussagen treffen auf einen gleichartigen Zahnersatz (1) oder auf einen andersartigen Zahnersatz (2) zu?

[1] [2]

A) ☐ Der Patient möchte eine ganz andere Versorgung, als die Regelversorgung es vorsieht.
B) ☐ Der Patient reicht die gesamte Rechnung bei seiner Krankenkasse ein und erhält die ihm zustehenden Festzuschüsse direkt von der Krankenkasse.
C) ☐ Der Patient möchte zusätzliche Leistungen, die aber die Art der Regelversorgung nicht ändern.
D) ☐ Der Patient möchte ein Implantat statt einer Brücke.
E) ☐ Der Patient trägt die entstandenen Mehrkosten, die nach GOZ berechnet werden.
F) ☐ Die Abrechnung der Festzuschüsse erfolgt über die KZV, die Abrechnung des Eigenanteils und der privaten Leistungen erfolgt direkt mit dem Patienten.

49. Welche Aussagen sind richtig? Die GOZ-Pos. 2020 kann berechnet werden ...

☒ ☒

A) ☐ nur im Notdienst.
B) ☐ für eine definitive Füllung.
C) ☐ je Zahn.
D) ☐ z. B. neben den GOZ-Pos. 2330, 2340, 2350.
E) ☐ je Kavität.
F) ☐ Sie kann immer abgerechnet werden.

---

44. A, B 45. D, F 46. C 47. C
48. A2, B2, C1, D2, E1, F1 49. D, E

50. Ein Zahn wird mit einem pulpären Stiftaufbau versorgt. Welche beiden Aussagen in der BEMA sind richtig?

☒ ☒

A) ☐ Der Stiftaufbau wird neben dem Wurzelkanal verankert.
B) ☐ Ein gegossener Stiftaufbau wird mit der BEMA-Pos. 18b abgerechnet.
C) ☐ Ein Stiftaufbau wird mit der BEMA-Pos. 16 St abgerechnet.
D) ☐ Ein Stiftaufbau darf nicht neben der Pos. 13a oder b ZE (plastischer Aufbau unter einer Krone) abgerechnet werden.
E) ☐ Ein konfektionierter Stift- oder Schraubenaufbau wird mit der BEMA-Pos. 18a abgerechnet.
F) ☐ 18a und 18b dürfen auch mehrmals je Zahn abgerechnet werden.

51. Für einen privat Versicherten wird eine Vollgusskrone in Hohlkehlpräparation mit einem gegossenen Stiftaufbau an Zahn 46 angefertigt. Der gegossene Stiftaufbau wird adhäsiv befestigt. Der Zahn 46 benötigt auch ein individuelles Provisorium. Welche Planungspositionen sind richtig?

☒

A) ☐ GOZ-Pos.: 2210, 2195, 2197, 2270
B) ☐ GOZ-Pos.: 2200, 2190, 2197, 2270
C) ☐ GOZ-Pos.: 2210, 2190, 2197, 2270
D) ☐ GOZ-Pos.: 2210, 2190, 2270
E) ☐ GOZ-Pos.: 2200, 2190, 2197, 2270

52. Welcher Festzuschuss wird bei der Abrechnung einer Modellgussprothese mit gegossenen Halte- und Stützvorrichtungen angesetzt? Welche beiden Aussagen sind richtig?

☒ ☒

A) ☐ Es gibt für diese Abrechnung keinen Festzuschuss.
B) ☐ der Festzuschuss 3.1
C) ☐ der Festzuschuss 3.2
D) ☐ der Festzuschuss 4.7
E) ☐ Er wird je Kiefer angesetzt.
F) ☐ der Festzuschuss 5.1

53. Es werden Einzelkronen abgerechnet. Welche Zuordnung ist richtig?

☒

A	metallische Teilkrone	1	BEMA 20a
B	vestibulär verblendete Verblendkrone	2	BEMA 20c
C	metallische Vollkrone	3	BEMA 20b

A) ☐ A2, B3, C1
B) ☐ A1, B2, C3
C) ☐ A3, B1, C2

54. Ein privat versicherter Patient benötigt einen Zahnersatz. Wie ist das Vorgehen in der Praxis? Welche Aussage ist falsch?

☒

A) ☐ Das Erstellen eines schriftlichen HKPs nach Befundaufnahme und ggf. Auswertung von Modellen kann abgerechnet werden.
B) ☐ Es kann die GOZ-Pos. 0030 abgerechnet werden.
C) ☐ Es kann die GOZ-Pos. 0040 abgerechnet werden.
D) ☐ Es gibt kein vorgeschriebenes Formular für die HKP-Planung.
E) ☐ Zwecks Kostenüberblick ist es sinnvoll, vor Behandlungsbeginn eine Planung der Behandlung und deren Kosten zu erstellen.

55. Für eine gesetzlich Versicherte werden eine Einzelkrone auf 15, eine Teilkrone auf 14 als Regelversorgung geplant. Außerdem eine Brücke von 33 auf 37: 15 KV, 14 PKV, 33 KV, 34 BV, 35, 36 B, 37 K. Welche Planungspositionen sind richtig?

☒

A) ☐ BEMA-Pos.: 2 x 20a, 91a, 91b, 92;
FZ: 1 x 1.1, 1 x 1.2, 1 x 1.3, 1 x 2.2, 2 x 2.7
B) ☐ BEMA-Pos.: 20b, 20c, 2 x 91b, 92;
FZ: 2 x 1.1, 1 x 1.3, 1 x 2.3, 2 x 2.7
C) ☐ BEMA-Pos.: 20b, 20c, 2 x 91a, 92;
FZ: 1 x 1.1, 1 x 1.2, 1 x 2.3, 2 x 2.7
D) ☐ BEMA-Pos.: 2 x 20b, 91b, 91a, 92;
FZ: 2 x 1.1, 1 x 2.1, 2 x 1.3, 1 x 2.3, 2 x 2.7
E) ☐ BEMA-Pos.: 20b, 20c, 91b, 91a, 92;
FZ: 1 x 1.1, 1 x 1.2, 1 x 1.3, 1 x 2.3, 2 x 2.7

---

50. B, E 51. C 52. B, E
53. A 54. C 55. E

56. Für eine gesetzlich versicherte Patientin werden zwei Kronen angefertigt: eine vestibulär verblendete und eine Vollgusskrone. Individuelle Provisorien werden zum Schutz der präparierten Zähne benötigt. Welche Aussagenkombination zur BEMA-Abrechnung ist richtig?

☒

1 abrechenbare BEMA-Pos.: 20a
2 abrechenbare BEMA-Pos.: 20b
3 abrechenbare BEMA-Pos.: 20c
4 abrechenbare BEMA-Pos.: 1 x 19
5 abrechenbare BEMA-Pos.: 2 x 19

A) ☐ Alle Aussagen sind richtig.
B) ☐ Nur die Aussagen 2 und 4 sind richtig.
C) ☐ Nur die Aussagen 1 und 5 sind richtig
D) ☐ Nur die Aussagen 1, 2 und 5 sind richtig.
E) ☐ Nur die Aussagen 1, 3 und 4 sind richtig.

57. Ein Zahn wird vor der Überkronung mit einem gegossenen Stiftaufbau versorgt. Welche beiden Aussagen zur Abrechnung in der GOZ sind richtig?

☒ ☒

A) ☐ Der Stiftaufbau wird neben dem Wurzelkanal verankert.
B) ☐ Ein gegossener Stiftaufbau wird mit der GOZ-Pos. 2190 abgerechnet.
C) ☐ Er wird je Wurzelkanal abgerechnet.
D) ☐ Die Leistung 2180, plastischer Aufbau unter einer Krone, darf zusätzlich zur 2190 abgerechnet werden.
E) ☐ Wenn der Stiftaufbau adhäsiv befestigt wird, so kann die Pos. 2197 zusätzlich abgerechnet werden.
F) ☐ Ein gegossener Stiftaufbau wird mit der GOZ-Pos. 2195 abgerechnet.

58. Welche Aussage zu der BEMA-Pos. 95d ist falsch?

☒

A) ☐ Sie kann höchstens 3 x je Brücke abgerechnet werden.
B) ☐ für Abnahme und Wiedereinsetzen einer provisorischen Brücke
C) ☐ Sie wird auf dem HKP in der Planung (Gebührenvorausberechnung) nicht angesetzt.
D) ☐ für die Abnahme und Wiederbefestigung einer provisorischen Krone
E) ☐ je Brücke 1 x abrechenbar

59. Eine privat Versicherte möchte Vollkeramikkronen an Zahn 21 und 11 haben. Es werden individuelle Provisorien für beide Zähne angefertigt. Die Keramikkronen werden adhäsiv eingesetzt. Welche GOZ-Positionen werden abgerechnet?

☒

A) ☐ GOZ-Pos.: 2 x 2200, 2 x 2270, 2197
B) ☐ GOZ Pos.: 2 x 2210, 2 x 2270, 2197
C) ☐ GOZ-Pos.: 2 x 2210, 2 x 2270
D) ☐ GOZ-Pos.: 2 x 2210, 2 x 2260, 2197
E) ☐ GOZ-Pos.: 2 x 2220, 2 x 2270, 2197

60. Welche Aussagen zu Planungsmodellen bei gesetzlich Versicherten sind falsch?

☒ ☒

A) ☐ Herstellung von Modellen, ohne Auswertung und Planung
B) ☐ Die Herstellung von Arbeitsmodellen und Modellen zur Dokumentation wird nicht als Planungsmodell abgerechnet.
C) ☐ Nach Abformung und Bissnahme werden Modelle des OK und UK erstellt, um eine diagnostische Auswertung und Planung zu ermöglichen.
D) ☐ Planungsmodelle gehören zu den vorbereitenden Maßnahmen bei der Versorgung mit Zahnersatz und werden über den eHKP beantragt und abgerechnet.
E) ☐ Für das Erstellen von Planungsmodellen können nur Material- und Laborkosten abgerechnet werden.
F) ☐ Die Erstellung von Planungsmodellen wird nach 7b abgerechnet.

61. Eine konfektionierte Kinderkrone wird eingegliedert. Welche Aussage zur BEMA-Abrechnung ist richtig?

☒

A) ☐ abrechenbar nach BEMA-Pos. 14
B) ☐ abrechenbar im Front- und Seitenzahnbereich
C) ☐ abrechenbar nur an Milchzähnen
D) ☐ abrechenbar auch bei Erwachsenen

---

56. D	57. B, E	58. D
59. B	60. A, E	61. A

62. Welche Zuordnung der folgenden BEMA-Position ist richtig?

[×]

A) ☐ 96a → zum Ersatz von 5 bis 8 fehlenden Zähnen
B) ☐ 96b → zum Ersatz von mehr als 8 fehlenden Zähnen
C) ☐ 96c → zum Ersatz von 1 bis 4 fehlenden Zähnen
D) ☐ 98f → Verwendung doppelarmiger Haltevorrichtungen oder einfacher Stützvorrichtungen, je Interimsprothese

63. Bei einem gesetzlich versicherten Patienten wird eine vollkeramische Brücke von 22 auf 12 in Stufenpräparation geplant, um die Zähne 21 und 11 zu ersetzen (gleichartige Versorgung). Eine provisorische Brücke wird ebenso geplant. Die definitive Brücke wird adhäsiv befestigt. Welche Aussage zu den BEMA- oder GOZ-Positionen und Festzuschüssen ist richtig?

[×]

A) ☐ BEMA-Pos.: 2 x 19, 2 x 91b; GOZ-Pos.: 5070, 2 x 2197; FZ: 2.2, 4 x 2.7
B) ☐ BEMA-Pos.: 4 x 19, 2 x 91b, 92; FZ: 2 x 2.2, 4 x 2.7
C) ☐ GOZ-Pos.: 2 x 5010, 2 x 5070, 2 x 2197, 2 x 5120, 1 x 5140; FZ: 2.2, 4 x 2.7
D) ☐ BEMA-Pos.: 4 x 19; GOZ-Pos.: 2 x 5010, 1 x 5070, 2 x 2197; FZ: 2.2, 4 x 2.7
E) ☐ BEMA-Pos.: 4 x 19; GOZ-Pos. 2 x 5010, 2 x 5070; FZ: 2.2, 2 x 2.7

64. Es werden Einzelkronen bei einem privat versicherten Patienten abgerechnet. Welche Zuordnung ist richtig?

[×]

A	metallische Teilkrone	1	GOZ 2200
B	Vollkrone, Hohlkehl- oder Stufenpräparation	2	GOZ 2220
C	Vollkrone, Tangentialpräparation	3	GOZ 2210

A) ☐ A1, B2, C3
B) ☐ A2, B3, C1
C) ☐ A3, B1, C2

65. Welche beiden Aussagen zu den Festzuschüssen sind richtig?

[×] [×]

A) ☐ Die Festzuschüsse werden bezogen auf den Befund nach medizinischer Notwendigkeit festgelegt.
B) ☐ Die Festzuschüsse erhöhen sich bei einer gleichartigen Versorgung.
C) ☐ Die Krankenkasse legt den Festzuschuss fest = Zuschussfestsetzung.
D) ☐ Die Festzuschüsse decken die Kosten einer Regelversorgung ab.
E) ☐ Der Festzuschuss erhöht sich bei einer andersartigen Versorgung.
F) ☐ Die Krankenkasse zahlt einen Festzuschuss von 80 % der statistischen Durchschnittskosten.

66. Wie rechnet man Modellgussprothesen bei Privatpatienten ab? Welche Zuordnung ist richtig?

[×]

A) ☐ 5200 → Versorgung eines teilbezahnten Kiefers durch eine Modellgussprothese mit gegossenen Halte- und Stützelementen einschl. Einschleifen der Auflagen
B) ☐ 5210 → Versorgung eines teilbezahnten Kiefers durch eine Teilprothese mit einfachen, gebogenen Halteelementen einschl. Einschleifen der Auflagen
C) ☐ 5070 → Versorgung eines Lückengebisses durch eine Brücke oder Prothese: je zu überbrückende Spanne

67. Welche beiden Aussagen zur GOZ-Pos. 2180 sind richtig? Abrechenbar ...

[×] [×]

A) ☐ 1 x je Zahn
B) ☐ auch mehrmals
C) ☐ für die Vorbereitung eines zerstörten Zahnes mit plastischem Aufbaumaterial zur Aufnahme einer Krone
D) ☐ nicht zusammen mit der GOZ-Pos. 2197
E) ☐ für eine provisorische Füllung
F) ☐ je Kavität

---

62. D 63. D 64. B
65. A, C 66. C 67. A, C

68. Für einen privat versicherten Patienten werden ein schriftlicher HKP und Situationsmodelle von OK und UK erstellt. Die Zähne 11 und 21 erhalten Vollkeramikkronen in Stufenpräparation und individuelle Provisorien. Die definitiven Kronen werden adhäsiv befestigt. Zahn 37 erhält einen gegossenen Aufbau mit Stiftverankerung, eine Vollgusskrone in Tangentialpräparation und ein individuelles Provisorium. Zahn 46 erhält eine Teilkrone und eine Zinnhülse als Provisorium.
Welche GOZ-Positionen sind richtig?

☒

A) ☐ 0030, 0060, 2 x 2210, 2 x 2270, 2 x 2197, 2190, 2200, 2270, 2220, 2260
B) ☐ 0030, 0060, 3 x 2210, 4 x 2270, 2 x 2197, 2190, 2220
C) ☐ 0060, 2 x 2210, 2 x 2270, 2 x 2197, 2195, 2 x 2200, 2270, 2260
D) ☐ 0040, 0060, 2 x 2210, 2 x 2197, 2190, 2200, 2270, 2220, 2270
E) ☐ 0030, 5170, 2 x 2210, 3 x 2270, 2 x 2197, 2190, 2200, 2220, 2260

69. Für einen gesetzlich Versicherten werden zwei Einzelkronen auf 26 und 27 als Regelversorgung geplant. Außerdem eine Brücke von 14 auf 16: 26, 27 K, 14 KV, 15 BV, 16 K.
Welche Planungspositionen sind richtig?

☒

A) ☐ BEMA-Pos.: 2 x 20a, 91a, 91b; FZ: 2 x 1.2, 3 x 2.7
B) ☐ BEMA-Pos.: 2 x 20a, 91b, 91a, 92; FZ: 2 x 1.1, 1 x 2.1, 2 x 2.7
C) ☐ BEMA-Pos.: 2 x 20b, 91a, 91b; FZ: 2 x 1.1, 1 x 2.1, 2 x 2.7
D) ☐ BEMA-Pos.: 2 x 20b, 91b, 91a, 92; FZ: 2 x 1.1, 1 x 2.1, 2 x 2.7
E) ☐ BEMA-Pos.: 2 x 20a, 2 x 91b, 92; FZ: 2 x 1.1, 1 x 2.1, 3 x 2.7

70. Welche Zuordnung ist richtig?

☒

A) ☐ 7b → Abformung mit individuellem Löffel
B) ☐ 89 → Einschleifmaßnahmen vor der Herstellung von ZE
C) ☐ 98a → Erstellen von Planungsmodellen
D) ☐ 98b → Funktionsabformung mit einem individuellen Löffel im UK
E) ☐ 98c → Funktionsabformung mit einem individuellen Löffel im OK

71. Bei GOZ-Patienten werden Unterfütterungen bei einer Prothese abgerechnet. Welche Zuordnung ist richtig?

☒

A) ☐ 5270 → vollständige Unterfütterung einer Prothese
B) ☐ 5280 → Teilunterfütterung einer Prothese
C) ☐ 5290 → vollständige Unterfütterung einer Prothese mit funktioneller Randgestaltung, im OK
D) ☐ 5300 → vollständige Unterfütterung einer Prothese mit funktioneller Randgestaltung, im UK

72. Für eine privat Versicherte wird ein schriftlicher HKP erstellt. Sie bekommt eine partielle Modellgussprothese im OK angefertigt. Folgende Zähne werden ersetzt: 15, 16, 17, 25, 26. Die Prothese wird mit kompliziert gegossenen Halte- und Stützvorrichtungen an 27, 24, 14 gehalten. Es wird eine Abformung mit individuellem Löffel gemacht. Außerdem sind Einschleifmaßnahmen erforderlich.
Welche GOZ-Positionen sind richtig?

☒

A) ☐ 0030, 4040, 5170, 5200, 2 x 5070
B) ☐ 0030, 4040, 0060, 5210, 2 x 5070
C) ☐ 0030, 4040, 5180, 5210, 5070
D) ☐ 0030, 4040, 5170, 5210, 2 x 5070
E) ☐ 5170, 5210, 2 x 5070

73. Für einen gesetzlich Versicherten wird eine zweispannige Brücke von 42 auf 44 auf 46 als Regelversorgung geplant. Der Zahn 47 wird überkront und mit der Brücke verblockt (Doppelanker). Es wird eine provisorische Brücke benötigt.
Welche BEMA-Planungspositionen sind richtig?

☒

A) ☐ 2 x 92, 3 x 91b, 1 x 20a, 6 x 19
B) ☐ 2 x 92, 2 x 91b, 2 x 91a, 6 x 19
C) ☐ 2 x 92, 2 x 91b, 1 x 91a, 1 x 20b, 6 x 19
D) ☐ 2 x 92, 2 x 91b, 1 x 91a, 1 x 20a, 6 x 19
E) ☐ 1 x 92, 2 x 91b, 2 x 91a, 5 x 19

68. A	69. B	70. B
71. D	72. D	73. D

74. Die definitive Krone an Zahn 37 hat sich gelöst. Was können Sie für die Wiedereingliederung der Krone nach GOZ abrechnen?

☒

A) ☐ GOZ-Pos. 2320
B) ☐ GOZ-Pos. 5110
C) ☐ Es kann nur die adhäsive Befestigung mit der GOZ-Pos. 2197 abgerechnet werden.
D) ☐ Es kann gar nichts abgerechnet werden.
E) ☐ GOZ-Pos. 2310

75. Welche GOZ-Zuordnung ist richtig?

☒

A) ☐ 2190 → Schraubenaufbau oder Glasfaserstift
B) ☐ 2195 → provisorische Krone, ohne Abformung hergestellt
C) ☐ 2270 → provisorische Krone, mit Abformung hergestellt
D) ☐ 2260 → adhäsive Befestigung
E) ☐ 2197 → gegossener Stiftaufbau

76. Bei einem privat versicherten Patienten wird eine vollkeramische Brücke von 22 auf 12 in Hohlkehlpräparation geplant, um die Zähne 21 und 11 zu ersetzen. Eine provisorische Brücke wird ebenso geplant. Die definitive Brücke wird adhäsiv befestigt. Welche Aussage zu den GOZ-Positionen ist richtig?

☒

A) ☐ GOZ-Pos.: 2 x 5020, 1 x 5070, 2 x 5120, 1 x 5140
B) ☐ GOZ-Pos.: 2 x 5000, 1 x 5070, 2 x 2197, 2 x 5120, 1 x 5140
C) ☐ GOZ-Pos.: 2 x 5010, 2 x 5070, 2 x 2197, 2 x 5120, 2 x 5140
D) ☐ GOZ-Pos.: 2 x 5010, 1 x 5070, 2 x 2197, 2 x 5120, 1 x 5140
E) ☐ GOZ-Pos.: 2 x 5010, 2 x 5070, 2 x 5120, 1 x 5140

77. Welche Aussage zu der BEMA-Position 23 EKr ist falsch?

☒

A) ☐ für die Entfernung einer definitiven Krone
B) ☐ für die Entfernung eines Brückenankers
C) ☐ Für die Entfernung einer Brücke darf die EKr nur max. 2 x berechnet werden, nicht je erforderlicher Trennstelle.
D) ☐ für die Entfernung eines abgebrochenen Wurzelstifts

78. Welche Aussagen zu Einschleifmaßnahmen in der GOZ sind richtig?

☒ ☒

A) ☐ Einschleifmaßnahmen können 1 x je Behandlungsfall abgerechnet werden.
B) ☐ Einschleifmaßnahmen dienen der Beseitigung grober Vorkontakte der Okklusion und Artikulation durch Einschleifen des natürlichen Gebisses oder bereits vorhandenem Zahnersatz.
C) ☐ Sie werden für das Einschleifen von ZE und Zahnkronen bei der Eingliederung abgerechnet.
D) ☐ Die GOZ-Pos. 4040 darf nicht im Rahmen einer PAR-Therapie abgerechnet werden.
E) ☐ Einschleifmaßnahmen werden mit der GOZ-Pos. 4030 abgerechnet.
F) ☐ Sie werden mit der GOZ-Pos. 4040 abgerechnet, 1 x je Sitzung.

79. Für einen gesetzlich Versicherten wird eine Teleskopteilprothese im OK geplant. Die Teleskope sitzen auf Zahn 14 und Zahn 24. Sie benötigen individuelle Provisorien. Die Zähne 15–17 und 25–27 werden ersetzt. Eine Abformung mit einem individuellen Löffel ist erforderlich. Welche Planungspositionen sind richtig?

☒

A) ☐ BEMA-Pos.: 2 x 91d, 2 x 19, 96a, 98g, 98a; FZ: 3.1, 2 x 3.2
B) ☐ BEMA-Pos.: 2 x 91d, 2 x 19, 96b, 98g, 98a; FZ: 3.1
C) ☐ BEMA-Pos.: 96b, 98g, 98h/2, 98a; FZ: 3.1
D) ☐ BEMA-Pos.: 2 x 91d, 2 x 19, 96b, 98g; FZ: 3.1, 2 x 3.2, 2 x 4.7
E) ☐ BEMA-Pos.: 2 x 91d, 2 x 19, 96b, 98g, 98a; FZ: 3.1, 2 x 3.2, 2 x 4.7

80. Eine Woche nach Eingliederung einer Prothese müssen Druckstellen entfernt werden. Welche Aussage zur Abrechnung ist richtig?

☒

A) ☐ abrechenbar nach BEMA Pos. 89
B) ☐ abrechenbar nach BEMA-Pos. 106 sK
C) ☐ abrechenbar nach BEMA-Pos. 105 Mu
D) ☐ abrechenbar nach BEMA-Pos. 107 Zst
E) ☐ Diese Leistung ist nicht abrechenbar.

---

74. E	75. C	76. D	77. C
78. B, F	79. E	80. E	

81. Ein Zahn wird vor der Versorgung mit einer Krone mit einem Glasfaserstift versorgt. Welche Aussagen sind richtig?

☒ ☒

A) ☐ Die Materialkosten für den Stift dürfen nicht gesondert berechnet werden.
B) ☐ Ein Glasfaserstift wird mit der GOZ-Pos. 2190 abgerechnet.
C) ☐ Es wird je Anzahl verwendeter Stifte abgerechnet.
D) ☐ Die Leistung 2180, plastischer Aufbau unter einer Krone, darf nicht zusätzlich zur 2195 abgerechnet werden.
E) ☐ Wenn der Glasfaserstift adhäsiv befestigt wird, so kann die Pos. 2197 zusätzlich abgerechnet werden.
F) ☐ Ein Glasfaserstift wird mit der GOZ-Pos. 2195 abgerechnet.

82. Es werden Interimsprothesen abgerechnet. Welche Zuordnung von BEMA-Positionen und Festzuschüssen ist richtig?

☒

A) ☐ 96a → 5.2
B) ☐ 96b → 5.4
C) ☐ 96c → 5.3
D) ☐ 96c, zahnloser Kiefer → 5.1

83. Es werden Totalprothesen und funktionelle Abformungen in der GOZ abgerechnet. Welche Zuordnung ist richtig?

☒

A	5170	1	funktionelle Abformung mit einem individuellen Löffel, im UK
B	5180	2	totale Prothese im Oberkiefer
C	5190	3	totale Prothese im Unterkiefer
D	5220	4	funktionelle Abformung mit einem individuellen Löffel, im OK
E	5230	5	anatomische Abformung mit individuellem Löffel, je Kiefer

A) ☐ A2, B1, C3, D5, E4
B) ☐ A2, B3, C4, D1, E5
C) ☐ A5, B4, C1, D2, E3
D) ☐ A3, B5, C2, D1, E3
E) ☐ A4, B2, C5, D3, E1

84. Welche Aussage zur GOZ-Pos. 2310 ist falsch?

☒

A) ☐ abrechenbar für das Wiedereingliedern einer definitiven Krone
B) ☐ abrechenbar für die Abnahme und Wiederbefestigung einer provisorischen Brücke
C) ☐ abrechenbar für das Wiedereingliedern eines Inlays
D) ☐ abrechenbar für die definitive Wiedereingliederung eines Veneers
E) ☐ abrechenbar für die definitive Wiedereingliederung einer Teilkrone

85. Bei GOZ-Patienten werden Reparaturen an Kronen und Brücken abgerechnet. Welche Zuordnung ist richtig?

☒

A) ☐ 2310 → Wiedereingliederung einer endgültigen Brücke nach Wiederherstellung der Funktion
B) ☐ 2320 → Wiederherstellung einer Krone, Teilkrone, eines Brückenankers, einer Verblendschale
C) ☐ 5110 → Wiedereingliederung einer Einlagefüllung, einer Teilkrone, eines Veneers, einer Krone

86. Für einen gesetzlich versicherten Patienten werden Kronen in Regelversorgung angefertigt: 25 vestibulär verblendete Krone mit Schraubenaufbau, 36 Vollgusskrone. Es werden provisorische Kronen benötigt. An Zahn 36 muss das Provisorium 2 x neu angefertigt werden. Welche Aussage zur Abrechnung ist richtig?

☒

A) ☐ 18b, 20b, 20a, 3 x 19
B) ☐ 18a, 20b, 20a, 4 x 19
C) ☐ 18a, 2 x 20b, 2 x 19, 2 x 19
D) ☐ 18b, 2 x 20a, 2 x 19, 1 x 19
E) ☐ 18a, 20b, 20a, 2 x 19, 1 x 19

81. E, F — 82. C — 83. C
84. B — 85. B — 86. E

87. Für einen privat Versicherten wird eine zweispannige metallkeramische Brücke in Hohlkehlpräparation von 42 auf 44 auf 46 angefertigt. Der Zahn 47 wird überkront (Hohlkehlpräparation) und mit der Brücke verblockt (Doppelanker). Es werden eine provisorische Brücke und ein Provisorium für Zahn 47 benötigt. Welche GOZ-Positionen sind richtig?

☒

A) ☐ 2210, 2270, 3 x 5010, 2 x 5070, 3 x 5120, 2 x 5140
B) ☐ 2210, 2270, 2197, 3 x 5010, 2 x 5070, 2 x 5120, 2 x 5140
C) ☐ 2210, 2260, 3 x 5010, 2 x 5070, 3 x 5120, 3 x 5140
D) ☐ 4 x 5010, 2 x 5070, 4 x 5120, 2 x 5140
E) ☐ 4 x 5010, 2 x 5070, 3 x 5120, 2 x 5140, 1 x 2270

88. Welche Zuordnung der folgenden GOZ-Positionen ist richtig?

☒

A) ☐ 0060 → Abformung mit einem individuellen Löffel
B) ☐ 4040 → Einschleifmaßnahmen, Beseitigung grober Vorkontakte der Okklusion und Artikulation
C) ☐ 5170 → Erstellen von Situationsmodellen, einschl. Auswertung zur Diagnose oder Planung
D) ☐ 5180 → Funktionsabformung mit einem individuellen Löffel im UK
E) ☐ 5190 → Funktionsabformung mit einem individuellen Löffel im OK

89. Ordnen Sie die BEMA-Positionen, die bei einer Cover-Denture-Prothese angesetzt werden, den passenden Festzuschüssen zu.

☒

A	97a	1	FZ 4.6 (4.7)
B	97b	2	FZ 4.5
C	90	3	FZ 4.1
D	91d (Verblendung)	4	FZ 4.8
E	98e	5	FZ 4.3

A) ☐ A1, B2, C3, D4, E5
B) ☐ A2, B1, C5, D3, E4
C) ☐ A3, B4, C1, D2, E5
D) ☐ A5, B3, C2, D1, E2
E) ☐ A3, B5, C4, D1, E2

90. Welche beiden Aussagen sind richtig? Die GOZ-Pos. 5170 kann ...

☒☒

A) ☐ abgerechnet werden für eine anatomische Abformung mit einem individuellen Löffel bei ungünstigem Zahnbogen und ungünstigen Kieferformen und/oder tief ansetzenden Bändern.
B) ☐ abgerechnet werden je Kiefer.
C) ☐ nicht abgerechnet werden bei der Herstellung einer Einzelkrone.
D) ☐ nicht abgerechnet werden bei der Herstellung einer Teilprothese.
E) ☐ nicht mehrfach abgerechnet werden.
F) ☐ nicht abgerechnet werden neben der GOZ-Pos. 5180 und 5190, Funktionsabformung.

91. Eine gesetzlich versicherte Patientin bekommt eine Modellgussteilprothese zum Ersatz von 9 Zähnen in einem Kiefer eingegliedert. Diese hat zwei gegossene Halte- und Stützvorrichtungen. Welche Aussage zur Abrechnung ist richtig?

☒

A) ☐ abrechenbar: 96a, 98g, 98h/2
B) ☐ abrechenbar: 96b, 98g, 98h/2
C) ☐ abrechenbar: 96c, 98g, 98h/2
D) ☐ abrechenbar: 96c, 98g, 2 x 98h/1
E) ☐ abrechenbar: 96c, 98g, 2 x 98f

92. Bei einer privat Versicherten werden an Zahn 34 eine Vollkeramikkrone in Stufenpräparation und an 27 eine voll verblendete Keramikkrone in Hohlkehlpräparation angefertigt. Die Vollkeramikkrone wird adhäsiv eingesetzt. Es werden zwei individuelle Provisorien benötigt. Welche Abrechnung ist richtig?

☒

A) ☐ abrechenbar nach GOZ-Pos. 1 x 2200, 1 x 2210, 2197, 2 x 2270
B) ☐ abrechenbar nach GOZ-Pos. 2 x 2210, 2197, 2 x 2260
C) ☐ abrechenbar nach GOZ-Pos. 2 x 2210, 2197, 2 x 2270
D) ☐ abrechenbar nach GOZ-Pos. 1 x 2210, 1 x 2220, 2197
E) ☐ abrechenbar nach GOZ-Pos. 2 x 2210, 2 x 2270

---

87. A　88. B　89. E
90. A, B　91. C　92. C

93. Welche beiden Aussagen zur Regelversorgung sind richtig?

☒ ☒

A) ☐ Eine Teleskopprothese gilt als Regelversorgung, wenn sie nicht mehr als 4 Teleskopkronen als Verbindungselemente pro Kiefer hat.
B) ☐ Die Versorgung mit einer Brücke ist begrenzt auf bis zu 4 fehlende Zähne im Frontzahnbereich oder bis zu 3 fehlende Zähne und 1 Zahn in der angrenzenden Lücke im Seitenzahnbereich.
C) ☐ Als Regelversorgung wird eine Kunststoffprothese mit gebogenen Klammern angefertigt.
D) ☐ Bei einer Einzelzahnlücke gilt ein Implantat als Regelversorgung.
E) ☐ Eine vestibuläre Verblendung ist nur für die Zähne 15–25 und 34–44 vorgesehen.
F) ☐ Eine Brücke mit zwei Spannen, die jeweils 2 fehlende Zähne ersetzen, gilt als Regelversorgung.

94. Welche Aussage zu der GOZ-Pos. 2290 ist falsch?

☒

A) ☐ abrechenbar für die Entfernung einer definitiven Krone
B) ☐ abrechenbar für die Entfernung eines Brückenankers
C) ☐ abrechenbar für das Entfernen eines Wurzelstiftes
D) ☐ abrechenbar für die Entfernung einer Einlagefüllung

95. Welche Aussage zur Abrechnung von provisorischen Kronen ist falsch?

☒

A) ☐ Eine provisorische Krone oder ein provisorisches Brückenglied zum Ersatz eines fehlenden Zahnes wird mit der BEMA-Pos. 19 abgerechnet.
B) ☐ Eine provisorische Krone mit Stiftverankerung wird mit der BEMA-Pos. 21 abgerechnet.
C) ☐ Die Pos. 19 und 21 dürfen max. 2 x je Zahn abgerechnet werden.
D) ☐ Für das Anfertigen und Einsetzen einer provisorischen Krone erhält der Patient den Festzuschuss 1.6.

96. Eine konfektionierte Kinderkrone wird eingegliedert. Welche Aussage zur GOZ-Abrechnung ist richtig?

☒

A) ☐ abrechenbar nach GOZ-Pos. 2250
B) ☐ Materialkosten werden nicht gesondert berechnet.
C) ☐ abrechenbar nur an Milchzähnen
D) ☐ abrechenbar bei Erwachsenen

97. Bei einem privat versicherten Patienten wird eine Brücke von 14 auf 17 angefertigt. Bis zur Fertigstellung der definitiven Versorgung braucht er eine provisorische Brücke. Welche beiden Aussagen zur Abrechnung von provisorischen Brücken sind richtig?

☒ ☒

A) ☐ Die GOZ-Pos. 5120 kann für jeden Brückenanker und für jedes Brückenglied berechnet werden.
B) ☐ Die GOZ-Pos. 5120 darf nur max. 2 x je Brückenanker oder Brückenglied abgerechnet werden.
C) ☐ Die GOZ-Pos. 5120 wird je provisorischem Brückenanker abgerechnet.
D) ☐ Muss das Brückenprovisorium erneuert werden, dann darf es nur max. 3 x abgerechnet werden.
E) ☐ Die GOZ-Pos. 5140 wird je Spanne oder Freiendsattel abgerechnet.
F) ☐ Die Brückenglieder werden mit der Pos. 5120 abgerechnet.

98. Welche Aussage zur Abnahme und Wiederbefestigung von provisorischen Kronen in der GOZ ist richtig?

☒

A) ☐ Für diese Leistung kann die GOZ-Pos. 2310 abgerechnet werden.
B) ☐ Diese Leistung ist mit der GOZ-Pos. 2260 und 2270 bereits abgegolten.
C) ☐ Für diese Leistung kann die GOZ-Pos. 2300 abgerechnet werden.
D) ☐ Für diese Leistung kann die GOZ-Pos. 2290 abgerechnet werden.
E) ☐ Diese Leistung ist max. 2 x je provisorischer Krone abrechenbar.

93. B, E	94. C	95. D
96. A	97. C, E	98. B

Abrechnungsfälle

Abrechnungsfälle BEMA/GOZ/GOÄ

Fall 1

Frau Zimmermann, eine neue Patientin, erscheint mit starken Schmerzen im rechten Oberkiefer in der Praxis.

Datum	Zähne	Leistungen	BEMA-Position	GOZ-/GOÄ-Position
12.01.		eingehende Untersuchung Befund: f: 18, 28, 38, 48; c: 14, 11, 25, 47; z: 15 Zahnstein an allen Zähnen	01 U	0010
	14, 47	Vitalitätsprüfung (+)	8 ViPr	0070
	14, 15, 25, 47	Röntgenaufnahmen RI: Verdacht auf apikale Ostitis Befund: 14, 47 Caries profunda; 15 tief zerstört, radikuläre Zyste; 25 Approximalkaries; 48 verlagert	Ä 925b Rö5	3 x Ä 5000
		eingehende Beratung (16 Minuten)	–	Ä 1
	14	Infiltrationsanästhesie (1 Ampulle Ultracain® à 0,90 €)	40 I	0090 + Mat.
		Trepanation des Zahnes Entfernung der vitalen Pulpa elektrometrische Längenbestimmung der Wurzelkanäle (2 x je Kanal erforderlich)	– 2 x 28 VitE –	(2390) 2 x 2360 4 x 2400
		Aufbereitung der Wurzelkanäle mit nur einmal verwendbaren Nickel-Titan-Instrumenten (Ni-Ti-Einmalinstrumente: 36,80 €) medikamentöse Einlage speicheldichter provisorischer Verschluss	2 x 32 WK 34 Med –	2 x 2410 + Mat. 2430 2020
17.01.	14	Spülung und Trocknung der Wurzelkanäle Füllung der Wurzelkanäle Röntgenkontrollaufnahme RI: Kontrolle der Wurzelkanalfüllung Befund: randdichte Wurzelfüllung bis zum Apex Aufbaufüllung m-o-d (Krone geplant), die adhäsiv befestigt wird	– 2 x 35 WF Ä 925a Rö2 13b F2 ZE –	– 2 x 2440 Ä 5000 2180 2197
	17–27, 37–47	Entfernung der harten und weichen Beläge	107 Zst	18 x 4050 10 x 4055
25.01.	15	Infiltrationsanästhesie vestibulär und palatinal (2. Einstich erforderlich, da palatinale Betäubung notwendig; 2 Ampullen Ultracain® à 0,90 €) Entfernung des tief zerstörten Zahnes durch Aufklappung vollständige Entfernung der radikulären Zyste OP-Zuschlag Nasen-Blas-Versuch (–) Spülung der Wunde und Wundverschluss (1 x atraumatisches Nahtmaterial à 6,80 €)	40 I 47a Ost1 56c Zy3 – – –	2 x 0090 + Mat. 3030 3190 0500 – + Mat.
		Aufklärung der Patientin über das Verhalten nach chirurgischen Eingriffen Ausstellen eines Rezeptes über Ibuprofen 600 mg (bei Bedarf; tägl. max. 3 x 1)	– –	– –

Datum	Zähne	Leistungen	BEMA-Position	GOZ-/GOÄ-Position
26.01.	15	Kontrolle des Wundgebietes	–	3290
02.02.	15	Entfernung der Nähte	38 N	3300
25.02.	47	Leitungsanästhesie (1 Ampulle Ultracain® à 0,90 €) Anlegen von Spanngummi Stillung einer übermäßigen Papillenblutung indirekte Überkappung Füllung mit plastischem Füllungsmaterial m-o-d	41a L1 12 bMF – 25 Cp 13c F3	0100 + Mat. 2040 2030 2330 2090
11.03.	11, 25 25 11	Infiltrationsanästhesie (2 Ampullen Ultracain® à 0,90 €) Anlegen von Spanngummi Separation des Zahnes Füllung mit plastischem Füllungsmaterial m-o mesialer Eckenaufbau	2 x 40 I 2 x 12 bMF – 13b F2 13d F4	2 x 0090 + Mat. 2 x 2040 2030 2070 2120
15.03.	48	Leitungsanästhesie (1 Ampulle Ultracain® à 0,90 €) operative Entfernung des Zahnes OP-Zuschlag Spülung der Wunde und Wundverschluss (1 x atraumatisches Nahtmaterial à 6,80 €)	41a L1 48 Ost2 – –	0100 + Mat. 3040 0510 + Mat.
		Aufklärung der Patientin über das Verhalten nach chirurgischen Eingriffen Ausstellen eines Rezeptes über Ibuprofen 600 mg (bei Bedarf; tägl. max. 3 x 1)	– –	– –
16.03. Do. 20:45 Uhr		telefonische Beratung (Dauer: 14 Minuten)	Ä 1 Ber 03 Zu	Ä 3 B
17.03.	48	Kontrolle des Wundgebietes	–	3290
23.03.	48	Entfernung der Nähte	38 N	3300

Fall 2

Herr Maier, ein neuer Patient der Praxis, erscheint mit Schmerzen in regio 38 am Sonntag (11:30 Uhr) im Notdienst.

Datum	Zähne	Leistungen	BEMA-Position	GOZ-/GOÄ-Position
08.04. So. 11:30 Uhr	 regio 38	Untersuchung des Schmerzgebietes Befund: Dentitio difficilis regio 38 Röntgenaufnahme RI: Lagebestimmung Zahn 38 Befund: 38 teilretiniert und verlagert Beratung (12 Minuten)	– 03 Zu Ä 925a Rö2 Ä 1 Ber	Ä 5 D Ä 5000 Ä 1
		Infiltrationsanästhesie (1 Ampulle Ultracain® à 0,90 €) Entfernung der Schleimhautkapuze mit einem Elektrotom Spülung des Wundgebietes und Einlegen eines Streifens	40 I 49 Exz1 –	0090 + Mat. 3070 –
09.04.	38	Kontrolle des Wundgebietes und Streifenwechsel	38 N	3300

Datum	Zähne	Leistungen	BEMA-Position	GOZ-/GOÄ-Position
12.04.	38	Entfernung des Streifens	38 N	3300
		Eingehende Untersuchung Befund: f: 18, 28; c: 22, 45; z: 24, 25 Zahn 38 teilretiniert und verlagert Zahnstein an den OK-Molaren und UK-Frontzähnen	01 U	0010
	45	Vitalitätsprüfung (+)	8 ViPr	0070
	38	Leitungsanästhesie (1 Ampulle Ultracain® à 0,90 €) Aufklappung und operative Entfernung OP-Zuschlag Einlegen einer Drainage und Wundverschluss (1 x atraumatisches Nahtmaterial à 6,80 €) Aufklärung des Patienten über das Verhalten nach chirurgischen Eingriffen Ausstellen eines Rezeptes über Ibuprofen 600 mg (bei Bedarf; tägl. max. 3 x 1)	41a L1 48 Ost2 – – – –	0100 + Mat. 3040 0510 + Mat. – –
13.04.	38	Kontrolle des Wundgebietes	–	3290
14.04.	38	Streifenwechsel	38 N	3300
15.04 Sa. 22:15 Uhr	38	telefonische Beratung (Streifen verloren), Dauer 15 Minuten	Ä 1 Ber 03 Zu	Ä 3 C, D
19.04.	38	Entfernung der Nähte	38 N	3300
27.04	17, 16, 26, 27, 33–43	Entfernung der harten und weichen Beläge an den OK-Molaren und den UK-Frontzähnen	107 Zst	6 x 4050 4 x 4055
	24, 25 24	Infiltrationsanästhesie vestibulär und palatinal (2. Einstich erforderlich, da palatinale Betäubung notwendig; 2 Ampullen Ultracain® à 0,90 €) Entfernung des tief zerstörten Zahnes mit Hebel und Zange	40 I 44 X2	4 x 0090 + Mat. 3020
	25	Entfernung des tief zerstörten Zahnes mit Hebel und Zange OP-Zuschlag Nasen-Blas-Versuch (–)	43 X1 – –	3020 0500 –
		Aufklärung des Patienten über das Verhalten nach chirurgischen Eingriffen	–	–
13.05. So. 20:15 Uhr		telefonische Beratung wegen Schmerzen an Zahn 45, Dauer 8 Minuten	Ä 1 Ber 03 Zu	Ä 1 B, D
14.05.	45	Infiltrationsanästhesie (1 Ampulle Ultracain® à 0,90 €) Exkavieren der Karies Abdecken der pulpanahen Anteile der Kavität mit einem Kalziumhydroxid-Präparat provisorischer speicheldichter Verschluss	40 I – 25 Cp –	0090 + Mat. – 2330 2020
17.05. Mi. 09:10 Uhr		telefonische Beratung wegen erneuter starker Schmerzen an Zahn 45, Dauer 5 Minuten	Ä 1 Ber	Ä 1

Datum	Zähne	Leistungen	BEMA-Position	GOZ-/GOÄ-Position
Mi. 10:45 Uhr (Forts.)	45	Vitalitätsprüfung (+) Röntgenaufnahme RI: Verdacht auf apikale Ostitis Befund: 45 keine apikale Ostitis	8 ViPr Ä 925a Rö2	0070 Ä 5000
		Infiltrationsanästhesie (1 Ampulle Ultracain® à 0,90 €)	40 I	0090 + Mat.
		Trepanation des Zahnes Entfernung der vitalen Pulpa	– 28 VitE	(2390) 2360
		Röntgenmessaufnahme RI: Längenbestimmung der Wurzelkanäle Befund: Länge korrekt Aufbereitung des Wurzelkanals mit nur einmal verwendbaren Nickel-Titan-Instrumenten (Ni-Ti-Einmalinstrumente: 36,80 €)	Ä 925a Rö2 32 WK –	Ä 5000 2410 + Mat.
		Spülung und Trocknung des Wurzelkanals	–	–
		Füllung des Wurzelkanals Röntgenkontrollaufnahme RI: Kontrolle der Wurzelkanalfüllung Befund: randdichte Wurzelfüllung bis zum Apex speicheldichter provisorischer Verschluss	35 WF Ä 925a Rö2 –	2440 Ä 5000 2020
02.06.	22	Infiltrationsanästhesie (1 Ampulle Ultracain® à 0,90 €) Anlegen von Spanngummi Kompositfüllung d-v-l	40 I 12 bMF 13c F3	0090 + Mat. 2040 2100

Fall 3

Frau Schubert, eine neue Patientin der Praxis, erscheint zu einer Kontrolluntersuchung.
Frau Schubert ist Diabetikerin und leidet unter einer Niereninsuffizienz.

Datum	Zähne	Leistungen	BEMA-Position	GOZ-/GOÄ-Position
09.07.		eingehende Untersuchung Befund: f: 18, 28, 38, 48; c: 15, 21, 44 Fibrom an der Wangenschleimhaut links (regio 25) Zahnstein an allen Zähnen, Gingivitis UK-Frontzähne Erhebung des Parodontalen Screening-Indexes 2-1-2-2-2-2 Orthopantomogramm RI: Kontrolle OK/UK, Lagebestimmung 28 Befund: 28 retiniert und verlagert Beratung über die geplante Behandlung (Dauer: 12 Minuten)	01 U 04 Ä 935d –	0010 4005 Ä 5004 Ä 1
	regio 25	Oberflächenanästhesie der Einstichstellen Infiltrationsanästhesie (1 Ampulle Ultracain® à 0,95 €) Entfernung des Fibroms Wundverschluss mit drei Nähten (1 x atraumatisches Nahtmaterial à 7,40 €)	– 40 I 50 Exz2 –	0080 0090 + Mat. 3080 + Mat.

Datum	Zähne	Leistungen	BEMA-Position	GOZ-/GOÄ-Position
16.07.	regio 25	Entfernung der Nähte	38 N	3300
	17–27, 37–47	Entfernung der harten und weichen Beläge an allen vorhandenen Zähnen	107 Zst	18 x 4050 10 x 4055
	21	Infiltrationsanästhesie (1 Ampulle Ultracain® à 0,95 €) Beseitigung von störendem Zahnfleisch Anlegen von Spanngummi mesialer Eckenaufbau	40 I 12 bMF – 13d F4	0090 + Mat. 2030 2040 2120
21.07.	17–27, 37–47	Kontrolle nach der Entfernung von harten und weichen Zahnbelägen	–	28 x 4060
	33–43	Auftragen von CHX-Gel auf die entzündete Gingiva	105 Mu	4020
	44	Oberflächenanästhesie der Einstichstelle Leitungsanästhesie (1 Ampulle Ultracain® à 0,95 €) Anlegen von Spanngummi Kompositfüllung m-o-d	– 41a L1 12 bMF 13c F3	0080 0100 + Mat. 2040 2100
	33–43	Fluoridierung der überempfindlichen Zähne	10 üZ	2010
03.08. So. 21:15 Uhr		telefonische Beratung (Schmerzen an Zahn 15), Dauer 16 Minuten	Ä1 Ber 03 Zu	Ä3 B, D
04.08.	15	Vitalitätsprüfung (–) Trepanation der Pulpahöhle Entfernung der devitalen Pulpa und Spülung der Pulpahöhle; Einlage eines Wattepellets	8 ViPr 31 Trep 1 –	0070 2390 –
06.08.	15	elektrometrische Längenbestimmung des Wurzelkanals (2 x erforderlich) Aufbereitung des stark gekrümmten Wurzelkanals mit nur einmal verwendbaren Nickel-Titan-Instrumenten (Ni-Ti-Einmalinstrumente: 28,20 €) Anwendung eines Operationsmikroskops medikamentöse Einlage provisorischer speicheldichter Verschluss	– 32 WK – – 34 Med –	2 x 2400 2410 + Mat. 0110 2430 2020
10.08.	15	weitere Aufbereitung des stark gekrümmten Wurzelkanals mit nur einmal verwendbaren Nickel-Titan-Instrumenten (Ni-Ti-Einmalinstrumente: 28,20 €) Spülung und Trocknung des Wurzelkanals medikamentöse Einlage provisorischer speicheldichter Verschluss	– – – 34 Med –	2410 + Mat. – 2430 2020
16.08.	15	Füllung des Wurzelkanals Röntgenkontrollaufnahme RI: Kontrolle der Wurzelkanalfüllung Befund: randdichte Wurzelfüllung bis zum Apex Aufbaufüllung aus Komposit m-o-d, die adhäsiv befestigt wird	35 WF Ä925a Rö2 13b F2 ZE –	2440 Ä5000 2180 2197

Datum	Zähne	Leistungen	BEMA-Position	GOZ-/GOÄ-Position
02.09.	28	Infiltrationsanästhesie (1 Ampulle Ultracain® à 0,95 €) Aufklappung und operative Entfernung OP-Zuschlag Wundverschluss mit drei Nähten (1 x atraumatisches Nahtmaterial à 7,40 €)	40 I 48 Ost2 – –	0090 + Mat. 3040 0510 + Mat.
		Aufklärung der Patientin über das Verhalten nach chirurgischen Eingriffen Ausstellen eines Rezeptes über Ibuprofen 600 mg (bei Bedarf; tägl. max. 3 x 1)	– –	– –
03.09.	28	Kontrolle des Wundgebietes	–	3290
10.09.	28	Entfernung der Nähte	38 N	3300

Fall 4

Herr Mayer erscheint mit geschwollener rechter Wange und Schmerzen im Notdienst (Samstag, 20:10 Uhr).

Datum	Zähne	Leistungen	BEMA-Position	GOZ-/GOÄ-Position
19.07.		Notdienst; Samstag, 20:10 Uhr symptombezogene Untersuchung Befund: submuköser Abszess, ausgehend von Zahn 46	03 Zu –	D, B Ä 5
	46	Vitalitätsprüfung (–) Röntgenaufnahme; RI: V. a. apikale Ostitis Befund: 46 große apikale Aufhellung (radikuläre Zyste), 47 Wurzelrest, 45 tief zerstört Beratung über die notwendige Behandlung	8 ViPr Ä 925a Rö2 Ä 1 Ber	0070 Ä 5000 Ä 1
		Leitungsanästhesie (1 Ampulle Ultracain® à 0,95 €) Trepanation des Zahnes (Zahn wird offen gelassen) Inzision des submukösen Abszesses Einlegen eines Drainagestreifens	41a L1 31 Trep1 Ä 161 Inz1 –	0100 + Mat. 2390 Ä 2428 –
		Aufklärung des Patienten über das Verhalten nach chirurgischen Eingriffen Ausstellen eines Rezeptes über Ibuprofen 600 mg (bei Bedarf; tägl. max. 3 x 1)	– –	– –
20.07.	46	Wechsel des Streifens	38 N	3300
23.07.	46	Entfernung des Streifens	38 N	3300
		Eingehende Untersuchung Befund: f: 18, 17, 25, 26, 28, 36, 48; c: 16, 24, 35; z: 45, 46, 47; 38 teilretiniert Zahnstein an den UK-Frontzähnen	01 U	0010
	47, 46, 45 47 45	Leitungsanästhesie (1 Ampulle Ultracain® à 0,95 €) Entfernung des Wurzelrestes mit einem Hebel Entfernung mit Hebel und Zange	41a L1 44 X2 43 X1	0100 + Mat. 3020 3020
	46	Entfernung durch Osteotomie	47a Ost1	3030
		OP-Zuschlag	–	0500
		Entfernung der Zyste durch Zystektomie	56c Zy3	3190
		Einlegen eines Streifens und Wundverschluss (1 x atraumatisches Nahtmaterial à 6,40 €)	–	+ Mat.

Datum	Zähne	Leistungen	BEMA-Position	GOZ-/GOÄ-Position
23.07. (Forts.)		Aufklärung des Patienten über das Verhalten nach chirurgischen Eingriffen Ausstellen eines Rezeptes über Ibuprofen 600 mg (bei Bedarf; tägl. max. 3 x 1)	– –	– –
24.07.	45–47	Kontrolle des Wundgebietes	–	3290
26.07.	46	Entfernung des Streifens	38 N	3300
30.07.	46	Entfernung der Nähte	38 N	3300
11.08.	16, 24, 35	Röntgenaufnahmen RI: V. a. apikale Ostitis Befund: keine apikale Ostitis, 24 Caries profunda Vitalitätsprüfung 16 (+), 24 (+), 35 (+)	Ä 925b Rö5 8 ViPr	3 x Ä 5000 0070
	16	Infiltrationsanästhesie (1 Ampulle Ultracain® à 0,95 €) Aufbaufüllung aus Komposit m-o-d-v, die adhäsiv befestigt wird	40 I 13b F2 ZE –	0090 + Mat. 2180 2197
	24	Infiltrationsanästhesie (1 Ampulle Ultracain® à 0,95 €) indirekte Überkappung mit einem Kalziumhydroxid-Präparat provisorischer speicheldichter Verschluss	40 I 25 Cp –	0090 + Mat. 2330 2020
23.08.	33–43	Entfernung der harten und weichen Beläge	107 Zst	6 x 4050
	35	Leitungsanästhesie (1 Ampulle Ultracain® à 0,95 €) Aufbaufüllung okklusal	41a L1 13a F1 ZE	0100 + Mat. 2180
	38	Aufklappung und operative Entfernung OP-Zuschlag Wundverschluss mit drei Nähten (1 x atraumatisches Nahtmaterial à 6,40 €)	48 Ost2 – –	3040 0510 + Mat.
		Aufklärung des Patienten über das Verhalten nach chirurgischen Eingriffen Ausstellen eines Rezeptes über Ibuprofen 600 mg (bei Bedarf; tägl. max. 3 x 1)	– –	– –
24.08.	38	Wundkontrolle	–	3290
30.08.	38	Entfernung der Nähte	38 N	3300

Fall 5

Herr Schröder erscheint mit Schmerzen im rechten Oberkiefer im Notdienst.

Datum	Zähne	Leistungen	BEMA-Position	GOZ-/GOÄ-Position
03.10.		Notdienst; 19:30 Uhr	03 Zu	D
	17	symptombezogene Untersuchung Befund: 17 Sekundärkaries an Vollgusskrone Vitalitätsprüfung (+) Röntgenaufnahme RI: V. a. apikale Ostitis Befund: Sekundärkaries, keine apikale Aufhellung Beratung über die notwendige Behandlung	– 8 ViPr Ä 925a Rö2 Ä 1 Ber	Ä 5 0070 Ä 5000 Ä 1
		Infiltrationsanästhesie (1 Ampulle Ultracain® à 0,92 €) Abformung für die Anfertigung eines Provisoriums (Abformmaterial: 16,80 €) Entfernung der Krone	40 I – 23 EKr	0090 + Mat. + Mat. 2290

Datum	Zähne	Leistungen	BEMA-Position	GOZ-/GOÄ-Position
03.10. (Forts.)		indirekte Überkappung mit einem Kalziumhydroxid-Präparat Aufbaufüllung aus Komposit o-v, die adhäsiv befestigt wird Versorgung durch ein individuelles Provisorium	25 Cp 13b F2 ZE – –	2330 2180 2197 2270
08.10.		eingehende Untersuchung Befund: f: 18, 28, 38, 48; c: 14; z: 26 Zahnstein an allen Zähnen Erhebung des Parodontalen Screening-Indexes 1-0-2-1-1-2 Orthopantomogramm RI: Kontrolle OK/UK Befund: 14 Caries profunda und apikale Aufhellung, 26 Wurzelrest	01 U 04 Ä 935d	0010 4005 Ä 5004
	17–25, 27, 37–47	Entfernung der harten und weichen Beläge	107 Zst	18 x 4050 9 x 4055
	14	Vitalitätsprüfung (–) Trepanation des Zahnes Entfernung der devitalen Pulpa und Spülung der Pulpahöhle	8 ViPr 31 Trep1 –	0070 (2390) –
		elektrometrische Längenbestimmung der Wurzelkanäle Aufbereitung der Wurzelkanäle mit nur einmal verwendbaren Nickel-Titan-Instrumenten (Ni-Ti-Einmalinstrumente: 32,40 €) medikamentöse Einlage provisorischer speicheldichter Verschluss	– 2 x 32 WK – 34 Med –	2 x 2400 2 x 2410 + Mat. 2430 2020
16.10.	14	Spülung und Trocknung der Wurzelkanäle Füllung der Wurzelkanäle Röntgenkontrollaufnahme RI: Kontrolle der Wurzelkanalfüllung Befund: vollständige Wurzelfüllung beider Kanäle provisorischer speicheldichter Verschluss	– 2 x 35 WF Ä 925a Rö2 –	– 2 x 2440 Ä 5000 2020
18.10.	14	Infiltrationsanästhesie (1 Ampulle Ultracain® à 0,92 €) Resektion der bukkalen Wurzelspitze und Resektion der palatinalen Wurzelspitze (über denselben Zugang) OP-Zuschlag Spülung der Wunde und Wundverschluss (1 x atraumatisches Nahtmaterial à 6,90 €)	40 I 54b WR2 54c WR3 – –	0090 + Mat. 3120 3120 0510 + Mat.
		Aufklärung des Patienten über das Verhalten nach chirurgischen Eingriffen Ausstellen eines Rezeptes über Ibuprofen 600 mg (bei Bedarf; tägl. max. 3 x 1)	– –	– –
26.10.	14	Entfernung der Nähte	38 N	3300
19.11.	26	Infiltrationsanästhesie vestibulär und palatinal (2. Einstich erforderlich, da palatinale Betäubung notwendig; 2 Ampullen Ultracain® à 0,92 €) Entfernung des tief zerstörten Zahnes mit Hebel und Zange OP-Zuschlag Nasen-Blas-Versuch (+) plastischer Verschluss der eröffneten Kieferhöhle (1 x atraumatisches Nahtmaterial à 6,90 €)	40 I 44 X2 – – 51a Pla1	2 x 0090 + Mat. 3020 0500 – 3090 + Mat.

Datum	Zähne	Leistungen	BEMA-Position	GOZ-/GOÄ-Position
19.11. (Forts.)		Aufklärung des Patienten über das Verhalten nach chirurgischen Eingriffen Ausstellen eines Rezeptes über Amoxicillin 1000 mg; 1-1-1	– –	– –
27.11.	26	Entfernung der Nähte	38 N	3300

Fall 6

Die 13-jährige Marie erscheint mit ihrem Vater 30 Minuten nach Ende der Sprechzeit in der Praxis. Bei einem Fahrradsturz ist bei ihr ein Teil der Krone eines Schneidezahns abgebrochen.

Datum	Zähne	Leistungen	BEMA-Position	GOZ-/GOÄ-Position
04.11.		18:30 Uhr (Sprechzeit bis 18:00 Uhr) symptombezogene Untersuchung Befund: 21 Fraktur der Krone mit freiliegender Pulpa Beratung über die notwendige Behandlung	03 Zu Ä 1 Ber	A Ä 5 Ä 1
	21	Röntgenaufnahme RI: V. a. Fraktur der Wurzel Befund: keine Wurzelfraktur, nicht abgeschlossenes Wurzelwachstum	Ä 925a Rö2	Ä 5000
		intraligamentäre Anästhesie (1 Ampulle Ultracain® à 0,94 €)	40 I	0090 + Mat.
		Anlegen von Spanngummi Amputation der Kronenpulpa und Abdeckung der Wurzelpulpa mit einem Kalziumhydroxid-Präparat distaler Eckenaufbau	12 bMF 27 Pulp 13d F4	2040 2350 2120
09.11.	21	Vitalitätsprüfung (+)	8 ViPr	0070
		eingehende Untersuchung Befund: f: 18, 28, 38, 48; c: 26, 12 35–45 Zahnstein, tief ansetzendes Lippenbändchen, Diastema mediale, Mundhygiene verbesserungsbedürftig	01 U	0010
	12	Infiltrationsanästhesie (1 Ampulle Ultracain® à 0,94 €) Stillung einer übermäßigen Papillenblutung Zahnhalsfüllung vestibulär mit Komposit	40 I 12 bMF 13a F1	0090 + Mat. 2030 2060
23.11.	26	Infiltrationsanästhesie (1 Ampulle Ultracain® à 0,94 €) Beseitigung von störendem Zahnfleisch indirekte Überkappung Stillung einer übermäßigen Papillenblutung Kompositfüllung m-o-d-v	40 I 12 bMF 25 Cp – 13d F4	0090 + Mat. 2030 2330 – 2120
	21	Vitalitätsprüfung (+)	8 ViPr	0070
04.12.		Erhebung des Mundhygienestatus mit Anfärbung von Plaque und Beurteilung der Plaqueretentionsstellen Mundgesundheitsaufklärung der Patientin und der anwesenden Mutter	IP1 – IP2	1000 – –
	17, 27, 37, 47 35–45 17–47	Versiegelung der kariesfreien Fissuren und Grübchen Entfernung der harten und weichen Beläge Fluoridierung der Zähne	4 x IP5 107 Zst IP4	4 x 2000 10 x 4050 1020
		Aufklärung der Patientin und deren Mutter über die geplante Korrektur des Lippenbändchens	–	–

Datum	Zähne	Leistungen	BEMA-Position	GOZ-/GOÄ-Position
10.12.	11, 21	Infiltrationsanästhesie (2 Ampullen Ultracain® à 0,94 €) chirurgische Korrektur des Lippenbändchens OP-Zuschlag Wundverschluss mit 4 Nähten (1 x atraumatisches Nahtmaterial à 6,90 €)	2 x 40 I 61 Dia – –	2 x 0090 + Mat. 3280 0500 + Mat.
		Aufklärung der Patientin über das Verhalten nach chirurgischen Eingriffen Ausstellen eines Rezeptes über Ibuprofen 600 mg (bei Bedarf; tägl. max. 3 x 1)	– –	– –
11.12.	11, 21	Kontrolle der Wunde	–	3290
12.12.		telefonische Beratung wegen gelöster Naht um 06:10 Uhr	Ä1 Ber 03 Zu	Ä1 B
	11, 21	Infiltrationsanästhesie (2 Ampullen Ultracain® à 0,94 €) erneuter Wundverschluss mit 2 Nähten (1 x atraumatisches Nahtmaterial à 6,90 €)	2 x 40 I 46 XN	2 x 0090 + Mat. 3310 + Mat.
13.12.	11, 21	Kontrolle der Wunde	–	3290
19.12.	11, 21	Entfernung der Nähte	38 N	3300

Fall 7

Frau Mitterer, eine neue Patientin, erscheint mit Schmerzen an Zahn 11 in der Praxis.

Datum	Zähne	Leistungen	BEMA-Position	GOZ-/GOÄ-Position
28.10.	11	symptombezogene Untersuchung Befund: 11 insuffiziente Krone, Karies am Kronenrand Vitalitätsprüfung (+) Röntgenaufnahme RI: V. a. apikale Ostitis Befund: Karies zervikal, keine apikale Aufhellung Beratung über die notwendige Behandlung	– 8 ViPr Ä 925a Rö2 Ä 1 Ber	Ä 5 0070 Ä 5000 Ä 1
		Infiltrationsanästhesie (1 Ampulle Ultracain® à 0,95 €) Entfernung der Krone Anlegen von Spanngummi Entfernung der Karies Stillung einer übermäßigen Papillenblutung Trepanation des Zahnes Exstirpation der Pulpa	40 I 23 EKr 12 bMF – – – 28 VitE	0090 + Mat. 2290 2040 – 2030 (2390) 2360
		Röntgenmessaufnahme RI: Bestimmung der Arbeitslänge Befund: eingestellte Arbeitslänge korrekt	Ä 925a Rö2	Ä 5000
		Aufbereitung des Wurzelkanals ultraschallaktivierte Spülung mit Natriumhypochlorid und Trocknung des Wurzelkanals Füllung des Wurzelkanals	32 WK – 35 WF	2410 2420 2440
		Röntgenkontrollaufnahme RI: Kontrolle der Wurzelfüllung Befund: Wurzelfüllung randdicht bis zum Apex Einsetzen einer provisorischen Krone im direkten Verfahren ohne Abformung	Ä 925a Rö2 –	Ä 5000 2260

Datum	Zähne	Leistungen	BEMA-Position	GOZ-/GOÄ-Position
07.11.		eingehende Untersuchung Befund: f: 18, 28, 38, 48; c: 24; z: 25 Zahnstein an allen Zähnen Erhebung des Parodontalen Screening-Indexes 2-2-4-2-1-2 Orthopantomogramm RI: Kontrolle OK/UK Befund: 24 Caries profunda, 25 weitgehend zerstörte Krone und tiefe vertikale Knochentasche distal	01 U 04 Ä 935d	0010 4005 Ä 5004
	17–27, 37–47	Entfernung der harten und weichen Beläge	107 Zst	18 x 4050 10 x 4055
	25	Infiltrationsanästhesie vestibulär und palatinal (2. Einstich erforderlich, da palatinale Betäubung notwendig; 2 Ampullen Ultracain® à 0,95 €) Fraktur der Wurzel beim Luxieren Entfernung des tieffrakturierten Zahnes durch Osteotomie	40 I – 47a Ost1	2 x 0090 + Mat. – 3030
		Nasen-Blas-Versuch (+) plastischer Verschluss der eröffneten Kieferhöhle (1 x atraumatisches Nahtmaterial à 6,90 €) OP-Zuschlag	– 51b Pla0 –	– 3090 + Mat. 0500
		Aufklärung der Patientin über das Verhalten nach chirurgischen Eingriffen Ausstellen eines Rezeptes über Amoxicillin 1000 mg; 1-1-1 sowie über Ibuprofen 600 mg (bei Bedarf; tägl. max. 3 x 1)	– –	– –
08.11.	25	Kontrolle der Wunde	–	3290
15.11.	25	Entfernung der Nähte	38 N	3300
	24	Vitalitätsprüfung (+) Infiltrationsanästhesie (1 Ampulle Ultracain® à 0,95 €) punktförmige Eröffnung der Pulpahöhle	8 ViPr 40 I –	0070 0090 + Mat. –
		direkte Überkappung mit einem Kalziumhydroxid-Präparat Aufbaufüllung m-o-d mit Komposit, die adhäsiv befestigt ist	26 P 13b F2 ZE –	2340 2180 2197

Fall 8

Herr Müller, ein neuer Patient, erscheint mit Schmerzen an Zahn 13 in der Praxis.

Datum	Zähne	Leistungen	BEMA-Position	GOZ-/GOÄ-Position
14.10.		symptombezogene Untersuchung Befund: 13 intakte Verblendkrone, perkussionsempfindlich	–	Ä 5
	13	Röntgenaufnahme RI: Verdacht auf apikale Ostitis Befund: unvollständige, randdichte Wurzelfüllung, intrakanalärer Stift; periapikale Aufhellung Beratung über die notwendige Behandlung (12 Minuten)	Ä 925a Rö2 Ä 1 Ber	Ä 5000 Ä 1
		Infiltrationsanästhesie (1 Ampulle Ultracain® à 0,92 €) Aufklappung und Freilegung der Wurzelspitze Entfernung der Wurzelspitze OP-Zuschlag	40 I – 54a WR1 –	0090 + Mat. — 3110 0500

Datum	Zähne	Leistungen	BEMA-Position	GOZ-/GOÄ-Position
(Forts.)	13	retrograde Wurzelfüllung Spülung der Wunde und Wundverschluss (1 x atraumatisches Nahtmaterial à 6,90 €) Röntgenkontrollaufnahme RI: Kontrolle der Wurzelfüllung Befund: retrograde Wurzelfüllung randdicht	35 WF – Ä 925a Rö2	2440 + Mat. Ä 5000
		Aufklärung des Patienten über das Verhalten nach chirurgischen Eingriffen Ausstellen eines Rezeptes über Ibuprofen 600 mg (bei Bedarf; tägl. max. 3 x 1)	– –	– –
15.10.	13	Kontrolle der Wunde Beratung des Patienten (Dauer 14 Minuten)	– Ä 1 Ber	3290 –
23.10.	13	Entfernung der Nähte eingehende Untersuchung Befund: f: 18, 17, 14, 28, 26, 38, 44, 48; c: 24; z: 25 Zahnstein an den OK-Molaren und UK-Frontzähnen, 35 scharfe Zahnkante Orthopantomogramm RI: Kontrolle OK/UK Befund: 14 impaktierter Wurzelrest, 24 Caries profunda, 25 Krone weitgehend zerstört, apikale Aufhellung	38 N 01 U Ä 935d	3300 0010 Ä 5004
	16, 27, 33–43 35	Entfernung der harten und weichen Beläge Beseitigung der scharfen Zahnkante	107 Zst 106 sK	2 x 4055 6 x 4050 4030
	24	Vitalitätsprüfung (+) Infiltrationsanästhesie (1 Ampulle Ultracain® à 0,92 €)	8 ViPr 40 I	0070 0090 + Mat.
		Anlegen von Spanngummi Präparation der Kavität, Entfernung der tiefen Dentinkaries indirekte Überkappung Aufbaufüllung aus Komposit m-o-d-v, die adhäsiv befestigt wird	12 bMF – 25 Cp 13b F2 ZE –	2040 – 2330 2180 2197
07.11.	25	Infiltrationsanästhesie vestibulär und palatinal (palatinale Anästhesie erforderlich; 2 Ampullen Ultracain® à 0,92 €) Fraktur der Wurzel im apikalen Drittel während der Luxation Entfernung des tief frakturierten Zahnes Nasen-Blas-Versuch (–)	40 I – 45 X3 –	2 x 0090 + Mat. – 3020 –
	14	Infiltrationsanästhesie vestibulär und palatinal (2. Einstich erforderlich, da palatinale Betäubung notwendig; 2 Ampullen Ultracain® à 0,92 €) Entfernung des impaktierten Wurzelrestes durch Aufklappung OP-Zuschlag Nasen-Blas-Versuch (–) Wundverschluss mit drei Nähten (1 x atraumatisches Nahtmaterial à 6,90 €)	40 I 48 Ost2 – – –	2 x 0090 + Mat. 3040 0510 – + Mat.
		Aufklärung des Patienten über das Verhalten nach chirurgischen Eingriffen Ausstellen eines Rezeptes über Ibuprofen 600 mg (bei Bedarf; tägl. max. 3 x 1)	– –	– –
15.11.	14	Entfernung der Nähte	38 N	3300

Abrechnungsfälle Zahnersatz

Fall 1

Aufgabenstellung
Erstellen Sie mithilfe der unten stehenden Angaben einen Heil- und Kostenplan für Frau Schneider.
Sie ist gesetzlich versichert.
Berechnen Sie die voraussichtlichen Gesamtkosten mit dem aktuellen ZE-Punktwert.

Befund
- fehlende Zähne: 18, 15, 28, 38, 48
- erhaltungswürdige Zähne mit weitgehender Zerstörung: 16, 14
- erneuerungsbedürftige Krone: 21 (Alter: 11 Jahre)
- erhaltungswürdiger Zahn mit partiellen Substanzdefekten: 37
- klinisch intakte Brücke: 34–36 zum Ersatz des Zahnes 35

Planung
- Brücke: 13–16 zum Ersatz des Zahnes 15; Zahn 13 wird als weiterer Pfeilerzahn zur Verbesserung der Retention in die Brücke einbezogen
- konfektionierter Schraubenaufbau: 21
- Krone: 21
- Teilkrone: 37
- Frau Schneider wünscht eine keramisch vollverblendete Brücke von Zahn 13 bis Zahn 16 sowie eine keramisch vollverblendete Krone an Zahn 21 (Präparation der Brückenpfeilerzähne und der Krone: Hohlkehlpräparation).
- Für die Versorgung der präparierten Brückenpfeiler wird eine individuell gefertigte provisorische Brücke hergestellt; für alle weiteren präparierten Zähne werden individuell gefertigte provisorische Kronen angefertigt.
- Beseitigung grober Artikulations- und Okklusionsstörungen vor Eingliederung der Brücke

Material- und Laborkosten (geschätzt)
- 1.850,00 Euro

Bonus
- 75 % (Bonus 2)

Die Lösung zum Fall 1 finden Sie auf Seite 203.

Fall 2

Aufgabenstellung
Erstellen Sie mithilfe der unten stehenden Angaben einen Heil- und Kostenplan für Herrn Schroeder.
Er ist gesetzlich versichert.
Berechnen Sie die voraussichtlichen Gesamtkosten mit dem aktuellen ZE-Punktwert.

Befund
- fehlende Zähne: 18, 38, 48
- erhaltungswürdige Zähne mit weitgehender Zerstörung: 14, 23, 35, 34
- erhaltungswürdiger Zahn mit partiellen Substanzdefekten: 46
- erneuerungsbedürftige Teilprothese zum Ersatz der Zähne 16, 15, 24, 25, 26, 27, 28 (Alter ca. 12 Jahre)

Planung
- Modellgussprothese zum Ersatz der Zähne 16, 15 sowie 24–28
- Verankerungselemente: vestibulär verblendete Teleskopkronen an den Zähnen 14 und 23; gegossene Doppelarmklammer mit Auflage an Zahn 17
- Krone: 17 (aufgrund unzureichender Retention)
- Abformung im Oberkiefer mit individuellem Löffel erforderlich
- Kronen: 35, 34
- Teilkrone: 46
- Herr Schroeder wünscht anstelle der Regelversorgung an Zahn 14 und 23 keramisch voll verblendete Teleskopkronen sowie an Zahn 17 eine unverblendete Teleskopkrone.
- Für alle präparierten Zähne werden individuell gefertigte provisorische Kronen hergestellt.
- Die Beseitigung grober Artikulations- und Okklusionsstörungen erfolgt vor Eingliederung der Modellgussprothese.
- Die Planung erfolgt mit Planungsmodellen des Ober- und Unterkiefers.

Material- und Laborkosten (geschätzt)
- 3.600,00 Euro

Bonus
- 60 % (Bonusheft nicht vorgelegt)

Zu den Lösungen der Fälle 2 bis 6 gelangen Sie, indem Sie unter www.cornelsen.de den Webcode sexahu eingeben.

Fall 3

Aufgabenstellung
Erstellen Sie mithilfe der unten stehenden Angaben einen Heil- und Kostenplan für Frau Sonnenschein. Sie ist gesetzlich versichert.
Berechnen Sie die voraussichtlichen Gesamtkosten mit dem aktuellen ZE-Punktwert.

Befund
- fehlende Zähne: 18, 28, 38, 45, 46, 48
- erhaltungswürdige Zähne mit weitgehender Zerstörung: 12, 11, 44
- erneuerungsbedürftige Brücke: 33–37 zum Ersatz der Zähne 34 und 36 (Alter: 14 Jahre)

Planung
- Krone: 12 und 11
- gegossener Stiftaufbau: 11
- Brücke: 33–37 zum Ersatz der Zähne 34 und 36
- Brücke: 43–47 zum Ersatz der Zähne 45 und 46; Zahn 43 wird als weiterer Pfeilerzahn zur Verbesserung der Retention in die Brücke einbezogen
- Abformung im Unterkiefer mit individuellem Löffel erforderlich
- Frau Sonnenschein wünscht anstelle der Regelversorgung keramisch vollverblendete Kronen an den Zähnen 12 und 11 (Hohlkehlpräparation).
- Für die Versorgung der präparierten Brückenpfeiler wird jeweils eine individuell gefertigte provisorische Brücke hergestellt; für Zahn 11 wird zusätzlich eine provisorische Krone mit Stiftverankerung benötigt.
- Die Beseitigung grober Artikulations- und Okklusionsstörungen erfolgt vor Eingliederung der Brücken.
- Die Planung erfolgt mit Planungsmodellen des Ober- und Unterkiefers.

Material- und Laborkosten (geschätzt)
- 4.750,00 Euro

Bonus
- 70 % (Bonus 1)

Fall 4

Aufgabenstellung
Erstellen Sie mithilfe der untenstehenden Angaben einen Heil- und Kostenplan für Frau Mayer. Sie ist gesetzlich versichert.
Berechnen Sie die voraussichtlichen Gesamtkosten mit dem aktuellen ZE-Punktwert.

Befund
- fehlende Zähne: 18, 28, 38, 48
- erhaltungswürdige Zähne mit weitgehender Zerstörung: 37, 33, 43, 47
- nicht erhaltungswürdige Zähne: 17, 13, 23, 24, 32, 31, 41, 42
- erneuerungsbedürftige OK-Modellgussprothese zum Ersatz der Zähne: 16, 15, 14, 12, 11, 21, 22, 25, 26, 27 (Alter: 16 Jahre)
- erneuerungsbedürftige UK-Modellgussprothese zum Ersatz der Zähne: 36, 35, 34, 44, 45, 46 (Alter: 16 Jahre)

Planung
- OK-Totalprothese zum Ersatz der Zähne: 18–28
- Abformung im Oberkiefer: Funktionsabformung mit individuellem Löffel
- UK-Modellgussprothese zum Ersatz der Zähne: 36, 35, 34, 32, 31, 41, 42, 44, 45, 46
- vestibulär verblendete Teleskopkronen: 33, 43
- Krone: 37, 47
- gegossene Halte- und Stützvorrichtung: 37, 47
- Abformung im Unterkiefer: mit individuellem Löffel erforderlich
- Frau Mayer wünscht anstelle der Regelversorgung Teleskopkronen an den Zähnen 37 und 47.
- Für alle präparierte Zähne werden individuell gefertigte provisorische Kronen hergestellt.
- Die Planung erfolgt mit Planungsmodellen des Ober- und Unterkiefers.

Material- und Laborkosten (geschätzt)
- 4.100,00 Euro

Bonus
- 75 % (Bonus 2)

Zu den Lösungen der Fälle 2 bis 6 gelangen Sie, indem Sie unter www.cornelsen.de den Webcode sexahu eingeben.

Fall 5

Aufgabenstellung
Erstellen Sie mithilfe der unten stehenden Angaben einen Heil- und Kostenplan für Frau Blume.
Sie ist gesetzlich versichert.
Berechnen Sie die voraussichtlichen Gesamtkosten mit dem aktuellen ZE-Punktwert.

Befund
- fehlende Zähne: 18, 38, 48
- erhaltungswürdige Zähne mit weitgehender Zerstörung: 13, 23, 27
- nicht erhaltungswürdige Zähne: 17, 28, 33, 47
- erneuerungsbedürftige Teleskopkrone: 43
- erneuerungsbedürftige OK-Modellgussprothese zum Ersatz der Zähne: 16, 15, 14, 12, 11, 21, 22, 24, 25, 26 (Alter: 11 Jahre)
- erneuerungsbedürftige UK-Cover-Denture-Prothese zum Ersatz der Zähne: 37, 36, 35, 34, 32, 31, 41, 42, 44, 45, 46 (Alter: 11 Jahre)

Planung
- OK-Cover-Denture-Prothese zum Ersatz der Zähne: 18–14, 12–22, 24–26
- konfektionierter Schraubenaufbau: 13
- vestibulär verblendete Teleskopkronen: 13, 23
- Teleskopkrone: 27
- Abformung im Oberkiefer: Funktionsabformung mit individuellem Löffel
- UK-Cover-Denture-Prothese zum Ersatz der Zähne: 38–48
- Wurzelstiftkappe mit Kugelknopfanker: 43
- Abformung im Unterkiefer: Funktionsabformung mit individuellem Löffel
- Die Feststellung der Zentrallage erfolgt mit einem intraoralen Stützstiftregistrat.
- Frau Blume wünscht anstelle der Regelversorgung vollkeramisch verblendete Teleskopkronen an den Zähnen 13 und 23.
- Für alle präparierten Zähne werden individuell gefertigte provisorische Kronen hergestellt.
- Die Planung erfolgt mit Planungsmodellen des Ober- und Unterkiefers.

Material- und Laborkosten (geschätzt)
- 3.860,00 Euro

Bonus
- 60 % (Bonusheft nicht vorgelegt)

Fall 6

Aufgabenstellung
Erstellen Sie mithilfe der unten stehenden Angaben einen Heil- und Kostenplan für Frau Nau.
Sie ist gesetzlich versichert.
Berechnen Sie die voraussichtlichen Gesamtkosten mit dem aktuellen ZE-Punktwert.

Befund
- fehlende Zähne: 18, 12–22, 28, 38, 35, 48
- erhaltungswürdige Zähne mit weitgehender Zerstörung: 23, 34
- erneuerungsbedürftige Krone: 13 (Alter: 14 Jahre)
- klinisch intakte Brücke: 43–47 zum Ersatz der Zähne 45, 46

Planung
- gegossener Stiftaufbau: 13
- Brücke: 14–24 zum Ersatz der Zähne 12–22; die Zähne 14 und 24 werden als weitere Pfeilerzähne zur Verbesserung der Retention in die Brücke einbezogen.
- Brücke: 34–36 zum Ersatz des Zahnes 35
- Abformung im Oberkiefer mit individuellem Löffel erforderlich
- Frau Nau wünscht anstelle der Regelversorgung eine keramisch vollverblendete Brücke von Zahn 14 bis Zahn 24 (Hohlkehlpräparation).
- Für die Versorgung der präparierten Brückenpfeiler wird jeweils eine individuell gefertigte provisorische Brücke hergestellt; für Zahn 13 wird zusätzlich eine provisorische Krone mit Stiftverankerung benötigt.
- Die Beseitigung grober Artikulations- und Okklusionsstörungen erfolgt vor Eingliederung der Brücken.
- Die Planung erfolgt mit Planungsmodellen des Ober- und Unterkiefers.

Material- und Laborkosten (geschätzt)
- 3.800,00 Euro

Bonus
- 70 % (Bonus 1)

Zu den **Lösungen der Fälle 2 bis 6** gelangen Sie, indem Sie unter www.cornelsen.de den **Webcode sexahu** eingeben.

Krankenkasse bzw. Kostenträger

Name, Vorname des Versicherten — geb. am

Fall 1 – Lösung

Kostenträgerkennung | Versicherten-Nr. | Status

Vertragszahnarzt-Nr. | Datum

Erklärung des Versicherten

Ich bin bei der genannten Krankenkasse versichert. Ich bin über Art, Umfang und Kosten der Regel-, der gleich- und andersartigen Versorgung sowie über den voraussichtlichen Herstellungsort bzw. das voraussichtliche Herstellungsland des Zahnersatzes ____________ aufgeklärt worden und wünsche die Behandlung entsprechend diesem Kostenplan.

Datum/Unterschrift des **Versicherten**

Lfd.-Nr.

Stempel des **Zahnarztes**

Heil- und Kostenplan

Hinweis an den Versicherten:
Bonusheft bitte zur Zuschussfestsetzung beifügen.

I. Befund des gesamten Gebisses/Behandlungsplan

TP = Therapieplanung R = Regelversorgung B = Befund

Art der Versorgung

	18	17	16	15	14	13	12	11	21	22	23	24	25	26	27	28
TP			KM	BM	KM	KM			KM							
R			K	BV	KV	KV			KV							
B	f		ww	f	ww	ur			kw							f

	48	47	46	45	44	43	42	41	31	32	33	34	35	36	37	38
B	f											k	b	k	pw	f
R															PK	
TP																

MUSTER

Der Befund ist bei Wiederherstellungsmaßnahmen nicht auszufüllen!

Bemerkungen (bei Wiederherstellung Art der Leistung)

II. Befunde für Festzuschüsse

(Spalten 1–3 vom Zahnarzt auszufüllen)

Befund Nr. 1	Zahn/Gebiet 2	Anz. 3
1.1	13, 21	2
1.3	13, 21	2
1.4	21	1
1.2	37	1
2.1	14–16	1
2.7	14, 15	2

vorläufige Summe ▶

Nachträgliche Befunde:

IV. Zuschussfestsetzung

Betrag Euro | Ct

Unfall oder Unfallfolgen/Berufskrankheit — Immediatversorgung OK — Interimsversorgung OK

Versorgungsleiden — Immediatversorgung UK — Interimsversorgung UK

Die Krankenkasse übernimmt die nebenstehenden Festzuschüsse, höchstens jedoch die tatsächlichen Kosten. Voraussetzung ist, dass der Zahnersatz innerhalb von 6 Monaten in der vorgesehenen Weise eingegliedert wird.

X Unbrauchbare Prothese/Brücke/Krone OK — Alter ca. 11 Jahre

Unbrauchbare Prothese/Brücke/Krone UK — NEM

Hemisektion — Direktabrechnung

Datum, Unterschrift und Stempel der Krankenkasse

Hinweis:

% Festzuschuss

Es liegt ein Härtefall vor

voraussichtliche Zuschusshöhe/Härtefall

% Festzuschuss voraussichtlich

Es liegt voraussichtlich ein Härtefall vor

III. Kostenplanung

1 BEMA-Nrn.	Anz.
89	1
19	6
18a	1
20c	1

1 Fortsetzung | Anz. | 1 Fortsetzung | Anz.

	Euro	Ct
2 Zahnärztliches Honorar BEMA:	397	35
3 Zahnärztliches Honorar GOZ: (geschätzt)	869	54
4 Material- und Laborkosten: (geschätzt)	1850	00
5 Behandlungskosten insgesamt: (geschätzt)	3116	89

Datum/Unterschrift des **Zahnarztes**

III. Kostenplanung GOZ

GOZ-Nr. 1	Zahn/Gebiet 2	Anz. 3	GOZ-Nr. 1 (Fortsetzung)	Zahn/Gebiet 2	Anz. 3
2210	13, 21	2			
5010	14, 16	2			
5070	15	1			

Antragsnummer

Antragsnummer ursprünglicher Behandlungsplan

Summe der Bewertungszahlen x ZE-Punktwert = Honorar BEMA

367 x 1,0827 €* = 397,35 €

* ZE-Punktwert 2024

2210 (2,3-fach): 217,06 € x 2 = 434,12 €

5010 (2,3-fach): 191,84 € x 2 = 383,68 €

5070 (2,3-fach): 51,74 € x 1 = 51,74 €

GOZ -Nummer (2,3-fach) x Anzahl = Honorar GOZ

Zusätzliche Erläuterung

Bei Handbeschriftung unbedingt in Blockschrift schreiben

Gutachterlich befürwortet ☐ ja ☐ nein ☐ teilweise

Datum/Unterschrift und Stempel des **Gutachters**

Verarbeitungskennzeichen

Art des Behandlungsplans

Therapieschritt

logische Version

Nach Quelle Bundesministerium für Gesundheit

Lösung zu Abrechnungsfall Zahnersatz 1

Lernfeld 13: Arbeitsprozesse organisieren und optimieren

Mahnverfahren und Verjährung

Nennen Sie die Schritte des außergerichtlichen Mahnverfahrens.
→ OV S. 257 f. / → JB 3 S. 309 f.

Außergerichtliches Mahnverfahren
- höfliche Zahlungserinnerung
- 1. Mahnung
- 2. Mahnung
- 3. und letzte Mahnung

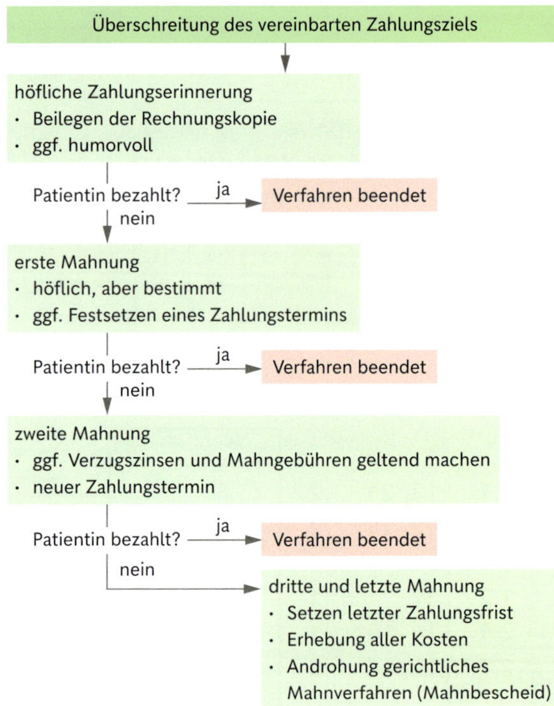

Außergerichtliches Mahnverfahren

Beschreiben Sie den Ablauf des gerichtlichen Mahnverfahrens.
→ OV S. 258 ff. / → JB 3 S. 310 ff.

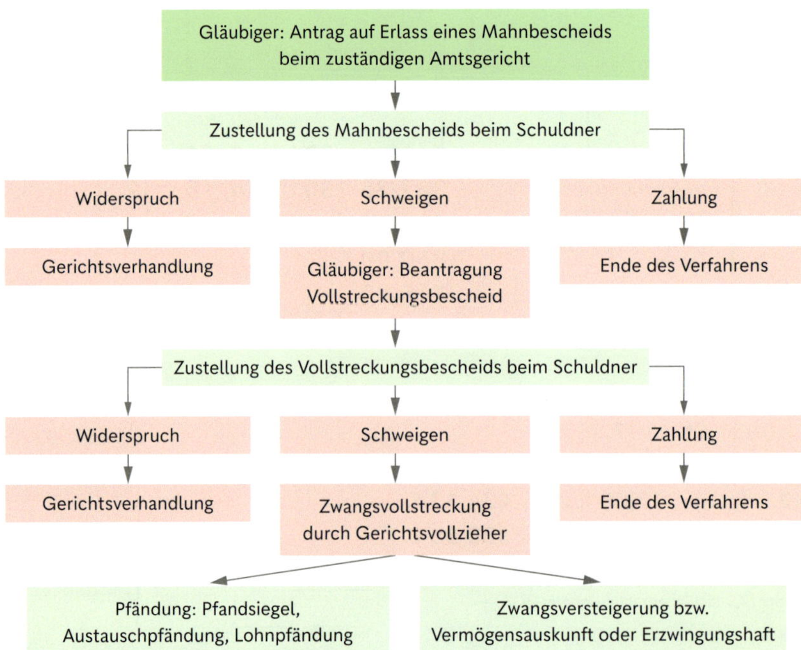
Gläubiger: Antrag auf Erlass eines Mahnbescheids beim zuständigen Amtsgericht
Zustellung des Mahnbescheids beim Schuldner
Widerspruch
Schweigen
Zahlung
Gerichtsverhandlung
Gläubiger: Beantragung Vollstreckungsbescheid
Ende des Verfahrens
Zustellung des Vollstreckungsbescheids beim Schuldner
Widerspruch
Schweigen
Zahlung
Gerichtsverhandlung
Zwangsvollstreckung durch Gerichtsvollzieher
Ende des Verfahrens
Pfändung: Pfandsiegel, Austauschpfändung, Lohnpfändung
Zwangsversteigerung bzw. Vermögensauskunft oder Erzwingungshaft
Gerichtliches Mahnverfahren

Nennen Sie die gesetzlichen Verjährungsfristen von zivilrechtlichen Forderungen.
→ OV S. 264 f. /
→ JB 3 S. 316 f.

Gesetzliche Verjährungsfristen

Frist	Ansprüche	Beginn der Verjährung
2 Jahre	kaufvertragliche Verjährungsfrist bei Mängeln	mit der Übergabe der Ware
3 Jahre	Geldansprüche	ab dem Ende des Jahres, in dem der Anspruch entstanden ist
5 Jahre	Bauwerksmängel	mit der Übergabe
10 Jahre	· Rechte an Grundstücken · Ansprüche aus Zahlungen bei Grundstücken	Entstehung des Anspruchs
30 Jahre	· Herausgabeanspruch aus Eigentum · Ansprüche aus rechtskräftigen Urteilen und Vollstreckungsbescheiden · Schadenersatzansprüche	mit dem Tag, an dem der Anspruch entsteht, bzw. mit der Rechtskraft der Entscheidung

Unterscheiden Sie zwischen Hemmung und Neubeginn der Verjährung und nennen Sie jeweils drei Gründe.
→ OV S. 266 f. /
→ JB 3 S. 318 f.

Hemmung bzw. Neubeginn der Verjährung

Hemmung (§ 212 BGB)	Neubeginn (§ 204 BGB)
· Verjährung ruht für bestimmten Zeitraum · Verlängerung der Verjährungsfrist um Zeitraum der Hemmung · Gründe: – gerichtlicher Mahnbescheid – Klageerhebung – höhere Gewalt	· Verjährung fängt von Neuem an · Gründe: – Schuldanerkenntnis durch Abschlagszahlung oder Zinszahlung – gerichtliche Vollstreckungsanordnung – Anerkennung von Mängelansprüchen durch Nacherfüllung

Wie fit bin ich für die Prüfung? ☺ ☐ 😐 ☐ ☹ ☐

Arbeitsvertrag

Unterscheiden Sie die beiden Arten von Tarifverträgen für ZFA.
→ OV S. 22, 269 /
→ JB 1 S. 22 /
→ JB 3 S. 321

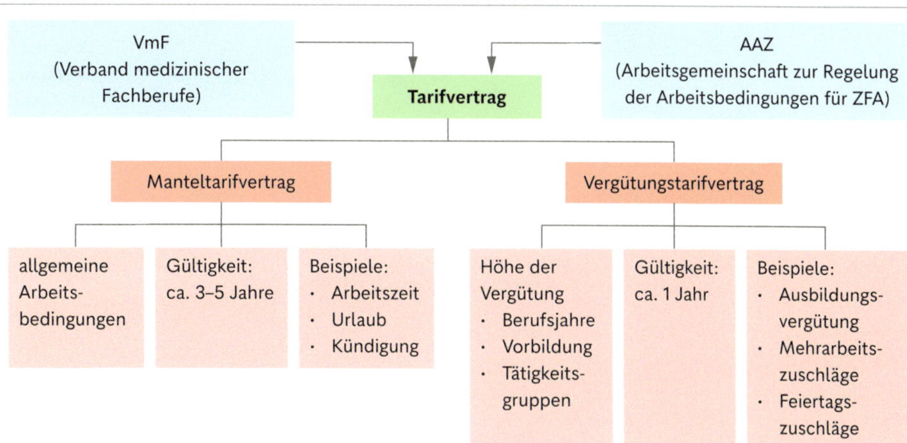

Arten von Tarifverträgen

Hinweis: Für ZFA gibt es derzeit keine bundesweit geltenden Tarifverträge, nur auf Länderebene in den Bundesländern Hamburg, Hessen und Saarland sowie dem Landesteil Westfalen-Lippe. Liegt kein Tarifvertrag in einem Bundesland vor, kann ein anderer Tarifvertrag als Bestandteil des Arbeitsvertrags vereinbart werden. In Bundesländern ohne geltende Tarifverträge spricht die jeweilige Landeszahnärztekammer z. B. für die Vergütung eine Empfehlung aus.

Nennen Sie drei Vorteile eines Tarifvertrags gegenüber einem Einzelarbeitsvertrag.

Vorteile eines Tarifvertrags
- Transparenz
- Vereinfachung
- friedliches Betriebsklima

Hinweis: Ein Einzelarbeitsvertrag darf nur bessere und niemals schlechtere Bedingungen als ein geltender Tarifvertrag enthalten (Günstigkeitsprinzip bzw. Unabdingbarkeit des Tarifvertrags).

Erläutern Sie die Inhalte des Allgemeinen Gleichbehandlungsgesetzes (AGG).
→ OV S. 271 f. /
→ JB 3 S. 323 f.

AGG
- umgangssprachlich auch „Antidiskriminierungsgesetz“
- basiert auf Art. 3 GG
- dient der Beseitigung und Verhinderung von Benachteiligung von Personen und Förderung der Vielfalt im Unternehmen
- definiert Benachteiligungsgründe
- beinhaltet Beschwerderecht und gesonderte Rechtsansprüche bei Diskriminierung
- Unterscheidung:
  - unmittelbare Benachteiligung
  - mittelbare Benachteiligung
  - Belästigung

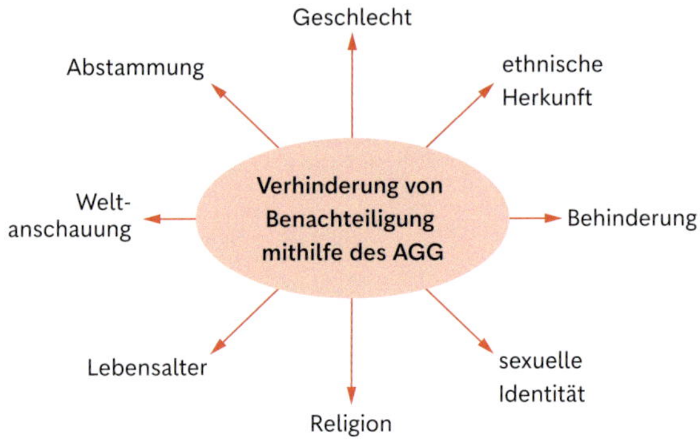

Nennen Sie die Möglichkeiten, wodurch ein Arbeitsverhältnis beendet werden kann.
→ OV S. 276 f. /
→ JB 3 S. 328 f.

Beendigung des Arbeitsverhältnisses

- während der Probezeit (max. 6 Monate)
  - AN und AG: jederzeit ohne Angabe eines Kündigungsgrundes, aber mit Frist von 2 Wochen
- nach der Probezeit
  - andere Gründe
    - Tod des AN
    - Erreichen einer festgelegten Altersgrenze (z. B. Rentenalter)
  - Zeitablauf (bei befristeten Verträgen)
  - einvernehmlich (Aufhebungsvertrag)
  - ordentliche Kündigung
    - AN: Frist von 4 Wochen (28 Tage) zum 15. oder Ende des Monats
    - AG: Frist richtet sich nach Dauer der Praxiszugehörigkeit des AN
  - außerordentliche Kündigung AN und AG:
    - fristlos
    - aus wichtigem Grund
    - innerhalb von 2 Wochen nach Eintritt des wichtigen Grundes

Hinweis: Für Kündigungen ist die Schriftform vorgesehen. Da es sich um ein einseitig empfangsbedürftiges Rechtsgeschäft handelt, sollte der Absender einen Nachweis darüber aufbewahren, dass der Empfänger das Kündigungsschreiben erhalten hat.

Nennen Sie die Kündigungsfristen einer ordentlichen Kündigung durch die Arbeitgeberin je nach Dauer der Praxiszugehörigkeit der Arbeitnehmerin.
→ OV S. 276 /
→ JB 3 S. 328

Kündigungsfristen

Dauer der Praxiszugehörigkeit	Kündigungsfrist jeweils zum Ende des Monats
2 Jahre	1 Monat
5 Jahre	2 Monate
8 Jahre	3 Monate
10 Jahre	4 Monate
12 Jahre	5 Monate
15 Jahre	6 Monate
20 Jahre	7 Monate

Hinweis: Die gesetzlichen Mindestfristen einer ordentlichen Kündigung sind im BGB § 622 Abs. 2 erfasst.

Erläutern Sie mögliche Gründe für eine ordentliche Kündigung durch die Arbeitgeberin (AG), die sozial gerechtfertigt und somit rechtswirksam ist.
→ OV S. 270 f. /
→ JB 3 S. 322 f.

Gründe für eine ordentliche Kündigung durch die Arbeitgeberin

personenbedingt	verhaltensbedingt	betriebsbedingt
Gründe liegen in der Person der Arbeitnehmerin	Gründe liegen im Verhalten der Arbeitnehmerin	Gründe liegen in der Praxis
· mangelnde körperliche und geistige Eignung zur Ausübung der vereinbarten Tätigkeit (z. B. ZFA kann kein Blut sehen) · fehlende Arbeitserlaubnis (ausländische ZFA aus einem Nicht-EU-Land) · lang andauernde Arbeitsunfähigkeit bzw. häufige Kurzerkrankungen (unzumutbare wirtschaftliche und betriebliche Belastung der AG)	· häufiges Zuspätkommen · Arbeitsverweigerung · Vortäuschung der Arbeitsunfähigkeit Wichtig: mindestens eine erfolglose Abmahnung vorab mit Androhung der Kündigung erforderlich	· Umsatzrückgang · Wegbleiben von Patienten · Kürzung der Öffnungszeiten Wichtig: soziale Auswahl nach sozialen Gesichtspunkten erforderlich (§ 1 Abs. 3 Satz 1 KSchG)

Hinweis: Das Kündigungsschutzgesetz (= allgemeiner Kündigungsschutz) gilt ab 10 Vollbeschäftigten (über 30 Stunden/Woche) in einer Praxis und Bestehen des Arbeitsverhältnisses von mind. 6 Monaten. Besonderer Kündigungsschutz gilt z. B. für Schwangere, Mütter nach Entbindung, Eltern in Elternzeit, Auszubildende.

Nennen Sie die drei Instanzen der Arbeitsgerichtsbarkeit.
→ OV S. 277 f. /
→ JB 3 S. 329 f.

Arbeitsgerichtsbarkeit
- 1. Instanz: Arbeitsgericht
- 2. Instanz: Landesarbeitsgericht
- 3. Instanz: Bundesarbeitsgericht

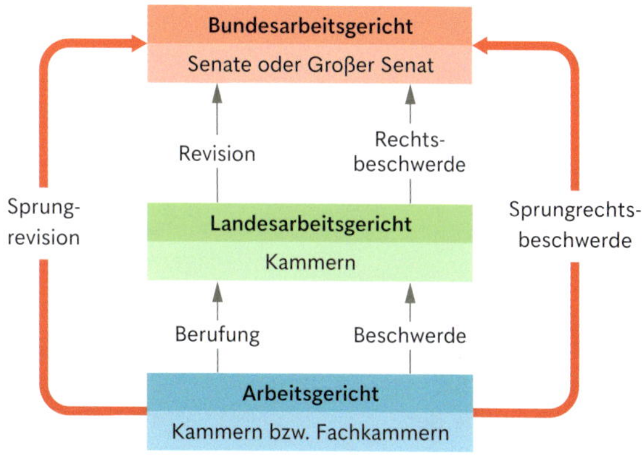

Hinweis: Ein Arbeitsgericht ist zuständig für Streitigkeiten, die aus einem Arbeitsverhältnis entstehen, z. B. Kündigung, Arbeitszeugnis oder Urlaub.

Wie fit bin ich für die Prüfung? ☺ ☐ 😐 ☐ ☹ ☐

Qualitätsmanagement

Erläutern Sie den Qualitätsbegriff und leiten Sie hieraus mögliche Praxisziele ab.
→ OV S. 281 f. /
→ JB 3 S. 333 f.

Der Qualitätsbegriff umfasst in einer Zahnarztpraxis:
- die Erfüllung der Bedürfnisse und Erwartungen der Patienten
- die optimale Versorgung von Patienten

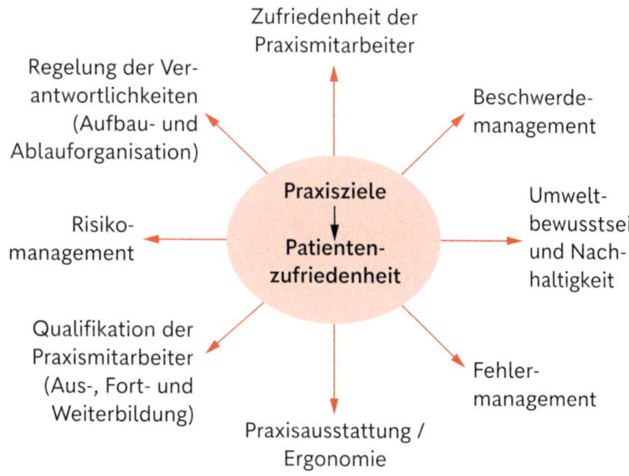
Praxisziele
Patienten-zufriedenheit
Zufriedenheit der Praxismitarbeiter
Beschwerde-management
Umwelt-bewusstsein und Nach-haltigkeit
Fehler-management
Praxisausstattung / Ergonomie
Qualifikation der Praxismitarbeiter (Aus-, Fort- und Weiterbildung)
Risiko-management
Regelung der Ver-antwortlichkeiten (Aufbau- und Ablauforganisation)

Erläutern Sie den PDCA-Zyklus.
→ OV S. 282 /
→ JB 3 S. 334

PDCA-Zyklus nach Deming
= Qualitätskreislauf zur stetigen Verbesserung von Praxisabläufen

- **P**lan: aufgrund des Ist-Zustandes eine Maßnahme (Tätigkeit bzw. Ziel) definieren
- **D**o: Umsetzung des Vorhabens
- **C**heck: Überprüfung und Bewertung der Auswirkungen
- **A**ct: Konsequenzen schlussfolgern; Etablierung als Standard im Praxisablauf bzw. Verbesserungsmaßnahmen evaluieren, PDCA-Zyklus beginnt erneut

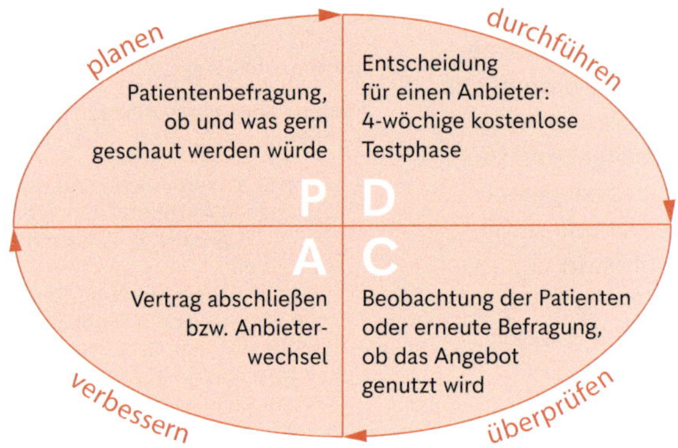

Anwendungsbeispiel für den PDCA-Zyklus:
Angenehmere Gestaltung der Wartezeiten durch Praxis-TV

Nennen Sie Instrumente des Qualitätsmanagements.
→ OV S. 283 ff. /
→ JB 3 S. 335 ff.

Instrumente des QM

- Checkliste
- Flussdiagramm
- Stellenbeschreibung
- Organigramm
- Teambesprechung
- Patientenbefragung
- Mitarbeiterbefragung
- Beschwerdemanagement
- Risikomanagement
- Fehlermanagement
- Hygienemanagement

Hinweis: Nach QM-Richtlinie des G-BA (Gemeinsamer Bundesausschuss) sowie SGB V sind Vertragszahnärzte verpflichtet, ein einrichtungsinternes Qualitätsmanagement einzuführen und individuell weiterzuentwickeln. Die Wahl des QM-Systems bleibt frei.

Unterscheiden Sie die drei Bereiche der Qualitätssicherung im Sinne des ZQMS (Zahnärztliches Qualitätsmanagementsystem).

Bereiche des ZQMS

Strukturqualität
Beispiele:
- Praxishygiene
- Arbeitssicherheit
- Praxisausstattung
- Datenschutz
- Qualifikation der Mitarbeiter

Prozessqualität
Beispiele:
- Personalmanagement
- Terminplanung
- Patientenkommunikation
- Dokumentation
- Notfallmanagement
- Praxisorganisation

Ergebnisqualität
Beispiele:
- Behandlungsergebnis (objektiv)
- Patientenzufriedenheit (subjektiv)
- Beschwerdemanagement
- Fehlermanagement

Unterscheiden Sie die beiden Leitungssysteme in Zahnarztpraxen und nennen Sie jeweils zwei Vor- und Nachteile.
→ OV S. 286 f. /
→ JB 3 S. 338 f.

Leitungssysteme (Organigramme)

	Einliniensystem	Mehrliniensystem
Beschreibung	Jede Mitarbeiterin hat eine direkte Vorgesetzte.	Jede Mitarbeiterin hat mehrere Vorgesetzte.
Vorteil	· klare Anordnungen · gute Überwachung der Mitarbeiterinnen	· Anordnungen auch in Abwesenheit einer Vorgesetzten möglich · Spezialisierung der Vorgesetzten (Zuständigkeiten)
Nachteil	· in Abwesenheit der Vorgesetzten keine Weisungen möglich · hohe Arbeitsbelastung der Vorgesetzten	· widersprüchliche Weisungen durch mehrere Vorgesetzte · Missverständnisse durch fehlende Absprachen möglich

Erläutern Sie die organisatorischen Voraussetzungen für effektive Teambesprechungen.
→ OV S. 293 f. /
→ JB 3 S. 345 f.

Voraussetzungen für Teambesprechungen
- Vorbereitung
- Motivation
- regelmäßige Durchführung
- Teilnahme aller Mitarbeiterinnen
- störungsfrei
- fester Zeitrahmen außerhalb der Sprechstundenzeit, aber innerhalb der Arbeitszeit

Vorbereitung	Durchführung	Nachbereitung
· Agenda mit Tagesordnungspunkten (TOP) festlegen · Leitung (Moderator) und Protokollant benennen · Einladung versenden · angenehme Atmosphäre (z. B. Snacks, Getränke)	· Begrüßung · Anwesenheitskontrolle · TOP abarbeiten · Festlegen von Verantwortlichen für anstehende Aufgaben · Einhalten des Zeitrahmens · Protokollieren	· Ausarbeiten des (Ergebnis-) Protokolls · Versenden des Protokolls

Erläutern Sie die Terminsysteme, indem Sie die Merkmale bzw. Voraussetzungen, Vor- und Nachteile miteinander vergleichen.
→ OV S. 298 ff. /
→ JB 3 S. 350 ff.

Terminsysteme

	Sprechstundensystem	Nummern-Zeit-System	Terminsystem
Merkmale	· ältestes Bestellsystem · Behandlung der Patientinnen in der Reihenfolge ihres Eintreffens	· Patientin erhält bei Eintreffen eine Nummer und somit grobe Zeiteinschätzung	· Terminvergabe im Vorfeld · Behandlung in Reihenfolge der Termine · Berücksichtigung der Personal- und Raumressourcen · Einschätzen der Behandlungsdauer, Pufferzeiten
Vorteile	· Patientinnen müssen nicht lange auf einen Termin warten	· Patientin kann Zeit bis zur Behandlung individuell gestalten	· kurze bis keine Wartezeiten · Wirtschaftlichkeit durch gute Praxisauslastung
Nachteile	· keine Zeitplanung der Abläufe möglich · ggf. lange Wartezeiten	· Zeitangabe ungenau · ggf. lange Wartezeit	· Patientinnen müssen z. T. lange auf einen Termin warten

Unterscheiden Sie die unterschiedlichen Organisationshilfsmittel für das Terminsystem.
→ OV S. 302 f. /
→ JB 3 S. 354 f.

Organisationshilfsmittel für das Terminsystem

Organisationshilfsmittel	Erläuterung
Terminreservierungskarte	schriftliche Dokumentation des vereinbarten Termins
Terminvertrag	Vereinbarung der Berechnung von Ausfallkosten bei Terminversäumnis
Terminerinnerungskarte	schriftliche Erinnerung bei langfristig vereinbarten Terminen („Recall“)
Symbole während Behandlung	nonverbale Information, z. B. über: · Zuspätkommen · Notfall / Schmerzpatient
Bestell-/Terminbuch	Erfassung laufender Termine · Übersicht der aktuellen Woche (Wochentage, Datum, Uhrzeit) · Einteilung nach Behandlungsräumen · Erfassen des Patientennamens · Notiz des Behandlungsgrunds (Hervorhebung z. B. mit Farbmarkierungen) · Möglichkeit der Korrektur

Hinweis: Infolge der Digitalisierung werden Termine häufig nicht mehr handschriftlich, sondern mit spezieller Praxissoftware bzw. elektronischen Terminprogrammen erfasst. Die Erinnerung an eine bevorstehende Behandlung bzw. einen vereinbarten Termin kann auch telefonisch („Recall- bzw. Memory-Anruf“), per E-Mail oder SMS erfolgen. Hierfür sollte zuvor aus Datenschutzgründen eine Einverständniserklärung der Patienten eingeholt werden.
Zudem lassen sich die elektronischen Terminprogramme ggf. mit der elektronischen Arbeitszeiterfassung des Praxispersonals verbinden.

Wie fit bin ich für die Prüfung? ☺ ☐ 😐 ☐ ☹ ☐

Personaleinsatzplanung, Fort- und Weiterbildung von ZFA

Beschreiben Sie verschiedene Arbeitszeitmodelle.
→ OV S. 317 /
→ JB 3 S. 369

Arbeitszeitmodelle
- Vollzeit: 38–40 h/Woche, aufgeteilt i. d. R. auf 5 Tage
- Teilzeit: reduzierte Stundenzahl, häufig 20–30 h/Woche, dabei Verteilung auf 5 oder weniger Wochentage
- Gleitzeit: individuelles Festlegen von Arbeitsbeginn und -ende innerhalb einer vorgegebenen Kernarbeitszeit
- Jobsharing: 2 Teilzeit-Mitarbeiterinnen teilen sich eine Vollzeitstelle
- Schichtarbeit: Einteilung der Arbeitszeit in Schichten, z. B. Frühschicht, Spätschicht
- Homeoffice bzw. Telearbeit: Arbeitsplatz außerhalb der Zahnarztpraxis (z. B. für Abrechnung)

Hinweis: Bei der Gestaltung des Personaleinsatzplans sind neben den unterschiedlichen Arbeitszeitmodellen auch die Stellenbeschreibungen (spezialisierte bzw. flexible Tätigkeiten und Aufgabenbereiche) der Mitarbeiterinnen zu berücksichtigen.

Nennen Sie weitere Aspekte, die bei der Personaleinsatzplanung zu berücksichtigen sind.
→ OV S. 318 /
→ JB 3 S. 370

Aspekte der Personalplanung
- Urlaubsplanung
- Qualifikation
- Arbeitsanalyse
- Arbeitssynthese
- Stellenbeschreibung
- Reserve für unvorhergesehene Ausfälle (z. B. Krankheit)

Hinweis: Die Personaleinsatzplanung kann starr (jeder hat feste Aufgaben) oder flexibel (Zuständigkeiten können wechseln) gestaltet werden.

Unterscheiden Sie allgemein zwischen Fort- und Weiterbildung, indem Sie beide Begriffe erklären.
→ OV S. 320 /
→ JB 3 S. 372

Unterscheidung zwischen Fort- und Weiterbildung

Fortbildung	Weiterbildung
fachliche Ergänzung vorhandener Kenntnisse des bestehenden Berufsbildes	Erwerb umfangreicher, zusätzlicher Kenntnisse und Qualifikationen, auch unabhängig vom Berufsbild
Kostenübernahme durch AG möglich	staatliche Förderung möglich (z. B. Aufstiegs-BAföG)
kürzere Dauer, z. B. einzelne Tage	längere Dauer, meist mehrere Wochen/Monate, z. T. auch Jahre, in Voll- oder Teilzeit (berufsbegleitend) möglich
Erhalt einer Teilnahmebescheinigung (i. d. R. ohne Prüfung)	Bestehen der Prüfung am Ende notwendig, um das Zertifikat zu erhalten

Hinweis: Das BBiG unterscheidet im § 1 zwischen
- Fortbildungen, die die berufliche Handlungsfähigkeit (Schlüsselqualifikationen) erhalten, anpassen oder erweitern sowie
- Fortbildungen, die zum beruflichen Aufstieg führen.

Diese anerkannten Aufstiegsfortbildungen setzen die abgeschlossene Berufsausbildung zur ZFA voraus und werden im § 53 BBiG (bundeseinheitliche Anforderungen/Inhalte) bzw. § 54 BBiG (Zuständigkeit der Anforderungen/Voraussetzungen bei den LZÄK) geregelt.

Nennen Sie verschiedene Möglichkeiten der Aufstiegsfortbildung für ZFA.
→ OV S. 321 ff. /
→ JB 3 S. 373 ff.

Aufstiegsfortbildungen für ZFA
- ZMP = Zahnmedizinische/-r Prophylaxeassistent/-in
- ZMF = Zahnmedizinische/-r Fachassistent/-in
- ZMV = Zahnmedizinische/-r Verwaltungsassistent/-in
- DH = Dentalhygieniker/-in
- Geprüfte/-r Fachwirt/-in im Gesundheits- und Sozialwesen (IHK)

Hinweis: Ein Aufstieg in die genannten Tätigkeitsgruppen beinhaltet Anspruch auf höheres Gehalt laut Vergütungstarifvertrag für ZFA (Tätigkeitsgruppe IV bzw. V).*
* Tarifvertragliche Regelung der Vergütung für ZFA gilt derzeit nur in Hamburg, Hessen, Niedersachen, Saarland und im Landesteil Westfalen-Lippe und sofern beide Vertragspartner (ZA und ZFA) Mitglied im jeweiligen Berufsverband sind.

Wie fit bin ich für die Prüfung? ☺ ☐ 😐 ☐ ☹ ☐

Praxismarketing

Definieren Sie den Begriff „Praxismarketing“ und nennen Sie dessen Ziel.
→ OV S. 326 /
→ JB 3 S. 378

Praxismarketing
- alle Maßnahmen einer marktorientierten Praxisführung

Ziel des Praxismarketings
- Bindung von Stammpatienten und Gewinnung von Neupatienten durch Berücksichtigung ihrer Bedürfnisse und Erwartungen

Hinweis: Der Begriff „Marketing“ stammt aus der Betriebswirtschaft und beinhaltet alle Maßnahmen eines Unternehmens, um den Absatz zu fördern.
Achtung: Berufswidrige Werbung ist Zahnarztpraxen untersagt (vgl. u. a. Berufsordnung der Zahnärzte).

Nennen Sie verschiedene Bereiche des Praxismarketings.
→ OV S. 326 ff. /
→ JB 3 S. 378 ff.

Bereiche des Praxismarketings
- Kompetenz des ZA
- Kompetenz der ZFA
- Motivation der Mitarbeiter
- ansprechende Räumlichkeiten
- Serviceleistungen
- Organisation der Praxisabläufe
- …

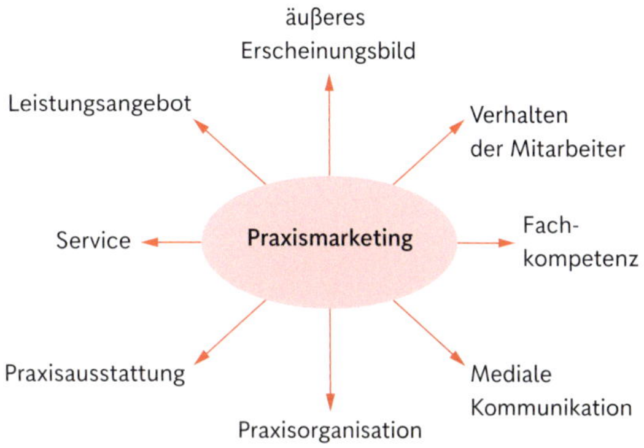

Geben Sie konkrete Maßnahmen für die Umsetzung von Praxismarketing an.
→ OV S. 326 ff. /
→ JB 3 S. 378 ff.

Maßnahmen des Praxismarketings
- Fort- und Weiterbildung der Mitarbeiter
- außerdienstliche gemeinsame Aktivitäten zur Teambildung
- einheitliche Praxiskleidung
- Informationsveranstaltung „Zahngesunde Ernährung“ für Patienten
- kostenfreies WLAN
- Online-Terminvereinbarung
- Wartezimmer-TV
- Behandlungszimmer für Kinder
- Aktionen mit Kindergarten bzw. Grundschule
- …

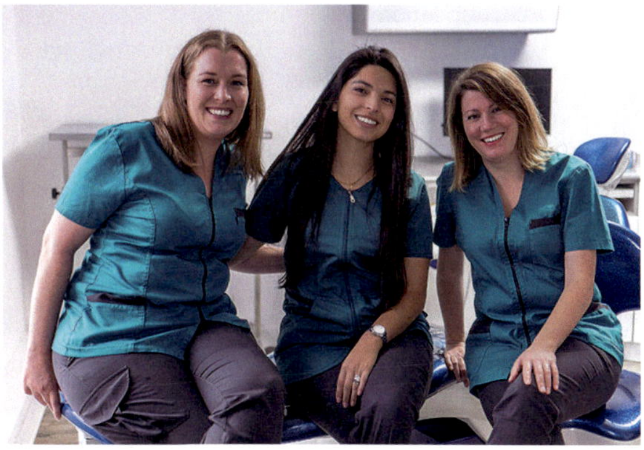
Einheitliche Praxiskleidung ist eine Maßnahme des Praxismarketings.

Unterscheiden Sie drei Formen der telefonischen Terminerinnerung.
→ OV S. 327 /
→ JB 3 S. 379

Telefonische Terminerinnerung

Follow-up-Anruf	Recall-Anruf	Memory-Anruf
• Anruf nach einer Behandlung • dient der Evaluation über das Befinden der Patienten	• Erinnerung an regelmäßige, wiederkehrende Untersuchungen bzw. Behandlungen (z. B. 01, PZR) • dient der Terminvereinbarung	• Anruf kurz vor einem vor längerer Zeit vereinbarten Termin • dient der Erinnerung an einen bereits vereinbarten Termin

Hinweis: Vor der Kontaktaufnahme über Telefon ist aus datenschutzrechtlichen Gründen eine schriftliche Einwilligung der Patienten einzuholen (vgl. Datenschutzgrundverordnung).

Wie fit bin ich für die Prüfung? ☺ ☐ 😐 ☐ ☹ ☐

Programmierte Aufgaben

1. Welche Aussagen zum Streik sind richtig?

☒ ☒

A) ☐ Bei einem Streik schließen die Arbeitgeber die Arbeitnehmer ohne Lohnzahlung von der Arbeit aus.

B) ☐ Voraussetzung für den Streik ist die erfolgreiche Schlichtung.

C) ☐ Eine kurze Unterbrechung der Arbeit für Minuten oder Stunden zur Demonstration der Streikbereitschaft wird als Warnstreik bezeichnet.

D) ☐ Nach erfolgreichen Tarifverhandlungen kommt es häufig zu Streiks.

E) ☐ Während der Tarifverhandlungen besteht Friedenspflicht.

2. Was ist keine Aufgabe des Betriebsrats?

☒

A) ☐ Vorbereitung der Wahl der Jugend- und Auszubildendenvertretung

B) ☐ Durchführung der Wahl der Jugend- und Auszubildendenvertretung

C) ☐ Vorbringen der Anregungen durch Arbeitnehmer beim Arbeitgeber

D) ☐ Entscheidung über wirtschaftliche Angelegenheiten, z. B. Erweiterung der Leistungen

E) ☐ Kontrolle der Einhaltung von Arbeitsschutzgesetzen

3. Ordnen Sie die Ansprüche den Verjährungsfristen zu.

☒

A	2 Jahre	1	Bauwerksmängel
B	3 Jahre	2	Schadensersatzansprüche, beruhend auf Verletzung des Lebens, der Freiheit, des Körpers oder der Gesundheit
C	5 Jahre	3	allgemeine vertragliche und gesetzliche Ansprüche, wenn keine Sonderregelung gilt
D	10 Jahre	4	Kaufvertragsmängel
E	30 Jahre	5	Grundstückskauf

A) ☐ A2, B3, C1, D5, E4

B) ☐ A1, B2, C3, D4, E5

C) ☐ A3, B2, C5, D4, E1

D) ☐ A4, B3, C1, D5, E2

E) ☐ A4, B3, C1, D2, E5

4. Ordnen Sie die Beispiele den Phasen des PDCA-Zyklus zu.

☒

A	Plan	1	Umstellung auf e-Termin-Funktion
B	Do	2	Patienten- und Mitarbeiterbefragung
C	Check	3	Online-Terminbuchung für 4 Wochen
D	Act	4	Entlastung der Rezeption

A) ☐ A2, B1, C3, D4

B) ☐ A4, B3, C2, D1

C) ☐ A3, B2, C1, D4

D) ☐ A2, B3, C4, D1

E) ☐ A4, B3, C1, D2

5. Welche Aussagen zur Zertifizierung im Rahmen des Qualitätsmanagements sind falsch?

☒ ☒

A) ☐ Jede Zahnarztpraxis ist verpflichtet, sich zertifizieren zu lassen.

B) ☐ Die Zertifizierung gilt für maximal drei Jahre und muss dann erneut beantragt werden.

C) ☐ Eine Zertifizierung kann bei der Gewinnung neuer Patienten hilfreich sein.

D) ☐ Alle QM-Systeme eignen sich für Zahnarztpraxen, da sie speziell dafür entwickelt wurden.

E) ☐ Die Zertifizierung erfolgt über eine dafür zugelassene Stelle, wie z. B. TÜV.

6. Welche Aussagen zur Hemmung bzw. zum Neubeginn der Verjährung sind falsch?

☒ ☒

A) ☐ Der Neubeginn der Verjährung kann auf Veranlassung der Schuldnerin oder Gläubigerin geschehen.

B) ☐ Die Verjährung kann durch eine Stundungsvereinbarung zwischen Zahnarztpraxis und Patientin gehemmt werden.

C) ☐ Die Verjährung kann durch ein Schuldanerkenntnis durch die Schuldnerin gehemmt werden.

D) ☐ Der Neubeginn der Verjährung kann durch Klageerhebung erfolgen.

E) ☐ Der Neubeginn der Verjährung hat zur Folge, dass die Verjährungsfrist von Neuem beginnt.

---

1. C, E 2. D 3. D
4. B 5. A, D 6. C, D

7. Welche Aussagenkombination zu den Kündigungsfristen je nach Dauer der Praxiszugehörigkeit ist richtig?

☒

1 Es besteht eine Kündigungsfrist von 4 Monaten zum Monatsende bei Praxiszugehörigkeit ab 10 Jahren.
2 Es besteht eine Kündigungsfrist von 1 Monat zum Monatsende bei einer Praxiszugehörigkeit ab 2 Jahren.
3 Es besteht eine Kündigungsfrist von 5 Monaten zum Monatsende bei einer Praxiszugehörigkeit ab 20 Jahren.
4 Es besteht eine Kündigungsfrist von 4 Wochen zum 15. des Monats oder Monatsende bei einer Praxiszugehörigkeit von unter 2 Jahren.
5 Es besteht eine Kündigungsfrist von 2 Monaten zum Monatsende bei einer Praxiszugehörigkeit ab 5 Jahren.

A) ☐ Alle Aussagen sind richtig.
B) ☐ Nur die Aussagen 1, 2, 4 und 5 sind richtig.
C) ☐ Nur die Aussagen 2 und 3 sind richtig.
D) ☐ Nur die Aussagen 2 und 4 sind richtig.
E) ☐ Nur die Aussagen 2, 4 und 5 sind richtig.

8. Stellen Sie die richtige Reihenfolge für den Ablauf des Mahnverfahrens her.

1 2 3 4 5 6

A) ☐ Zwangsversteigerung
B) ☐ Zwangsvollstreckung
C) ☐ Beantragung des Mahnbescheids
D) ☐ Vermögensauskunft
E) ☐ Zustellung des Mahnbescheids
F) ☐ Vollstreckungsbescheid

9. Welche beiden Aussagen zum QM-Handbuch treffen zu?

☒ ☒

A) ☐ Beim Aufschlagen sollte die aktuelle Woche im Überblick dargestellt sein.
B) ☐ Es sollte möglichst umfangreich sein (mind. 100 Seiten).
C) ☐ Es dient neuen Mitarbeiterinnen zur Orientierung in Form eines Nachschlagewerks.
D) ☐ Es beschreibt individuelle Strukturen und Abläufe der Zahnarztpraxis.
E) ☐ Das Anlegen und Führen des QM-Handbuchs läuft auf freiwilliger Basis.

10. Ordnen Sie die folgenden Pflichten aus dem Arbeitsvertrag dem Arbeitnehmer (1) bzw. dem Arbeitgeber (2) zu.

1 2

A) ☐ Vergütungspflicht
B) ☐ Weisungspflicht
C) ☐ Sorgfaltspflicht
D) ☐ Fürsorgepflicht
E) ☐ Zeugnispflicht

11. Welche Kommunikationsformen gehören zu den Gesprächsregeln, die z. B. bei Teambesprechungen angewendet werden sollten?

☒ ☒ ☒

A) ☐ Offenlegen der Gesprächsziele
B) ☐ Bevorzugen von Du-Botschaften
C) ☐ Stellen von Rückfragen
D) ☐ Vermeiden von „Killerphrasen“
E) ☐ Äußerung von persönlicher Kritik

12. Ordnen Sie die rechtlichen Schritte dem außergerichtlichen (1) oder gerichtlichen (2) Mahnverfahren zu.

1 2

A) ☐ Vollstreckungsbescheid
B) ☐ Zweite Mahnung
C) ☐ Mahnbescheid
D) ☐ Zahlungserinnerung
E) ☐ Erste Mahnung

13. In welchen Bereichen verfügt der Betriebsrat laut Betriebsverfassungsgesetz über ein Beratungsrecht (1), Mitwirkungsrecht (2) bzw. Mitbestimmungsrecht (3)?

1 2 3

A) ☐ Arbeitszeit
B) ☐ Investitionen
C) ☐ Einstellung neuer Mitarbeiter
D) ☐ Urlaubsplanung
E) ☐ Kündigung von Mitarbeitern

---

7. B
8. A5, B4, C1, D6, E2, F3
9. C, D
10. A2, B1, C1, D2, E2
11. A, C, D
12. A2, B1, C2, D1, E1
13. A3, B1, C2, D3, E2

14. Welche Aussagenkombination zum Praxismarketing ist richtig?

☒

1 Die Mitarbeiterinnen stehen im Mittelpunkt der Marketingstrategien.
2 Nur die ZFA am Empfang benötigt kommunikative Fähigkeiten, da sie am meisten Kontakt mit Patientinnen hat.
3 Die Patientinnen erzählen positive Erlebnisse 10 x häufiger als Negatives.
4 Die Patientinnen beurteilen eine Zahnarztpraxis auch anhand des Auftretens des Praxispersonals.
5 Das Marketingkonzept einer Zahnarztpraxis sollte alle Patientengruppen berücksichtigen.

A) ☐ Alle Aussagen sind richtig.
B) ☐ Nur die Aussagen 1, 2, 4 und 5 sind richtig.
C) ☐ Nur die Aussagen 2 und 3 sind richtig.
D) ☐ Nur die Aussagen 3 und 4 sind richtig.
E) ☐ Nur die Aussagen 4 und 5 sind richtig.

15. Welche beiden Vorgehensweisen sind bei der Terminplanung sinnvoll?

☒ ☒

A) ☐ Nicht bestellte Patienten haben stets Vorrang.
B) ☐ Vergeben Sie zunächst die attraktiven Termine.
C) ☐ Bieten Sie den Patienten mindestens 5 Terminalternativen an.
D) ☐ Vereinbaren Sie Termine möglichst weit im Voraus.
E) ☐ Erinnern Sie an Langzeittermine kurz vorher noch einmal telefonisch oder schriftlich.
F) ☐ Machen Sie eine Jahresplanung für Urlaub der Mitarbeiter.

16. Welche beiden Aussagen zum Recall sind richtig?

☒ ☒

A) ☐ Ein Recall erinnert die Patienten an ihre offenen Liquidationen.
B) ☐ Die Patienten müssen vorher eine Einverständniserklärung zur Teilnahme am Recall-System unterschreiben.
C) ☐ Ein Recall-System lässt sich leider nicht mit dem Terminsystem verbinden.
D) ☐ Die Teilnahme am Recall-System ist freiwillig.
E) ☐ Ein Recall erfolgt ausschließlich telefonisch.

17. Die 30-jährige ZFA arbeitet seit 11 Monaten in der Zahnarztpraxis und möchte kündigen. Es gilt die gesetzliche Kündigungsfrist. An welchem Datum muss die Kündigung dem Arbeitgeber spätestens zugegangen sein, wenn der letzte Arbeitstag der 31. Mai sein soll?

☒

A) ☐ 01. April
B) ☐ 15. April
C) ☐ 01. Mai
D) ☐ 03. Mai
E) ☐ 15. Mai

18. Was gehört nicht zum praxisinternen Qualitätsmanagement?

☒

A) ☐ Teambesprechungen
B) ☐ übertarifliche Bezahlung der Mitarbeiter
C) ☐ Checklisten
D) ☐ Patientenbefragungen
E) ☐ Definition von Praxiszielen

19. Ordnen Sie die Begriffserklärungen den Begriffen aus dem Tarifvertragsrecht zu: Tarifautonomie (1), Friedenspflicht (2), Unabdingbarkeit (3), Allgemeinverbindlichkeit (4).

☒

A) ☐ Auf Antrag einer der Tarifvertragsparteien kann der Bundesminister für Arbeit und Soziales die Gültigkeit des Tarifvertrags für alle Arbeitnehmer eines Wirtschaftszweigs unabhängig ihrer Gewerkschaftszugehörigkeit erklären.
B) ☐ Individuelle Vereinbarungen im Einzelarbeitsvertrag dürfen nicht schlechter als die im Tarifvertrag geregelten Arbeitsbedingungen sein.
C) ☐ Recht der Gewerkschaften und Arbeitgeber, die in Tarifverträgen geregelten Arbeitsbedingungen und Löhne eigenverantwortlich ohne staatlichen Einfluss zu vereinbaren
D) ☐ Während der Laufzeit eines Tarifvertrags müssen alle Arbeitskampfmaßnahmen wie Streik und Aussperrung unterlassen werden.

---

14. E — 15. E, F — 16. B, D
17. D — 18. B — 19. A4, B3, C1, D2

20. Eine Auszubildende möchte nach bestandener Abschlussprüfung in eine andere Praxis wechseln. Wann muss sie kündigen?

☒

A) ☐ zum 01. August eines Jahres
B) ☐ 4 Wochen vor Ende der Ausbildungszeit
C) ☐ gar nicht
D) ☐ 14 Tage vor Ende der Ausbildungszeit
E) ☐ unmittelbar nach Ablegen und Bestehen der Praktischen Prüfung

21. Ordnen Sie die folgenden Begriffe der Hemmung (1) bzw. dem Neubeginn (2) der Verjährung zu.

[1] [2]

A) ☐ Abschlagszahlung des Schuldners
B) ☐ gerichtliche Vollstreckungshandlung
C) ☐ Mahnbescheid
D) ☐ Klageerhebung
E) ☐ Nacherfüllung

22. Welche Aussagen zum Arbeitsvertrag bzw. Nachweisgesetz sind richtig?

☒ ☒ ☒

A) ☐ Der Abschluss eines Arbeitsvertrages ist formfrei und kann somit mündlich, schriftlich oder durch schlüssiges Handeln entstehen.
B) ☐ Gemäß Nachweisgesetz müssen bestimmte Arbeitsbedingungen schriftlich festgehalten werden.
C) ☐ Es muss immer ein Nachweis erstellt werden, auch wenn bereits alle Bedingungen schriftlich im Arbeitsvertrag erwähnt werden.
D) ☐ Alle Arbeitsverträge, die bereits vor der Aktualisierung des Nachweisgesetzes vom 01.08.2022 bestanden haben, müssen nachträglich geändert werden.
E) ☐ Die wichtigsten Bedingungen, wie z. B. die Höhe des Arbeitsentgelts, müssen spätestens am ersten Arbeitstag in Schriftform vorliegen.

23. Welches ist kein Kriterium, was laut Kündigungsschutzgesetz bei der Sozialauswahl berücksichtigt werden muss?

☒

A) ☐ Lebensalter
B) ☐ Unterhaltspflichten
C) ☐ Schulden
D) ☐ Grad der Schwerbehinderung
E) ☐ Dauer der Betriebszugehörigkeit

24. Welche Zuordnung der Bezeichnungen für Aufstiegsfortbildungen von ZFA ist falsch?

☒

A) ☐ Zahnmedizinische Prophylaxeassistentin → ZPA
B) ☐ Zahnmedizinische Fachassistentin → ZMF
C) ☐ Zahnmedizinische Verwaltungsassistentin → ZMV
D) ☐ Dentalhygienikerin → DH

25. Welche beiden Aussagen zur Personaleinsatzplanung sind falsch?

☒ ☒

A) ☐ Die Arbeitszeit der Mitarbeiter entspricht der Sprechstundenzeit der Zahnarztpraxis.
B) ☐ Es wird festgelegt, wer für welche Aufgaben wann zuständig ist.
C) ☐ Es sollte darauf geachtet werden, dass einzelne Mitarbeiter weder über- noch unterfordert werden.
D) ☐ Die Arbeitsanalyse und anschließende Arbeitssynthese bilden die Grundlage für die Planung.
E) ☐ Beim flexiblen System behält jeder seinen Aufgabenbereich über einen längeren Zeitraum.

26. Bei welchen Beispielen handelt es sich um zulässige Ungleichbehandlung im Arbeitsverhältnis?

☒ ☒ ☒

A) ☐ An einer christlichen Privatschule wird die Bewerbung einer muslimischen Lehrerin abgelehnt.
B) ☐ Ein 16-Jähriger bewirbt sich bei einer Autovermietung und wird aufgrund seines Alters abgelehnt.
C) ☐ Ein Zahnmedizinischer Fachangestellter bewirbt sich bei einer Tierarztpraxis und wird aufgrund seiner Berufsausbildung abgelehnt.
D) ☐ Eine Verkäuferin bewirbt sich bei einem Baumarkt und wird aufgrund ihres Geschlechts abgelehnt.
E) ☐ Eine Zahnmedizinische Fachangestellte mit Gehbeeinträchtigung bekommt weniger Gehalt als die anderen ZFA, da sie nicht so schnell laufen kann wie ihre Kolleginnen.

---

20. C 21. A2, B2, C1, D1, E2 22. A, B, D
23. C 24. A 25. A, E 26. A, B, C

27. Ein Zivilprozess kann in Abhängigkeit verschiedener Situationen unterschiedlich enden. Ordnen Sie den Beispielen die Resultate zu.

☒

A	Gläubiger und Schuldner einigen sich.	1	Verzicht/Rücknahme der Klage
B	Gläubiger oder Schuldner erscheint nicht zur Verhandlung	2	Ruhen des Verfahrens
C	Gläubiger und Schuldner erscheinen nicht zur Verhandlung.	3	Versäumnisurteil
D	Gläubiger und Schuldner beharren auf ihrem jeweiligen Standpunkt.	4	Urteil
E	Gläubiger erkennt, dass der Ausgang des Verfahrens für ihn aussichtslos ist	5	Vergleich

A) ☐ A5, B3, C2, D4, E1
B) ☐ A1, 24, C3, D4, E5
C) ☐ A3, B2, C5, D1, E4
D) ☐ A2, B1, C4, D5, E3
E) ☐ A4, B3, C1, D2, E5

28. Welche Zuordnung der Begriffserklärungen zur Zwangsvollstreckung ist richtig?

☒

A	Zwangshypothek	1	Kennzeichnung schlecht zu transportierender Gegenstände als gepfändet
B	Faustpfand	2	Belastung der Immobilien des Schuldners
C	Pfändungsbeschluss	3	Rechtsgrundlage einer Lohnpfändung
D	Pfandsiegel	4	zweckmäßig bei kleinen, aber wertvollen Gegenständen

A) ☐ A4, B3, C1, D2
B) ☐ A1, B2, C3, D4
C) ☐ A3, B2, C1, D4
D) ☐ A2, B4, C3, D1
E) ☐ A4, B3, C2, D1

29. Eine eidesstattliche Versicherung kann verlangt werden, wenn ...

☒☒

A) ☐ ein beschränkt Geschäftsfähiger die Rechnung nicht begleichen kann.
B) ☐ der Gerichtsvollzieher keine Vermögenswerte findet, die von ausreichendem Wert sind.
C) ☐ die Schweigepflicht nicht eingehalten wird.
D) ☐ ein Patient die Liquidation nicht begleichen kann und versichert, keine Vermögenswerte zu besitzen.
E) ☐ eine Straftat begangen wurde.

30. Ein Patient erhält am 20. März eine Rechnung ohne Angabe einer Zahlungsfrist. Die Zahnarztpraxis versendet am 25. April eine Zahlungserinnerung. Am 04. Mai erhält der Patient eine Mahnung mit Zahlungstermin zum 14. Mai. Am 10. Juni hat der Patient immer noch nicht bezahlt. Welche Aussage zur Verjährungsfrist ist richtig?

☒

A) ☐ Die Verjährungsfrist beginnt mit Zustellung der Rechnung am 20. März.
B) ☐ Die Verjährungsfrist beginnt mit Versenden der Zahlungserinnerung am 25. April.
C) ☐ Die Verjährungsfrist beginnt mit Zustellung der Mahnung am 04. Mai.
D) ☐ Die Verjährungsfrist beginnt mit Fälligkeit des Zahlungstermins am 14. Mai.
E) ☐ Die Verjährungsfrist beginnt am 31.12. des Jahres, in dem die Forderung entstanden ist.

31. Welche Aussagen zum befristeten Arbeitsvertrag sind falsch?

☒☒

A) ☐ Die Vertretung einer Mitarbeiterin während der Elternzeit ist ein sachlicher Grund für einen befristeten Arbeitsvertrag.
B) ☐ Eine Befristung ohne Grund ist unzulässig.
C) ☐ Wenn kein sachlicher Grund vorliegt, darf die Befristung maximal 2 Jahre betragen.
D) ☐ Bei befristeten Arbeitsverträgen gelten keine allgemeinen und besonderen Kündigungsschutzgründe.
E) ☐ Befristete Arbeitsverträge werden grundsätzlich durch eine fristlose Kündigung beendet.

---

27. A 28. D 29. B, D
30. E 31. B, E

32. Welche Aussagen zur Verjährung sind richtig?

☒ ☒

A) ☐ Der Gläubiger kann nach Ablauf der Verjährungsfrist den geforderten Betrag einklagen.
B) ☐ Nach Ablauf der Verjährungsfrist kann nur noch die Pfändung durch den Gerichtsvollzieher erfolgen.
C) ☐ Der Anspruch der Zahlung bleibt auch nach Ablauf der Verjährungsfrist bestehen, kann jedoch gesetzlich nicht mehr durchgesetzt werden.
D) ☐ Die Verjährung tritt nicht in Kraft, wenn der Gläubiger weniger als 3 Mahnungen erhalten hat.
E) ☐ Die Verjährungsfrist dauert 3 Jahre.

33. Welche beiden Aussagen zu Leitungssystemen in Zahnarztpraxen sind falsch?

☒ ☒

A) ☐ Beim Einliniensystem hat jede Mitarbeiterin eine Vorgesetzte.
B) ☐ Beim Mehrliniensystem kann jeder Mitarbeiter von unterschiedlichen Vorgesetzten Anweisungen erhalten.
C) ☐ Das Fehlen von Missverständnissen aufgrund unterschiedlicher Anweisungen ist ein Vorteil des Mehrliniensystems.
D) ☐ Beim Einliniensystem kann es leicht zu Missverständnissen aufgrund unterschiedlicher Anweisungen kommen.
E) ☐ Beim Mehrliniensystem kann die Arbeitsbelastung der Vorgesetzten aufgrund unterschiedlicher Zuständigkeiten reduziert werden.

34. Eine Patientin erhält am 02.11.2025 eine Liquidation ihres Zahnarztes. Die Zahlung ist zum 18.11.2025 fällig. Da die Patientin nicht fristgerecht bezahlt, erhält sie am 05.12.2025 eine Zahlungserinnerung sowie am 29.12.2025 eine Mahnung. Schließlich überweist die Patientin am 05.01.2026 eine Abschlagszahlung. Welche Aussagen sind richtig?

☒ ☒

A) ☐ Die Verjährung beginnt am 02.11.2025.
B) ☐ Die Verjährung beginnt am 18.11.2025.
C) ☐ Die Verjährung wird am 05.01.2026 gehemmt.
D) ☐ Die Verjährung beginnt am 05.01.2026 neu.
E) ☐ Die Verjährung endet am 31.12.2028.
F) ☐ Die Verjährung endet am 05.01.2029.
G) ☐ Die Verjährung endet am 31.12.2029.

35. Welches der Beispiele stellt keine übliche Anlage für ein Bewerbungsschreiben dar?

☒

A) ☐ Lebenslauf
B) ☐ Abschlusszeugnis
C) ☐ Arbeitszeugnis
D) ☐ Fortbildungsbescheinigung
E) ☐ Geburtsurkunde

36. Welche Zuordnung der Qualitätsbereiche ist falsch?

☒

A) ☐ Die Zahnarztpraxis verfügt über eine Intraoral-Kamera. → Strukturqualität
B) ☐ Die ZFA hat einen Termin falsch eingetragen. → Prozessqualität
C) ☐ Die 17-Jährige ist glücklich, weil ihre Zähne nach der kieferorthopädischen Behandlung gerade stehen. → Ergebnisqualität
D) ☐ Bei einer Patientin wurde eine kariöse Stelle an einem Backenzahn übersehen. → Prozessqualität
E) ☐ Die Praxisräume wurden farblich neu gestaltet. → Ergebnisqualität

37. Eine 30-jährige ZFA, die seit 4 Jahren in der Zahnklinik mit insgesamt 20 Mitarbeitern beschäftigt ist, bekommt am 10. Mai eine betriebsbedingte Kündigung. Wann ist ihr letzter Arbeitstag?

☒

A) ☐ 31. Mai
B) ☐ 15. Juni
C) ☐ 30. Juni
D) ☐ 15. Juli
E) ☐ 31. Juli

38. Welche Vermögenswerte sind unpfändbar?

☒ ☒

A) ☐ Mindesteinkommen
B) ☐ Klavier (Beruf)
C) ☐ Klavier (Hobby)
D) ☐ Schmuck
E) ☐ Zweitwagen

---

32. C, E 33. C, D 34. D, F 35. E
36. E 37. C 38. A, B

39. Welche Aussage zum Fehlermanagement ist falsch?

☐

A) ☐ Es handelt sich um einen wesentlichen Bestandteil des Qualitätsmanagements.
B) ☐ Es sollte möglichst simpel aufgebaut und einfach zu verstehen sein.
C) ☐ Aufgetretene Fehler sollten dokumentiert und analysiert werden.
D) ☐ Gegebenenfalls sollte den Mitarbeiterinnen ermöglicht werden, Fehler anonym mitteilen zu können.
E) ☐ Fehler sollten zur Abschreckung Konsequenzen für die betreffende Mitarbeiterin haben.

40. Was ist keine Auswirkung einer Aussperrung für den betroffenen Arbeitnehmer?

☐

A) ☐ Er darf nicht an seinen Arbeitsplatz.
B) ☐ Er erhält keinen Lohn vom Arbeitgeber.
C) ☐ Er erhält als Mitglied Streikgeld von der Gewerkschaft.
D) ☐ Als Nichtmitglied einer Gewerkschaft muss er auf seine Ersparnisse zurückgreifen.
E) ☐ Er ist durch die Aussperrung direkt gekündigt.

41. Welche drei Angaben sind Bestandteile von Stellenbeschreibungen?

☐ ☐ ☐

A) ☐ die Stellenbezeichnung
B) ☐ die Anforderungen an die Stelle
C) ☐ die Lohnhöhe
D) ☐ die wöchentliche Arbeitszeit
E) ☐ der Urlaubsanspruch

42. Welche beiden Antwortmöglichkeiten sind keine Instrumente des Qualitätsmanagements?

☐ ☐

A) ☐ Checkliste
B) ☐ Teambesprechung
C) ☐ Mitarbeiterbefragung
D) ☐ Arbeitsvertrag
E) ☐ Stellenbeschreibung
F) ☐ Beschwerdekasten
G) ☐ Organigramm
H) ☐ Hygieneplan
I) ☐ Ablaufbeschreibung
J) ☐ Telemedizin

43. Ordnen Sie die Beschreibungen den Stufen der SMART-Regel zur Definition von Qualitätszielen zu. Welche Aussagenkombination ist richtig?

☐

A	Spezifisch	1	Ziele sind erfassbar.
B	Messbar	2	Ziele können tatsächlich erreicht werden.
C	Akzeptiert	3	Ziele werden von allen anerkannt.
D	Realistisch	4	Ziele sind kalendermäßig bestimmbar.
E	Terminiert	5	Ziele sind eindeutig formuliert.

A) ☐ A4, B3, C1, D2, E5
B) ☐ A1, B2, C5, D4, E3
C) ☐ A3, B2, C1, D4, E5
D) ☐ A2, B1, C3, D5, E4
E) ☐ A5, B1, C3, D2, E4

44. Welche Aussage zum Arbeitszeugnis ist falsch?

☐

A) ☐ Die Arbeitnehmerin hat nach Beendigung des Arbeitsverhältnisses ein Recht auf ein schriftliches Arbeitszeugnis von ihrer Arbeitgeberin.
B) ☐ Das einfache Arbeitszeugnis enthält neben den personenbezogenen Daten nur Angaben zu Art und Dauer der Tätigkeit.
C) ☐ Das qualifizierte Arbeitszeugnis enthält auch Angaben über das Verhalten und die Leistung der Arbeitnehmerin.
D) ☐ Es besteht kein Recht auf die Ausstellung eines Zwischenzeugnisses.
E) ☐ Das Arbeitszeugnis muss wohlwollend formuliert sein.

45. Von 500 befragten Patienten sprechen sich 375 Patienten für das Aufstellen eines Wasserspenders im Wartebereich aus. Wie viel Prozent sind das?

☐

A) ☐ 37,5 %
B) ☐ 60 %
C) ☐ 75 %
D) ☐ 80 %
E) ☐ 137,5 %

39. E 40. E 41. A, B, D 42. D, J
43. E 44. D 45. C

46. Was versteht man laut des Allgemeinen Gleichbehandlungsgesetzes (AGG) unter unmittelbarer (1) bzw. mittelbarer Benachteiligung (2) sowie Belästigung (3)?

[1] [2] [3]

A) ☐ Ein Zahnarzt stellt Mitarbeiterinnen nur ein ab einem Alter von 45 Jahren, damit er sicher gehen kann, dass die Familienplanung schon abgeschlossen ist.

B) ☐ In einer Zahnklinik verdienen die Zahnärzte mehr als die Zahnärztinnen.

C) ☐ In einem großen Unternehmen werden die überwiegend weiblichen Teilzeitkräfte im Gegensatz zu den größtenteils männlichen Vollzeitkräften von einer Beförderung ausgeschlossen.

D) ☐ Der Vorgesetzte betont bei jeder Gelegenheit, wie faul eine Mitarbeiterin im Vergleich zu anderen sei.

E) ☐ Der Praxisinhaber weist die personalverantwortliche ZFA an, Bewerbungen von kopftuchtragenden ZFA oder Zahnärztinnen direkt abzulehnen.

47. Welche Aussage zur Arbeitsgerichtsbarkeit ist falsch?

[×]

A) ☐ Kündigungen und das Arbeitsentgelt sind die häufigsten Gründe für Verfahren vor dem Arbeitsgericht.

B) ☐ Statt eines Rechtsanwalts kann die ZFA auch eine Vertreterin des VmF zur Wahrnehmung ihrer Interessen beauftragen.

C) ☐ Eine Verhandlung vor der 1. Instanz des Arbeitsgerichts (Kammer) endet immer mit einem Urteil.

D) ☐ Eine Einigung zwischen den Parteien wird auch als Vergleich bezeichnet.

E) ☐ Das Bundesverfassungsgericht ist die letzte Instanz der Arbeitsgerichtsbarkeit.

48. Bei welcher der folgenden Möglichkeiten handelt es sich nicht um einen Grund zur Beendigung des Arbeitsverhältnisses?

[×]

A) ☐ Aufhebungsvertrag

B) ☐ Erreichen einer bestimmten Altersgrenze

C) ☐ Tod der Arbeitnehmerin

D) ☐ Ablauf der Probezeit

E) ☐ Zeitablauf bei befristeten Verträgen

49. Welche Zuordnung der Begriffserklärungen von Schlüsselqualifikationen ist richtig?

[×]

A	Einsatzbereitschaft	1	Die ZFA kann sich schnell und problemlos auf veränderte Situationen einstellen.
B	Empathie	2	Die ZFA unterstützt ihre Kolleginnen bei der täglichen Arbeitsroutine.
C	Teamfähigkeit	3	Die ZFA kann sich gut in ihre Kolleginnen, aber auch Patientinnen hineinversetzen.
D	Flexibilität	4	Die ZFA bleibt bei hohem Arbeitsaufkommen auch mal ein wenig länger, als es die Arbeitszeit vorsieht.

A) ☐ A4, B3, C2, D1

B) ☐ A1, B2, C3, D4

C) ☐ A3, B4, C2, D1

D) ☐ A2, B4, C3, D1

50. Welche Fragen müssen Sie im Rahmen eines Bewerbungsgesprächs nicht beantworten?

[×] [×]

A) ☐ Warum haben Sie sich bei uns beworben?

B) ☐ Haben Sie Allergien?

C) ☐ Wollen Sie später Kinder haben?

D) ☐ Was machen Sie in Ihrer Freizeit?

E) ☐ Sind Sie Mitglied beim VmF?

51. Ordnen Sie die Aussagen dem Sprechstundensystem (1) bzw. dem Terminbestellsystem (2) zu.

[1] [2]

A) ☐ Behandlungen können optimal vorbereitet werden.

B) ☐ Ziel ist eine gleichmäßige Arbeitsauslastung der Zahnärztin und der Praxismitarbeiter.

C) ☐ Patienten werden in der Reihenfolge ihres Eintreffens in der Zahnarztpraxis behandelt.

D) ☐ Es können behandlungsfreie Zeiten entstehen, die sich negativ auf die wirtschaftliche Situation der Praxis auswirken können.

E) ☐ Patienten haben unter Umständen hohe Wartezeiten.

---

46. A1, B1, C2, D3, E1 47. C 48. D
49. A 50. C, E 51. A2, B2, C1, D1, E1

52. Welche Aussagen zur elektronischen Terminierung sind falsch?

☒ ☒

A) ☐ Es gelten dieselben Grundsätze wie für die analoge Terminplanung.
B) ☐ Vergangene Termine werden automatisch gelöscht und können daher nicht mehr in der Patientenakte eingesehen werden.
C) ☐ Unterschiedliche Leistungsarten oder die Zuordnung zu den Behandlerinnen können durch farbliche Kodierung sichtbar gemacht werden.
D) ☐ Die Vereinbarung oder Veränderung von Terminen kann nur vom PC an der Anmeldung erfolgen.
E) ☐ Aus dem Programm heraus können auch Terminerinnerungen versendet werden.

53. Unterscheiden Sie nach dem Kündigungsschutzgesetz zwischen personenbedingten (1), verhaltensbedingten (2) und betriebsbedingten (3) Kündigungsgründen.

1 2 3

A) ☐ mangelnde körperliche Eignung
B) ☐ Rückgang der Patientenzahlen
C) ☐ häufige Unpünktlichkeit
D) ☐ Arbeitsverweigerung
E) ☐ Beleidigungen gegenüber dem Praxisteam

54. Unter „Pufferzeit“ versteht man ...

☒

A) ☐ die Wartezeit der Patientinnen.
B) ☐ die Pausenzeit der Mitarbeiterinnen.
C) ☐ die Öffnungszeit der Praxis, in der keine Zahnärztin anwesend sein muss.
D) ☐ die Zeitlücken im Terminplan für Notfallpatientinnen.
E) ☐ die Zeit zwischen der Vormittags- und Nachmittagssprechstunde.

55. Welche Aspekte sollte ein Protokoll im Rahmen des Beschwerdemanagements enthalten?

☒ ☒ ☒

A) ☐ Grund der Beschwerde
B) ☐ Einverständnis für Recall
C) ☐ Datum der Beschwerdeaufnahme
D) ☐ Name des sich beschwerenden Patienten
E) ☐ Abrechnungsziffer für Bearbeitung der Beschwerde

56. Welcher Aspekt gehört nicht zu den Kriterien bei der Terminvergabe?

☒

A) ☐ Einplanen von Pufferzeiten
B) ☐ identische Behandlungsdauer für alle Patienten
C) ☐ Einplanen einer Vorlaufzeit für Mitarbeiter vor dem ersten Patienten
D) ☐ Erfragen der Beschwerden des Patienten
E) ☐ Einsatz einer Warteliste mit Ersatzpatienten für kurzfristige Terminabsagen

57. Welche Aussagenkombination zum Kündigungsschutzgesetz ist richtig?

☒

1 Bestimmte Personengruppen, wie z. B. Auszubildende nach der Probezeit, genießen einen besonderen Kündigungsschutz.
2 Das Kündigungsschutzgesetz gilt für volljährige Arbeitnehmerinnen, sofern sie seit mindestens 6 Monaten in einer Zahnarztpraxis mit mehr als 10 Mitarbeiterinnen arbeiten.
3 Der besondere Kündigungsschutz gilt nur während des Mutterschutzes, nicht während der Elternzeit.
4 Liegt der Kündigungsgrund im Verhalten der Arbeitnehmerin, muss durch vorherige Abmahnung die Änderung des Verhaltens ermöglicht werden.
5 Eine betriebsbedingte Kündigung kann z. B. aufgrund von Umsatzrückgang erfolgen.

A) ☐ Alle Aussagen sind richtig.
B) ☐ Nur die Aussagen 1, 2, 4 und 5 sind richtig.
C) ☐ Nur die Aussagen 2 und 3 sind richtig.
D) ☐ Nur die Aussagen 3 und 4 sind richtig.
E) ☐ Nur die Aussagen 4 und 5 sind richtig.

58. Was gehört nicht zu den Variablen, die bei der Personaleinsatzplanung berücksichtigt werden müssen?

☒

A) ☐ Arbeitszeitmodelle der Mitarbeiterinnen
B) ☐ Anzahl der Behandlungsräume
C) ☐ Anzahl der Zahnärztinnen
D) ☐ Berufsschulzeiten der Auszubildenden
E) ☐ Anzahl der PC-Arbeitsplätze

---

52. B, D 53. A1, B3, C2, D2, E2
54. D 55. A, C, D
56. B 57. B 58. E

Prüfungsbereich 5: Wirtschafts- und Sozialkunde

Wirtschafts- und Sozialkunde

Auf dem Weg zur Sozialen Marktwirtschaft

Definieren Sie Bedürfnisse und beschreiben Sie die Bedürfnisarten.
→ OV S. 340 /
→ JB 3 S. 392

Bedürfnis
- ein Empfinden eines Mangels, den man beseitigen möchte

Individualbedürfnisse
- Existenzbedürfnisse: sind für den Menschen lebensnotwendig
- Kulturbedürfnisse: entwickeln sich durch die kulturelle Umgebung, sie sind nicht lebensnotwendig
- Luxusbedürfnisse: werden nicht zum Leben benötigt

Kollektivbedürfnisse
- werden von vielen Menschen empfunden und entstehen aus dem Zusammenleben in einer Gesellschaft

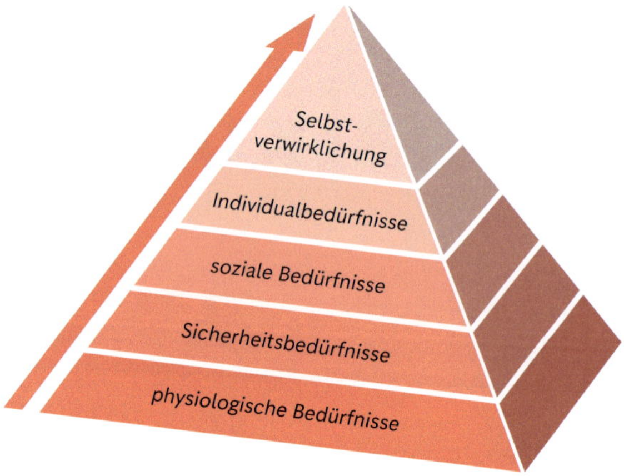

Eine bekannte Übersicht menschlicher Bedürfnisse ist die Bedürfnispyramide nach Maslow.

Definieren Sie den Begriff Güter und beschreiben Sie die Güterarten.

Güter
sind Mittel, die der Befriedigung der Bedürfnisse dienen.

Freie Güter	Wirtschaftliche Güter	
• stehen unbegrenzt zur Verfügung • sind kostenlos	• sind nicht unbegrenzt • werden unter Einsatz von Kosten hergestellt • sind knapp	
	Materielle Güter • sind Sachgüter/Gegenstände • werden in Konsumgüter (dienen der unmittelbaren Bedürfnisbefriedigung) und Produktionsgüter (dienen der Herstellung anderer Güter) unterschieden	**Immaterielle Güter** • sind nicht gegenständliche Güter, d. h. man kann sie nicht anfassen, z. B. Rechte und Dienstleistungen

Hinweis: Produktions- und Konsumgüter können in Verbrauchsgüter (= können für einen längeren Zeitraum genutzt werden) und Gebrauchsgüter (= können nur einmal benutzt werden) unterschieden werden.

Beschreiben Sie das ökonomische Prinzip und die zwei Ausprägungen des ökonomischen Prinzips.
→ OV S. 340 /
→ JB 3 S. 392

Ökonomisches Prinzip
- unbegrenzten Bedürfnissen stehen begrenzte Güter gegenüber
- mit knappen Mitteln wirtschaftliche Ziele erreichen
- Nutzenmaximierung bei privaten Haushalten
- Gewinnmaximierung bei Unternehmen

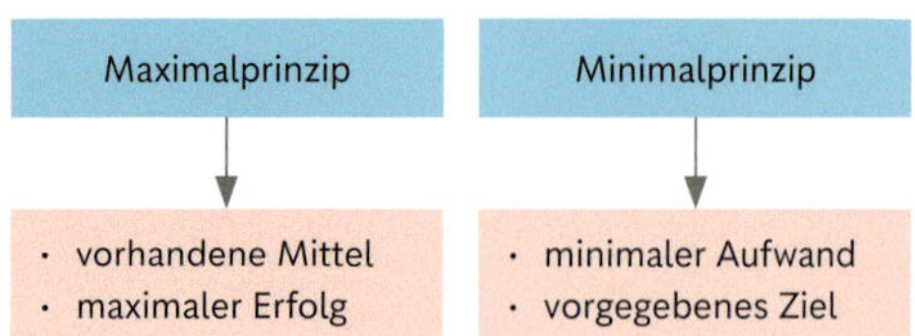

Hinweis: Bedarf ist ein konkreter Wunsch, den man mit finanziellen Mitteln (Kaufkraft) befriedigen kann.

Definieren Sie die Begriffe Markt, Angebot und Nachfrage.
→ OV S. 344 /
→ JB 3 S. 396

Markt
- Ort, wo Angebot und Nachfrage zusammentreffen, z. B. Arbeitsmarkt, Wochenmarkt, Immobilienmarkt

Angebot
- Gesamtheit aller Güter (Waren und Dienstleistungen), die auf den Markt kommen

Nachfrage
- Bereitschaft der Käufer zum Kauf bestimmter Güter zu einem bestimmten Preis

Marktformen

Monopol		Oligopol		Polypol
Angebotsmonopol	Nachfragemonopol	Angebotsoligopol	Nachfrageoligopol	
ein Anbieter ↕ viele Nachfrager	viele Anbieter ↕ ein Nachfrager	wenige Anbieter ↕ viele Nachfrager	viele Anbieter ↕ wenige Nachfrager	viele Anbieter ↕ viele Nachfrager

Beschreiben Sie die Preisbildung bei vollständiger Konkurrenz.
→ OV S. 344 ff. /
→ JB 3 S. 396 ff.

Preisbildung
- Preise entstehen, wenn Angebot und Nachfrage aufeinandertreffen
- Nachfrageüberschuss: Nachfrage ist größer als das Angebot → Preise steigen tendenziell
- Angebotsüberschuss: Angebot ist größer als die Nachfrage → Preise sinken tendenziell

Folgen der Preisveränderung
- höherer Preis → Unternehmen produzieren mehr
- niedriger Preis → Unternehmen produzieren weniger
- Gleichgewichtspreis entsteht, wenn die angebotene Menge und die nachgefragte Menge übereinstimmen

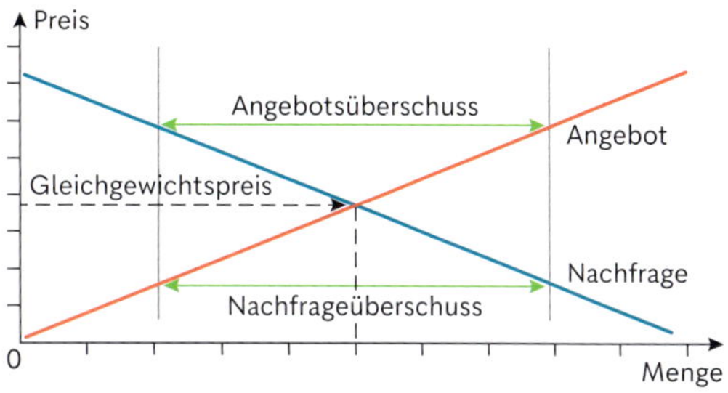

Hinweise:
- Unter Preisbildung versteht man das Zustandekommen eines Preises auf dem Markt durch Angebot und Nachfrage. Die Preisbildung hängt von der Marktform ab.
- Die vollständige Konkurrenz bezeichnet ein Modell, welches eine idealtypische Marktform mit vielen Anbietern und vielen Nachfragern abbildet (Polypol).

Nennen Sie die Voraussetzungen für die Preisbildung bei vollständiger Konkurrenz.
→ OV S. 346 /
→ JB 3 S. 398

Homogenität
- Alle Güter sind gleich, sie haben dieselbe Qualität und dieselben Eigenschaften.

Vollständige Konkurrenz
- Es gibt eine große Anzahl an Anbietern und Nachfragern.

Markttransparenz
- Alle Marktteilnehmer sind perfekt informiert, d. h. jeder Käufer und Verkäufer kennt die angebotene Menge an Gütern und deren aktuelle Preise.

Freier Marktzutritt
- Es gibt keine Markteintrittsbarrieren, d. h. jeder, der auf dem Markt etwas kaufen/anbieten möchte, kann dies uneingeschränkt tun.

Keine Präferenzen
- Die Nachfrager gehen nicht zu einem bestimmten Anbieter, der Preis ist das einzige Entscheidungskriterium, da alle Güter gleich sind.

Wie fit bin ich für die Prüfung? ☺ ☐ 😐 ☐ ☹ ☐

Die Soziale Marktwirtschaft

Unterscheiden Sie die freie Marktwirtschaft und die Zentralverwaltungswirtschaft.
→ OV S. 341 f. /
→ JB 3 S. 393 f.

Freie Marktwirtschaft	Zentralverwaltungswirtschaft
• freie Preisbildung durch Angebot und Nachfrage auf allen Märkten • Eigennutz als Grundlage für den Wohlstand aller, z. B. Unternehmen: Gewinnmaximierung, Arbeitnehmer: hohe Löhne, Verbraucher: geringe Preise • Regulierung des Marktes durch eine „unsichtbare Hand“ (wechselseitige Anpassungen) • Privateigentum • freie wirtschaftliche Betätigung • Gewerbefreiheit, Vertragsfreiheit, freier Handel (keine Zölle) • freie Berufswahl, Konsumfreiheit • keine Einmischung des Staates (nur das Rechtssystem und der Schutz des Wettbewerbs wird garantiert)	• Güterverteilung entsprechend den Bedürfnissen • so viel Arbeit, wie gesellschaftlich notwendig • allen gehört alles (das Privateigentum ist abgeschafft) • Staat plant die Bedürfnisse, Güter und den Arbeitseinsatz der Menschen • langfristige Planung von Bedürfnissen und Gütern • staatliche Festpreise und Kontrollorgane in einer Übergangszeit, bis sich die Menschen an das „neue Bewusstsein“ gewöhnt haben

Freie Marktwirtschaft
Die wirtschaftliche Freiheit des Individuums ist das oberste Prinzip.

Zentralverwaltungswirtschaft
Das Streben nach dem Wohl der Bevölkerung ist das oberste Prinzip.

Welche fünf staatlichen Eingriffe im Rahmen der Sozialen Marktwirtschaft kennen Sie?
→ OV S. 348 f. /
→ JB 3 S. 400 f.

Sozialpolitik
Maßnahmen, die anstreben soziale Probleme zu lösen oder zu verhindern, z. B. Sozialversicherungen, Kindergeld, Ausbildungsförderung

Wettbewerbspolitik
Maßnahmen zur Sicherung des Wettbewerbs und dem Abbau von Wettbewerbsbeschränkungen, z. B. Verbraucherschutz, Gesetz gegen unlauteren Wettbewerb, Gewerbeordnung

Konjunkturpolitik
Maßnahmen zur Stabilisierung und Förderung der Wirtschaft, z. B. öffentliche Aufträge (Bau von Straßen, Umweltschutz), Investitionen, Steuersenkungen/-erhöhungen

Umweltpolitik
Maßnahmen, die die natürlichen Lebensgrundlagen des Menschen und die Natur erhalten, z. B. Förderung von Umwelttechnik, Umweltzeichen, CO_2-Steuer

Verteilungs-/Einkommenspolitik
Maßnahmen, die die Einkommensentwicklung so beeinflussen, dass die konjunkturpolitischen Ziele (z. B. Stabilität des Preisniveaus) nicht gefährdet werden, z. B. Mindestlohn, steuerliche Entlastungen

Hinweis: Die Soziale Marktwirtschaft versucht die Vorteile einer freien Marktwirtschaft zu nutzen (wirtschaftliche Leistungsfähigkeit, hohe Güterversorgung) und gleichzeitig die Nachteile (zerstörerischer Wettbewerb, Monopolbildung, unsoziale Auswirkungen von Marktprozessen, z. B. Arbeitslosigkeit) zu vermeiden. Das Ziel der Sozialen Marktwirtschaft ist ein größtmöglicher Wohlstand bei bestmöglicher sozialer Absicherung.

Erklären Sie die fünf Merkmale der Sozialen Marktwirtschaft.	**Privateeigentum** • Jeder kann Eigentum haben, auch Produktionsmittel, d. h. Unternehmer planen Einsatz und die Verwendung der Produktionsfaktoren individuell. **Preisbildung** • Preise bestimmen sich durch Angebot und Nachfrage.	**Freier Wettbewerb** • Eine Vielzahl von Unternehmen führt zu einem vielfältigen Angebot und zu günstigen Preisen. **Staatliches Eingreifen** • Gesetze und staatliche Maßnahmen sichern den Markt und verhindern Kartellbildung und Monopole. **Sozialstaatlichkeit** • Durch soziale Sicherungsmaßnahmen werden die Bürger unterstützt.

Wie fit bin ich für die Prüfung? ☺ ☐ 😐 ☐ ☹ ☐

Umsetzung der Sozialen Marktwirtschaft

Unterscheiden Sie das nominale und das reale BIP.
→ OV S. 360 /
→ JB 3 S. 412

Nominales BIP
- ist der Wert der Güter und Dienstleistungen zu Marktpreisen
- steigen die Preise, steigt auch das nominale BIP

Reales BIP
- ist der Wert der Güter und Dienstleistungen unabhängig von Veränderungen der Preise

Hinweis: Das Bruttoinlandsprodukt (BIP) ist der Wert aller Güter und Dienstleistungen, die innerhalb eines Jahres in einer Volkswirtschaft erwirtschaftet werden.

Welche Aussagekraft hat das BIP? Nennen Sie auch Kriterien, die vom BIP nicht erfasst werden.
→ OV S. 362 /
→ JB 3 S. 414

Aussagekraft
- das BIP ist Maßstab für Wirtschaftswachstum und Lebensstandard eines Landes, aber:
  - keine Berücksichtigung von Hausfrauen/-männern, ehrenamtlichen Tätigkeiten, Schwarzarbeit
  - keine Informationen über die Verteilung des Wohlstands

Hinweis: Der tatsächliche Wohlstand eines Landes steigt nur, wenn das reale BIP pro Kopf steigt. Nur dann hat die Bevölkerung des Landes tatsächlich mehr Waren und Dienstleistungen zur Verfügung.

Auf welche drei Arten kann das BIP ermittelt werden?
→ OV S. 360 ff. /
→ JB 3 S. 412 ff.

Entstehungsrechnung
- Bestimmung, welchen Wert die Produktion der hergestellten Güter und Dienstleistungen hat (Vorleistungen werden abgezogen)

Verwendungsrechnung
- Bestimmung, wie die inländischen Waren und Dienstleistungen verwendet werden, d. h. sind sie konsumiert, exportiert oder investiert worden

Verteilungsrechnung
- Bestimmung, wie sich das BIP auf die Arbeit und auf das Kapital verteilt, d. h. wer bekommt das BIP (Einkommensverteilung)

2022 in %

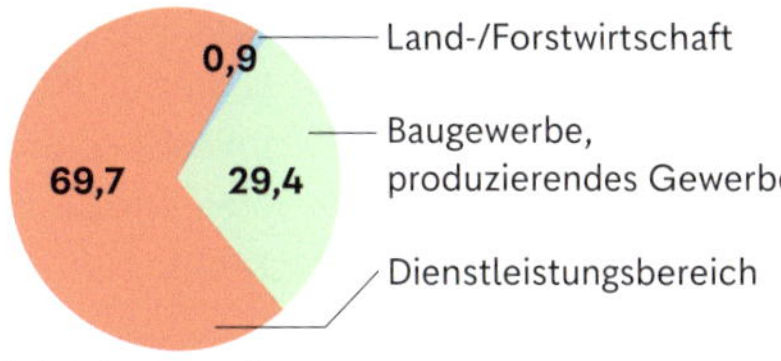

Entstehungsrechnung

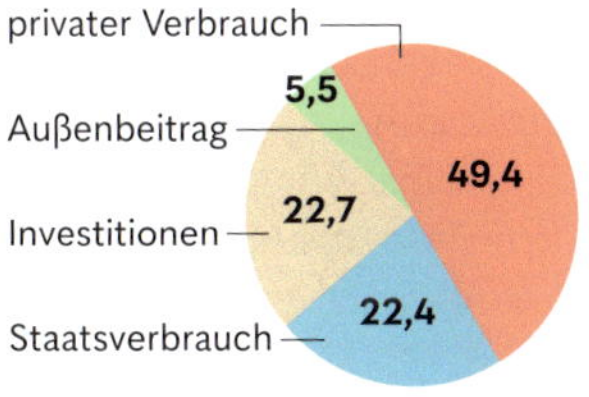

Verwendungsrechnung

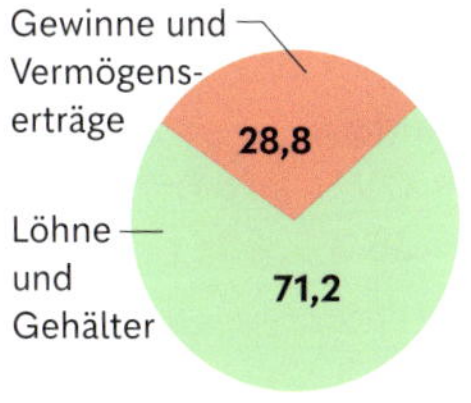

Verteilungsrechnung

Quelle: Statistisches Bundesamt, Differenzen rundungsbedingt

Was versteht man unter Konjunktur, Konjunkturschwankungen und welche Rolle spielt das BIP?
→ OV S. 355 ff. /
→ JB 3 S. 407 ff.

Konjunktur
- stellt die wirtschaftliche Lage eines Landes dar

Konjunkturschwankungen
- beschreiben die Lage, in der sich die Wirtschaft eines Landes befindet

Rolle des BIP
- Veränderungen des BIP lassen die Konjunkturschwankungen erkennen

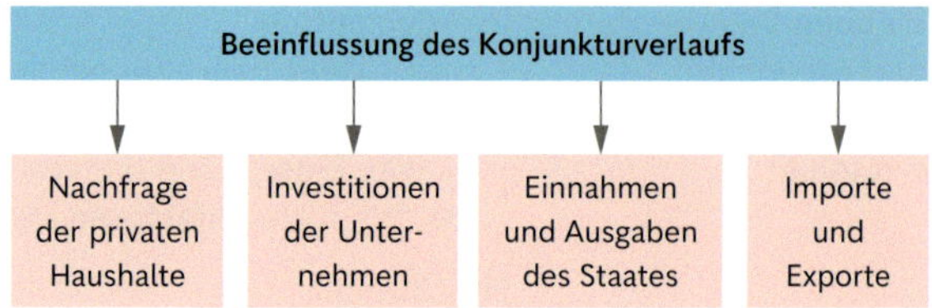

Beschreiben Sie die vier Phasen des Konjunkturzyklus.
→ OV S. 356 /
→ JB 3 S. 408

Konjunkturphasen
- Depression
  - sinkendes BIP
  - sinkende Nachfrage und Investitionen
  - steigende Arbeitslosigkeit
  - sinkende Preise, Löhne und Zinsen
- Expansion
  - steigendes BIP
  - steigende Produktion, Löhne und Investitionen
  - steigende Nachfrage
  - sinkende Arbeitslosigkeit
- Boom
  - Maximum der Nachfrage und Löhne
  - starke Nachfrage, volle Auslastung der Produktion
  - Vollbeschäftigung
  - steigende Löhne, Preise und Zinsen
- Rezession
  - sinkendes BIP
  - sinkende Nachfrage und Investitionen
  - steigende Arbeitslosenzahlen

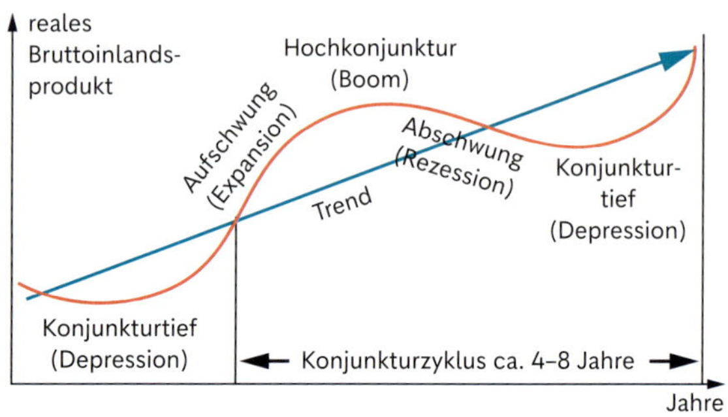

Ablauf eines Konjunkturzyklus

Nennen Sie Indikatoren zur Beurteilung der konjunkturellen Entwicklung eines Landes.
→ OV S. 356 f. /
→ JB 3 S. 408 f.

Indikatoren
- Gewinnerwartungen der Unternehmen
- Auftragslage und Produktionsauslastung
- Zinsniveau für Kredite
- Investitionsbereitschaft
- Lohnniveau
- Kauf- und Sparverhalten
- Steuerbelastung
- Nachfrage im Inland
- Preisentwicklung
- Beschäftigungsniveau
- Importe
- Wirtschaftswachstum

Nennen Sie Maßnahmen, die die Konjunktur beeinflussen.
→ OV S. 357 ff. /
→ JB 3 S. 409 ff.

Konjunkturfördernde Maßnahmen
- Steuersenkungen
- Subventionen
- staatliche Aufträge an Unternehmen
- niedrige Zinsen auf Sparguthaben

Konjunkturhemmende Maßnahmen
- Steuererhöhungen
- Subventionsabbau
- wenige staatliche Aufträge an Unternehmen
- Sparanreize schaffen

Hinweise:
- Prozyklische Konjunkturpolitik: Der Staat unterstützt den Konjunkturverlauf durch geeignete Maßnahmen.
- Antizyklische Konjunkturpolitik: Der Staat ergreift Maßnahmen, um dem Konjunkturverlauf entgegenzuwirken.

Nennen Sie die vier Merkmale des „Gesetzes zur Förderung der Stabilität und des Wachstums der Wirtschaft“ (magisches Viereck).
→ OV S. 350 /
→ JB 3 S. 402

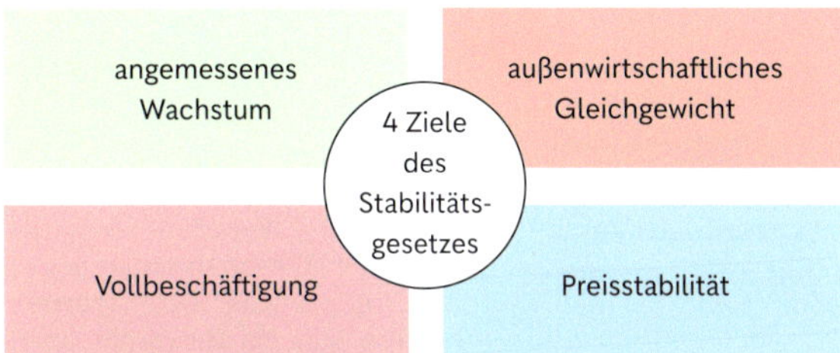

Stabilitätsgesetz – das magische Viereck der Wirtschaftspolitik

Beschreiben Sie, was man unter Vollbeschäftigung versteht.
→ OV S. 350 /
→ JB 3 S. 402

Vollbeschäftigung
- hoher Beschäftigungsgrad liegt vor, d. h. alle Arbeitnehmer können einen Arbeitsplatz erhalten
- liegt bei ca. bei 2 % Arbeitslosenquote vor, da davon ausgegangen wird, dass immer eine friktionelle Arbeitslosigkeit vorliegt

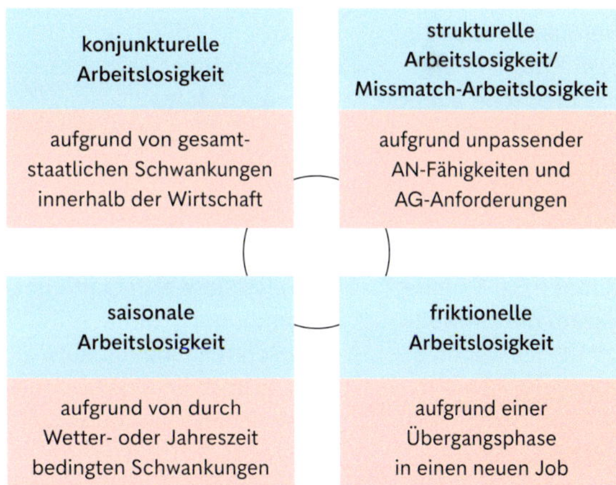

Formen der Arbeitslosigkeit

Hinweis: Die Arbeitslosenquote gibt an, wie groß der Anteil der Arbeitslosen an allen arbeitswilligen und arbeitsfähigen Arbeitnehmern ist.

Beschreiben Sie, was man unter Preisstabilität versteht.
→ OV S. 350 /
→ JB 3 S. 402

Preisstabilität
- stabile Preise, d. h. im Durchschnitt fallen und steigen sie nicht
- wird mit dem Lebenshaltungskostenindex gemessen
- liegt vor, wenn die Preise durchschnittlich 1–2 % jährlich steigen

Hinweis: Der Lebenshaltungskostenindex ist ein Indikator, der dazu dient, die langfristigen Preisänderungen zu verfolgen. Er ist die Grundlage für die Berechnung der Inflation.

Beschreiben Sie, was man unter außenwirtschaftlichem Gleichgewicht versteht.
→ OV S. 351 /
→ JB 3 S. 403

Außenwirtschaftliches Gleichgewicht
- zwischen Import und dem Export von Waren und Dienstleistungen besteht kein Unterschied, d. h. in einem gleichen Zeitraum sind die Einnahmen und Ausgaben im Wirtschaftsverkehr mit dem Ausland gleich

Zahlungsbilanz

Dienstleistungsbilanz	Handelsbilanz	Kapitalbilanz	Bilanz der Vermögensübertragung
Gegenüberstellung von Dienstleistungsexporten und -importen	Gegenüberstellung der ein- und ausgeführten Waren	Gegenüberstellung von Kapitalbewegungen zum und vom Ausland	Gegenüberstellung von unentgeltlichen Leistungen zum und vom Ausland (z. B. Renten)

Hinweis: In der Zahlungsbilanz werden alle wirtschaftlichen Geldgeschäfte zwischen dem Inland und dem Ausland in einem bestimmten Zeitraum aufgenommen.

Beschreiben Sie, was man unter angemessenem Wirtschaftswachstum versteht.
→ OV S. 351 /
→ JB 3 S. 403

Angemessenes Wirtschaftswachstum
- stetiger Anstieg der Wirtschaftsleistung eines Landes in einem bestimmten Zeitraum
- es wird als prozentuale Veränderung im Zeitablauf angegeben
- Instrument: Entwicklung des realen BIP

Hinweis: Die Wirtschaft eines Landes muss wachsen, damit die Menschen Arbeit finden und der Wohlstand steigt. Zur Erreichung der Ziele steigert man die Produktion durch bessere Nutzung der vorhandenen Kapazitäten und durch den Ausbau der Produktionskapazitäten und erhöht den Absatz von Waren und Dienstleistungen.

Nennen Sie die zwei Kriterien, die das magische Viereck zum Sechseck machen.
→ OV S. 352 /
→ JB 3 S. 404

Zusätzliche Kriterien des magischen Sechsecks
- Umweltschutz
- gerechte Einkommens- und Vermögensverteilung

Nennen Sie Gründe, warum der Umweltschutz als weiteres staatliches Ziel berücksichtigt wird.
→ OV S. 352 /
→ JB 3 S. 404

Umweltschutz als staatliches Ziel
konsumorientierter technischer Fortschritt und das Wirtschaftswachstum führen zu:
- Verschmutzung der Luft
- Verschmutzung der Gewässer (Flüsse und Meere)
- weltweiten Klimaveränderungen (Treibhauseffekt)
- Wald- und Artensterben
- Verminderung der Lebensqualität

Nennen Sie Gesetze und Maßnahmen, die zum Umweltschutz beitragen.
→ OV S. 352 /
→ JB 3 S. 404

Gesetze und Maßnahmen zum Umweltschutz
- Umwelthaftungsgesetz
- Bundes-Immissionsschutzgesetz
- Kraftfahrzeugsteuergesetz
- Abwasserabgabengesetz
- Waschmittelgesetz
- Abfallbeseitigungsgesetz
- Erneuerbare-Energien-Gesetz
- Recycling von Verpackungen
- Verbot von umweltschädlichen Stoffen, z. B. FCKW

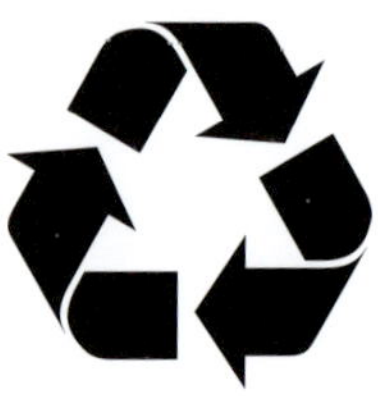

Das universelle Recycling-Zeichen auf einer Verpackung zeigt, dass die Verpackung wiederverwertbar ist.

Erläutern Sie vier Zielkonflikte bei der Durchsetzung des Stabilitätsgesetzes.
→ OV S. 353 f. /
→ JB 3 S. 405 f.

Konflikt zwischen stabilem Preisniveau und Wirtschaftswachstum
- Das Wirtschaftswachstum erhöht die Inflationsrate.
- Folge: Zinserhöhung und sinkende Investitionen → weniger Wirtschaftswachstum

Konflikt zwischen stabilem Preisniveau und Vollbeschäftigung
- Für stabile Preise senkt der Staat die öffentlichen Ausgaben oder erhöht die Zinsen.
- Folge: weniger Investitionen und weniger Arbeitsplätze

Konflikt zwischen außenwirtschaftlichem Gleichgewicht und Vollbeschäftigung
- Bei großen Exportüberschüssen werden Exportzölle eingeführt.
- Folge: höhere Kosten und Abbau von Arbeitsplätzen

Konflikt zwischen außenwirtschaftlichem Gleichgewicht und Wirtschaftswachstum
- Ein Wirtschaftswachstum kann nur durch höhere Exporte erfolgen.
- Folge: außenwirtschaftliches Ungleichgewicht

Gesetz zur Förderung der Stabilität und des Wachstums der Wirtschaft
§ 1: Bund und Länder haben bei ihren wirtschafts- und finanzpolitischen Maßnahmen die Erfordernisse des gesamtwirtschaftlichen Gleichgewichts zu beachten. Die Maßnahmen sind so zu treffen, dass sie im Rahmen der marktwirtschaftlichen Ordnung gleichzeitig zur Stabilität des Preisniveaus, zu einem hohen Beschäftigungsstand und außenwirtschaftlichem Gleichgewicht bei stetigem und angemessenem Wirtschaftswachstum beitragen.

Hinweis: Inflation ist die andauernde Preissteigerung. Sie führt zu einer Verringerung der Kaufkraft und einer Entwertung des Geldes.

Benennen Sie das Spannungsverhältnis zwischen Ökonomie und Ökologie.
→ OV S. 354 /
→ JB 3 S. 406

Spannungsfeld zwischen Ökonomie und Ökologie
- ökonomische Aspekte: Gewinnmaximierung und Effizienz
- ökologische Aspekte: Nachhaltigkeit und Umweltschutz
- Produktion und Konsum führen zu Belastungen der Umwelt, z. B. durch Nutzung von Ressourcen und Emission von Schadstoffen

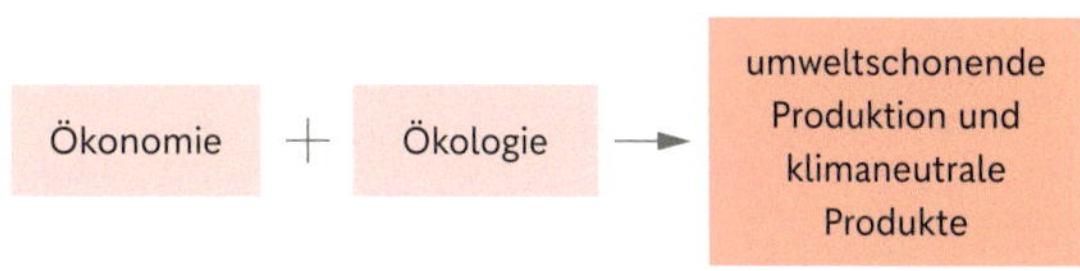

Folge der Beachtung ökologischer Aspekte bei der Produktion

Wie fit bin ich für die Prüfung? ☺ ☐ 😐 ☐ ☹ ☐

Verbraucherschutz

Definieren Sie, was man unter Verbraucherschutz versteht.
→ OV S. 363 /
→ JB 3 S. 415

Verbraucherschutz
- alle Maßnahmen, die den Verbraucher vor Benachteiligungen im Wirtschaftsleben schützen

Bürgerliches Gesetzbuch (BGB)
§ 13: Verbraucher ist jede natürliche Person, die ein Rechtsgeschäft zu Zwecken abschließt, die überwiegend weder ihrer gewerblichen noch ihrer selbständigen beruflichen Tätigkeit zugerechnet werden können.

Beschreiben Sie die Notwendigkeit des Verbraucherschutzes und nennen Sie dessen Ziele.
→ OV S. 363 /
→ JB 3 S. 415

Notwendigkeit des Verbraucherschutzes
- Verbraucher sind im Wirtschaftsleben weniger erfahren als Unternehmen
- deshalb stärken verschiedene Gesetze, Verordnungen und Kennzeichnungen die Position des Verbrauchers und verringern mögliche Gefahren

Ziele des Verbraucherschutzes
- Sicherheit für die Gesundheit
- Informationen für optimale Kaufentscheidungen
- Förderung eines funktionierenden Wettbewerbs
- Berücksichtigung von Verbraucherinteressen bei wirtschaftspolitischen Zielsetzungen
- Hilfe bei der Durchsetzung von Ansprüchen
- Umweltschutz

Nennen Sie Gesetze, Verordnungen und Kennzeichnungen zum Verbraucherschutz.
→ OV S. 364 f. /
→ JB 3 S. 416 f.

Gesetze und Verordnungen zum Verbraucherschutz
- Lebensmittel-Informationsverordnung der EU
- Preisangabenverordnung
- Textilkennzeichnungsgesetz
- Tierhaltungskennzeichnungsgesetz
- Gesetz gegen den unlauteren Wettbewerb
- Verbraucherinformationsgesetz
- Telekommunikationsgesetz
- Produktsicherheitsgesetz

Kennzeichen
- Warenzeichen (Markenzeichen)
- Pflegezeichen für Textilien
- Gütezeichen
- DIN-Zeichen
- Prüfzeichen
- Produktinformationen (Bedienungsanleitung)
- Gütezeichen
- CE-Kennzeichen

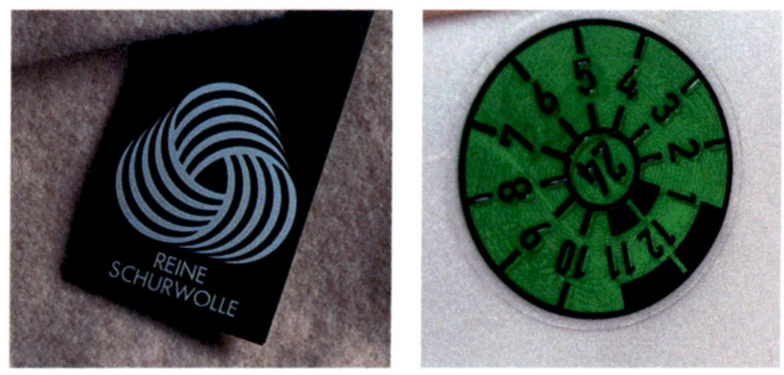

Beispiele für Kennzeichen zum Verbraucherschutz

Hinweise:
- Gütezeichen sind grafische oder schriftliche Produktkennzeichnungen, die Aussagen über die Qualität eines Produktes machen.
- Prüfzeichen sind Markierungen an Produkten, Maschinen oder Fahrzeugen, die die Einhaltung bestimmter Sicherheits- oder Qualitätskriterien kennzeichnen.

Beschreiben Sie die rechtlichen Folgen bei der Missachtung des Verbraucherschutzes.
→ OV S. 365 f. /
→ JB 3 S. 417 f.

Strafrechtlicher Schutz
- werden bestimmte vorgeschriebene Handlungen nicht vorgenommen oder unterlassen, werden die Verstöße durch Strafanzeigen, z. B. von betroffenen Verbrauchern, Verbraucherverbänden, Behörden oder Staatsanwaltschaft, strafrechtlich verfolgt

Schutz durch Sonderbehörden
- verschiedene staatliche Behörden kontrollieren, prüfen und untersuchen die Einhaltung der Vorschriften
- bei Verstößen können Maßnahmen ergriffen werden, z. B. Bußgeld, Auflagen, Betriebsschließung

Nennen Sie Beispiele für Institutionen, die zum Thema Verbraucherschutz beraten und informieren.
→ OV S. 366 /
→ JB 3 S. 418

Institutionen des Verbraucherschutzes
- Europäisches Verbraucherzentrum
- Stiftung Warentest, Zeitschrift „test“
- Verbraucherzentrale Bundesverband (vzbv)
- Verbraucherzentralen der Länder
- Mieterschutzvereine
- Deutscher Konsumentenbund
- Foodwatch
- Deutsche Umwelthilfe

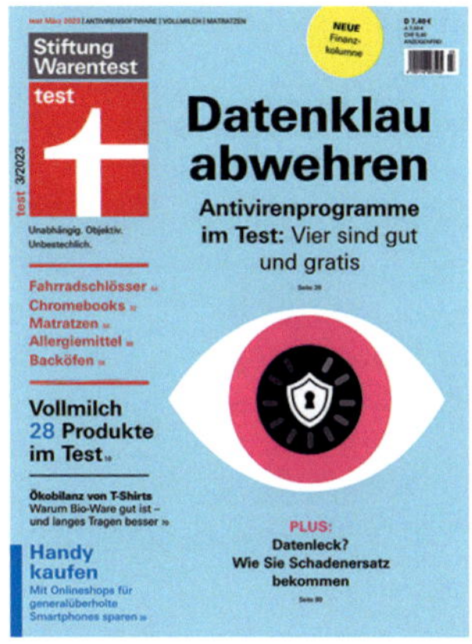

Zeitschrift „test“

Definieren Sie die Verbraucherinsolvenz.
→ OV S. 368 /
→ JB 3 S. 420

Verbraucherinsolvenz
- vereinfachtes Insolvenzverfahren für Privatpersonen
- Abbau der Schulden bei den Gläubigern mit dem Ziel, ohne Restschulden zu sein
- Gerichtskosten, Kosten für Insolvenzverwalter und Anwalt entstehen
- Dauer: 3 Jahre

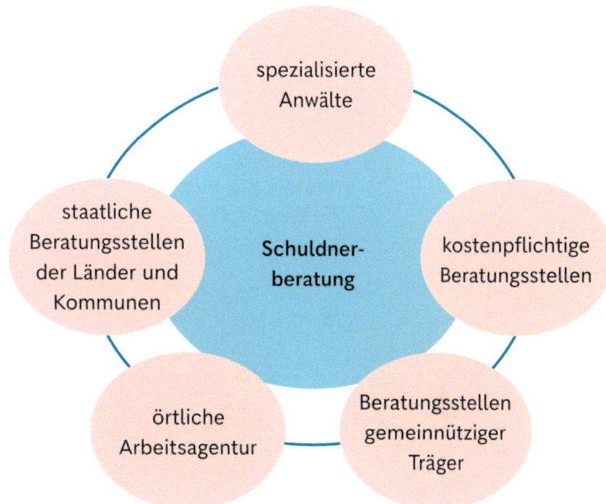

Hinweis: Für einen Antrag auf Verbraucherinsolvenz benötigt man eine Bescheinigung einer anerkannten Schuldnerberatungsstelle.

Schildern Sie den Ablauf der Verbraucherinsolvenz.
→ OV S. 368 f. /
→ JB 3 S. 420 f.

Außergerichtlicher Vergleich
- außergerichtliche Einigung mit den Gläubigern

Insolvenzantrag stellen
- schriftlicher Antrag beim zuständigen Insolvenzgericht

Gerichtlicher Einigungsversuch
- gerichtlicher Einigungsversuch möglich

Eröffnung des Verbraucherinsolvenzverfahrens
- öffentliche Bekanntmachung, Einsetzen eines Insolvenzverwalters

Wohlverhaltensphase
- Verpflichtung zur Erzielung eines regelmäßigen Einkommens zum Schuldenabbau

Restschuldbefreiung
- Löschung der restlichen Schulden, ausgenommen z. B. Unterhaltsforderungen oder Forderungen aus Steuerhinterziehungen
- sechs Monate nach Abschluss des Verfahrens Löschung des negativen Schufa-Eintrags

Wie fit bin ich für die Prüfung? ☺ ☐ 😐 ☐ ☹ ☐

Steuern und Entgeltabrechnung

Geben Sie einen Überblick über die verschiedenen Arten der Staatseinnahmen durch öffentliche Abgaben.
→ OV S. 371 f. /
→ JB 3 S. 423 f.

Arten der Staatseinnahmen

	Gebühren	Beiträge	Zölle	Steuern
Erklärung	· bestimmte staatliche Leistung an einzelne Bürger · nur bei Inanspruchnahme	· bestimmte staatliche Leistung an alle Bürger (= an die Gemeinschaft) · unabhängig von dessen Nutzung	· Abgaben im grenzüberschreitenden Warenverkehr · Zollfreiheit innerhalb der EU	· einmalige oder laufende Geldleistungen ohne direkte Gegenleistung · Haupteinnahmequelle des Staates (ca. 80 % der Staatsausgaben)
Beispiel	· Ausstellung eines Reisepasses · Kfz-Zulassung	· Sozialversicherung · Trinkwasser · Rundfunkbeitrag	· Einfuhr bzw. Ausfuhr von Waren · Schutz (z. B. des Preisniveaus von landwirtschaftlichen Erzeugnissen)	· Erbschaft · Hundesteuer · Gewerbesteuer · Energiesteuer

Hinweis: Zur Finanzierung bzw. zum Ausgleich des sog. Haushaltes erhebt der Staat öffentliche Abgaben.

Teilen Sie die Steuern nach der Erhebungsart ein, benennen Sie die Art der Zahlung und geben Sie jeweils drei Beispiele an.
→ OV S. 372 /
→ JB 3 S. 424

Einteilung der Steuern nach Erhebungsart

direkte Steuern	Erhebung durch Steuerbescheide	direkte Zahlung durch den Steuerpflichtigen an das zuständige Finanzamt	**Beispiele:** · Einkommensteuer · Kraftfahrzeugsteuer · Grundsteuer
indirekte Steuern	Zahlung der Steuern durch den Steuerpflichtigen (= Verkäufer) ans Finanzamt	indirekte Zahlung des Kunden (= Endverbraucher) durch Mitbezahlen der einkalkulierten Steuern beim Kauf der Ware	**Beispiele:** · Umsatzsteuer · Tabaksteuer · Kaffeesteuer

Nennen Sie die 7 Einkunftsarten, die laut Einkommensteuergesetz (EStG) unterschieden werden.
→ OV S. 373 /
→ JB 3 S. 425

Einkunftsarten laut EStG

- Einkünfte aus Land- und Forstwirtschaft: z. B. Obstanbau, Weinanbau, Forstbetrieb
- Gewerbebetrieb: z. B. Handwerksbetrieb, Handelsbetrieb, Industriebetrieb
- selbstständiger Arbeit: z. B. Zahnärztin, Rechtsanwältin
- nichtselbstständiger Arbeit: Arbeitnehmer, Auszubildende
- Kapitalvermögen: z. B. Zinsen, Dividenden
- Vermietung und Verpachtung: z. B. Einnahmen aus Vermietung eines Hauses
- sonstigen Einkünften: z. B. Rentenbezüge, Gewinne aus Wertpapiergeschäften

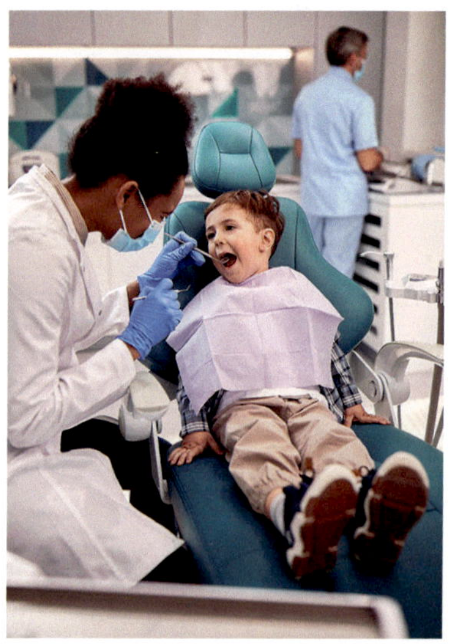

Eine Zahnärztin erzielt Einkünfte aus selbstständiger Arbeit.

Erklären Sie, wie das zu versteuernde Einkommen einer Arbeitnehmerin (AN) ermittelt wird.
→ OV S. 377 f. /
→ JB 3 S. 429 f.

Ermittlung des zu versteuernden Einkommens

Einkünfte aus
- Land- und Forstwirtschaft
- Gewerbebetrieb
- selbstständiger Arbeit

↓

  Betriebseinnahmen jeder Einkunftsart
– Betriebsausgaben jeder Einkunftsart

Gewinneinkünfte jeder Einkunftsart

Einkünfte aus
- nichtselbstständiger Arbeit
- Kapitalvermögen
- Vermietung und Verpachtung
- sonstige Einkünfte

↓

  Einnahmen jeder Einkunftsart
– Werbungskosten jeder Einkunftsart

Überschusseinkünfte jeder Einkunftsart

↓

  Gesamtbetrag aller Einkünfte
– Sonderausgaben
  - unbeschränkt abzugsfähig: z. B. Unterhaltsleistungen, Ausbildungskosten
  - beschränkt abzugsfähig: z. B. Lebensversicherung, Haftpflichtversicherung
– außergewöhnliche Belastungen
  - z. B. Krankheitskosten, Ehescheidungskosten, Haushaltshilfe
– Freibeträge
  - z. B. Kinderfreibetrag, BEA, Freibetrag für Alleinerziehende

zu versteuerndes Einkommen

Hinweis: § 9 (1) EStG: Werbungskosten sind Aufwendungen zur Erwerbung, Sicherung und Erhaltung der Einnahmen.
Dies können bei einer ZFA z. B. Fahrtkosten zwischen Wohnung und Arbeitsplatz, Fachbücher oder Fortbildungskosten sein.

Nennen Sie die drei Faktoren, von denen die Höhe der Lohnsteuer abhängt.
→ OV S. 377 f. /
→ JB 3 S. 429 f.

Höhe der Lohnsteuer
- Gesamt-Brutto = Bruttoentgelt
- Steuerfreibeträge (Grundfreibetrag, Kinderfreibetrag, BEA = Freibetrag für Betreuungs-, Erziehungs- und Ausbildungsbedarf, Altersentlastungsbetrag)
- Steuerklasse

Hinweis: Das Finanzamt rechnet den Kinderfreibetrag im Rahmen der Steuererklärung automatisch mit dem erhaltenen Kindergeld sowie BEA gegen und ermittelt so die günstigste Steuererleichterung.

Wesentliche Merkmale der Steuerklassen	
I	• Alleinstehende ohne Kinder • ledig • geschieden • verwitwet • dauerhaft getrennt • verheiratet + Ehegatte im Ausland
II	• Alleinerziehende
III	• Verheiratete • höheres Einkommen (Ehegatte kein bzw. niedriges Einkommen = Steuerklasse V)
IV	• Verheiratete • Gleichverdiener
V	• Verheiratete • niedrigeres Einkommen (Ehegatte höheres Einkommen = Steuerklasse III)
VI	• Zweit- bzw. Nebenverdienst (sozialversicherungspflichtig)

Erklären Sie, wie sich aus dem Bruttogehalt das Nettogehalt und schließlich der Auszahlungsbetrag ergibt.
→ OV S. 376 ff. /
→ JB 3 S. 428 ff.

Vom Bruttoentgelt über Nettoverdienst zum Auszahlungsbetrag

Grundgehalt laut Arbeitsvertrag

+ Zulagen (z. B. Gefahrenzulage, Leistungszulage)

+ Zuschläge (z. B. Überstunden-/Feiertagszuschlag)

+ sonstige finanzielle Leistungen (z. B. Weihnachts-/Urlaubsgeld, AG-Anteil zu VL*)

= **Bruttoentgelt**

– gesetzliche Abzüge, z. B.
- Lohnsteuer
- Solidaritätszuschlag
- Kirchensteuer
- AN-Anteil der Sozialversicherungsbeiträge

= **Nettoverdienst**

– sonstige Abzüge, z. B.
- Sparbeitrag im Rahmen der VL*
- Lohnpfändung
- Rückzahlung eines AG-Darlehens

= **Auszahlungsbetrag**

* VL = vermögenswirksame Leistungen

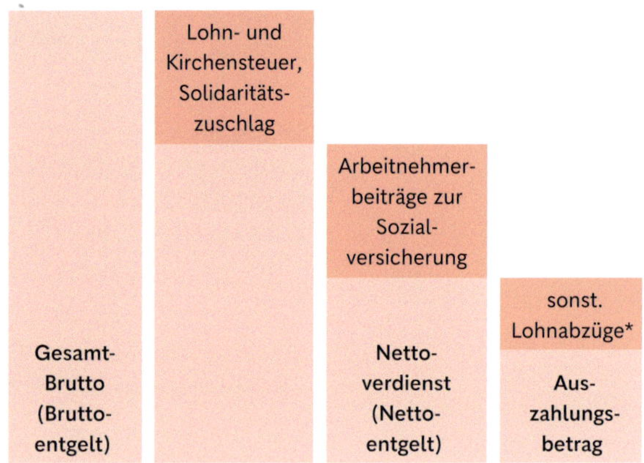

(* gerichtlich angeordnete und vereinbarte Entgeltabzüge, z. B. gepfändete, abgetretene oder aufgerechnete Lohnanteile)

Gesetzliche Entgeltabzüge

Hinweis: Die Steuerklasse, Zahl der Kinderfreibeträge oder Konfession usw. gehören zu den sog. elektronischen Lohnsteuerabzugsmerkmalen (= ELStAM).

Wie fit bin ich für die Prüfung? ☺ ☐ 😐 ☐ ☹ ☐

Umgang mit Geld

Erläutern Sie, welche Funktionen Geld in der heutigen Wirtschaft erfüllt.
→ OV S. 385 /
→ JB 3 S. 437

Funktionen des Geldes

Funktion	Erklärung
gesetzliches Zahlungsmittel	Es muss als Bezahlung für Waren oder einer Schuld in der jeweiligen Währung des Landes entgegengenommen werden.
Rechenmittel (Wertmaßstab)	Die Werte von Waren und Dienstleistungen lassen sich durch Geld ausdrücken und können so verglichen werden.
Wertübertragungsmittel	Man kann anderen Personen Geld schenken oder vererben.
Wertaufbewahrungsmittel	Man kann Geld aufbewahren, d. h. sparen, z. B. zu Hause in der Spardose oder auf einem Sparkonto, wo es sogar Zinsen bringt.
Tauschmittel	Geld kann gegen Waren oder Dienstleistungen getauscht, also bezahlt werden (siehe Zahlungsmittel).

Hinweis: Bevor es Geld gab, wurden Waren gegen andere Waren getauscht (Naturaltausch).

Erläutern Sie den Zusammenhang zwischen Preisveränderungen und Kaufkraft des Geldes innerhalb eines Landes.

→ OV S. 386 f. /
→ JB 3 S. 438 f.

Kaufkraft des Geldes
= Binnenwert des Geldes
- Geldwertstabilität (fiktiv, gelingt selten)
- Inflation
- Deflation

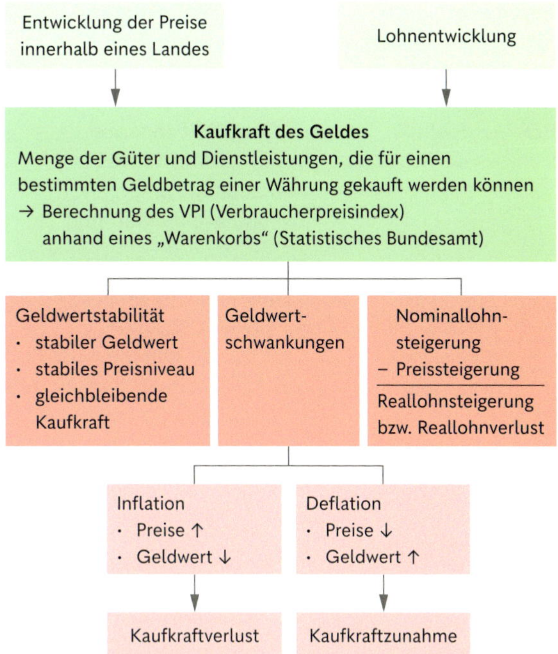

Hinweis: Übersteigt der Nettolohn die Preissteigerung der Güter oder Dienstleistungen, können AN trotz Inflation eine Zunahme der Kaufkraft und somit die Steigerung des Wohlstands feststellen.

Beschreiben Sie die Aufgaben bzw. Instrumente der Europäischen Zentralbank (EZB).

→ OV S. 387 /
→ JB 3 S. 439

Aufgaben und Instrumente der EZB-Geldpolitik

Aufgabe	Erklärung	Auswirkung
Gewährleisten der Preisstabilität	Anstreben einer Inflationsrate von knapp unter 2 %	· Verhindern von deflationären bzw. hyperinflationären Zuständen · Stabilisierung der Wirtschaft
Offenmarktpolitik	Ankauf und Verkauf von Wertpapieren	· Geldmenge im Wirtschaftskreislauf steigt bei Ankauf · Geldmenge im Wirtschaftskreislauf sinkt bei Verkauf
Basiszins	Festlegen des Basiszinssatzes, an dem sich die anderen Zinssätze orientieren	· Zins hoch, Kreditvergabe geringer · Zins niedrig, Kreditvergabe und damit Geldmenge im Wirtschaftskreislauf steigen
Mindestreservepolitik	Pflichtguthaben der Geschäftsbanken	· Mindestreservesatz hoch, Geldmenge im Wirtschaftskreislauf sinkt · Mindestreservesatz niedrig, Geldmenge erhöht sich

Weitere, sekundäre Aufgaben der EZB:
- Verwaltung der offiziellen Währungsreserven der Mitgliedstaaten
- Überwachung und Förderung des reibungslosen Betriebs von Zahlungssystemen

Hinweis: Die EZB kann mithilfe dieser Instrumente den Anteil des Geldes, das im Umlauf ist, regulieren. Dies hat Einfluss darauf, wie teuer es für Banken ist, sich dieses Geld zu leihen; Straffe Geldpolitik (Senkung der Inflation) vs. Expansive Geldpolitik (Ankurbeln des Wirtschaftswachstums).

Beschreiben Sie aktuelle Maßnahmen und Kritik an der derzeitigen EZB-Geldpolitik.

Aktuelle Maßnahmen der EZB-Geldpolitik
- lockere Geldpolitik zur Wirtschaftsstütze während der Covid-19-Pandemie
- Einführung des PEPP (Pandemic Emergency Purchase Programme)

Kritik/Risiken
- finanzielle Instabilität
- Negativzinspolitik:
  - Beeinträchtigung der Profitstabilität der Banken durch „Strafen“ in Form von Zinsen bei Parken von Geld bei der Zentralbank (eigtl. Anregung zur höheren Kreditvergabe)
- Vermögenseffekte:
  - Begünstigung der Vermögenden bzw. Vermögensungleichheit durch niedrige Zinsen und dadurch steigende Preise für Aktien bzw. Immobilien
  - Benachteiligung der Sparer durch niedrige Zinsen

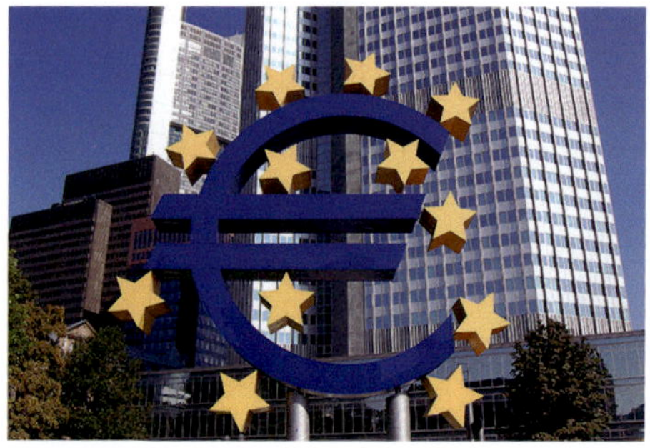

Erklären Sie, was die EWWU ist.
→ OV S. 388 /
→ JB 3 S. 440

EWWU = Europäische Wirtschafts- und Währungsunion
- inoffizieller Begriff: Eurozone
- Mitglieder: aktuell 20 von 27 EU-Staaten
- Euro als offizielle Währung
- Ziel: Preisstabilität durch gemeinsame Währung
- Voraussetzung: Erfüllen sog. Konvergenzkriterien („Maastricht-Kriterien“)

Hinweis: Das europäische Währungssystem (EWS) bzw. der Wechselkursmechanismus II (WKM II) spielt als Vereinbarung zwischen Mitgliedstaaten der EU eine wichtige Rolle, insbesondere für Länder, die den Euro als Währung noch nicht eingeführt haben.
- Stabilität der Wechselkurse
- Erleichterung der schrittweisen Einführung des Euro
- Unterstützung der Wirtschaftspolitik der EU

EU-Länder des Euroraums (Jahr des Beitritts)	**Beitritt zum Euroraum bei Erfüllung der Konvergenzkriterien**
Belgien (1999)	Schweden
Deutschland (1999)	Polen
Finnland (1999)	Tschechien
Frankreich (1999)	Ungarn
Irland (1999)	Rumänien
Italien (1999)	Bulgarien
Luxemburg (1999)	
Niederlande (1999)	
Österreich (1999)	
Portugal (1999)	
Spanien (1999)	
Griechenland (2001)	
Slowenien (2007)	
Malta (2007)	
Zypern (2008)	
Slowakei (2009)	
Estland (2011)	
Lettland (2014)	
Litauen (2015)	
Kroatien (2023)	

EU-Land mit Sonderstatus „Nichtbeteiligungsoption“, d. h. weiterhin eigener Währung: Dänemark

Diskutieren Sie Vorteile und Risiken des Euro als gemeinsame Währung.

Der Euro als gemeinsame Währung

Vorteile

- Vergleichbarkeit der Preise und Löhne, dadurch Anregung des Wettbewerbs
- keine Wechselkursschwankungen
- Wegfall der Transaktionskosten beim Geldumtausch
- Preisstabilität
- keine Währungsumrechnung
- Erleichterung des bargeldlosen Zahlungsverkehrs
- Vereinfachung des Handels
- höherer Einfluss in der Weltwirtschaft
- Symbol der europäischen Identität

Risiken

- verstärkte Wanderungsbewegung von AN, dadurch Erhöhung der Arbeitslosigkeit
- Abwanderung von Unternehmen in sog. Billiglohnländer
- Haftung für Staatsschulden von Mitgliedsländern
- Verlust der nationalen Identität

Hinweis: Auch die derzeit in Vorbereitung befindliche Einführung des digitalen Euro birgt Chancen und Risiken.

Wie fit bin ich für die Prüfung? ☺ ☐ 😐 ☐ ☹ ☐

Sparen und Kredit

Nennen Sie drei Gründe (= Sparmotive), weshalb Menschen sparen.
→ OV S. 389 /
→ JB 3 S. 441

Sparmotive

- Vorsorgesparen: z. B. für außergewöhnliche Anlässe wie Hochzeit oder Ausbildung der Kinder, Altersvorsorge
- Zwecksparen: für konkrete Anschaffungen wie z. B. Möbel, Kfz oder Urlaub
- Vermögensbildung: z. B. für Wohneigentum

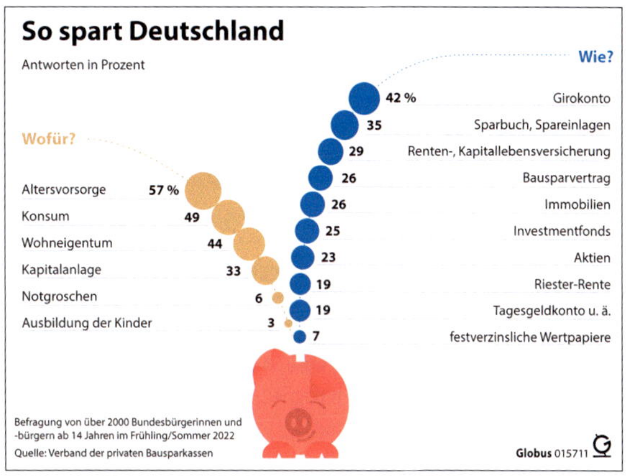

Nennen Sie die drei Kriterien, von denen die Wahl der Sparform abhängt.
→ OV S. 390 /
→ JB 3 S. 442

Kriterien für die Wahl der Sparform

- Verfügbarkeit/Liquidität
- Ertrag/Rendite bzw. Rentabilität
- Sicherheit/Risiko

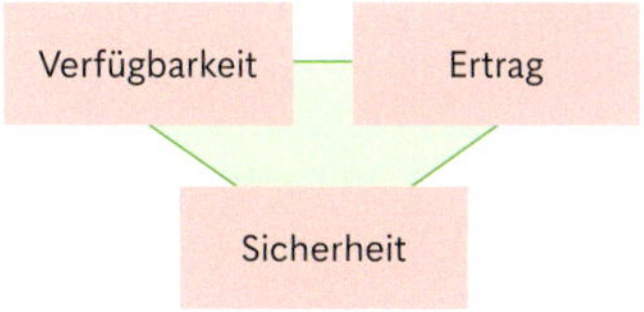

Hinweis: Das „magische Dreieck" der Geldanlage setzt die drei Kriterien in Relation zueinander. Bei der Wahl der Sparform muss stets ein Kompromiss geschlossen werden, da keine Geldanlage alle Kriterien zugleich erfüllen kann. Es besteht ein Zielkonflikt.

Definieren Sie die 50-30-20-Regel.

50-30-20-Regel
= Methode zur Budgetplanung des monatlichen Nettoeinkommens
- 50 % Fixkosten (z. B. Miete, Telefon, Lebensmittel, Versicherungen)
- 30 % Freizeit (z. B. Hobby, Ausflüge)
- 20 % Sparen

Nennen Sie unterschiedliche Sparformen.
→ OV S. 390 ff. / → JB 3 S. 442 ff.

Sparformen
- Sparbuch, Sparkonto
- Spardose, Sparstrumpf
- Sparbrief
- Termineinlage
- Bausparen
- Wertpapiere (festverzinslich)
- Aktien
- Investmentzertifikate
- Versicherungssparen
- Sachwerte
- Exchange Traded Funds

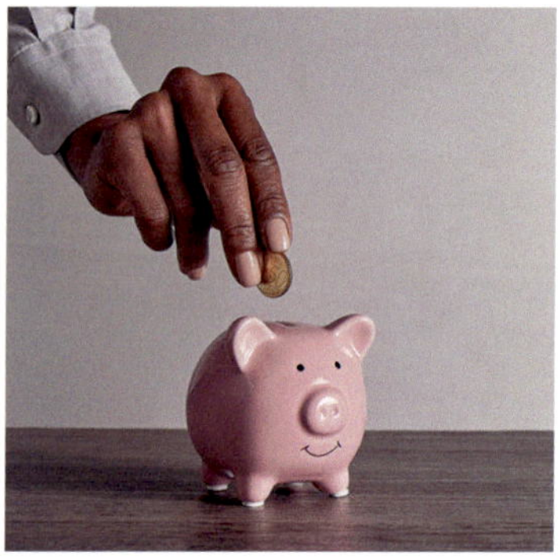

Nennen Sie drei staatliche Sparförderungen für unterschiedliche Sparformen.
→ OV S. 390 ff. / → JB 3 S. 442 ff.

Sparförderungen

Staatliche Förderung	Sparform
Arbeitnehmersparzulage	• Bausparen (VL*) • Fondsparen (VL*)
Wohnungsbauprämie	Bausparen
Riester-Zulage	„Riester-Rente“ (private Altersvorsorge)

* VL = vermögenswirksame Leistungen

Hinweis: Auch die Steuerersparnis aufgrund staatlicher Förderung kann die Wahl der Sparform beeinflussen.

Unterscheiden Sie verschiedene Kreditarten bei unterschiedlichen Finanzierungsanlässen.
→ OV S. 395 / → JB 3 S. 447

Kreditarten

	Anschaffungsdarlehen	Dispositionskredit	Hypothekendarlehen
Anlass	Finanzierung größerer Anschaffungen (z. B. Küche)	Abdeckung von Kontoüberziehung	Finanzierung von Immobilienerwerb
Bedarf	mittelfristig	kurzfristig	langfristig
Tilgung	feste monatliche Raten	Ausgleich des Girokontos (z. B. durch Lohnzahlung)	feste (meist monatliche) Raten

Hinweis: Zweckgebundene Ratenkredite sind z. B. Autokredit, Ausbildungs- bzw. Studienkredit, Bildungskredit oder Null-Prozent-Finanzierung.

Erklären Sie, welche Informationen die Vertragspartner für den Abschluss eines Anschaffungsdarlehensvertrages benötigen.
→ OV S. 396 ff. /
→ JB 3 S. 448 ff.

Anschaffungsdarlehensvertrag
- Kreditgeber (Bank):
  - Prüfung der Kreditwürdigkeit bzw. Bonitätsprüfung
  - Verlangen von Sicherheiten (Bürgschaft, Lohnabtretung, Sicherungsübereignung, Grundschuld / Hypothek)
- Kreditnehmer (Verbraucher):
  - Vergleich der Effektivzinsen bzw. der Gesamtkosten

Hinweis: Laut §§ 491a–506 BGB (Verbraucherkreditrecht ab 200,– € im Darlehensvertrag) gilt:
- vorvertragliche Informationspflicht
- Schriftform
- Mindestangaben (z. B. Effektivzins)
- 14-tägiges Widerrufsrecht
- Kündigungsrecht bei Verzug

Beschreiben Sie Gefahren bei der Kreditaufnahme und mögliche Lösungen.
→ OV S. 397 f. /
→ JB 3 S. 449 f.

Gefahren der Kreditaufnahme
- zu hohe Ratenverpflichtungen
- zu hohe Ausgaben bzw. unzureichende Einnahmen
- unerwartete Situationen wie Arbeitslosigkeit, langfristige Erkrankung, Trennung des Partners

Lösungsmöglichkeiten
- Anpassung des Konsumverhaltens
- Führen eines Haushaltsbuchs
- Aussetzen der Ratenzahlung
- Ermäßigung der Ratenzahlung
- Schuldnerberatung
- Verbraucherinsolvenzverfahren

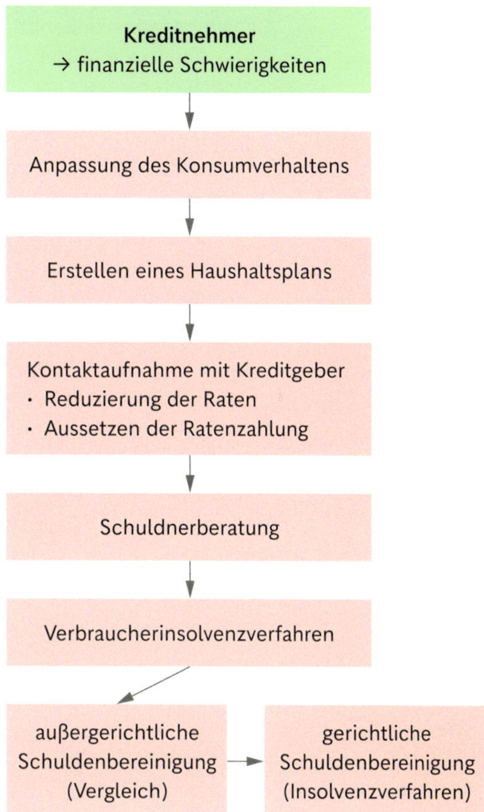

Nennen Sie jeweils drei Vor- und Nachteile von Finanzierung durch einen Leasingvertrag.

Finanzierung durch Leasing
- Vorteile:
  - kein hoher Einmalbetrag
  - monatliche Leasingraten können als Kosten steuerlich geltend gemacht werden
  - Wechsel zu neuen Modellen möglich
- Nachteile:
  - Leasingpreis meist insgesamt teurer (Aufschlag)
  - kein Verhandlungsspielraum
  - nach Ablauf der Leasingzeit kein Eigentum

Hinweis: Im Unterschied zur klassischen Miete muss beim Leasing zu Beginn eine Sonderzahlung geleistet werden und die Laufzeit ist festgelegt. Typische Leasingobjekte sind Autos, aber auch medizinische Geräte bzw. in der Zahnarztpraxis die Behandlungseinheit.

Erklären Sie, was man allgemein unter einer Bürgschaft versteht.
→ OV S. 398 /
→ JB 3 S. 450

Bürgschaft
- einseitig verpflichtender Vertrag
- Verpflichtung des Bürgen, für die Verbindlichkeiten eines Schuldners gegenüber seinem Gläubiger finanziell einzustehen
- Voraussetzungen:
  - Mindestalter 18 Jahre (voll geschäftsfähig)
  - Wohnsitz in Deutschland
  - ausreichendes Einkommen bzw. finanzielle Mittel
  - gesetzlich geregelt in §§ 765 ff. BGB

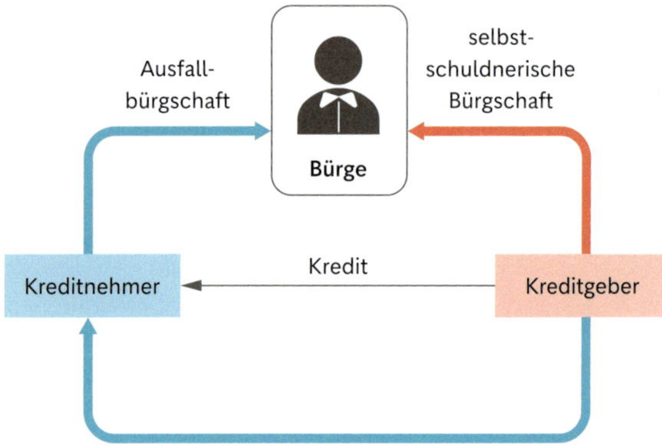

Unterscheiden Sie verschiedene Arten von Bürgschaften.
→ OV S. 398 /
→ JB 3 S. 450

Arten von Bürgschaften	Merkmale
selbst-schuldnerische Bürgschaft	• Verzicht auf „Einrede der Vorausklage“ • Haftung des Bürgen mit seinem gesamten persönlichen Vermögen • Haftung des Bürgen neben dem Schuldner • Recht des Gläubigers (Kreditnehmer, z. B. Bank): direktes Verlangen der Zahlung durch den Bürgen bei ausbleibender Zahlung des Schuldners • Risiko: Privatinsolvenz des Bürgen
Ausfallbürgschaft	• bei ausbleibender Zahlung muss Gläubiger sich an Schuldner wenden • gerichtliche Feststellung der Zahlungsunfähigkeit des Schuldners, erst dann Haftung des Bürgen
Zeitbürgschaft	• Bürge verpflichtet sich gegenüber Gläubiger für beschränkten Zeitraum
Höchstbetrags-bürgschaft	• Haftung des Bürgen bis zu einer festgelegten Höchstsumme

Erläutern Sie, was man unter einer Sicherungsübereignung versteht.
→ OV S. 399 /
→ JB 3 S. 451

Sicherungsübereignung
- übliche Kreditsicherheit bei Ratenkrediten
- Übertragung des Eigentums einer wertvollen beweglichen Sache (z. B. Kfz) bzw. Sachgesamtheit (z. B. Warenlager) an den Gläubiger (Kreditgeber)
- Verbleib der als Sicherheit gestellten Sache im Besitz des Schuldners (Kreditnehmer)

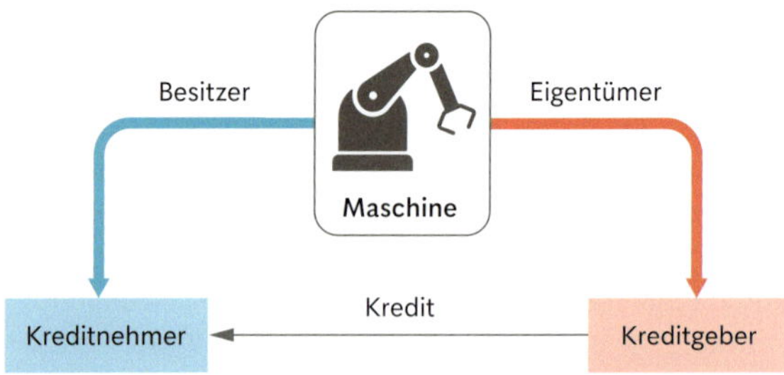

Hinweis: Nach vollständiger Kredittilgung geht das Eigentum automatisch oder mittels Erklärung an den Kreditnehmer über.

Wie fit bin ich für die Prüfung? ☺ ☐ 😐 ☐ ☹ ☐

Programmierte Aufgaben

1. Ordnen Sie die Begriffe den Erklärungen zu.

☒

A	Tilgung	1	Verfügbarkeit
B	Rentabilität	2	Sicherheit
C	Liquidität	3	Ertrag
D	Risiko	4	Rückzahlung

A) ☐ A2, B1, C3, D4
B) ☐ A1, B2, C3, D4
C) ☐ A3, B2, C1, D4
D) ☐ A4, B3, C2, D1
E) ☐ A4, B3, C1, D2

2. Welche Aussagen zu den Marktformen sind richtig?

☒ ☒

A) ☐ Bei einem Nachfragemonopol gibt es viele Nachfrager und einen Anbieter.
B) ☐ Bei einem Angebotsmonopol gibt es viele Nachfrager und einen Anbieter.
C) ☐ Bei einem Polypol gibt es viele Nachfrager und viele Anbieter.
D) ☐ Bei einem Nachfrageoligopol gibt es wenige Nachfrager und viele Anbieter.
E) ☐ Bei einem Angebotsoligopol gibt es viele Nachfrager und wenige Anbieter.
F) ☐ Bei der vollständigen Konkurrenz handelt es sich um ein Modell, das die Marktform des Monopols beschreibt.

3. Welche Aussage zu den Gütern ist richtig?

☒

A) ☐ Wenn Güter dem Zweck der Bedürfnisbefriedigung dienen, nennt man sie freie Güter.
B) ☐ Wenn Güter dem Zweck der Bedürfnisbefriedigung dienen, nennt man sie Produktionsgüter.
C) ☐ Wenn Güter dem Zweck der Bedürfnisbefriedigung dienen, nennt man sie Konsumgüter.
D) ☐ Wenn Güter dem Zweck der Bedürfnisbefriedigung dienen, nennt man sie wirtschaftliche Güter.
E) ☐ Wenn Güter dem Zweck der Bedürfnisbefriedigung dienen, nennt man sie immaterielle Güter.

4. Zu den gesetzlichen Lohnnebenkosten gehören ...

☒ ☒ ☒

A) ☐ Arbeitnehmeranteil zur Pflegeversicherung
B) ☐ Zuschuss zur Kinderbetreuung
C) ☐ Lohnzahlung im Urlaub
D) ☐ Firmenwagen
E) ☐ Überstundenzuschlag
F) ☐ Arbeitgeberanteil zur Krankenversicherung

5. Ordnen Sie den Fällen die passende Steuerart zu.

☒

A	Die ZFA meldet ihren PKW bei der Zulassungsstelle an.	1	Mineralölsteuer
B	Der Zahnarzt kauft ein Baugrundstück.	2	Kfz-Steuer
C	Der ZFA gehört eine Eigentumswohnung.	3	Grunderwerbs-steuer
D	Die ZFA tankt ihr Auto voll.	4	Grundsteuer

A) ☐ A2, B1, C3, D4
B) ☐ A1, B2, C3, D4
C) ☐ A3, B2, C1, D4
D) ☐ A2, B3, C4, D1
E) ☐ A4, B3, C1, D2

6. Welche Aussagen beschreiben ein Monopol?

☒ ☒

A) ☐ Vielen Anbietern stehen viele Nachfrager gegenüber.
B) ☐ Wenigen Anbietern stehen viele Nachfrager gegenüber.
C) ☐ Vielen Anbietern stehen wenige Nachfrager gegenüber.
D) ☐ Ein Anbieter steht vielen Nachfragern gegenüber.
E) ☐ Vielen Anbietern steht ein Nachfrager gegenüber.

---

1. E　　2. B, C　　3. C
4. C, E, F　　5. D　　6. D, E

7. Ordnen Sie die Begriffe den Definitionen zu.

☒

A	Markt	1	Mittel, die der Befriedigung der Bedürfnisse dienen
B	Angebot	2	Zustandekommen eines Preises auf dem Markt durch Angebot und Nachfrage
C	Nachfrage	3	Empfinden eines Mangels, den man beseitigen möchte
D	Preisbildung	4	konkreter Wunsch, der mit finanziellen Mitteln befriedigt werden kann
E	Bedürfnis	5	Bereitschaft der Käufer, bestimmte Güter zu einem bestimmten Preis zu kaufen
F	Bedarf	6	Ort, an dem Angebot und Nachfrage zusammentreffen
G	Güter	7	Gesamtheit aller Güter, die auf den Markt kommen

A) ☐ A2, B3, C4, D1, E7, F5, G6
B) ☐ A1, B2, C3, D4, E5, F6, G7
C) ☐ A7, B2, C1, D6, E3, F5, G4
D) ☐ A6, B7, C5, D2, E3, F4, G1
E) ☐ A4, B1, C7, D3, E2, F5, G6

8. Welche Aussagen zum Wert des Geldes sind richtig?

☒ ☒

A) ☐ Es besteht keine Beziehung zwischen Geldwert und Preisentwicklung.
B) ☐ Der Binnenwert des Geldes wird auch als Kaufkraft bezeichnet.
C) ☐ Die Kaufkraft hängt von der Entwicklung der Preise in einem Land ab.
D) ☐ Der Wert des Geldes ergibt sich durch den aufgedruckten Wert.
E) ☐ Die Entwicklung der Löhne und Gehälter hat keinen Einfluss auf den Wert des Geldes.
F) ☐ Der Wert des Geldes ist unabhängig davon, was man dafür kaufen kann.

9. Welche Aussage zur Deflation ist falsch?

☒

A) ☐ Der Wert der Schulden steigt.
B) ☐ Die Kaufkraft nimmt zu.
C) ☐ Die Preise sinken.
D) ☐ Der Geldwert steigt.
E) ☐ Es wird weniger gespart.

10. Welche Ereigniskette zum Wert des Geldes ist richtig?

☒

A) ☐ Preissteigerung bedeutet, dass der Käufer mehr Geld aufwenden muss. → Die Kaufkraft des Geldes nimmt zu. → Der Geldwert steigt.
B) ☐ Preissenkung bedeutet, dass der Käufer mehr Geld aufwenden muss. → Die Kaufkraft des Geldes nimmt zu. → Der Geldwert steigt.
C) ☐ Preissenkung bedeutet, dass der Käufer weniger Geld aufwenden muss. → Die Kaufkraft des Geldes nimmt zu. → Der Geldwert sinkt.
D) ☐ Preissteigerung bedeutet, dass der Käufer mehr Geld aufwenden muss. → Die Kaufkraft des Geldes nimmt ab. → Der Geldwert sinkt.
E) ☐ Preissteigerung bedeutet, dass der Käufer weniger Geld aufwenden muss. → Die Kaufkraft des Geldes nimmt ab. → Der Geldwert steigt.

11. Ordnen Sie den Fällen die Funktionen des Geldes zu.

☒

A	Robert zahlt 300 € auf sein Sparkonto ein.	1	Zahlungsmittel
B	Jenny erbt 10 000 € von ihrer Tante.	2	Wertmaßstab
C	Nico kauft sich einen E-Scooter für 2 500 €.	3	Wertübertragungsmittel
D	Saskia möchte sich ein Fahrrad kaufen und vergleicht die Preise mehrerer Händler.	4	Wertaufbewahrungsmittel

A) ☐ A4, B3, C1, D2
B) ☐ A1, B2, C3, D4
C) ☐ A3, B2, C1, D4
D) ☐ A2, B3, C4, D1
E) ☐ A4, B1, C2, D3

7. D   8. B, C   9. E
10. D   11. A

12. Welches wirtschaftspolitische Ziel wird durch eine starke Erhöhung der staatlichen Ausgaben gefährdet?

☒

A) ☐ niedrige Arbeitslosigkeit
B) ☐ steigendes Wirtschaftswachstum
C) ☐ außenwirtschaftliches Gleichgewicht
D) ☐ gerechte Einkommensverteilung
E) ☐ Preisstabilität

13. Welches wirtschaftspolitische Ziel kann man mit dem realen BIP messen?

☒

A) ☐ niedrige Arbeitslosigkeit
B) ☐ Preisstabilität
C) ☐ außenwirtschaftliches Gleichgewicht
D) ☐ positive Umweltpolitik
E) ☐ gerechte Einkommensverteilung
F) ☐ stetiges Wirtschaftswachstum

14. Ordnen Sie die Begriffe zur Ermittlung des BIP richtig zu.

☒

A	Verteilung des BIP auf Arbeit und Kapital	1	Entstehungsrechnung
B	Verwendung der inländischen Waren und Dienstleistungen	2	Verwendungsrechnung
C	Wert der Produktion der hergestellten Güter und Dienstleistungen, abzüglich Vorleistungen	3	Verteilungsrechnung

A) ☐ A1, B2, C3
B) ☐ A3, B2, C1
C) ☐ A1, B3, C2
D) ☐ A2, B3, C1
E) ☐ A3, B1, C2

15. Welche Merkmale gehören nicht zum Magischen Viereck?

☒ ☒

A) ☐ Vollbeschäftigung
B) ☐ Umweltschutz
C) ☐ Preisstabilität
D) ☐ gerechte Vermögensverteilung
E) ☐ angemessenes Wirtschaftswachstum
F) ☐ außenwirtschaftliches Gleichgewicht

16. Welche Zuordnung ist richtig?

☒

A) ☐ Geldmenge größer als Gütermenge → Deflation
B) ☐ Gütermenge entspricht Geldmenge → Deflation
C) ☐ Gütermenge größer als Geldmenge → Deflation
D) ☐ Gütermenge entspricht Geldmenge → Inflation
E) ☐ Geldmenge größer als Gütermenge → Geldwertstabilität

17. Welche Aussagen zum VPI sind richtig?

☒ ☒ ☒

A) ☐ Mit dem VPI werden die durchschnittlichen Preisveränderungen von Gütern und Dienstleistungen ausgedrückt.
B) ☐ Die Veränderung des VPI zum Vorjahr wird auch als Inflationsrate bezeichnet.
C) ☐ Die Ermittlung des VPI erfolgt mit einem Einkaufswagen.
D) ☐ VPI = Verbraucherpreisindex
E) ☐ Der VPI wird alle 10 Jahre neu berechnet.

18. Ordnen Sie zu, ob die Auswirkungen einer Deflation die Arbeitnehmer (1), die Unternehmer (2) oder den Staat (3) betreffen.

1 2 3

A) ☐ Insolvenz
B) ☐ Kurzarbeit
C) ☐ Absatzrückgang
D) ☐ geringere Steuereinnahmen
E) ☐ Arbeitslosigkeit

19. Welcher Begriff ist keine Voraussetzung für die Preisbildung bei vollständiger Konkurrenz?

☒

A) ☐ Homogenität
B) ☐ vollständige Konkurrenz
C) ☐ freier Marktzutritt
D) ☐ keine Präferenzen
E) ☐ Markttransparenz
F) ☐ Vollbeschäftigung

---

12. E 13. F 14. B
15. B, D 16. C 17. A, B, D
18. A2, B1, C2, D3, E1 19. F

20. Welche Aussagen zur EZB sind richtig?

☒ ☒ ☒

A) ☐ Die EZB legt vierteljährlich den Basiszins fest.
B) ☐ Je höher der Basiszins, desto mehr Kredite werden genutzt.
C) ☐ Die EZB kann Wertpapiere ankaufen und damit Geld in den Wirtschaftskreislauf bringen (Offenmarktpolitik).
D) ☐ Die EZB ist unabhängig und nur der Stabilität des Geldwertes verpflichtet.
E) ☐ Durch die Mindestreservepolitik kann die EZB das Bankensystem verpflichten, einen Teil seiner Einlagen nicht für Kredite zur Verfügung zu stellen. Durch eine Senkung dieses Mindestreservesatzes entzieht sie der Wirtschaft Geld.

21. Welche Aussagenkombination zum Geld ist richtig?

☒

1 Das Notenprivileg hat ausschließlich die EZB.
2 Geld, das nur durch gebuchte Beträge in Erscheinung tritt, nennt man Buchgeld.
3 Das Recht, Münzen zu prägen und auszugeben, liegt bei der EZB.
4 Bitcoins sind eine Kryptowährung.
5 Geldscheine werden auch als Banknoten bezeichnet.

A) ☐ Alle Aussagen sind richtig.
B) ☐ Nur die Aussagen 1, 2, 4 und 5 sind richtig.
C) ☐ Nur die Aussagen 2 und 3 sind richtig.
D) ☐ Nur die Aussagen 3 und 4 sind richtig.
E) ☐ Nur die Aussagen 4 und 5 sind richtig.

22. Welche Aussagen zum Anschaffungsdarlehen sind richtig?

☒ ☒

A) ☐ Es besteht ein Rücktrittsrecht von 2 Wochen.
B) ☐ Durch die monatliche Tilgung erhöht sich der Kreditbetrag.
C) ☐ Erst ab einer Darlehenshöhe von 5 000 € muss der Vertrag schriftlich fixiert werden.
D) ☐ Diese Darlehensform ist für die Anschaffung langlebiger Konsumgüter gedacht wie z. B. Möbel.
E) ☐ Der Nettodarlehensbetrag entspricht dem Gesamtbetrag.
F) ☐ Die monatliche Tilgung verringert den Effektivzins.

23. Was kann als Werbungskosten bei der Einkommensteuererklärung geltend gemacht werden?

☒ ☒

A) ☐ Fachliteratur
B) ☐ Spenden
C) ☐ Unterhaltsleistungen
D) ☐ Krankheitskosten
E) ☐ Fahrtkosten zur Arbeit

24. Welche Aussagen zum abgebildeten Konjunkturverlauf sind richtig?

☒ ☒ ☒ ☒

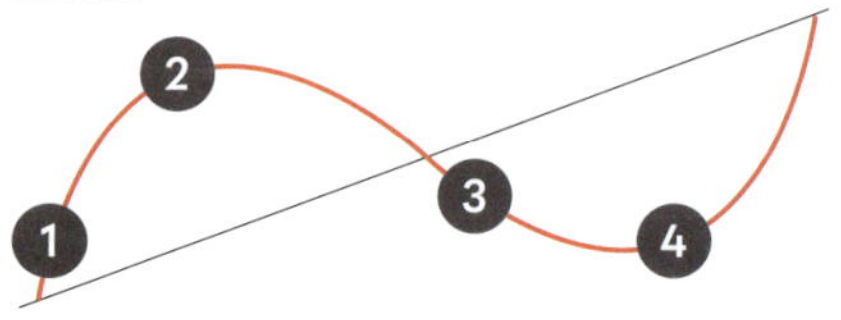

A) ☐ Ziffer 1 kennzeichnet den Boom.
B) ☐ Ziffer 1 kennzeichnet den Aufschwung.
C) ☐ Ziffer 2 kennzeichnet den Abschwung.
D) ☐ Ziffer 2 kennzeichnet den Boom.
E) ☐ Ziffer 3 kennzeichnet den Abschwung.
F) ☐ Ziffer 3 kennzeichnet die Depression.
G) ☐ Ziffer 4 kennzeichnet den Aufschwung.
H) ☐ Ziffer 4 kennzeichnet die Depression.

25. Ordnen Sie die Begriffspaare zur Konjunktur richtig zu.

☒

A	Boom	1	Abschwung
B	Rezession	2	Aufschwung
C	Depression	3	Hochkonjunktur
D	Expansion	4	Konjunkturtief

A) ☐ A3, B1, C4, D2
B) ☐ A1, B4, C2, D3
C) ☐ A2, B3, C1, D4
D) ☐ A4, B2, C3, D1
E) ☐ A3, B2, C4, D1

20. A, C, D 21. B 22. A, D
23. A, E 24. B, D, E, H 25. A

26. Welche Definition zu den Merkmalen des Stabilitätsgesetzes ist richtig?

☒

A) ☐ Vollbeschäftigung bedeutet, dass ein niedriger Beschäftigungsgrad vorliegt.
B) ☐ Preisstabilität bedeutet, dass Preise im Durchschnitt fallen und steigen.
C) ☐ Angemessenes Wirtschaftswachstum bedeutet einen schnellen Anstieg der Wirtschaftsleistung eines Landes in einem bestimmten Zeitraum.
D) ☐ Außenwirtschaftliches Gleichgewicht bedeutet, dass in einem gleichen Zeitraum die Einnahmen höher als die Ausgaben mit dem Ausland sind.
E) ☐ Außenwirtschaftliches Gleichgewicht bedeutet, wenn zwischen dem Import und dem Export von Waren und Dienstleistungen kein Unterschied besteht.

27. Welche Aussagenkombination zum magischen Sechseck ist richtig?

☒

1 Das magische Sechseck ist eine Erweiterung des Magischen Vierecks.
2 Der Unterschied zwischen armen und reichen Menschen soll durch die gerechte Vermögensverteilung erreicht werden.
3 Die Einführung des Mindestlohns trägt zu einer gerechteren Einkommensverteilung bei.
4 Der Klimawandel erfordert staatliche Maßnahmen zum Schutz der Umwelt.
5 Gesetze, die Emissionen regulieren und begrenzen, sind staatliche Maßnahmen zum Umweltschutz.

A) ☐ Alle Aussagen sind richtig.
B) ☐ Die Aussagen 1, 3 und 5 sind richtig.
C) ☐ Die Aussagen 1 und 2 sind richtig.
D) ☐ Die Aussagen 4 und 5 sind richtig.
E) ☐ Keine der Aussagen ist richtig.

28. Ordnen Sie den Merkmalen die Kreditarten Dispositionskredit (1) und Verbraucherdarlehen (2) zu.

1 2

A) ☐ unbefristete Laufzeit
B) ☐ Finanzierung größerer Anschaffungen, z. B. Auto
C) ☐ feste monatliche Rückzahlungsraten
D) ☐ Tilgung durch Ausgleich des Girokontos
E) ☐ kurzfristiger Geldbedarf

29. Welche Aussagen zum Verbraucherschutz bei Kreditverträgen durch das BGB sind richtig?

☒ ☒ ☒

A) ☐ Das BGB gilt für alle Kreditverträge ab 100 €.
B) ☐ Kreditverträge müssen schriftlich abgeschlossen werden.
C) ☐ Es besteht eine Widerrufsmöglichkeit innerhalb von 30 Tagen.
D) ☐ Der Effektivzins muss angegeben werden.
E) ☐ Der Gesamtbetrag der Raten inkl. Nebenkosten muss angegeben werden.

30. Ordnen Sie die Aufgaben zur Vorbereitung für den Abschluss eines Kreditvertrags dem Kreditgeber (1) bzw. Kreditnehmer (2) zu.

1 2

A) ☐ Vergleich der Gesamtkosten
B) ☐ Vergleich des Effektivzinses
C) ☐ Prüfung der Kreditwürdigkeit
D) ☐ Verlangen von Sicherheiten

31. Was gehört nicht zu den Kreditsicherheiten, die ein Kreditinstitut verlangen kann?

☒

A) ☐ Bürgschaft
B) ☐ Lohnabtretung
C) ☐ Verpfändung von Vermögenswerten
D) ☐ Sicherungsübereignung
E) ☐ Hypothek
F) ☐ Kontostand

32. Welche Aussagen zum Effektivzins sind richtig?

☒ ☒

A) ☐ Der Effektivzins liegt immer 5 % über dem Zinssatz.
B) ☐ Der Effektivzins entspricht der Hälfte des Zinssatzes pro Monat.
C) ☐ Der Effektivzins entspricht der tatsächlichen Zinsbelastung inkl. Bearbeitungsgebühr.
D) ☐ Der (anfängliche) effektive Jahreszins muss dem Darlehensnehmer schriftlich bekannt gegeben werden.
E) ☐ Der Effektivzins ist das einzige Kriterium für den Darlehensnehmer beim Kreditvergleich.

---

26. E | 27. A
28. A1, B2, C2, D1, E1 | 29. B, D, E
30. A2, B2, C1, D1 | 31. F | 32. C, D

33. Ordnen Sie den Beispielen die Arten der Arbeitslosigkeit richtig zu.

[x]

A	Nach bestandener Abschlussprüfung beginnt die ZFA erst zwei Monate später in einer neuen Zahnarztpraxis.	1	konjunkturelle Arbeitslosigkeit
B	Ein Krankenhaus findet keine neuen Mitarbeiter aufgrund fehlender Qualifikationen.	2	saisonale Arbeitslosigkeit
C	Der Vermieter von Strandkörben an der Ostsee muss im Winter alle Mitarbeiter kündigen.	3	strukturelle Arbeitslosigkeit
D	Aufgrund der wirtschaftlichen Lage muss eine Zahnarztpraxis zwei Mitarbeiter entlassen.	4	friktionelle Arbeitslosigkeit

A) ☐ A1, B2, C3, D4
B) ☐ A4, B3, C2, D1
C) ☐ A1, B4, C3, D2
D) ☐ A2, B3, C4, D1
E) ☐ A3, B4, C2, D1

34. Unterscheiden Sie zwischen Sparformen (1) und Sparförderungen (2).

[1][2]

A) ☐ Arbeitnehmersparzulage
B) ☐ Wertpapier
C) ☐ Wohnungsbauprämie
D) ☐ vermögenswirksame Leistungen
E) ☐ Sparbrief

35. Welche Sparformen können staatlich über eine Arbeitnehmersparzulage gefördert werden?

[x][x]

A) ☐ Bausparvertrag
B) ☐ Lebensversicherung
C) ☐ Sparbrief
D) ☐ Sparkonto
E) ☐ Aktienfonds

36. Welche Aussage zu den Konflikten bei der Durchsetzung des Stabilitätsgesetzes ist richtig?

[x]

A) ☐ Eine Zinssenkung und die damit verbundenen sinkenden Investitionen führen zu weniger Wirtschaftswachstum.
B) ☐ Eine Senkung der Zinsen führt zu weniger Investitionen, mehr Arbeitsplätzen und stabilisiert die Preise.
C) ☐ Höhere Exporte führen zu einem Wirtschaftswachstum und zu einem außenwirtschaftlichen Gleichgewicht.
D) ☐ Bei großen Exportüberschüssen werden Exportzölle eingeführt, die höheren Kosten können zum Abbau von Arbeitsplätzen führen.
E) ☐ Das Wirtschaftswachstum senkt die Inflationsrate. Um die Preise zu stabilisieren, werden die Zinsen gesenkt.

37. Welche Aussagen zum Leasing sind richtig?

[x][x]

A) ☐ Es handelt sich um eine Form der Finanzierung.
B) ☐ Es handelt sich um einen Vertrag mit einem Kreditinstitut, wodurch die Zahnärztin den Liquidationsbetrag bereits vor Fälligkeit der Forderung erhält.
C) ☐ Die Zahnärztin kann das Leasingobjekt gegen Entgelt für einen festgelegten Zeitraum nutzen und anschließend ggf. kaufen.
D) ☐ Es handelt sich um eine Form der Ratenzahlung.
E) ☐ Die Zahnärztin erwirbt das Recht, Waren gegen Entgelt in ihrem Dental-Shop zu verkaufen.

38. Welches Merkmal beschreibt ein Konjunkturtief (Depression)?

[x]

A) ☐ steigende Löhne
B) ☐ steigende Investitionen
C) ☐ steigende Arbeitslosigkeit
D) ☐ steigende Preise
E) ☐ steigende Nachfrage

---

33. B — 34. A2, B1, C2, D2, E1
35. A, E — 36. D
37. A, C — 38. C

39. Welche Merkmale beschreiben einen Abschwung und eine Depression?

☒ ☒

A) ☐ sinkende Nachfrage
B) ☐ sinkendes BIP
C) ☐ steigende Investitionen
D) ☐ steigende Preise
E) ☐ Vollbeschäftigung
F) ☐ steigende Nachfrage
G) ☐ sinkende Zinsen

40. Welche Aussagenkombination zur Preisbildung ist richtig?

☒

1 Nachfrageüberschuss bedeutet, dass die Nachfrage größer als das Angebot ist.
2 Angebotsüberschuss bedeutet, dass das Angebot kleiner als die Nachfrage ist.
3 Bei einem Nachfrageüberschuss sinkt der Preis.
4 Bei einem Angebotsüberschuss sinkt der Preis.
5 Der Preis auf dem Markt entsteht durch Angebot und Nachfrage.

A) ☐ Alle Aussagen sind richtig.
B) ☐ Die Aussagen 1, 4 und 5 sind richtig.
C) ☐ Die Aussagen 2 und 3 sind richtig.
D) ☐ Die Aussagen 3, 4 und 5 sind richtig.
E) ☐ Keine der Aussagen ist richtig.

41. Welche Aussagen zur Marktwirtschaft sind richtig?

☒ ☒

A) ☐ Ein zentrales Merkmal der Zentralverwaltungswirtschaft ist die Vertragsfreiheit.
B) ☐ Ein zentrales Merkmal der freien Marktwirtschaft ist Güterverteilung entsprechend den Bedürfnissen der Bürger.
C) ☐ Ein zentrales Merkmal der sozialen Marktwirtschaft ist die Unterstützung der Bürger durch Sicherungsmaßnahmen.
D) ☐ Ein zentrales Merkmal der Zentralverwaltungswirtschaft ist, dass sich die Preise durch Angebot und Nachfrage bestimmen.
E) ☐ Ein zentrales Merkmal der freien Marktwirtschaft ist die Regulierung des Marktes durch den Staat.
F) ☐ Ein zentrales Merkmal der sozialen Marktwirtschaft ist ein vielfältiges Angebot zu günstigen Preisen.

42. Welche Aussagen sind den Begriffen aus dem Bereich Kreditsicherung richtig zugeordnet?

☒ ☒

A) ☐ Pfand → Es erfolgt die Eintragung eines Pfandrechts im Grundbuch.
B) ☐ Hypothek → Eine dritte Person verpflichtet sich gegenüber dem Kreditgeber, für die Verbindlichkeiten eines Kreditnehmers bei Nichterfüllung einzustehen.
C) ☐ Sicherungsübereignung → Die Kreditsicherung erfolgt durch Übertragung des Eigentums einer beweglichen Sache auf den Kreditgeber. Der Kreditnehmer bleibt Besitzer.
D) ☐ Bürgschaft → Der Schuldner überträgt dem Gäubiger den pfändbaren Teil seines Lohns.
E) ☐ Eigentumsvorbehalt → Der Verkäufer bleibt bis zur vollständigen Bezahlung der Ware Eigentümer, der Käufer ist zunächst nur Besitzer der Ware.

43. Welche Aussagen zum Bruttoinlandsprodukt (BIP) sind richtig?

☒ ☒ ☒

A) ☐ Das BIP wird auch als Wohlstandsmesser bezeichnet.
B) ☐ Das BIP ist ein Indikator für den Wohlstand.
C) ☐ Wächst die Bevölkerung schneller als das BIP, verschlechtert sich der Wohlstand.
D) ☐ Der Wohlstand der Bevölkerung steigt nur, wenn das reale BIP pro Kopf steigt.
E) ☐ Je mehr Güter produziert werden, desto größer ist der Wohlstand.
F) ☐ Das BIP gibt Auskunft über die Verteilung des Wohlstands.

---

39. A, B 40. B 41. C, F
42. C, E 43. B, C, D

44. Welche Aussage zur Inflation ist richtig?

☒

A) ☐ Sinkende Preise führen zu einer geringeren Kaufkraft und zu einer Entwertung des Geldes.
B) ☐ Sinkende Preise führen zu einer höheren Kaufkraft und einer Aufwertung des Geldes.
C) ☐ Steigende Preise führen zu einer geringeren Kaufkraft und zu einer Entwertung des Geldes.
D) ☐ Steigende Preise führen zu einer höheren Kaufkraft und einer Aufwertung des Geldes.
E) ☐ Steigende Preise führen zu einer geringeren Kaufkraft und zu einer Aufwertung des Geldes.

45. Welche Aussagenkombination enthält Gesetze/ Verordnungen zum Verbraucherschutz?

☒

1 Strafgesetzbuch
2 Schulgesetz
3 Preisangabenverordnung
4 Telekommunikationsgesetz
5 Arbeitszeitgesetz
6 Lebensmittel-Informationsverordnung der EU

A) ☐ Alle aufgezählten Gesetze/Verordnungen sind zum Schutz des Verbrauchers.
B) ☐ Gesetze/Verordnungen 1, 2 und 5 dienen dem Verbraucherschutz.
C) ☐ Gesetze/Verordnungen 3, 4 und 6 dienen dem Verbraucherschutz.
D) ☐ Gesetze/Verordnungen 3, 5 und 6 dienen dem Verbraucherschutz
E) ☐ Keine der aufgezählten Gesetze/Verordnungen sind zum Schutz des Verbrauchers.

46. Welche Aussagen zur Einteilung von Steuern nach ihrer Auswirkung treffen zu?

☒ ☒

A) ☐ Steuerschuldner ist die Person, die durch die Steuer tatsächlich belastet wird.
B) ☐ Das Merkmal direkter Steuern besteht darin, dass Steuerschuldner und Steuerträger identisch sind.
C) ☐ Das Merkmal indirekter Steuern besteht darin, dass der Steuerträger dem Finanzamt die Steuern bezahlt.
D) ☐ Indirekte Steuern sind zweckgebunden.
E) ☐ Der Steuerschuldner zahlt den indirekt eingenommenen Steuerbetrag im Nachhinein an das Finanzamt.

47. Welche Aussagen zur Inflation sind richtig?

☒ ☒

A) ☐ Die Preise steigen.
B) ☐ Die effektive Schuldenlast nimmt zu.
C) ☐ Die Kaufkraft nimmt ab.
D) ☐ Das Sparguthaben gewinnt an Wert.
E) ☐ Der Geldwert steigt.

48. Welche Aussage ist im Zusammenhang mit der Bedürfnispyramide nach Maslow richtig?

☒

A) ☐ Selbstverwirklichung ist die unterste Stufe. Diese Bedürfnisse sind wichtig, um zu überleben, z. B. Essen, Trinken, Schlafen.
B) ☐ Individuelle Bedürfnisse sind die zweite Stufe. Diese Bedürfnisse betreffen die körperliche und seelische Sicherheit, z. B. sicherer Arbeitsplatz, Wohnung, Geld.
C) ☐ Soziale Bedürfnisse sind die dritte Stufe. Diese Bedürfnisse betreffen die soziale Ebene, z. B. Kommunikation, Gruppenzugehörigkeit.
D) ☐ Grundbedürfnisse sind die vierte Stufe. Diese Bedürfnisse sind sehr individuell, z. B. Erfolg, Unabhängigkeit, Status.
E) ☐ Sicherheitsbedürfnisse sind die Spitze der Pyramide. Diese Bedürfnisse werden befriedigt, wenn die anderen Bedürfnisse größtenteils befriedigt sind, z. B. persönliche Talente und Kreativität entfalten.

49. Welche Angaben gehören nicht zu den elektronischen Lohnsteuerabzugsmerkmalen (ELStAM)?

☒ ☒

A) ☐ Steuerklasse
B) ☐ Konfession
C) ☐ Kinderfreibetrag
D) ☐ Personalnummer
E) ☐ Anschrift

---

44. C 45. C 46. B, E
47. A, C 48. C 49. D, E

50. Welche der genannten Maßnahmen eignen sich zur ökonomischen Nachhaltigkeit?

☒ ☒ ☒

A) ☐ Wasser und Rohstoffe nicht sparsamer nutzen
B) ☐ Emissionen, z. B. CO_2, erhöhen
C) ☐ neue Maschinen kaufen, die weniger Energie verbrauchen
D) ☐ Arbeitsschritte in der Produktion durch den Einsatz von Software optimieren
E) ☐ Rohstoffe mit langen Transportwegen nutzen
F) ☐ Investition in Umweltschutzprojekte

51. Welche Zuordnungen der Beispiele zu den Einkünften sind richtig?

☒ ☒ ☒

A) ☐ Rentenbezüge → nichtselbstständige Arbeit
B) ☐ Zinsen → Vermietung und Verpachtung
C) ☐ Gärtnerei → Gewerbebetrieb
D) ☐ Lohn → selbstständige Arbeit
E) ☐ Weinbauer → Land- und Forstwirtschaft
F) ☐ Ausbildungsvergütung → nichtselbstständige Arbeit
G) ☐ Dividenden → Kapitalvermögen

52. Welche Daten haben einen Einfluss auf die Höhe der Lohnsteuer?

☒ ☒

A) ☐ Steueridentifikationsnummer
B) ☐ Steuerklasse
C) ☐ Adresse des Arbeitnehmers
D) ☐ IBAN des Arbeitnehmers
E) ☐ Freibeträge

53. Unterscheiden Sie nach dem Steuergegenstand zwischen Besitzsteuern (1), Verkehrsteuern (2) und Verbrauchsteuern (3).

1 2 3

A) ☐ Energiesteuer
B) ☐ Lohnsteuer
C) ☐ Grundsteuer
D) ☐ Mehrwertsteuer
E) ☐ Kaffeesteuer
F) ☐ Grunderwerbsteuer
G) ☐ Kfz-Steuer

54. Ordnen Sie zu, ob die Beispiele das Minimalprinzip (1), das Maximalprinzip (2) oder kein ökonomisches Prinzip (3) beschreiben.

1 2 3

A) ☐ Die Zahnarztpraxis benötigt eine neue Behandlungseinheit. Ein bestimmtes Modell wurde ausgesucht, es soll nun so günstig wie möglich eingekauft werden.
B) ☐ Für die Teambesprechung wird frischer Kaffee benötigt. Sie kaufen für 10 € eine bestimmte Marke ein.
C) ☐ Sie sind in der Zahnarztpraxis für den Einkauf von Büromaterial zuständig. Das Budget beträgt 500 €. Sie versuchen, so viele Produkte wie möglich zu erwerben.
D) ☐ Einer der Praxis-PCs ist defekt. Ein bestimmtes Computermodell soll für ein bestimmtes Budget gekauft werden.
E) ☐ Ein Dentaldepot hat neue Artikel im Angebot. Die Zahnarztpraxis möchte die ausgewählten Artikel möglichst billig einkaufen.
F) ☐ Zum Abschied einer langjährigen Mitarbeiterin wurde in der Zahnarztpraxis Geld gesammelt. Von der eingesammelten Summe sollen so viele Geschenke wie möglich gekauft werden.

55. Welche Aussagen zur Einkommensteuererklärung sind richtig?

☒ ☒

A) ☐ Die Einkommensteuerveranlagung dient der Festsetzung der Steuerschuld durch das Finanzamt.
B) ☐ Nur die Einkünfte aus nichtselbstständiger Tätigkeit sind einkommensteuerpflichtig.
C) ☐ Das zu versteuernde Einkommen stellt die Grundlage für die Berechnung der Einkommensteuer dar.
D) ☐ Der Steuertarif ist für die Berechnung der Einkommensteuer unerheblich.
E) ☐ Durch Berücksichtigung von Aufwendungen als außergewöhnliche Belastungen soll die Besteuerung gemildert werden.

---

50. C, D, F 51. E, F, G 52. B, E
53. A3, B1, C1, D2, E3, F2, G2
54. A1, B3, C2, D3, E1, F2 55. C, E

56. Welche Einnahmen sind steuerfrei?

☒ ☒ ☒

A) ☐ Kindergeld
B) ☐ Löhne
C) ☐ Elterngeld
D) ☐ Lotteriegewinn
E) ☐ Zinsen
F) ☐ Rentenbezüge

57. Was gehört im Rahmen der Einkommensteuererklärung zu den Sonderausgaben?

☒ ☒

A) ☐ Werbungskosten
B) ☐ Beitrag zur gesetzlichen Rentenversicherung
C) ☐ Spenden
D) ☐ Eigenbeteiligung bei Zahnersatz
E) ☐ Kinderfreibetrag

58. Ordnen Sie den Definitionen den richtigen Begriff zu: Konjunktur (1), Nachfrage (2), nominales Bruttoinlandsprodukt (3), reales Bruttoinlandsprodukt (4), keiner dieser Begriffe (5.)

1 2 3 4 5

A) ☐ gibt Auskunft über die Menge der produzierten bzw. verkauften Güter und Dienstleistungen eines Landes unabhängig von Veränderungen der Preise
B) ☐ ist ein Indikator, der dazu dient, die langfristigen Preisänderungen zu erfassen
C) ☐ zeigt den Verlauf der Wirtschaftslage eines Landes an und beschreibt die auftretenden Schwankungen in der wirtschaftlichen Entwicklung bzw. im Wirtschaftswachstum
D) ☐ gibt Auskunft über die Menge der produzierten bzw. verkauften Güter und Dienstleistungen eines Landes bewertet zu den jeweiligen Marktpreisen
E) ☐ ist die andauernde Preissteigerung, die zu einer Verminderung der Kaufkraft führt
F) ☐ beschreibt die Absicht von Haushalten, bestimmte Mengen an Gütern oder Dienstleistungen zu bestimmten Bedingungen zu kaufen

59. Was ist kein Grund für eine „freiwillige" Einkommensteuererklärung?

☒

A) ☐ außergewöhnliche Belastungen sind entstanden
B) ☐ Änderung der Steuerklasse durch Heirat
C) ☐ selbstständige Tätigkeit
D) ☐ Überzahlung aufgrund schwankender Einkommenshöhe
E) ☐ Berücksichtigung von Freibeträgen, z. B. aufgrund der Geburt eines Kindes

60. Welche Aussagen zum Verbraucherschutz sind richtig?

☒ ☒

A) ☐ Der Staat schützt die Unternehmen durch Gesetze und Verordnungen.
B) ☐ Betroffene Verbraucher können Verstöße von Unternehmen durch Strafanzeigen strafrechtlich verfolgen lassen.
C) ☐ Verschiedene private Behörden kontrollieren, prüfen und untersuchen die Einhaltung der Vorschriften. Bei Verstößen können Maßnahmen ergriffen werden, z. B. Bußgeld, Auflagen, Betriebsschließung.
D) ☐ Ein Ziel des Verbraucherschutzes ist die Sicherheit für die Produktion.
E) ☐ Ein Ziel des Verbraucherschutzes ist die Information, damit Verbraucher optimale Kaufentscheidungen treffen.
F) ☐ Ein Ziel des Verbraucherschutzes ist die Verhinderung eines funktionierenden Wettbewerbs.
G) ☐ Ein Ziel des Verbraucherschutzes ist die Berücksichtigung von Unternehmensinteressen bei der Verfolgung von wirtschaftspolitischen Zielen.

61. Wie wird das Wirtschaftswachstum eines Landes gemessen?

☒

A) ☐ mit dem Konjunkturverlauf
B) ☐ mit der Vollbeschäftigung
C) ☐ mit der Zahlungsbilanz
D) ☐ mit dem Wohlstand der Bevölkerung
E) ☐ mit dem Bruttoinlandsprodukt (BIP)
F) ☐ mit der Inflationsrate

---

56. A, C, D 57. B, C
58. A4, B5, C1, D3, E5, F2
59. C 60. B, E 61. E

62. Welche Aussagenkombination zu Ökonomie und Ökologie ist richtig?

☒

1 Ökonomie und Ökologie verfolgen unterschiedliche Ziele.
2 Ökonomische Ziele eines Unternehmens sind z. B. Umsatzsteigerung und Kostenminimierung.
3 Ökologische Ziele im Rahmen des Wirtschaftens sind Umweltschutzmaßnahmen.
4 Nachhaltigkeit erfordert einen Ausgleich zwischen wirtschaftlichem Wachstum und Umweltschutz.
5 Ökonomische und ökologische Interessen können z. B. durch nachhaltige Technologien und umweltfreundliche Geschäftspraktiken in Einklang gebracht werden.

A) ☐ Alle Aussagen sind richtig.
B) ☐ Die Aussagen 1, 2 und 3 sind richtig.
C) ☐ Die Aussagen 3, 4 und 5 sind richtig.
D) ☐ Die Aussagen 1, 4 und 5 sind richtig.
E) ☐ Keine der Aussagen ist richtig.

63. Welche Aussagen zur Konjunktur sind richtig?

☒ ☒

A) ☐ Im Konjunkturtief gibt es die höchste wirtschaftliche Tätigkeit der Unternehmen.
B) ☐ Während des Konjunkturtiefs sinken die Steuereinnahmen des Staates.
C) ☐ Im Abschwung steigern die Unternehmen die Produktion, um die steigende Nachfrage zu befriedigen.
D) ☐ Im Aufschwung erhöhen die Unternehmen die Produktion und die Arbeitslosenzahlen sinken.
E) ☐ Im Abschwung verringern die Unternehmen ihre Investitionen und die Arbeitslosigkeit nimmt zu.
F) ☐ Während der Hochkonjunktur gibt es die höchste Arbeitslosenquote.

64. Ordnen Sie den Merkmalen zu, ob sie typisch für Expansion/Boom (1) oder Rezession/Depression (2) sind.

1 2

A) ☐ volle Auslastung der Produktionskapazitäten
B) ☐ steigende Arbeitslosigkeit
C) ☐ hohe Inflationsrate
D) ☐ niedrige Löhne
E) ☐ hoher Beschäftigungsgrad
F) ☐ hohe Nachfrage
G) ☐ niedrige Preise

65. Ordnen Sie den staatlichen Maßnahmen zu, ob sie die Konjunktur ankurbeln (1) oder dämpfen (2).

1 2

A) ☐ die Nachfrage senken, z. B. durch Steuererhöhungen
B) ☐ mehr Staatsaufträge, z. B. Bau von Wohnungen
C) ☐ weniger Staatsausgaben
D) ☐ Subventionen kürzen
E) ☐ Steuersenkungen, damit die Menschen mehr Geld haben
F) ☐ Reduzierung von Sparprämien

66. Welches der Länder ist kein Mitglied der Europäischen Währungsunion?

☒

A) ☐ Kroatien
B) ☐ Deutschland
C) ☐ Schweden
D) ☐ Slowenien
E) ☐ Finnland
F) ☐ Zypern

67. Ordnen Sie die Begriffe richtig zu.

☒

A	Abbau der Schulden bei den Gläubigern mit dem Ziel, ohne Restschulden zu sein	1	Ökonomie
B	Maßnahmen zum Schutz des Verbrauchers vor Benachteiligungen	2	Verbraucherinsolvenz
C	Nachhaltigkeit und Umweltschutz	3	Verbraucherschutz
D	Gewinnmaximierung und Effizienz	4	Ökologie

A) ☐ A2, B3, C4, D1
B) ☐ A4, B3, C2, D1
C) ☐ A3, B2, C1, D4
D) ☐ A3, B2, C4, D1
E) ☐ A1, B2, C3, D4

62. A 63. D, E
64. A1, B2, C1, D2, E1, F1, G2
65. A2, B1, C2, D2, E1, F1 66. C 67. A

68. Ordnen Sie den Beispielen zu, ob es sich um ein freies Gut (1), ein Produktionsgut (2), ein Konsumgut (3), eine Dienstleistung (4) oder ein Recht (5) handelt.

1 2 3 4 5

A) ☐ Zahnarztbesuch
B) ☐ Benzin im Lieferwagen der Spedition
C) ☐ Regenwasser
D) ☐ Lebensmittel
E) ☐ Patent zur Herstellung eines Arzneimittels
F) ☐ Restaurantbesuch

69. Ordnen Sie die fünf staatlichen Eingriffe im Rahmen der sozialen Marktwirtschaft den Beispielen zu.

☒

A	Sozialpolitik	1	Verbraucherschutz
B	Umweltpolitik	2	Bau von Straßen
C	Einkommenspolitik	3	CO_2-Steuer
D	Konjunkturpolitik	4	Kindergeld
Ê	Wettbewerbspolitik	5	steuerliche Entlastungen

A) ☐ A1, B2, C3, D4, E5
B) ☐ A2, B3, C5, D1, E4
C) ☐ A3, B4, C2, D5, E1
D) ☐ A4, B3, C5, D2, E1
E) ☐ A5, B1, C4, D3, E2

70. Unterscheiden Sie in direkte (1) und indirekte (2) Steuern.

1 2

A) ☐ Umsatzsteuer
B) ☐ Tabaksteuer
C) ☐ Einkommensteuer
D) ☐ Lohnsteuer
E) ☐ Mineralölsteuer

71. Welche Merkmale gehören zum magischen Viereck?

1 2

A) ☐ gerechte Vermögensverteilung
B) ☐ Mitbestimmung der Arbeitnehmer
C) ☐ Vollbeschäftigung
D) ☐ Umweltschutz
E) ☐ Chancengleichheit
F) ☐ außenwirtschaftliches Gleichgewicht

72. Ordnen Sie die Fachbegriffe zur Unterscheidung der Intensität einer Inflation zu.

☒

A	Inflationsrate über 20 %	1	galoppierende Inflation
B	Inflationsrate bis 5 %	2	Hyperinflation
C	Inflationsrate über 50 %	3	trabende Inflation
D	Inflationsrate zwischen 5 und 20 %	4	schleichende Inflation

A) ☐ A2, B1, C3, D4
B) ☐ A1, B4, C2, D3
C) ☐ A3, B2, C1, D4
D) ☐ A2, B3, C4, D1
E) ☐ A4, B3, C1, D2

73. Welche Aussagen zur EZB sind falsch?

☒ ☒

A) ☐ Die EZB unterstützt die Wirtschaftspolitik in der Eurozone.
B) ☐ Das primäre Ziel ist die Stabilisierung des Preisniveaus in den Mitgliedsländern.
C) ☐ Es wird eine Inflation angestrebt.
D) ☐ Die EZB entscheidet, welche Länder Europa beitreten dürfen.
E) ☐ Eine sekundäre Aufgabe der EZB besteht im Verwalten offizieller Währungsreserven der Mitgliedstaaten der Eurozone.

74. Welche Aussage zum Kauf von Aktien als Vermögensanlage ist richtig?

☒

A) ☐ Die Dividende richtet sich nach der Größe des Unternehmens.
B) ☐ Kursbewegungen sind vollständig ausgeschlossen.
C) ☐ Aktien sind die sicherste Form der Geldanlage.
D) ☐ Auch Gerüchte oder Kriegsgefahren können den Kurs einer Aktie beeinflussen.
E) ☐ Bei Insolvenz des Unternehmens haftet der Aktionär mit seinem gesamten Privatvermögen.

68. A4, B2, C1, D3, E5, F4 69. D
70. A2, B2, C1, D1, E2 71. C, F
72. B 73. C, D 74. D

75. Welche beiden Aussagen zur Lohn- und Einkommensteuer sind richtig?

☒ ☒

A) ☐ Die Lohnsteuer ist eine eigene Steuerart.
B) ☐ Alle natürlichen Personen mit Wohnsitz in der Bundesrepublik Deutschland sind steuerpflichtig.
C) ☐ Die Einkommensteuerpflicht wird durch den Lohnsteuerabzug i. d. R. erfüllt.
D) ☐ Der Großteil der Einnahmen aus der Lohn- und Einkommensteuer geht an die Gemeinden.
E) ☐ Einkünfte aus Vermietung und Verpachtung unterliegen nicht der Einkommensteuer.

76. Unterscheiden Sie nach dem Steuerempfänger in Bundessteuern (1), Ländersteuern (2) und Gemeindesteuern (3).

1 2 3

A) ☐ Hundesteuer
B) ☐ Tabaksteuer
C) ☐ Biersteuer
D) ☐ Grundsteuer
E) ☐ Stromsteuer

77. Was versteht man unter dem Gleichgewichtspreis?

☒

A) ☐ Das ist der Preis, bei dem die Nachfrage am größten und das Angebot am niedrigsten ist.
B) ☐ Das ist der Preis, bei dem das Angebot am größten und die Nachfrage am niedrigsten ist.
C) ☐ Das ist der Preis, bei dem die Wirtschaft eines Landes im Gleichgewicht ist.
D) ☐ Das ist der Preis, bei dem Angebot und Nachfrage übereinstimmen.
E) ☐ Das ist der Preis, bei dem die Unternehmen am meisten produzieren.
F) ☐ Das ist der Preis, bei dem die Konsumenten am meisten nachfragen.

78. Bei vollkommenem Markt beeinflussen Angebot und Nachfrage den Preis. Ordnen Sie zu: Der Preis sinkt (1) oder der Preis steigt (2).

1 2

A) ☐ Die Nachfrage steigt.
B) ☐ Die Nachfrage sinkt.
C) ☐ Das Angebot sinkt.
D) ☐ Das Angebot steigt.

79. Welche Aussagen zur Zentralverwaltungswirtschaft sind richtig?

☒ ☒

A) ☐ Es gibt Privateigentum an Produktionsmitteln.
B) ☐ Die Produktion und die Verteilung von Gütern sind Aufgabe der Unternehmen.
C) ☐ Das Wohl der Gemeinschaft ist wichtiger als das des Einzelnen.
D) ☐ Der Staat schützt den Wettbewerb.
E) ☐ Angebot und Nachfrage bestimmen die Preise.
F) ☐ Der Staat plant den Einsatz der Arbeitskräfte und die Produktionsmenge.
G) ☐ Es gibt Vertragsfreiheit und Handelsfreiheit.

80. Welche Zuordnungen der ZFA zu den genannten Steuerklassen sind richtig?

☒ ☒

A) ☐ ZFA Lisa Furik, alleinerziehend → Steuerklasse IV
B) ☐ ZFA Kim Loray, verheiratet mit einem Zahnarzt → Steuerklasse VI
C) ☐ ZFA Selim Yürec, ledig → Steuerklasse I
D) ☐ ZFA Elena Patic, verheiratet mit einem Vollzeitstudenten → Steuerklasse III
E) ☐ ZFA Lucy Kaynar, verheiratet mit einem MFA → Steuerklasse II

81. Welche der folgenden Sonderausgaben sind unbeschränkt abzugsfähig (1) bzw. beschränkt abzugsfähig (2)?

1 2

A) ☐ Unterhaltsleistungen
B) ☐ Ausbildungskosten (Erstausbildung)
C) ☐ Beitrag zur Haftpflichtversicherung
D) ☐ Kinderbetreuungskosten
E) ☐ bezahlte Kirchensteuer

---

75. B, C 76. A3, B1, C2, D3, E1
77. D 78. A2, B1, C2, D1
79. C, F 80. C, D 81. A1, B2, C2, D2, E1

82. Welche Aussage zur Bürgschaft ist falsch?

[×]

A) ☐ Bei der selbstschuldnerischen Bürgschaft kann sich der Gläubiger direkt an den Bürgen wenden.
B) ☐ Eine Bürgschaft muss schriftlich fixiert werden, außer unter Kaufleuten.
C) ☐ Bei der Ausfallbürgschaft muss sich der Gläubiger zunächst an den Schuldner wenden.
D) ☐ Bei der Ausfallbürgschaft wird der Bürge erst zahlungspflichtig, nachdem der Schuldner gerichtlich für zahlungsunfähig erklärt wurde.
E) ☐ Eine Bürgschaft ist ein zweiseitig verpflichtender Vertrag.

83. Welche Aussagen zum Sparbuch sind richtig?

[×] [×]

A) ☐ Ein Sparbuch kann erst ab einem Guthaben von 100,– € ausgestellt werden.
B) ☐ Das Sparbuch dient zur Abwicklung bargeldloser Zahlungen.
C) ☐ Es handelt sich um eine risikoarme Geldanlage.
D) ☐ Der Eigentümer des Sparbuchs muss volljährig sein.
E) ☐ Es kann nur bis zu einem bestimmten Betrag monatlich kostenfrei Geld abgehoben werden.

84. Welche Aussagen zum Dispositionskredit treffen zu?

[×] [×]

A) ☐ Es handelt sich um einen Überziehungskredit.
B) ☐ Es handelt sich um einen Ratenkredit.
C) ☐ Die Zinsen sind verhältnismäßig niedrig.
D) ☐ Die Höhe des Kredites ist unbegrenzt.
E) ☐ Ein Kreditvertrag ist nicht erforderlich.

85. Welche Kriterien muss ein Land erfüllen, um Mitglied der Europäischen Währungsunion zu werden (Konvergenz- oder Maastricht-Kriterien)?

[×] [×] [×]

A) ☐ Mindesteinwohnerzahl von 50 Millionen
B) ☐ Preisstabilität
C) ☐ jährliche Neuverschuldung im Staatshaushalt unter 3 % BIP
D) ☐ Staatsschuldenfreiheit
E) ☐ Staatsschulden insgesamt maximal 60 % des BIP

86. Welches sind Merkmale der sozialen Marktwirtschaft?

[×] [×] [×]

A) ☐ Die Preise entstehen durch Angebot und Nachfrage.
B) ☐ Es besteht ein geringes Angebot.
C) ☐ Es gibt hohe Preise.
D) ☐ Es besteht Privateigentum an Produktionsmitteln.
E) ☐ Gesetze verhindern Kartellbildung.
F) ☐ Staatliche Maßnahmen unterstützen Monopole.
G) ☐ Keine Unterstützung der Bürger durch besondere Maßnahmen.

87. Ordnen Sie zu, ob die jeweiligen Merkmale der Konjunkturphasen ein Merkmal des Boom (1), der Depression (2), der Expansion (3) oder der Rezession (4) sind.

[1] [2] [3] [4]

A) ☐ zunehmende Sparneigung
B) ☐ zunehmende Arbeitsplätze
C) ☐ zunehmende Auslastung der Produktion
D) ☐ hohes Einkommen
E) ☐ hohe Sparneigung
F) ☐ hohe Arbeitslosigkeit
G) ☐ hoher Absatz
H) ☐ hohe Preise
I) ☐ sinkende Preise
J) ☐ abnehmende Sparneigung

88. Welches Ziel verfolgt der Staat mit den Eingriffen in die wirtschaftlichen Abläufe eines Landes?

[×]

A) ☐ Die Wirtschaft soll weniger unterstützt werden, um eine Expansion zu begünstigen.
B) ☐ Niedrige Zinsen regen zum Sparen an.
C) ☐ Im Boom soll die Wirtschaft gebremst werden, um eine Inflation zu vermeiden.
D) ☐ Durch wenige staatliche Aufträge kann die Wirtschaft in der Depression unterstützt werden.
E) ☐ In der Depression werden Steuern erhöht, um die Expansion zu begünstigen.

---

82. E 83. C, E
84. A, E 85. B, C, E 86. A, D, E
87. A4, B3, C3, D1, E2, F2, G1, H1, I4, J3
88. C

89. Bringen Sie den Ablauf einer Verbraucherinsolvenz in die richtige Reihenfolge.

1 2 3 4 5 6

A) ☐ Insolvenzantrag
B) ☐ Eröffnung des Verbraucherinsolvenzverfahrens
C) ☐ außergerichtlicher Vergleich
D) ☐ Restschuldbefreiung
E) ☐ gerichtlicher Einigungsversuch
F) ☐ Wohlverhaltensphase

90. Welche Definitionen sind richtig?

× ×

A) ☐ BIP bedeutet Bruttoinlandsprodukt.
B) ☐ Das reale Bruttoinlandsprodukt ist der Wert der Güter und Dienstleistungen zu Marktpreisen.
C) ☐ Das reale Bruttoinlandsprodukt ist der Wert der Güter und Dienstleistungen unabhängig von Veränderungen der Preise.
D) ☐ Das nominale Bruttoinlandsprodukt ist der Wert aller Güter und Dienstleistungen, die innerhalb eines Jahres in einer Volkswirtschaft erwirtschaftet werden.
E) ☐ Konjunktur beschreibt die Lage, in der sich die Wirtschaft eines Landes befindet.
F) ☐ Konjunkturschwankungen stellen die wirtschaftliche Lage eines Landes dar.

91. Ordnen Sie zu, ob die staatlichen Maßnahmen konjunkturfördernd (1) oder konjunkturhemmend (2) sind.

1 2

A) ☐ wenige staatliche Aufträge an Unternehmen
B) ☐ Steuersenkungen
C) ☐ niedrige Zinsen fürs Sparen
D) ☐ Subventionen
E) ☐ Förderung des Sparens
F) ☐ Steuererhöhungen
G) ☐ Subventionsabbau
H) ☐ staatliche Aufträge an Unternehmen

92. Die Einführung des Euro birgt einige Vorteile (1), aber auch Nachteile (2). Ordnen Sie zu.

1 2

A) ☐ keine Wechselkursschwankungen
B) ☐ Wanderungsbewegung von Arbeitnehmern
C) ☐ Abwanderung von Unternehmen
D) ☐ Vereinfachung des bargeldlosen Zahlungsverkehrs
E) ☐ Erweiterung des Warenangebots

93. Welche Auswirkungen hat die Senkung des Leitzinses durch die EZB auf die Staaten des Euroraums?

× ×

A) ☐ Die Investitionen gehen zurück.
B) ☐ Die Kredite werden günstiger.
C) ☐ Die Sparneigung steigt.
D) ☐ Die Güternachfrage steigt.
E) ☐ Die Anzahl der Kreditanträge sinkt.

94. Welche Aussage zum BIP ist richtig?

×

A) ☐ Steigt das reale BIP, steigt der Wohlstand eines Landes.
B) ☐ Der Wohlstand eines Landes steigt, wenn die Bevölkerung schneller wächst als das BIP.
C) ☐ Ehrenamtliche Tätigkeiten werden vom BIP erfasst.
D) ☐ Die Veränderungen des BIP lassen die Konjunkturschwankungen erkennen.
E) ☐ Das BIP gibt Informationen über die Verteilung des Wohlstandes.

95. Welches Merkmal beschreibt einen Boom (Hochkonjunktur)?

×

A) ☐ sinkende Löhne
B) ☐ sinkendes BIP
C) ☐ sinkende Nachfrage
D) ☐ sinkende Preise
F) ☐ Vollbeschäftigung

96. Um die Inflation zu bekämpfen, erhöht die EZB den Leitzins. Welche Aussage stellt keine Folge hiervon dar?

×

A) ☐ Die Bürger und Betriebe leihen sich weniger Geld.
B) ☐ Bei Kreditaufnahme sind höhere Zinsen fällig.
C) ☐ Kaufabsichten werden vertagt.
D) ☐ Kaufabsichten werden aufgegeben.
E) ☐ Die Nachfrage steigt.

---

89. A2, B4, C1, D6, E3, F5 — 90. A, C
91. A2, B1, C1, D1, E2, F2, G2, H1
92. A1, B2, C2, D1, E1 — 93. B, D
94. D — 95. F — 96. E

97. Welche Aussagen zum Minimal- und Maximalprinzip sind richtig?

☒☒

A) ☐ Maximalprinzip bedeutet, ein vorgegebenes Ziel mit minimalem Aufwand zu erreichen.
B) ☐ Minimalprinzip bedeutet, mit vorhandenen Mitteln ein maximales Ziel zu erreichen.
C) ☐ Nach Abschluss der Berufsausbildung suchen Sie eine Wohnung, die monatlich 750,– € kostet und möglichst groß ist. Das ist das Maximalprinzip.
D) ☐ Nach Abschluss der Berufsausbildung suchen Sie eine Wohnung mit 90 m^2, die möglichst günstig ist. Das ist das Minimalprinzip.
E) ☐ Die Zahnarztpraxis benötigt pro Tag eine bestimmte Menge an Einweghandschuhen. Das Maximalprinzip bedeutet, die Handschuhe beim günstigsten Lieferanten zu kaufen.
F) ☐ Eine Zahnarztpraxis hat eine bestimmte Anzahl an Mitarbeitern und Behandlungszimmern. Das Minimalprinzip bedeutet, mit dieser Ausstattung die größtmögliche Zahl an Patienten zu behandeln.

98. Welche Maßnahmen können helfen, um nicht in die Schuldenfalle zu geraten?

☒☒☒

A) ☐ Führen eines Haushaltsbuches
B) ☐ Nutzung einer Kreditkarte
C) ☐ Berücksichtigen der Folgekosten von Anschaffungen
D) ☐ Nutzung von Ratenzahlung
E) ☐ Sparen auf teure Konsumgüter

99. Ordnen Sie die Vor- und Nachteile den Sparformen Sparkonto (1), Bausparen (2) und Aktien (3) zu.

1 2 3

A) ☐ höchste Rendite möglich
B) ☐ größtes Risiko
C) ☐ geringste Rendite
D) ☐ geringstes Risiko
E) ☐ derzeit vergleichsweise niedrige Verzinsung
F) ☐ lange Bindefrist
G) ☐ variabler Zinssatz

100. Handelt es sich bei den Ausgaben um Werbungskosten (1) oder Sonderausgaben (2)?

1 2

A) ☐ Fahrtkosten von zu Hause zur Zahnarztpraxis
B) ☐ Beitrag für Mitgliedschaft beim VmF
C) ☐ Kosten für Arbeitskleidung
D) ☐ Spende an den Tierschutzverein
E) ☐ Beitrag zur privaten Zahnzusatzversicherung

101. Welche Beispiele zu den genannten Besteuerungszonen des Einkommensteuertarifs sind richtig zugeordnet?

☒☒

A) ☐ Es müssen nur sehr geringe Steuern bezahlt werden. → Nullzone
B) ☐ Der Steuersatz steigt kontinuierlich an. → obere Proportionalzone (I)
C) ☐ Sie wird als „Reichensteuer" bezeichnet. → Proportionalzone II
D) ☐ Sie wird als „Armensteuer" bezeichnet. → untere Progressionszone (I)
E) ☐ Der Steuersatz steigt linear bis 42 % an. → obere Progressionszone (II)

102. Wer zahlt die folgenden Abgaben: Arbeitnehmer alleine (1), Arbeitgeber alleine (2) oder Arbeitnehmer/Arbeitgeber jeweils zur Hälfte (3)?

1 2 3

A) ☐ gesetzliche Rentenversicherung
B) ☐ Haftpflichtversicherung
C) ☐ gesetzliche Unfallversicherung
D) ☐ Lohnsteuer
E) ☐ Kirchensteuer

103. Stellen Sie die richtige Reihenfolge bei der Ermittlung des zu versteuernden Einkommens her.

1 2 3 4

A) ☐ – besondere Freibeträge
B) ☐ = Gesamtbetrag der Einkünfte
C) ☐ + sonstige Einkünfte
D) ☐ = zu versteuerndes Einkommen

---

97. C, D
98. A, C, E
99. A3, B3, C1, D2, E1, F2, G2
100. A1, B1, C1, D2, E2
101. C, E
102. A3, B1, C2, D1, E1
103. A3, B2, C1, D4

104. Bei welchen Abzügen vom Bruttolohn handelt es sich um gesetzliche Abzüge für den Arbeitnehmer?

☒ ☒

A) ☐ Sparbeitrag für Sparvertrag
B) ☐ abgetretener Lohnanteil
C) ☐ Kirchensteuer
D) ☐ Arbeitgeberanteil zur gesetzlichen Sozialversicherung
E) ☐ Lohnsteuer

105. Welche Aussagenkombination zum vollkommenen Markt ist richtig?

☒

1 Ein hoher Preis führt zu einer hohen Nachfragemenge.
2 Ein hoher Preis führt zu einer geringeren Nachfragemenge.
3 Ein niedriger Preis führt zu einer hohen Nachfragemenge.
4 Ein niedriger Preis führt zu einer geringeren Nachfragemenge.
5 Bei einem hohen Preis gibt es eine große Angebotsmenge.
6 Bei einem hohen Preis gibt es eine geringe Angebotsmenge.
7 Ein niedriger Preis führt zu einer hohen Angebotsmenge.
8 Ein niedriger Preis führt zu einer geringen Angebotsmenge.

A) ☐ Alle Aussagen sind richtig.
B) ☐ Die Aussagen 1, 4, 6 und 7 sind richtig.
C) ☐ Die Aussagen 2, 3, 5 und 8 sind richtig.
D) ☐ Die Aussagen 1, 3, 5 und 7 sind richtig.
E) ☐ Keine der Aussagen ist richtig.

106. Welche Aussagen zur freien Marktwirtschaft sind richtig?

☒ ☒

A) ☐ Die Nachfrage ist immer größer als das Angebot.
B) ☐ Das Angebot ist immer größer als die Nachfrage.
C) ☐ Der Staat reguliert das Angebot.
D) ☐ Der Staat bestimmt den Preis.
E) ☐ Angebot und Nachfrage bestimmen den Preis.
F) ☐ Der Staat plant den Einsatz der Arbeitskräfte.
G) ☐ Es gibt Vertragsfreiheit und Handelsfreiheit.

107. Welche Aussagenkombination zum wirtschaftlichen Handeln ist richtig?

☒

1 Bedürfnisse, die mit der vorhandenen Kaufkraft erfüllt werden könnten, nennt man Bedarf.
2 Bedürfnisse, die eine Kaufabsicht beinhalten, nennt man Nachfrage.
3 Das ökonomische Prinzip ist die Grundlage für sinnvolles wirtschaftliches Handeln.
4 Das ökonomische Prinzip ist die Grundlage für unternehmerisches Handeln.
5 Das ökonomische Prinzip ist die Grundlage für privates Handeln.

A) ☐ Alle Aussagen sind richtig.
B) ☐ Nur die Aussagen 1, 2 und 3 sind richtig.
C) ☐ Nur die Aussagen 3, 4 und 5 sind richtig.
D) ☐ Nur die Aussagen 1 und 2 sind richtig.
E) ☐ Nur die Aussagen 4 und 5 sind richtig.

108. Ordnen Sie die Bedürfnisse den Beispielen zu.

☒

A	Existenzbedürfnisse	1	Genussmittel
B	Kulturbedürfnisse	2	Theater
C	Luxusbedürfnisse	3	Schulen
D	Kollektivbedürfnisse	4	Nahrung

A) ☐ A2, B1, C4, D3
B) ☐ A1, B2, C3, D4
C) ☐ A3, B2, C1, D4
D) ☐ A4, B3, C2, D1
E) ☐ A4, B2, C1, D3

109. Aus welchen Gründen kann der Auszahlungsbetrag noch niedriger sein als der Nettoverdienst?

☒ ☒ ☒

A) ☐ Rückzahlung eines Arbeitgeberdarlehens
B) ☐ Lohnpfändung
C) ☐ Lohnabtretung
D) ☐ Solidaritätszuschlag
E) ☐ Lohnsteuer
F) ☐ Urlaubsgeld

104. C, E 105. C 106. E, G
107. A 108. E 109. A, B, C

110. Welche Aussage zu den Voraussetzungen des vollkommenen Marktes ist richtig?

☒

A) ☐ Alle Güter haben dieselbe Qualität und dieselben Eigenschaften.
B) ☐ Es gibt wenige Anbieter und wenige Nachfrager nach Produkten.
C) ☐ Alle Marktteilnehmer haben unterschiedliche Informationen über angebotene Menge und Preise.
D) ☐ Nur unter bestimmten Voraussetzungen kann man auf diesem Markt etwas kaufen oder verkaufen.
E) ☐ Die Preise für alle Güter sind gleich, nur die Art der Güter unterscheidet sich.

111. Ordnen Sie den Beispielen die Arten von öffentlichen Abgaben zu: Gebühren (1), Beiträge (2), Zölle (3), Steuern (4).

1 2 3 4

A) ☐ Müll
B) ☐ Parken
C) ☐ Trinkwasser
D) ☐ importierte Produkte
E) ☐ Gewerbe
F) ☐ Sozialversicherung

112. Wodurch wird die Wahl der Sparform nicht beeinflusst?

☒

A) ☐ Sicherheitsrisiko
B) ☐ Kredithöhe
C) ☐ Zinsen
D) ☐ Liquidität
E) ☐ Verfügbarkeit

113. Technischer Fortschritt und Wirtschaftswachstum führen zu Umweltbelastungen. Durch welche Gesetze wird die Umwelt geschützt?

☒ ☒

A) ☐ Strafgesetzbuch
B) ☐ Kraftfahrzeugsteuergesetz
C) ☐ Gesetz über Urheberrechte
D) ☐ Datenschutz-Grundverordnung
E) ☐ Bürgerliches Gesetzbuch
F) ☐ Erneuerbare-Energien-Gesetz

114. Ordnen Sie den Lohnformen die Erklärungen zu.

☒

A	Zeitlohn	1	Abhängigkeit von individueller Leistungsbereitschaft
B	Akkordlohn	2	Abhängigkeit vom Erfolg des Unternehmens
C	Prämienlohn	3	Abhängigkeit von geleisteter Arbeitszeit
D	Beteiligungslohn	4	Entlohnung von besonderen, übermäßigen Leistungen

A) ☐ A2, B1, C3, D4
B) ☐ A1, B2, C3, D4
C) ☐ A3, B1, C4, D2
D) ☐ A4, B3, C2, D1
E) ☐ A4, B3, C1, D2

115. Ordnen Sie zu, ob die Aussagen der prozyklischen (1) oder der antizyklischen (2) Konjunkturpolitik des Staates zuzuordnen sind.

1 2

A) ☐ Der Staat ergreift Maßnahmen, die dem Konjunkturverlauf entgegenwirken, um diesen auszugleichen.
B) ☐ Der Staat unterstützt den Konjunkturverlauf durch Maßnahmen, die den Verlauf verstärken.
C) ☐ Die Lohnpolitik ist so gestaltet, dass sich die Lohnsteigerungen an der Entwicklung der Unternehmensgewinne orientieren.
D) ☐ In der Rezession senkt der Staat die Steuern, um die Wirtschaft anzukurbeln.
E) ☐ In der Rezession erhöht der Staat seine öffentlichen Ausgaben, um die Konjunktur durch eine höhere Nachfrage zu beleben.
F) ☐ Im Boom senkt der Staat die Steuern auf Kapital, um weitere Investitionen zu fördern.

116. Wer darf Steuern erheben?

☒

A) ☐ der Bund und die Finanzämter
B) ☐ der Bund, die Länder und die Gemeinden
C) ☐ alle öffentlich-rechtlichen Körperschaften
D) ☐ nur das Finanzamt
E) ☐ nur die Gemeinden

---

110. A 111. A1, B1, C2, D3, E4, F2
112. B 113. B, F 114. C
115. A2, B1, C1, D2, E2, F1 116. B

Stichwortverzeichnis

Abkürzungsverzeichnis

AAZ	Arbeitsgemeinschaft zur Regelung der Arbeitsbedingungen für ZFA
AG	Arbeitgeber/-in
AGG	Allgemeines Gleichbehandlungsgesetz
AIT	antiinfektiöse Therapie
AN	Arbeitnehmer/-in
API	Approximalraum-Plaque-Index
ArbSchG	Arbeitsschutzgesetz
ATG	Aufklärungs- und Therapiegespräch
BBiG	Berufsbildungsgesetz
BEA	Freibetrag für Betreuungs-, Erziehungs- und Ausbildungsbedarf
BEB	Bundeseinheitliche Benennungsliste für zahntechnische Leistungen, Privatgebührenverzeichnis für Zahntechniker
BEL II	Bundeseinheitliches Verzeichnis der abrechnungsfähigen zahntechnischen Leistungen (für Kassenpatient/-innen)
BEMA	Einheitlicher Bewertungsmaßstab für zahnärztliche Leistungen
BEV	Befundevaluation
BGB	Bürgerliches Gesetzbuch
BIC	Business Identifier Code
BIP	Bruttoinlandsprodukt
BMV-Z	Bundesmantelvertrag-Zahnärzte
BOP	Bleeding on Probing
CHX	Chlorhexidin
CPT	chirurgische Parodontaltherapie
DGE	Deutsche Gesellschaft für Ernährung e. V.
DH	Dentalhygieniker/-in
DVT	digitale Volumentomografie
EAN	European Article Number
eAU	elektronische Arbeitsunfähigkeitsbescheinigung
EBZ	Elektronisches Beantragungs- und Genehmigungsverfahren Zahnärzte
eGK	elektronische Gesundheitskarte
eHKP	elektronischer Heil- und Kostenplan
ELStAM	elektronische Lohnsteuerabzugsmerkmale
Endo	Endodontie, Endodontologie
eRezept	elektronisches Rezept
EStG	Einkommensteuergesetz
EWS	Europäisches Währungssystem
EWWU	Europäische Wirtschafts- und Währungsunion
EZB	Europäische Zentralbank
FDI	Fédération Dentaire Internationale
FLA	Fluoridlackanwendung
FRS	Fernröntgenseitenaufnahme
FU	Früherkennungsuntersuchung bei Kindern
FZ	Festzuschuss
GefStoffV	Gefahrstoffverordnung
GHS	Global Harmonisiertes System
GKV	Gesetzliche Krankenversicherung

GOÄ	Gebührenordnung für Ärzte
GOZ	Gebührenordnung für Zahnärzte
GTR	gesteuerte Geweberegeneration
HIBC	Health Industry Barcode
HKP	Heil- und Kostenplan
IBAN	International Bank Account Number
INR	International Normalized Ratio
IP	Individualprophylaxe
ISO	International Organization for Standardization
KCH	konservierend-chirurgische Behandlung
KFO	Kieferorthopädie
KIM	Kommunikation im Medizinwesen
KZV	Kassenzahnärztliche Vereinigung
LA	Lokalanästhetika
LZÄK	Landeszahnärztekammer
MAV	Mund-Antrum-Verbindung
MHU	Mundhygieneunterweisung
MKV	Mehrkostenvereinbarung
N.	Nervus
NaOCl	Natriumhypochlorit
NBS	Nursing-Bottle-Syndrom
NEM	Nicht-Edelmetall
OK	Oberkiefer
OP	Operation
OPG	Orthopantomogramm
PAR-	Parodontal-
PBI	Papillen-Blutungsindex
PIN	persönliche Identifikationsnummer
PKV	private Krankenversicherung
ppm	parts per million (Teile pro Million)
PPN	Pharmacy Product Number
PSA	persönliche Schutzausrüstung
PSI	Parodontaler Screening-Index
PVS	Praxisverwaltungssystem
PZN	Pharmazentralnummern
PZR	professionelle Zahnreinigung
QM	Qualitätsmanagement
RDA	Relative Dentin-Abrasion
RDG	Reinigungs- und Desinfektionsgerät
RI	rechtfertigende Indikation
RKI	Robert Koch-Institut
SBI	Sulkus-Blutungsindex
SEPA	Single Euro Payments Area (Einheitlicher Euro-Zahlungsverkehrsraum)
SGB V	Sozialgesetzbuch – Fünftes Buch
SMP	Schmelz-Matrix-Proteine
StrlSchG	Strahlenschutzgesetz
TAN	Transaktionsnummer

UK	Unterkiefer
UPT	unterstützende Parodontitistherapie
VL	vermögenswirksame Leistungen
VmF	Verband medizinischer Fachberufe
WHO	World Health Organization, Weltgesundheitsorganisation
WKM II	Wechselkursmechanismus II
WSR	Wurzelspitzenresektion
ZA	Zahnarzt
ZE	Zahnersatz
ZFA	Zahnmedizinische/-r Fachangestellte/-r
ZMF	Zahnmedizinische/-r Fachassistent/-in
ZMP	Zahnmedizinische/-r Prophylaxeassistent/-in
ZMV	Zahnmedizinische/-r Verwaltungsassistent/-in
ZQMS	Zahnärztliches Qualitätsmanagementsystem

Bildquellenverzeichnis

Illustrationen

Cornelsen/Angelika Kramer: S. 14, S. 22; Cornelsen/Angelika Kramer, nach Jörg Mair: S. 37/u. m., S. 37/u. r.; Cornelsen/Gabriele Heinisch: S. 29, S. 31/o. m. (2); Cornelsen/Gerda Raichle: S. 15/m. r., S. 51/m.; Cornelsen/Jörg Mair: S. 10, S. 13/m. r., S. 15/o. r., S. 20/o. r., S. 20/u., S. 21/m., S. 21/o. r., S. 23/o. r., S. 24/u. m., S. 27/u. r., S. 28/u. r., S. 30/m. r., S. 30/o. r., S. 30/u. m., S. 30/u. r., S. 31/o. m. (1, 3), S. 31/m. l., S. 31/m. r., S. 36/m. r., S. 36/o. m., S. 36/o. r., S. 37/m., S. 37/m. r., S. 37/o. m., S. 37/o. r., S. 39/m. r., S. 39/o. r., S. 39/u. r., S. 44 o. r., S. 45/o. r., S. 45/u. r., S. 46/o. r., S. 47 m. r., S. 48/o. r., S. 49/m., S. 50, S. 51/m. r., S. 51/o. r., S. 52/m. r., S. 52/o. r., S. 54/m., S. 54/u. m., S. 54/u. r., S. 55, S. 57/m., S. 57/m. r., S. 57/u. m.; Cornelsen/PER Medien und Marketing GmbH: S. 12/o. m., S. 13/m. r., S. 25/m. r., S. 25/o. r., S. 27/o. r., S. 207, S. 222, S. 223, S. 225, S. 231, S. 240/o. r., S. 240/u. r.; Cornelsen/vitaledesign: S. 132/u., S. 133, S. 226/m. r.; dpa Picture-Alliance/dpa-infografik GmbH: S. 237.

Fotos

S. 11/1: Cornelsen/Jens Schünemann; S. 11/2: Shutterstock.com/botazsolti; S. 11/3: Shutterstock.com/botazsolti; S. 11/4: Shutterstock.com/Kasama Kanpittaya; S. 11/5: Shutterstock.com/botazsolti; S. 12/m.: Shutterstock.com/Kasama Kanpittaya; S. 12/u. m.: CompuGroup Medical (CGM) Deutschland; S. 13/u. r.: Cornelsen/Werner Krüper; S. 15/u. r.: Dr. Jochen Eble; S. 16/m.: Dr. Friedrich Cleve; S. 16/o. r. (1): Waltraud Hollstein; S. 16/o. r. (2): Dr. Jochen Eble; S. 16/u. m.: Shutterstock.com/Levent Konuk; S. 17/m.: Shutterstock.com/SKT Studio; S. 17/o.: mauritius images/alamy stock photo/Gado Images; S. 17/u.: Dr. Friedrich Cleve; S. 18/m. r.: Shutterstock.com/Tatjana Baibakova; S. 18/o. r.: dpa Picture-Alliance/JOKER; S. 18/u. l.: Shutterstock.com/New Africa; S. 18/u. m.: Shutterstock.com/Subbotina Anna; S. 18/u. r.: Shutterstock.com/zlikovec; S. 19/m.: Cornelsen/Werner Krüper; S. 19/o.: Shutterstock.com/botazsolti; S. 19/u.: Procter & Gamble Service GmbH; S. 20/a: Cornelsen/Werner Krüper; S. 20/b: Cornelsen/Werner Krüper; S. 21/m.: Shutterstock.com/IMG Stock Studio; S. 21/m.: stock.adobe.com/fpic; S. 21/m. r.: stock.adobe.com/Christoph Hähnel; S. 21/u. m.: Cornelsen/Werner Krüper; S. 21/u. r.: Cornelsen/Werner Krüper; S. 23/m.: Shutterstock.com/Jenny Sturm; S. 23/m.: Shutterstock.com/NIPAPORN PANYACHAROEN; S. 23/m.: Shutterstock.com/Pat_Hastings; S. 23/m. r.: Shutterstock.com/Alexander Raths; S. 23/u. m.: Aktion Zahnfreundlich e.V; S. 23/u. r.: MARS GmbH; S. 24/o. m.: mauritius images/Science Source; S. 24/o. m.: Shutterstock.com/thitinonjong; S. 25/m.: Südwestdeutsche Salzwerke AG; S. 26: Cornelsen/Werner Krüper; S. 27/m.: Shutterstock.com/hightowernrw; S. 28/o. m.: Cornelsen/Werner Krüper; S. 30/m.: Shutterstock.com/dba87; S. 32/m.: Dr. Jochen Eble; S. 32/o. m.: Dr. Friedrich Cleve; S. 32/o. r.: Dr. Jochen Eble; S. 32/u. m.: Cornelsen/Werner Krüper; S. 32/u. r.: Dr. Jochen Eble; S. 33/m. r.: Dr. Jochen Eble; S. 33/o. r.: Cornelsen/Werner Krüper; S. 33/u. m.: Dr. Ulrich Lammert & Prof. Dr. Bernd Wöstmann; S. 33/u. r.: Dr. Ulrich Lammert & Prof. Dr. Bernd Wöstmann; S. 34/m.: Dr. Jochen Eble; S. 34/m.: Dr. Ulrich Lammert & Prof. Dr. Bernd Wöstmann; S. 34/m. r.: Dr. Jochen Eble; S. 34/o. r.: Cornelsen/Werner Krüper; S. 34/u. m.: Dr. Ulrich Lammert & Prof. Dr. Bernd Wöstmann; S. 35/o. m.: Dr. Ulrich Lammert & Prof. Dr. Bernd Wöstmann; S. 35/o. r.: Dr. Jochen Eble; S. 35/u. m.: Prof. Dr. Jürgen Manhart; S. 36/u. m.: © Institut Straumann AG; S. 38/o. m.: Prof. Dr. Jürgen Manhart;

S. 38/o. r.: Dr. Ulrich Lammert & Prof. Dr. Bernd Wöstmann; S. 38/o. r.: Prof. Dr. Jürgen Manhart; S. 38/u. m.: CompuGroup Medical (CGM) Deutschland; S. 39/m.: CompuGroup Medical (CGM) Deutschland; S. 39/m.: Dr. Jochen Eble; S. 39/m. r.: CompuGroup Medical (CGM) Deutschland; S. 40/m.: Dr. Friedrich Cleve; S. 40/m.: Dr. Jochen Eble; S. 40/o. m.: Dr. Ulrich Lammert & Prof. Dr. Bernd Wöstmann; S. 40/u. m.: CompuGroup Medical (CGM) Deutschland; S. 41: Dr. Jochen Eble; S. 42/m.: Dr. Felix Blankenstein Charité–Universitätsmedizin Berlin, Centrum 03, Abteilung für zahnärztliche Prothetik, Alterszahnmedizin und Funktionslehre; S. 42/m.: Dr. Jochen Eble; S. 42/o. r.: Prof. Dr. Anne Wolowski; S. 42/u. m.: Cornelsen/Werner Krüper; S. 43/m.: Cornelsen/Werner Krüper; S. 43/m. r.: Dr. Jochen Eble; S. 43/o. m.: Cornelsen/Werner Krüper; S. 43/o. m.: Prof. Dr. Anne Wolowski; S. 43/o. r.: Dr. Felix Blankenstein Charité–Universitätsmedizin Berlin, Centrum 03, Abteilung für zahnärztliche Prothetik, Alterszahnmedizin und Funktionslehre; S. 43/o. r.: Dr. Jochen Eble; S. 44/m.: sciencephotolibrary/Steven Needell; S. 45/m.: Shutterstock.com/Anita van den Broek; S. 45/m.: Dr. Susanne Handtmann; S. 46/u. r.: Cornelsen/Bernhard Alfter; S. 47/o. r.: Dr. Jochen Eble; S. 47/m. r.: Dr. Jochen Eble; S. 48/u. r.: stock.adobe.com/Tijana; S. 49/u. m.: Dentsply Sirona; S. 49/u. r.: DÜRR DENTAL SE, Bietigheim-Bissingen; S. 51/m. r.: Dr. Friedrich Cleve; S. 52/u. r.: mauritius images/alamy stock photo/StockPhotosArt–Health; S. 53/m. r.: Cornelsen/Werner Krüper; S. 53/o. m.: Dr. Friedrich Cleve; S. 53/o. r.: sciencephotolibrary/Steven Needell; S. 54/m.: Dr. Friedrich Cleve; S. 54/o. m.: Dr. Friedrich Cleve; S. 56: Dr. Jochen Eble; S. 57/m. r.: Cornelsen/Werner Krüper; S. 57/o. m.: Cornelsen/Werner Krüper; S. 57/o. r.: Cornelsen/Werner Krüper; S. 58: Cornelsen/Werner Krüper; S. 125/o. r.: Henry Schein Dental Deutschland GmbH; S. 125/u. r.: Shutterstock.com/Dental Pro Content; S. 126/m.: Shutterstock.com/Andychi; S. 126/o. m.: Shutterstock.com/Migren art; S. 126/o. r.: Cornelsen/Albert Mergelsberg; S. 126/o. r.: Shutterstock.com/Migren art; S. 131: Shutterstock.com/RomanR; S. 132/m. r.: stock.adobe.com/nik0.0kin; S. 139: Shutterstock.com/Migren art; S. 211/m. r.: Shutterstock.com/Fabian Camacho Garcia; S. 228/u. m.: Shutterstock.com/Anson_shutterstock; S. 230/m.: mauritius images/André Pöhlmann; S. 230/m. r.: stock.adobe.com/MG-Stockfotos; S. 231/o. m.: Stiftung Warentest; S. 232/u. m.: Shutterstock.com/Drazen Zigic; S. 236: stock.adobe.com/Stockwerk-Fotodesign; S. 238: Shutterstock.com/Rido.